BAR INTERNATIONAL SERIES 3030 | 2021

État sanitaire entre Ancien Régime et révolution industrielle

Étude paléoépidemiologique de deux populations provençales

MARIE PERRIN

BAR PUBLISHING

Published in 2021 by
BAR Publishing, Oxford

BAR International Series 3030

État sanitaire entre Ancien Régime et révolution industrielle

ISBN 978 1 4073 5790 4 paperback
ISBN 978 1 4073 5791 1 e-format

DOI https://doi.org/10.30861/9781407357904

A catalogue record for this book is available from the British Library

COVER IMAGE *Sujet inhumé au cimetière Saint-Jacques (I. Schwindehammer, Inrap) ; Cimetière Saint-Jacques (T. Maziers, Inrap) ; Rachitisme ; Hypoplasies de l'émail dentaire ; Caries dentaires ; Cimetière des Crottes (T. Maziers, Inrap)*

BAR
PUBLISHING

BAR titles are available from:

BAR Publishing
122 Banbury Rd, Oxford, OX2 7BP, UK
EMAIL info@barpublishing.com
PHONE +44 (0)1865 310431
FAX +44 (0)1865 316916
www.barpublishing.com

Of Related Interest

The Outcast Dead
Historical and archaeological evidence for the effect of the New Poor Law on the health and diet of London's post-medieval poor
Brittney K. Shields Wilford

Oxford, BAR Publishing, 2018 — BAR British Series **634**

Health Among the Maya
An osteoarchaeological comparison of sites in the northern Three Rivers Region, Belize
Hannah Plumer

Oxford, BAR Publishing, 2017 — BAR International Series **2879**

Health and Disease in the Prehistoric Pacific Islands
Hallie Buckley

Oxford, BAR Publishing, 2016 — BAR International Series **2792**

Urbanisation and Child Health in Medieval and Post-Medieval England
An assessment of the morbidity and mortality of non-adult skeletons from the cemetries of two urban and two rural sites in England (AD 850-1859)
Mary Lewis

Oxford, BAR Publishing, 2002 — BAR British Series **339**

Table des matières

Liste des figures ... ix
Liste des tableaux ... xvii

Summary ... 1
Introduction ... 1
Material ... 1
Methods ... 1
Biological profile ... 1
Dental health ... 2
Stress markers and metabolic diseases ... 2
The paleoepidemiological and contextualised approach ... 2
Results and discussion ... 2
Common features ... 2
Differences between early and late modern samples ... 3
Conclusion ... 4

1. Introduction ... 5
1.1. Vers une archéologie des périodes modernes et contemporaines ? ... 5
1.1.1. Naissance et affirmation de l'archéologie des temps récents ... 5
1.1.2. Archéologie et anthropologie de la mort récente ... 5
1.2. Vers une anthropologie de la santé ? ... 7
1.2.1. État de santé et état sanitaire ... 7
1.2.2. État sanitaire, stress biologique et pathologie ... 8
1.3. La problématique ... 9

2. Présentation des sites archéologiques ... 11
2.1. Choix des contextes étudiés ... 11
2.2. Le cimetière Saint-Jacques à La Ciotat : 1581–1831 ... 11
2.2.1. La ville de La Ciotat de la fin du Moyen Âge à la révolution industrielle ... 12
2.2.2. Le cimetière Saint-Jacques ... 14
2.3. Le cimetière des Crottes à Marseille : 1784-1905 ... 16
2.3.1. La ville de Marseille de la veille de la Révolution au début du xxe siècle ... 16
2.3.2. Du hameau au quartier des Crottes ... 19
2.4. Constitution des échantillons ... 24
2.4.1. L'échantillon retenu ... 24
2.4.2. Des échantillons représentatifs de la population vivante et inhumée ? ... 24

3. Méthodes ... 27
3.1. Le profil biologique des individus ... 27
3.1.1. Les individus immatures : Estimation de l'âge au décès : ... 27
3.1.2. Les individus adultes : Estimation de l'âge au décès ... 28
3.1.3. Les individus adultes : Détermination du sexe ... 28
3.2. Les indicateurs dentaires de l'état sanitaire ... 31
3.2.1. L'usure ... 32
3.2.2. Les pertes *ante mortem* ... 32
3.2.3. Les caries ... 33
3.2.4. Les atteintes périapicales ... 35
3.2.5. Le tartre ... 36
3.2.6. La parodontose et la résorption de l'os alvéolaire ... 36
3.3. Les marqueurs aspécifiques de stress biologique ... 37
3.3.1. Les hypoplasies de l'émail dentaire ... 38
3.3.2. L'hyperostose poreuse du crâne ... 40
3.3.3. La *cribra orbitalia* ... 41

3.4. Les maladies métaboliques ... 42
3.4.1. Carences en vitamine D : Étiologies et intérêt en anthropologie ... 42
3.4.2. Carences en vitamine C : Scorbut ... 50
3.5. Orientation des analyses : La démarche paléoépidémiologique ... 54
3.5.1. Les fréquences lésionnelles ... 54
3.5.2. La caractérisation des lésions ... 58

4. Caractérisation de l'échantillon du cimetière Saint-Jacques à La Ciotat : 1581-1831 ... 61
4.1. L'usure dentaire ... 61
4.2. Les pertes *ante mortem* ... 66
4.2.1. Analyse par dent ... 66
4.2.2. Analyse par individu ... 67
4.2.3. Synthèse ... 70
4.3. Les caries dentaires ... 71
4.3.1. Analyse par dent ... 71
4.3.2. Analyse par individu ... 74
4.3.3. Synthèse ... 78
4.4. Les lésions périapicales ... 79
4.4.1. Analyse par dent ... 79
4.4.2. Analyse par individu ... 81
4.4.3. Synthèse ... 84
4.5. Le tartre ... 84
4.5.1. Analyse par dent ... 84
4.5.2. Analyse par individu ... 88
4.5.3. Synthèse ... 91
4.6. La parodontose et l'alvéolyse ... 91
4.6.1. Analyse par dent ... 91
4.6.2. Analyse par individu ... 95
4.6.3. Synthèse ... 97
4.7. Analyses croisées des différentes pathologies dentaires ... 97
4.8. Les hypoplasies de l'émail dentaire ... 100
4.8.1. Analyse par dent ... 100
4.8.2. Analyse par individu ... 103
4.8.3. Synthèse ... 108
4.9. L'hyperostose poreuse du crâne ... 108
4.9.1. Analyse par os ... 108
4.9.2. Analyse par individu ... 109
4.9.3. Synthèse ... 110
4.10. La *cribra orbitalia* ... 111
4.10.1. Analyse par orbite ... 111
4.10.2. Analyse par individu ... 113
4.10.3. Synthèse ... 113
4.11. Le rachitisme ... 114
4.11.1. Les individus immatures ... 115
4.11.2. Les adultes ... 117
4.11.3. Les phases d'inhumation ... 117
4.12. L'ostéomalacie ... 119
4.13. Le scorbut ... 119
4.13.1. Les individus immatures ... 119
4.13.2. Les adultes ... 120
4.13.3. Les phases d'inhumation ... 120
4.14. Synthèse générale ... 120

5. Caractérisation de la série du cimetière des Crottes à Marseille : 1784-1905 ... 123
5.1. L'usure dentaire ... 123
5.1.1. Analyse par dent ... 123
5.1.2. Analyse par individu ... 123
5.1.3. Synthèse ... 125
5.2. Les pertes *ante mortem* ... 128
5.2.1. Analyse par dent ... 128

5.2.2. Analyse par individu ... 129
5.2.3. Synthèse ... 132
5.3. Les caries dentaires ... 133
5.3.1. Analyse par dent ... 133
5.3.2. Analyse par individu ... 137
5.3.3. Synthèse ... 140
5.4. Les lésions périapicales ... 140
5.4.1. Analyse par dent ... 140
5.4.2. Analyse par individu ... 144
5.4.3. Synthèse ... 148
5.5. Le tartre ... 148
5.5.1. Analyse par dent ... 148
5.5.2. Analyse par individu ... 150
5.5.3. Synthèse ... 153
5.6. La parodontose et l'alvéolyse ... 154
5.6.1. Analyse par dent ... 154
5.6.2. Analyse par individu ... 158
5.6.3. Synthèse ... 159
5.7. Analyses croisées des différentes pathologies dentaires ... 159
5.8. Les hypoplasies de l'émail dentaire ... 160
5.8.1. Analyse par dent ... 160
5.8.2. Analyse par individu ... 166
5.8.3. Synthèse ... 170
5.9. L'hyperostose poreuse du crâne ... 171
5.9.1. Analyse par os ... 171
5.9.2. Analyse par individu ... 171
5.9.3. Synthèse ... 173
5.10. La *cribra orbitalia* ... 173
5.10.1. Analyse par orbite ... 173
5.10.2. Analyse par individu ... 173
5.10.3. Synthèse ... 174
5.11. Le rachitisme ... 175
5.11.1. Les individus immatures ... 175
5.11.2. Les adultes ... 177
5.11.3. Les phases d'inhumation ... 178
5.12. L'ostéomalacie ... 179
5.13. Le scorbut ... 179
5.13.1. Les individus immatures ... 180
5.13.2. Les phases d'inhumation ... 181
5.14. Synthèse générale ... 182

6. Analyse comparative ... 185
6.1. L'usure dentaire ... 185
6.1.1. Prévalence de l'usure dentaire ... 185
6.1.2. Sévérité de l'usure dentaire par individu ... 185
6.1.3. Évolution de la sévérité de l'usure dentaire ... 186
6.2. Les pertes *ante mortem* ... 186
6.2.1. Analyse par dent ... 186
6.2.2. Analyse par individu ... 187
6.3. Les caries dentaires ... 190
6.3.1. Analyse par dent ... 190
6.3.2. Analyse par individu ... 195
6.4. Les lésions périapicales ... 198
6.4.1. Analyse par dent ... 198
6.4.2. Analyse par individu ... 198
6.5. Le tartre ... 202
6.5.1. Prévalence du tartre ... 202
6.5.2. Sévérité du tartre par individu ... 203
6.6. Alvéolyse et parodontose ... 203
6.6.1. Prévalence de la parodontose ... 203

6.6.2. Sévérité de la parodontose 205
6.7. Les hypoplasies de l'émail dentaire 205
6.7.1. Analyse par dent 205
6.7.2. Analyse par individu 208
6.7.3. Caractérisation des épisodes de stress : Âge de formation des hypoplasies linéaires 214
6.8. L'hyperostose poreuse du crâne 215
6.9. La *cribra orbitalia* 215
6.10. Le rachitisme 217
6.10.1. Prévalence du rachitisme 217
6.10.2. État du rachitisme 217
6.11. Le scorbut 218
6.12. Synthèse générale 218

7. État sanitaire à la péri ode moderne et contemporaine : Données biologiques, historiques et archéologiques 223
7.1. En quoi les transformations liées à la révolution industrielle affectent-elles les différents indicateurs de l'état sanitaire ? 223
7.1.1. Caries dentaires 223
7.1.2. Usure dentaire et sa relation avec les caries 225
7.1.3. Pathologies liées aux caries : Abcès et pertes ante mortem 226
7.1.4. Des marqueurs peu performants : Parodontose et tartre ? 227
7.1.5. Synthèse des marqueurs de santé bucco-dentaire 229
7.1.6. Les hypoplasies de l'émail dentaire : Un marqueur fiable, mais une interprétation toujours compliquée 229
7.1.7. Les marqueurs de stress osseux : Paradoxes des sites 232
7.1.8. Synthèse générale 238
7.2. Les transformations de l'état sanitaire à la lumière du contexte historique 240
7.2.1. Alimentation 240
7.2.2. Environnement infectieux et carentiel, médecine, hygiène et soins 245
7.3. Quelles caractéristiques particulières au cimetière Saint-Jacques et au cimetière du quartier des Crottes pourraient entraîner des modifications de l'état sanitaire ? 252
7.3.1. Le cimetière Saint-Jacques à La Ciotat : Du « cimetière des pauvres » au « cimetière communautaire » 252
7.3.2. Le cimetière des Crottes à Marseille : Quand la ville absorbe sa campagne 254
7.4. L'état sanitaire en France et en Europe à la période moderne et contemporaine 258
7.4.1. Les séries de comparaison 258
7.4.2. Les paramètres dentaires : Des tendances générales ? 263
7.4.3. Les marqueurs de stress : Des particularités locales ? 266

8. Conclusion 273

Bibliography 276

Liste des figures

Figure 1.1 : a) Le cimetière Saint-Jacques, fouillé en 2009, inscription du site dans la ville; b) Le cimetière des Crottes, fouillé en 2013-2014, vue zénithale de sépultures en cercueil à proximité de l'entrée en hémicycle du cimetière, milieu du XIXe siècle ... 7

Figure 2.1 : Localisation et présentation des sites étudiés ... 11

Figure 2.2 : Plan général de la ville de La Ciotat durant la seconde moitié du XVIe siècle ... 12

Figure 2.3 : Plan du cimetière Saint-Jacques et de la zone fouillée en 2009 ... 14

Figure 2.4 : LC HOP, vue générale d'un individu adulte inhumé en linceul dans une simple fosse ... 16

Figure 2.5 : LC HOP, vue générale d'un individu inhumé dans un cercueil en bois bien préservé ... 16

Figure 2.6 : Détail du plan de la ville de Marseille et son territoire en 1864 ... 18

Figure 2.7 : Détail du plan de la ville de Marseille et ses environs en 1909 ... 19

Figure 2.8 : Plan du cimetière des Crottes et de l'espace fouillé en 2013 et 2014 ... 21

Figure 2.9 : MPC, vue générale d'un individu adulte inhumé dans un cercueil en bois bien préservé ... 22

Figure 2.10 : MPC, vue de détails des pieds d'un individu adulte inhumé habillé et chaussé ... 22

Figure 2.11 : Le curage du cimetière des Crottes en 1934 ... 23

Figure 3.1 : Schéma récapitulant la stratégie développée et les étapes suivies pour la mise au point de la diagnose sexuelle secondaire ... 30

Figure 3.2 : Schéma d'usure atypique formant des encoches très marquées a) MPC SP354 : au niveau des canines et troisièmes prémolaires droites ; b) MPC SP552 : Deux encoches sont visibles, au niveau des incisives latérales et canines droites et au niveau des quatre incisives centrales ... 33

Figure 3.3 : Schéma d'usure atypique a) MPC SP351 : usure préférentielle des incisives inférieures et abrasion oblique de l'incisive latérale droite (vue antérieure) ; b) MPC SP524 : abrasion oblique, voire verticale sur la face linguale des dents antérieures du maxillaire (vue inférieure) ... 33

Figure 3.4: Perte *ante mortem* de la M1 inférieure droite avec remodelage alvéolaire complet ... 34

Figure 3.5 : Système de cotation de la sévérité des lésions carieuses selon leur taille ... 35

Figure 3.6 : Abcès périapical au niveau de la première prémolaire inférieure droite ... 36

Figure 3.7 : Les types majeurs d'hypoplasies de l'émail dentaire ... 39

Figure 3.8 : Squelette remonté (sur critères pathologiques) d'un individu immature âgé de moins de 9 ans ... 45

Figure 3.9 : Déformations associées au rachitisme des métaphyses distales et proximales des os longs du membre inférieur ... 47

Figure 3.10 : Déformations des os longs des membres inférieures consécutives au rachitisme de l'enfance chez un individu adulte ... 48

Figure 3.11 : Déformations du bassin associées à l'ostéomalacie ... 50

Figure 3.12 : Porosités anormales liées au scorbut sur des localisations spécifiques ... 52

Figure 3.13 : Schéma récapitulant la stratégie développée et les étapes suivies pour l'étude de la liaison entre population et pathologie via le calcul des *odds ratio* ... 59

Figure 4.1 : LC HOP, Fréquence de l'usure dentaire selon le type de dentition et la maturation des sujets ... 61

Figure 4.2 : LC HOP, Prévalence de l'usure dentaire et répartition des individus selon le score maximal d'usure dentaire suivant la maturation ... 62

Figure 4.3 : LC HOP, Prévalence de l'usure dentaire et répartition des individus immatures selon le score maximal d'usure dentaire suivant la classe d'âge 64

Figure 4.4 : LC HOP, Prévalence de l'usure dentaire et répartition des individus adultes selon le score maximal d'usure dentaire suivant la classe d'âge 65

Figure 4.5 : LC HOP, Prévalence de l'usure dentaire et répartition des individus selon le score maximal d'usure dentaire suivant le sexe 66

Figure 4.6 : LC HOP, Fréquence des dents définitives perdues *ante mortem* 67

Figure 4.7 : LC HOP, Prévalence des AMTL selon la maturation 68

Figure 4.8 : LC HOP, Prévalence AMTL chez les individus immatures selon la classe d'âge 68

Figure 4.9 : LC HOP, Prévalence des AMTL chez les individus adultes selon la classe d'âge 68

Figure 4.10 : LC HOP, Prévalence des AMTL selon le sexe 69

Figure 4.11 : LC HOP, Prévalence des AMTL selon la phase d'inhumation 69

Figure 4.12 : LC HOP, Répartition des individus selon la proportion d'AMTL et suivant la maturation 70

Figure 4.13 : LC HOP, Répartition des individus selon la proportion d'AMTL et suivant la classe d'âge 70

Figure 4.14 : LC HOP, Répartition des individus selon la proportion d'AMTL et suivant le sexe 70

Figure 4.15 : LC HOP, Répartition des individus selon la proportion d'AMTL et suivant la phase d'inhumation 70

Figure 4.16 : LC HOP, Fréquence des caries dentaires selon le type de dentition et la maturation des sujets 71

Figure 4.17 : LC HOP, Distribution des différents types de carie sur les dents permanentes suivant la classe d'âge 74

Figure 4.18 : LC HOP, Prévalence des caries dentaires selon la maturation 76

Figure 4.19 : LC HOP, Prévalence des caries dentaires chez les individus immatures selon la classe d'âge 76

Figure 4.20 : LC HOP, Prévalence des caries dentaires chez les individus adultes selon la classe 76

Figure 4.21 : LC HOP, Prévalence des caries dentaires selon le sexe 77

Figure 4.22 : LC HOP, Prévalence des caries dentaires par individu selon la phase d'inhumation 77

Figure 4.23 : LC HOP, Répartition des individus selon le stade de sévérité maximale des caries et suivant la maturation . 78

Figure 4.24 : LC HOP, Répartition des individus immatures selon le stade de sévérité maximale des caries et suivant la classe d'âge 79

Figure 4.25 : LC HOP, Répartition des individus adultes selon le stade de sévérité maximale des caries et suivant la classe d'âge 79

Figure 4.26 : LC HOP, Répartition des individus selon le stade de sévérité maximale des caries et suivant le sexe 79

Figure 4.27 : LC HOP, Répartition des individus selon le stade de sévérité maximale des caries et suivant la phase d'inhumation 80

Figure 4.28 : LC HOP, Fréquence des atteintes périapicales selon le type de dentition et la maturation des sujets 80

Figure 4.29 : LC HOP, Prévalence des lésions périapicales selon la maturation 82

Figure 4.30 : LC HOP, Prévalence des lésions périapicales chez les individus immatures selon la classe d'âge 82

Figure 4.31 LC HOP, Prévalence des lésions périapicales chez les individus adultes selon la classe d'âge 82

Figure 4.32 LC HOP, Prévalence des lésions périapicales selon le sexe 83

Figure 4.33 LC HOP, Prévalence des lésions périapicales selon la phase d'inhumation 83

Figure 4.34 : LC HOP, Répartition des individus selon le nombre d'abcès et suivant la maturation 84

Figure 4.35 : LC HOP, Répartition des individus immatures selon le nombre d'abcès et suivant la classe d'âge 85

Figure 4.36 : LC HOP, Répartition des individus adultes selon le nombre d'abcès et suivant la classe d'âge 85

Figure 4.37 : LC HOP, Répartition des individus selon le nombre d'abcès et suivant le sexe 85

Figure 4.38 : LC HOP, Répartition des individus selon le nombre d'abcès et suivant la phase d'inhumation 86

Figure 4.39 : LC HOP, Fréquence du tartre selon le type de dentition et la maturation des sujets ... 86

Figure 4.40 : LC HOP, Distribution des différentes localisations des dépôts de tartre sur les dents permanentes selon la classe d'âge ... 87

Figure 4.41 : LC HOP, Prévalence du tartre dentaire selon la maturation ... 89

Figure 4.42 : LC HOP, Prévalence du tartre dentaire chez les individus immatures selon la classe d'âge ... 89

Figure 4.43 : LC HOP, Prévalence du tartre dentaire chez les individus adultes selon la classe d'âge ... 89

Figure 4.44 : LC HOP, Prévalence du tartre dentaire selon le sexe ... 90

Figure 4.45 : LC HOP, Prévalence du tartre dentaire selon la phase d'inhumation ... 90

Figure 4.46 : LC HOP, Répartition des individus selon le stade de sévérité maximale des dépôts de tartre et suivant la maturation ... 91

Figure 4.47 : LC HOP, Répartition des individus immatures selon le stade de sévérité maximale des dépôts de tartre et suivant la classe d'âge ... 92

Figure 4.48 : LC HOP, Répartition des individus adultes selon le stade de sévérité maximale des dépôts de tartre et suivant la classe d'âge ... 92

Figure 4.49 : LC HOP, Répartition des individus selon le stade de sévérité maximale des dépôts de tartre et suivant le sexe ... 92

Figure 4.50 : LC HOP, Répartition des individus selon le stade de sévérité maximale des dépôts de tartre et suivant la phase d'inhumation ... 93

Figure 4.51 : LC HOP, Fréquence de la parodontose selon le type de dentition et la maturation des sujets ... 93

Figure 4.52 : LC HOP, Distribution des stades de sévérité de la régression alvéolaire selon le type de dent permanente ... 95

Figure 4.53 : LC HOP, Prévalence de la parodontose selon la maturation ... 95

Figure 4.54 : LC HOP, Prévalence de la parodontose chez les individus immatures selon la classe d'âge ... 96

Figure 4.55 : LC HOP, Prévalence de la parodontose chez les individus adultes selon la classe d'âge ... 96

Figure 4.56 : LC HOP, Prévalence de la parodontose selon le sexe ... 96

Figure 4.57 : LC HOP, Prévalence de la parodontose selon la phase d'inhumation ... 97

Figure 4.58: LC HOP, Répartition des individus selon le stade de sévérité maximale de la parodontose et suivant la maturation ... 97

Figure 4.59 : LC HOP, Répartition des individus immatures selon le stade de sévérité maximale de la parodontose et suivant la classe d'âge ... 98

Figure 4.60 : LC HOP, Répartition des individus adultes selon le stade de sévérité maximale de la parodontose et suivant la classe d'âge ... 99

Figure 4.61 : LC HOP, Répartition des individus selon le stade de sévérité maximale de la parodontose et suivant le sexe ... 100

Figure 4.62 : LC HOP, Répartition des individus selon le stade de sévérité maximale de la parodontose et suivant la phase d'inhumation ... 101

Figure 4.63 : LC HOP, Fréquence de l'hypoplasie de l'émail dentaire selon le type de dentition et la maturation des individus ... 101

Figure 4.64 : LC HOP, Répartition des épisodes de stress en fonction de la classe d'âge à laquelle ils surviennent chez les individus adultes et immatures. ... 104

Figure 4.65 : LC HOP, Répartition des épisodes de stress en fonction de la classe d'âge à laquelle ils surviennent au sein de chaque phase d'inhumation ... 104

Figure 4.66 : LC HOP, Prévalence de l'hypoplasie de l'émail dentaire selon la maturation ... 104

Figure 4.67 : LC HOP, Prévalence de l'hypoplasie de l'émail dentaire chez les individus immatures selon la classe d'âge ... 105

Figure 4.68 : LC HOP, Prévalence de l'hypoplasie de l'émail dentaire chez les individus adultes selon la classe d'âge... 105

Figure 4.69 : LC HOP, Prévalence de l'hypoplasie de l'émail dentaire selon le sexe ... 105

Figure 4.70 : LC HOP, Prévalence de l'hypoplasie de l'émail dentaire selon la phase d'inhumation ... 106

Figure 4.71 : LC HOP, Répartition des individus selon le nombre d'épisodes de stress enregistrés sur la denture et suivant la maturation ... 106

Figure 4.72 : Répartition des individus immatures selon le nombre d'épisodes de stress enregistrés sur la denture et suivant la classe d'âge ... 107

Figure 4.73 : Répartition des individus adultes selon le nombre d'épisodes de stress enregistrés sur la denture et suivant la classe d'âge ... 108

Figure 4.74: LC HOP, Répartition des individus selon le nombre d'épisodes de stress enregistrés sur la denture et suivant le sexe ... 108

Figure 4.75 : LC HOP, Répartition des individus selon le nombre d'épisodes de stress enregistrés sur la denture et suivant la phase d'inhumation ... 109

Figure 4.76 : LC HOP, Fréquence de l'hyperostose poreuse sur les os de la voute crânienne selon la maturation des individus ... 109

Figure 4.77 : LC HOP, Fréquence de l'hyperostose poreuse selon le type d'os de la voute crânienne ... 110

Figure 4.78 : LC HOP, Distribution des formes de l'hyperostose poreuse du crâne sur les divers os de la voute crânienne ... 110

Figure 4.79 : LC HOP, Prévalence de l'hyperostose poreuse du crâne selon la maturation ... 110

Figure 4.80 : LC HOP, Prévalence de l'hyperostose poreuse du crâne chez les individus immatures selon la classe d'âge ... 111

Figure 4.81 : LC HOP, Prévalence de l'hyperostose poreuse du crâne chez les individus adultes selon la classe d'âge ... 111

Figure 4.82 : LC HOP, Prévalence de l'hyperostose poreuse du crâne selon le sexe ... 111

Figure 4.83 : LC HOP, Prévalence de l'hyperostose poreuse du crâne selon la phase d'inhumation ... 112

Figure 4.84 : LC HOP, Fréquence de la *cribra orbitalia* selon la latéralité et la maturation des sujets ... 112

Figure 4.85 : LC HOP, Distribution des différentes formes de *cribra orbitalia* selon la latéralité et la maturation des sujets ... 112

Figure 4.86 : LC HOP, Prévalence de la *cribra orbitalia* selon la maturation ... 113

Figure 4.87 : LC HOP, Prévalence de la *cribra orbitalia* chez les individus immatures selon la classe d'âge ... 113

Figure 4.88 : LC HOP, Prévalence de la *cribra orbitalia* chez les individus adultes selon la classe d'âge ... 114

Figure 4.89 : LC HOP, Prévalence de la *cribra orbitalia* selon le sexe ... 114

Figure 4.90 : LC HOP, Prévalence de la *cribra orbitalia* selon la phase d'inhumation ... 114

Figure 4.91 : LC HOP, Nombre de cas de rachitisme et prévalence ... 115

Figure 4.92 : LC HOP, Prévalence et état du rachitisme selon les classes d'âge des individus immatures ... 117

Figure 4.93 : LC HOP, Prévalence du rachitisme selon la phase d'inhumation ... 117

Figure 4.94 : LC HOP, Nombre de cas de scorbut et prévalence ... 119

Figure 4.95 : LC HOP, Prévalence du scorbut chez les individus immatures selon la classe d'âge ... 120

Figure 4.96 : LC HOP, Prévalence du scorbut selon la phase d'inhumation ... 120

Figure 5.1 : MPC, Fréquence de l'usure dentaire selon le type de dentition et la maturation des sujets ... 123

Figure 5.2 : MPC, Prévalence de l'usure dentaire et répartition des individus adultes selon le score maximal d'usure dentaire suivant la maturation ... 124

Figure 5.3 : MPC, Prévalence de l'usure dentaire et répartition des individus immatures selon le score maximal d'usure dentaire suivant la classe d'âge ... 126

Figure 5.4 : MPC, Prévalence de l'usure dentaire et répartition des individus adultes selon le score maximal d'usure dentaire suivant la classe d'âge 127

Figure 5.5 : MPC, Prévalence de l'usure dentaire et répartition des individus selon le score maximal d'usure dentaire suivant le sexe 128

Figure 5.6 : MPC, Fréquence des dents perdues *ante mortem* selon le type de dentition et la maturation des sujets..... 129

Figure 5.7 : MPC, Prévalence des AMTL selon la maturation 130

Figure 5.8 : MPC, Prévalence AMTL chez les individus immatures selon la classe d'âge 130

Figure 5.9 : MPC, Prévalence des AMTL chez les individus adultes selon la classe d'âge 131

Figure 5.10 : MPC, Prévalence des AMTL selon le sexe 131

Figure 5.11 : MPC, Prévalence des AMTL selon la phase d'inhumatio 131

Figure 5.12 : MPC, Répartition des individus selon la proportion d'AMTL et suivant la maturation 132

Figure 5.13 : MPC, Répartition des individus selon la proportion d'AMTL et suivant la classe d'âge 132

Figure 5.14 : MPC, Répartition des individus selon la proportion d'AMTL et suivant le sexe 133

Figure 5.15 : MPC, Répartition des individus selon la proportion d'AMTL et suivant la phase d'inhumation........ 133

Figure 5.16 : MPC, Fréquence des caries dentaires selon le type de dentition et la maturation des sujets 134

Figure 5.17 : Distribution des différents types de carie sur les dents permanentes suivant la classe d'âge 136

Figure 5.18 : MPC, Prévalence des caries dentaires selon la maturation 139

Figure 5.19 : MPC, Prévalence des caries dentaires chez les individus immatures selon la classe d'âge........ 139

Figure 5.20 : MPC, Prévalence des caries dentaires chez les individus adultes selon la classe d'âge 139

Figure 5.21 : MPC, Prévalence des caries dentaires selon le sexe 140

Figure 5.22 : MPC, Prévalence des caries dentaires selon la phase d'inhumation 140

Figure 5.23 : MPC, Répartition des individus selon le stade de sévérité maximale des caries et suivant la maturation 141

Figure 5.24 : MPC, Répartition des individus immatures selon le stade de sévérité maximale des caries et suivant la classe d'âge 142

Figure 5.25 : MPC, Répartition des individus adultes selon le stade de sévérité maximale des caries et suivant la classe d'âge 142

Figure 5.26 : MPC, Répartition des individus selon le stade de sévérité maximale des caries et suivant le sexe........ 142

Figure 5.27 : MPC, Répartition des individus selon le stade de sévérité maximale des caries et suivant la phase d'inhumation 143

Figure 5.28 : MPC, Fréquence des atteintes périapicales selon le type de dentition et la maturation des sujets 143

Figure 5.29 : MPC, Prévalence des lésions périapicales selon la maturation 144

Figure 5.30 : MPC, Prévalence des lésions périapicales chez les individus immatures selon la classe d'âge 145

Figure 5.31 : MPC, Prévalence des lésions périapicales chez les individus adultes selon la classe d'âge........ 145

Figure 5.32 : MPC, Prévalence des lésions périapicales selon le sexe 145

Figure 5.33 : MPC, Prévalence des lésions périapicales selon la phase d'inhumation 146

Figure 5.34 : MPC, Répartition des individus selon le nombre d'abcès et suivant la maturation........ 146

Figure 5.35 : MPC, Répartition des individus immatures selon le nombre d'abcès et suivant la classe d'âge........ 146

Figure 5.36 : MPC, Répartition des individus adultes selon le nombre d'abcès et suivant la classe d'âge 147

Figure 5.37 : MPC, Répartition des individus selon le nombre d'abcès et suivant le sexe 148

Figure 5.38 : MPC, Répartition des individus selon le nombre d'abcès et suivant la phase d'inhumation........ 148

Figure 5.39 : MPC, Fréquence du tartre selon le type de dentition et la maturation des sujets........ 149

Figure 5.40 : MPC, Distribution des différentes localisations des dépôts de tartre sur les dents permanentes selon la classe d'âge ... 150

Figure 5.41 : MPC, Prévalence du tartre dentaire selon la maturation ... 151

Figure 5.42 : MPC, Prévalence du tartre dentaire chez les individus immatures selon la classe d'âge ... 152

Figure 5.43 : MPC, Prévalence du tartre dentaire chez les individus adultes selon la classe d'âge ... 152

Figure 5.44 : MPC, Prévalence du tartre dentaire selon le sexe ... 152

Figure 5.45 : Prévalence du tartre dentaire selon la phase d'inhumation ... 153

Figure 5.46 : MPC, Répartition des individus selon le stade de sévérité maximale des dépôts de tartre et suivant la maturation ... 154

Figure 5.47 : MPC, Répartition des individus immatures selon le stade de sévérité maximale des dépôts de tartre et suivant la classe d'âge ... 154

Figure 5.48 : MPC, Répartition des individus adultes selon le stade de sévérité maximale des dépôts de tartre et suivant la classe d'âge ... 154

Figure 5.49 : MPC, Répartition des individus selon le stade de sévérité maximale des dépôts de tartre et suivant le sexe ... 155

Figure 5.50 : MPC, Répartition des individus selon le stade de sévérité maximale des dépôts de tartre et suivant la phase d'inhumation ... 155

Figure 5.51 : MPC, Fréquence de la parodontose selon le type de dentition et la maturation des sujets ... 156

Figure 5.52 : MPC, Distribution des stades de sévérité de la régression alvéolaire selon le type de dent permanente .. 157

Figure 5.53 : MPC, Prévalence de la parodontose selon la maturation ... 158

Figure 5.54 : MPC, Prévalence de la parodontose chez les individus immatures selon la classe d'âge ... 158

Figure 5.55 : MPC, Prévalence de la parodontose chez les individus adultes selon la classe d'âge ... 159

Figure 5.56 : MPC, Prévalence de la parodontose selon le sexe ... 159

Figure 5.57 : MPC, Prévalence de la parodontose selon la phase d'inhumation ... 160

Figure 5.58 : MPC, Répartition des individus selon le stade de sévérité maximale de la parodontose et suivant la maturation ... 160

Figure 5.59 : MPC, Répartition des individus selon le stade de sévérité maximale de la parodontose et suivant la classe d'âge ... 161

Figure 5.60 : MPC, Répartition des individus selon le stade de sévérité maximale de la parodontose et suivant le sexe ... 162

Figure 5.61 : MPC, Répartition des individus selon le stade de sévérité maximale de la parodontose et suivant la phase d'inhumation ... 162

Figure 5.62 : MPC, Fréquence de l'hypoplasie de l'émail dentaire selon le type de dentition et la maturité des individus ... 164

Figure 5.63 : MPC, Répartition des épisodes de stress en fonction de la classe d'âge à laquelle ils surviennent chez les adultes et les immatures ... 166

Figure 5.64 : MPC, Répartition des épisodes de stress en fonction de la classe d'âge à laquelle ils surviennent dans chaque phase d'inhumation ... 167

Figure 5.65 : MPC, Prévalence de l'hypoplasie de l'émail dentaire selon la maturation ... 167

Figure 5.66 : MPC, Prévalence de l'hypoplasie de l'émail dentaire chez les individus immatures selon la classe d'âge ... 167

Figure 5.67 : MPC, Prévalence de l'hypoplasie de l'émail dentaire chez les individus adultes selon la classe d'âge.... 168

Figure 5.68 : MPC, Prévalence de l'hypoplasie de l'émail dentaire selon le sexe ... 168

Figure 5.69 : MPC, Prévalence de l'hypoplasie de l'émail dentaire selon la phase d'inhumation ... 168

Figure 5.70 : MPC, Répartition des individus selon le nombre d'épisodes de stress enregistrés sur la denture et suivant la maturation ... 169

Figure 5.71 : MPC, Répartition des individus selon le nombre d'épisodes de stress enregistrés sur la denture et suivant le sexe ... 171

Figure 5.72 : MPC, Fréquence de l'hyperostose poreuse sur les os de la voute crânienne selon la maturation des individus ... 172

Figure 5.73: MPC, Fréquence de l'hyperostose poreuse selon le type d'os de la voute crânienne ... 172

Figure 5.74 : MPC, Prévalence de l'hyperostose poreuse du crâne selon la maturation ... 172

Figure 5.75 : MPC, Prévalence de l'hyperostose poreuse du crâne chez les individus adultes selon la classe d'âge ... 173

Figure 5.76 : MPC, Prévalence de l'hyperostose poreuse du crâne selon le sexe ... 174

Figure 5.77 : MPC, Prévalence de l'hyperostose poreuse du crâne selon la phase d'inhumation ... 174

Figure 5.78 : MPC, Fréquence de la *cribra orbitalia* selon la latéralité et la maturation des sujets ... 174

Figure 5.79 : MPC, Distribution des différentes formes de *cribra orbitalia* selon la latéralité et la maturation des sujets ... 175

Figure 5.80 : MPC, Prévalence de la *cribra orbitalia* selon la maturation ... 175

Figure 5.81 : MPC, Prévalence de la *cribra orbitalia* selon la classe d'âge ... 175

Figure 5.82 : MPC, Prévalence de la *cribra orbitalia* selon la phase d'inhumation ... 176

Figure 5.83: MPC, Nombre de cas de rachitisme et prévalence ... 176

Figure 5.84 : MPC, Prévalence et état du rachitisme selon les classes d'âge des individus immatures ... 178

Figure 5.85 : MPC, Prévalence du rachitisme selon la phase d'inhumation ... 179

Figure 5.86 : MPC, Nombre de cas de scorbut et prévalence ... 179

Figure 5.87 : MPC, Prévalence du scorbut chez les individus immatures selon la classe d'âge ... 181

Figure 5.88 : MPC, Prévalence du scorbut selon la phase d'inhumation ... 181

Figure 6.1 : LC HOP Vs MPC, Comparaison des prévalences de l'usure dentaire entre les deux échantillons ... 185

Figure 6.2 : LC HOP VS MPC, Comparaison du score moyen de l'usure dentaire par individu entre les deux échantillons ... 186

Figure 6.3 : LC HOP et MPC, Évolution du score moyen de l'usure dentaire par individu au travers des phases d'inhumation ... 188

Figure 6.4 : LC HOP Vs MPC, Comparaison des prévalences des pertes *ante mortem* entre les deux échantillons ... 189

Figure 6.5 : LC HOP Vs MPC, Comparaison de la proportion de dents perdues *ante mortem* par individu entre les deux échantillons ... 190

Figure 6.6 : LC HOP et MPC, Évolution des caries coronaires par rapport aux caries du collet au travers des phases d'inhumation ... 194

Figure 6.7 : LC HOP Vs MPC, Comparaison des prévalences des caries dentaires entre les deux échantillons ... 195

Figure 6.8 : LC HOP et MPC, Évolution de la prévalence des caries dentaires au travers des phases d'inhumation ... 197

Figure 6.9 : LC HOP Vs MPC, Comparaison du score moyen de la sévérité des caries dentaires par individu entre les deux échantillons ... 197

Figure 6.10 : LC HOP et MPC, Évolution du score moyen de sévérité des caries dentaires par individu au travers des phases d'inhumation ... 199

Figure 6.11 : LC HOP Vs MPC, Comparaison des prévalences des lésions périapicales entre les deux échantillons ... 200

Figure 6.12 : LC HOP Vs MPC, Comparaison du nombre moyen de lésions périapicales par individu entre les deux échantillons ... 202

Figure 6.13: LC HOP Vs MPC, Comparaison des prévalences du tartre entre les deux échantillons ... 203

Figure 6.14 : LC HOP Vs MPC, Comparaison du score moyen de sévérité du tartre par individu entre les deux échantillons ... 204

Figure 6.15 : LC HOP Vs MPC, Comparaison des prévalences de la parodontose entre les deux échantillons ... 205

Figure 6.16 : LC HOP Vs MPC, Comparaison du score moyen de sévérité de la parodontose par individu adulte entre les deux échantillons ... 207

Figure 6.17 : LC HOP Vs MPC, Comparaison des prévalences de l'hypoplasie de l'émail dentaire entre les deux échantillons ... 210

Figure 6.18 : LC HOP et MPC, Évolution de la prévalence des hypoplasies de l'émail dentaire au travers des phases d'inhumation ... 212

Figure 6.19 : LC HOP Vs MPC, Comparaison du nombre moyen d'épisodes de stress enregistrés par les dentures des individus des deux échantillons ... 213

Figure 6.20 : HOP et MPC, Évolution du nombre moyen d'épisodes de stress enregistrés par les dentures des individus au travers des phases d'inhumation ... 214

Figure 6.21 : LC HOP Vs MPC, Comparaison des profils chronologiques de formation des hypoplasies linéaires de l'émail dentaire des deux échantillons ... 215

Figure 6.22 : LC HOP Vs MPC, Comparaison des prévalences de l'hyperostose poreuse du crâne entre les deux échantillons ... 216

Figure 6.23 : LC HOP Vs MPC, Comparaison des prévalences de la *cribra orbitalia* entre les deux échantillons ... 216

Figure 6.24 : LC HOP Vs MPC, Comparaison des prévalences du rachitisme entre les deux échantillons ... 217

Figure 6.25 : LC HOP Vs MPC, Comparaison de l'état du rachitisme (actif ou guéri) entre les deux échantillons ... 218

Figure 6.26 : LC HOP Vs MPC, Comparaison des prévalences du scorbut entre les deux échantillons ... 219

Figure 7.1 : Synthèse de l'évolution diachronique des caries et de l'usure dentaire par phase d'inhumation ... 224

Figure 7.2 : Synthèse, confrontation des marqueurs de stress carentiels chez les enfants du cimetière Saint-Jacques et du cimetière des Crottes ... 231

Figure 7.3 : Synthèse de l'évolution diachronique (par phase) des marqueurs de stress au cimetière Saint-Jacques à La Ciotat ... 253

Figure 7.4 : Synthèse de l'évolution diachronique (par phase) des marqueurs de stress au cimetière des Crottes à Marseille ... 256

Figure 7.5 : Tranchée d'inhumation identifiée sur le site du cimetière des Crottes ... 257

Figure 7.6: Carte de répartition des sites de comparaison sélectionnés pour la période médiévale, moderne et contemporaine ... 263

Figure 7.7 : Fréquence des caries dans les populations de comparaison sélectionnées ... 264

Figure 7.8 : Fréquences des pertes *ante mortem* dans les populations de comparaison sélectionnées ... 266

Figure 7.9 : Prévalences et fréquences des hypoplasies de l'émail dentaire dans les populations de comparaison sélectionnées ... 268

Figure 7.10 : Prévalences du rachitisme dans les populations de comparaison sélectionnées ... 270

Figure 7.11 : Prévalence du scorbut dans les populations de comparaison sélectionnées ... 271

Liste des tableaux

Tableau 2.1 : Présentation de l'échantillon sélectionné parmi les collections du cimetière Saint-Jacques et des Crottes..... 24

Tableau 3.1 : Récapitulatif des critères pathologiques retenus et hiérarchisés pour le diagnostic du rachitisme 44

Tableau 3.2 : Récapitulatif des critères pathologiques retenus et hiérarchisés pour le diagnostic de l'ostéomalacie.......49

Tableau 3.3 : Récapitulatif des critères pathologiques retenus et hiérarchisés pour le diagnostic du scorbut 53

Tableau 3.4 : Critères d'observabilité des éléments dentaires/osseux et des individus pour chaque marqueur...............56

Tableau 3.5 : Tableau de contingence d'une population théorique pour le calcul des *odds ratio* 58

Tableau 4.1 : LC HOP, Fréquence des dents présentant de l'usure et score moyen d'usure par arcade, catégorie et type de dent permanente 62

Tableau 4.2: LC HOP, Fréquence et score moyen d'usure par arcade, type et catégorie de dent lactéale 62

Tableau 4.3 : LC HOP, Score moyen de l'usure dentaire par individu selon la maturité, la classe d'âge, le sexe et la phase d'inhumation 63

Tableau 4.4 : LC HOP, Prévalence de l'usure dentaire et répartition des individus selon le score maximal d'usure dentaire suivant la phase d'inhumation 66

Tableau 4.5 : LC HOP, Fréquence des pertes *ante mortem* selon l'arcade, le type et la catégorie de dent permanente.... 67

Tableau 4.6 : LC HOP, Fréquences brutes et corrigées des dents permanentes cariées... 71

Tableau 4.7 : LC HOP, Fréquence des caries selon l'arcade, le type et la catégorie de dent permanente et nombre moyen de caries par dent atteinte 72

Tableau 4.8 : LC HOP, Distribution du type de caries sur les dents permanentes selon la localisation des lésions.......... 72

Tableau 4.9 : LC HOP, Distribution des stades de sévérité des caries et score moyen de sévérité selon l'arcade, le type et la catégorie de dent permanente 74

Tableau 4.10 : LC HOP, Fréquences brutes et corrigées des dents lactéales cariées 74

Tableau 4.11 : LC HOP, Fréquence des caries selon l'arcade, le type et la catégorie de dent lactéale et nombre moyen de caries par dent atteinte 75

Tableau 4.12 : LC HOP, Distribution du type de caries sur les dents lactéales selon la localisation des lésions 75

Tableau 4.13 : LC HOP, Distribution des stades de sévérité des caries et score moyen de sévérité selon l'arcade, le type et la catégorie de dent lactéale 75

Tableau 4.14 : LC HOP, Score moyen de la sévérité des caries par individu selon la maturité, la classe d'âge, le sexe et la phase d'inhumation 78

Tableau 4.15: LC HOP, Fréquence des alvéoles atteintes de lésions périapicales selon l'arcade, le type et la catégorie de dent permanente 81

Tableau 4.16 : LC HOP, Nombre moyen d'abcès par individu selon la maturité, la classe d'âge, le sexe et la phase d'inhumation 84

Tableau 4.17: LC HOP, Fréquence des dépôts de tartre selon l'arcade, le type et la catégorie de dent permanente......... 86

Tableau 4.18 : LC HOP, Distribution des dépôts de tartre selon leur localisation et suivant la maturation des sujets...... 87

Tableau 4.19 : LC HOP, Distribution des stades de sévérité du tartre et score moyen de sévérité par arcade, type et catégorie de dent permanente 88

Tableau 4.20 : LC HOP, Score moyen de la sévérité des dépôts de tartre par individu selon la maturité, la classe d'âge, le sexe et la phase d'inhumation 91

Tableau 4.21 : LC HOP, Fréquence de la résorption alvéolaire selon l'arcade, le type et la catégorie de dent permanente 93

Tableau 4.22 : LC HOP, Nombre et fréquence des dents atteintes de régression de l'os alvéolaire de type vertical selon la classe d'âge 94

Tableau 4.23 : LC HOP, Distribution des stades de sévérité de la résorption alvéolaire et score moyen de sévérité par arcade, type et catégorie de dent permanente 94

Tableau 4.24 : LC HOP, Score moyen de la sévérité de la parodontose par individu selon la maturité, la classe d'âge, le sexe et la phase d'inhumation 98

Tableau 4.25 : LC HOP, Association des pathologies dentaires deux à deux sur la population totale, adulte et immature 99

Tableau 4.26 : LC HOP, Association des pathologies dentaires deux à deux sur la population adulte uniquement 99

Tableau 4.27 : LC HOP, Comparaison du score moyen de sévérité d'une atteinte suivant la présence ou l'absence d'une autre pathologie 100

Tableau 4.28 : LCHOP, Corrélations entre les pathologies dentaires, testant les relations entre les scores moyens de sévérité, le nombre d'atteintes ou les proportions de dents atteintes 100

Tableau 4.29 : LC HOP, Fréquence des hypoplasies de l'émail dentaire et nombre moyen d'hypoplasies par dent atteinte, selon l'arcade, le type et la catégorie de dent permanente 102

Tableau 4.30 : LC HOP, Distribution des différents types d'hypoplasie de l'émail dentaire selon l'arcade, le type ou la catégorie de dent permanente. 103

Tableau 4.31 : LC HOP, Répartition des LEH selon leur localisation sur la couronne des dents permanentes et correspondance avec l'âge chronologique de leur formation 103

Tableau 4.32 : LC HOP, Nombre moyen d'épisodes de stress enregistrés sur les dentures des individus selon la maturité, la classe d'âge, le sexe et la phase d'inhumation 107

Tableau 4.33 : LC HOP, Critères diagnostiques du rachitisme dans les cas identifiés chez les individus immatures..... 116

Tableau 4.34 : LC HOP, Critères diagnostiques du scorbut dans les cas identifiés chez les individus immatures..... 118

Tableau 4.35 : LC HOP, Récapitulatif des résultats obtenus à partir des analyses par individu des marqueurs de l'état sanitaire bucco-dentaires 121

Tableau 4.36 : LC HOP, Récapitulatif des résultats obtenus à partir des analyses par individu des marqueurs de stress et maladies métaboliques 122

Tableau 5.1 : MPC, Fréquence des dents présentant de l'usure et score moyen d'usure par arcade, catégorie et type de dent permanente 123

Tableau 5.2 : MPC, Fréquence et score moyen d'usure par arcade, type et catégorie de dent lactéale 124

Tableau 5.3 : MPC, Score moyen de l'usure dentaire par individu selon la maturité, la classe d'âge, le sexe et la phase d'inhumation 125

Tableau 5.4 ; MPC, Prévalence de l'usure dentaire et répartition des individus selon le score maximal d'usure dentaire suivant la phase d'inhumation 128

Tableau 5.5 : MPC, Fréquences des pertes *ante mortem* selon l'arcade, le type et la catégorie de dent permanente 129

Tableau 5.6 : MPC, Fréquences brutes et corrigées des dents permanentes cariées 134

Tableau 5.7 : MPC, Fréquence des caries selon l'arcade, le type et la catégorie de dent permanente et nombre moyen de caries par dent atteinte 135

Tableau 5.8 : MPC, Distribution du type de caries sur les dents permanentes selon la localisation des lésions 135

Tableau 5.9 : MPC, Distribution des stades de sévérité des caries et score moyen de sévérité selon l'arcade, le type et la catégorie de dent permanente 136

Tableau 5.10 : Fréquences brutes et corrigées des dents lactéales cariées 137

Tableau 5.11 : MPC, Fréquence des caries selon l'arcade, le type et la catégorie de dent lactéale 137

Tableau 5.12 : MPC, Distribution du type de caries sur les dents lactéales selon la localisation des lésions 138

Tableau 5.13 : MPC, Distribution des stades de sévérité des caries et score moyen de sévérité selon l'arcade, le type et la catégorie de dent lactéale 138

Tableau 5.14 : MPC, Score moyen de la sévérité des caries par individu selon la maturité, la classe d'âge, le sexe et la phase d'inhumation 141

Tableau 5.15 : MPC, Fréquence des alvéoles atteintes de lésions périapicales selon l'arcade, le type et la catégorie de dent permanente 143

Tableau 5.16 : MPC, Nombre moyen d'abcès par individu selon la maturité, la classe d'âge, le sexe et la phase d'inhumation 147

Tableau 5.17 : MPC, Fréquence des dépôts de tartre selon l'arcade, le type et la catégorie de dent permanente 149

Tableau 5.18 : MPC, Distribution des dépôts de tartre selon leur localisation et suivant la maturation des sujets 149

Tableau 5.19 : MPC, Distribution des stades de sévérité du tartre et score moyen de sévérité par arcade, type et catégorie de dent permanente 151

Tableau 5.20 : MPC, Score moyen de la sévérité des dépôts de tartre par individu selon la maturité, la classe d'âge, le sexe et la phase d'inhumation 153

Tableau 5.21 : MPC, Fréquence de la résorption alvéolaire selon l'arcade, le type et la catégorie de dent permanente 156

Tableau 5.22 : MPC, Nombre et fréquence des dents atteintes de régression de l'os alvéolaire de type vertical selon la classe d'âge 157

Tableau 5.23 : MPC, Distribution des stades de sévérité de la résorption alvéolaire et score moyen de sévérité par arcade, type et catégorie de dent permanente 157

Tableau 5.24 : MPC, Score moyen de la sévérité de la parodontose par individu selon la maturité, la classe d'âge, le sexe et la phase d'inhumation 161

Tableau 5.25 : MPC, Association des pathologies dentaires deux à deux sur la population totale, adulte et immature 163

Tableau 5.26 : MPC, Association des pathologies dentaires deux à deux sur la population adulte uniquement 163

Tableau 5.27 : MPC, Comparaison du score moyen de sévérité d'une atteinte suivant la présence ou l'absence d'une autre pathologie 163

Tableau 5.28 : MPC, Corrélations entre les pathologies dentaires, testant les relations entre les scores moyens de sévérité, le nombre d'atteintes ou les proportions de dents atteintes 164

Tableau 5.29 : MPC, Fréquence des hypoplasies de l'émail dentaire et nombre moyen d'hypoplasies par dent selon l'arcade, le type et la catégorie de dent permanente 165

Tableau 5.30 : MPC, Distribution des différents types d'hypoplasie de l'émail dentaire selon l'arcade, le type ou la catégorie de dent permanente 165

Tableau 5.31 : MPC, Répartition des LEH selon leur localisation sur la couronne des dents permanentes et correspondance avec l'âge chronologique de leur formation 166

Tableau 5.32 : MPC, Nombre moyen d'épisodes de stress enregistré sur les dentures des individus selon la maturité, la classe d'âge, le sexe et la phase d'inhumation 170

Tableau 5.33 : MPC, Répartition des individus selon le nombre d'épisodes de stress enregistrés sur la denture et suivant la classe d'âge 170

Tableau 5.34 : MPC, Répartition des individus selon le nombre d'épisodes de stress enregistré sur la denture et suivant la phase d'inhumation 171

Tableau 5.35 : MPC, Critères diagnostiques du rachitisme dans les cas identifiés chez les individus immatures 177

Tableau 5.36 : MPC, Critères diagnostiques du rachitisme résiduel dans les cas identifiés chez les individus adultes 178

Tableau 5.37 : MPC, Critères diagnostiques du scorbut dans les cas identifiés chez les individus immatures 180

Tableau 5.38 : MPC, Récapitulatif des résultats obtenus à partir des analyses par individu des marqueurs de l'état sanitaire bucco-dentaires 183

Tableau 5.39 : MPC, Récapitulatif des résultats obtenus à partir des analyses par individu des marqueurs de stress et maladies métaboliques 184

Tableau 6.1 : LC HOP Vs MPC, Comparaison de la prévalence de l'usure dentaire chez les individus immatures des deux échantillons selon la classe d'âge et analyse stratifiée sur la classe d'âge 185

Tableau 6.2 : LC HOP Vs MPC, Comparaison du score moyen de sévérité de l'usure dentaire par individu immature des deux échantillons selon la classe d'âge 187

Tableau 6.3 : Comparaison du score moyen de sévérité de l'usure dentaire par individu adulte des deux échantillons selon la classe d'âge 187

Tableau 6.4 : LC HOP Vs MPC, Comparaison des fréquences de dents permanentes perdues *ante mortem* dans les deux échantillons selon le type et la catégorie de dents 188

Tableau 6.5 : LC HOP Vs MPC, Comparaison de la prévalence des pertes *ante mortem* chez les individus adultes et immatures des deux échantillons et analyse stratifiée selon la maturation 189

Tableau 6.6 : LC HOP Vs MPC, Comparaison de la prévalence des pertes *ante mortem* chez les individus immatures des deux échantillons selon la classe d'âge et analyse stratifiée sur la classe d'âge 189

Tableau 6.7 : LC HOP Vs MPC, Comparaison de la prévalence des pertes *ante mortem* chez les individus adultes des deux échantillons selon la classe d'âge et analyse stratifiée sur la classe d'âge 190

Tableau 6.8 : LC HOP Vs MPC, Comparaison de la prévalence des pertes *ante mortem* chez les individus des deux échantillons selon le sexe et analyse stratifiée sur le sexe 190

Tableau 6.9 : LC HOP Vs MPC, Comparaison de la proportion de dents perdues *ante mortem* par individu adulte des deux échantillons selon la classe d'âge 191

Tableau 6.10 : LC HOP Vs MPC, Comparaison des fréquences de dents permanentes cariées entre les deux échantillons selon le type et la catégorie de dents 191

Tableau 6.11 : LC HOP Vs MPC, Comparaison des fréquences de dents permanentes cariées dans les deux échantillons selon le type et la catégorie de dents 192

Tableau 6.12 : LC HOP Vs MPC, Comparaison des fréquences de dents lactéales cariées dans les deux échantillons selon le type et la catégorie de dents 193

Tableau 6.13 : LC HOP Vs MPC, Comparaison du type de caries observé sur les dents définitives des individus adultes et immatures des deux échantillons 193

Tableau 6.14 : LC HOP Vs MPC, Comparaison du type de caries observé sur les dents lactéales des individus immatures des deux échantillons 194

Tableau 6.15 : LC HOP Vs MPC, Comparaison de la prévalence des caries dentaires chez les individus adultes et immatures des deux échantillons et analyse stratifiée selon la maturation 195

Tableau 6.16 : LC HOP Vs MPC, Comparaison de la prévalence des caries dentaires chez les individus immatures des deux échantillons selon la classe d'âge et analyse stratifiée sur la classe d'âge 195

Tableau 6.17 : LC HOP Vs MPC, Comparaison de la prévalence des caries dentaires chez les individus adultes des deux échantillons selon la classe d'âge et analyse stratifiée sur la classe d'âge 196

Tableau 6.18 : LC HOP Vs MPC, Comparaison de la prévalence des caries dentaires chez les individus des deux échantillons selon le sexe et analyse stratifiée sur le sexe 196

Tableau 6.19 : LC HOP Vs MPC, Comparaison du score moyen de sévérité des caries dentaires par individu immature des deux échantillons selon la classe d'âge 198

Tableau 6.20 : LC HOP Vs MPC, Comparaison du score moyen de sévérité caries dentaires par individu adulte des deux échantillons selon la classe d'âge 198

Tableau 6.21 : LC HOP Vs MPC, Comparaison des fréquences des lésions périapicales sur les dents permanentes dans les deux échantillons selon le type et la catégorie de dents 200

Tableau 6.22 : LC HOP Vs MPC, Comparaison de la prévalence des lésions périapicales chez les individus adultes et immatures des deux échantillons et analyse stratifiée selon la maturation 201

Tableau 6.23 : LC HOP Vs MPC, Comparaison de la prévalence des lésions périapicales chez les individus immatures des deux échantillons selon la classe d'âge et analyse stratifiée sur la classe d'âge 201

Tableau 6.24 : LC HOP Vs MPC, Comparaison de la prévalence des lésions périapicales chez les individus adultes des deux échantillons selon la classe d'âge et analyse stratifiée sur la classe d'âge 201

Tableau 6.25 : LC HOP Vs MPC, Comparaison de la prévalence des lésions périapicales chez les individus des deux échantillons selon le sexe et analyse stratifiée sur le sexe 201

Tableau 6.26 : LC HOP Vs MPC, Comparaison du nombre moyen de lésions périapicales par individu adulte des deux échantillons selon la classe d'âge ... 202

Tableau 6.27 : LC HOP Vs MPC, Comparaison de la prévalence du tartre chez les individus adultes et immatures des deux échantillons et analyse stratifiée selon la maturation ... 203

Tableau 6.28 : LC HOP Vs MPC, Comparaison de la prévalence du tartre chez les individus immatures des deux échantillons selon la classe d'âge et analyse stratifiée sur la classe d'âge ... 203

Tableau 6.29 : LC HOP Vs MPC, Comparaison de la prévalence du tartre chez les individus adultes des deux échantillons selon la classe d'âge et analyse stratifiée sur la classe d'âge ... 204

Tableau 6.30 : LC HOP Vs MPC, Comparaison de la prévalence du tartre chez les individus des deux échantillons selon le sexe et analyse stratifiée sur le sexe ... 204

Tableau 6.31 : LC HOP Vs MPC, Comparaison du score moyen de sévérité du tartre par individu immature des deux échantillons selon la classe d'âge ... 204

Tableau 6.32 : LC HOP Vs MPC, Comparaison du score moyen de sévérité du tartre par individu adulte des deux échantillons selon la classe d'âge ... 205

Tableau 6.33 : LC HOP Vs MPC, Comparaison de la prévalence de la parodontose chez les individus adultes et immatures des deux échantillons et analyse stratifiée selon la maturation ... 206

Tableau 6.34 : LC HOP Vs MPC, Comparaison de la prévalence de la parodontose chez les individus immatures des deux échantillons selon la classe d'âge et analyse stratifiée sur la classe d'âge ... 206

Tableau 6.35 : LC HOP Vs MPC, Comparaison de la prévalence de la parodontose chez les individus adultes des deux échantillons selon les classes d'âge et analyse stratifiée sur la classe d'âge ... 206

Tableau 6.36 : LC HOP Vs MPC, Comparaison de la prévalence de la parodontose chez les individus des deux échantillons selon le sexe et analyse stratifiée sur le sexe ... 206

Tableau 6.37 : LC HOP Vs MPC, Comparaison du score moyen de sévérité de la parodontose par individu adulte des deux échantillons selon la classe d'âge ... 207

Tableau 6.38 : LC HOP Vs MPC, Comparaison des fréquences des hypoplasies linéaires de l'émail dentaire dans les deux échantillons selon le type et la catégorie de dents permanentes des individus adultes ... 208

Tableau 6.39 : LC HOP Vs MPC, Comparaison des fréquences des hypoplasies linéaires de l'émail dentaire dans les deux échantillons selon le type et la catégorie de dents permanentes des individus immatures ... 209

Tableau 6.40 : LC HOP Vs MPC, Comparaison des fréquences générales des hypoplasies des cuspides, en fosses et « *plane* » dans les deux échantillons sur les dents permanentes des individus adultes et des immatures ... 209

Tableau 6.41 : LC HOP Vs MPC, Comparaison de la prévalence des hypoplasies de l'émail chez les individus adultes et immatures des deux échantillons ... 211

Tableau 6.42 : LC HOP Vs MPC, Comparaison de la prévalence des hypoplasies de l'émail dentaire chez les individus immatures des deux échantillons selon la classe d'âge et analyse stratifiée sur la classe d'âge ... 211

Tableau 6.43 : LC HOP Vs MPC, Comparaison de la prévalence des hypoplasies de l'émail dentaire chez les individus adultes des deux échantillons selon la classe d'âge et analyse stratifiée sur la classe d'âge ... 211

Tableau 6.44 : LC HOP Vs MPC, Comparaison de la prévalence des hypoplasies de l'émail dentaire chez les individus des deux échantillons selon le sexe et analyse stratifiée sur le sexe ... 211

Tableau 6.45: LC HOP Vs MPC, Comparaison du nombre moyen d'épisodes de stress enregistré par les dentures des individus immatures des deux échantillons selon la classe d'âge ... 213

Tableau 6.46 : LC HOP Vs MPC, Comparaison du nombre moyen d'épisodes de stress enregistré par les dentures des individus adultes des deux échantillons selon la classe d'âge ... 213

Tableau 6.47 : LC HOP Vs MPC, Comparaison de la prévalence de l'hyperostose poreuse du crâne chez les individus adultes et immatures des deux échantillons et analyse stratifiée selon la maturation ... 216

Tableau 6.48 : LC HOP Vs MPC, Comparaison de la prévalence de la *cribra orbitalia* chez les individus adultes et immatures des deux échantillons et analyse stratifiée selon la maturation ... 216

Tableau 6.49 : LC HOP Vs MPC, Comparaison de la prévalence du rachitisme chez les individus adultes et immatures des deux échantillons et analyse stratifiée selon la maturation ... 217

Tableau 6.50 : LC HOP Vs MPC, Comparaison de la prévalence du rachitisme chez les individus immatures des deux échantillons selon la classe d'âge et analyse stratifiée sur la classe d'âge 218

Tableau 6.51 : LC HOP Vs MPC, Comparaison de la prévalence du scorbut chez les individus immatures des deux échantillons selon la classe d'âge et analyse stratifiée sur la classe d'âge 219

Tableau 6.52 : LC HOP Vs MPC, Comparaison de la prévalence du scorbut chez les individus immatures des deux échantillons selon la classe d'âge et analyse stratifiée sur la classe d'âge 219

Tableau 6.53 : LC HOP Vs MPC, Récapitulatif des résultats obtenus à partir de la comparaison des marqueurs de l'état sanitaire bucco-dentaire 220

Tableau 6.54 : LC HOP Vs MPC, Récapitulatif des résultats obtenus à partir de la comparaison des marqueurs de stress et maladies métaboliques........ 222

Tableau 7.1 : Sites ou séries de comparaison sélectionnés pour la période médiévale, moderne et contemporaine....... 260

Summary

Introduction

In France, both early and late modern societies have rarely been investigated by archaeologists and anthropologists. Bioarchaeological research has, for long, disregarded modern periods and osteological populations remain scarce. Post-medieval burials have first been studied through exceptional contexts: mass graves related to epidemics and conflicts. However, this period covers five centuries: from the Renaissance to the 20th century, while witnessing extensive transformations in socio-economic, political and cultural fields that changed the population structure, leading to the dawn of contemporary industralised societies. These changes must have had massive consequences on living conditions and health.

Alongside the dynamism of preventive archaeology, modern populations slowly entered the scope of bioarchaeological studies and more and many burial sites have since been excavated. Between 2009 and 2014, the excavations of two parish then communal cemeteries in south-eastern France provided a substantial skeletal assemblage, including 1777 individuals from primary burials. These sites, located in La Ciotat and Marseille (PACA region), offer the unique opportunity to investigate recent past populations on a large scale and over a long chronological sequence.

The study aims to define and compare the health status of early and late modern populations between the end of the *Ancien Régime* and the early industrial era to determine how this transition period impacted health. The analysis of the two assemblages recently uncovered: the *cimetière Saint-Jacques* in La Ciotat (1581-1831) and the *cimetière des Crottes* in Marseille (1784-1905) would bear witness of this evolution.

To do so, several objectives have been set. First of all, indicators of health status and their distribution in each series will be evaluated and interpreted in relation to mortality risk. Then, a comparative analysis will establish differences and similarities between the two samples. Finally, archaeological and historical sources will be integrated into a biocultural framework, to fully understand the evolution of health status. These sources will be considered in two ways. Initially, they can help interpret the results and trends observed by providing the most nuanced knowledge of the general context in which these populations evolved. Secondly, they allow the establishment of hypotheses to be tested concretly by the biological study. Eventually, the many available archaeological and historical sources for such recent historical periods provide a fully documented context in which to interpret and discuss the biological analysis, thus enabling an inclusive bioarcheological approach.

Material

The complete sample includes 1 289 individuals: 842 are adults and 447 juveniles (aged < 20 years old) and originated from two assemblages. The first collection comes from the *Cimetière Saint Jacques'* archaeological excavation in La Ciotat (LC HOP), mainly in use during the *Ancien Régime* (Richier 2011). The assemblage includes 1 245 individuals from primary burials and 757(447 adults and 310 subadults) were included in this study, based on their skeletal conservation. The second collection is from the *Cimetière des Crottes* in Marseille (MPC), chiefly used during the 19th century (Richier and Weydert 2016). The 532 individuals (395 adults and 137 subadults), uncovered buried in wooden coffins, were analysed.

Both populations are complementary chronologically, allowing the reconstruction of a complete sequence from the end of the 16th to the early 20th century. Besides, thanks to the stratification of the archaeological sites, distinct burial phases were defined and precisely dated. It is, therefore, possible to carefully study the changes over time in health indicators. Both samples share common features: they are located in a close geographical area, they come from urban contexts and mainly represent modest socio-economic backgrounds. Demographic and economic take off occurred in both cities, in La Ciotat through maritime commerce and in Marseille during the 19th century with the Industrial Revolution.

Methods

Biological profile

Adult age at death was estimated through changes observed on the auricular surfaces (Lovejoy *et al.* 1985 Schmitt 2005) and pubic symphysis (Schmitt 2008) of the coxal bones. Individuals were then placed into decennial age classes, except for the last one, including individuals aged over 60. Sex was estimated using both pelvic morphology (Bruzek 2002) and measurements (Murail *et al.* 2005). Where pelvic bones were not preserved, a secondary diagnosis was developed using discriminant functions based on extra pelvic skeleton measurements (Murail *et al.* 1999).

For subadult individuals (< 20 years old), age at death was evaluated through dental development (Moorrees *et al.* 1963a and b; Ubelaker 1989), diaphyseal length (Adalian *et al.* 2002; Maresh 1970) and epiphyseal fusion (Scheuer and Black 2000; Veschi and Facchini 2002). Individuals were then placed into six categories.

Dental health

Seven dental markers or pathologies were selected, providing an insight on diet, hygiene and dental care, some of the key features of the health concept (Rose *et al.* 1978; Goodman et al. 1984; 1988; Lewis 2013; Irish and Scott 2016; Hillson 1996; 2019). Dental wear was recorded using the stages defined by Smith (1984). *Ante mortem* tooth loss (AMTL) was assessed through the degree of alveolar resorption. Dental carie is considered from the moment the lesion causes a perforation in the teeth. The type, location and severity of the carious lesion were recorded. Periapical lesions were grouped, regardless of their type (Dias and Tayles 1997) and the possible presence of fistula and its location was documented. Calculus deposits and periodontal disease were evaluated following the severity stages described by Brothwell (1981) and the type of the condition and location was noted.

Stress markers and metabolic diseases

Furthermore, three stress markers on teeth and bones were documented in addition to three metabolic diseases. Their prevalence support evidence for chronic physiological stress, such as poor nutrition and infections, mostly during childhood and then provides a general assessment of health (Stuart-Macadam 1992; Ribot and Roberts 1996; Lewis 2007; Brickley and Ives 2008; Lewis 2013; Hillson 2018; Brickley 2018). Dental enamel hypoplasia was documented following the protocol developed by Bocquentin (2013) and the presence and form of *cribra orbitalia* and porotic hyperostosis were noted. Finally, we systematically searched for lesions suggestive of vitamin D and C deficiencies: rickets and osteomalacia, mostly through bone deformations (Ortner and Mays 1998; Ortner 2003; Brickely *et al.* 2005; 2007; 2010; 2018; Mays *et al.* 2006; Brickley and Ives 2008; Ives and Brickley 2014; Veselka *et al.* 2015; 2018; Snoddy *et al.* 2016; Ives 2018) and scurvy, through abnormal porosities on specific sites (Ortner and Ericksen 1997; Ortner *et al.* 1999; 2001; Brickley and Ives 2008; Geber and Murphy 2012; Klaus 2014; Moore and Koon 2017; Snoddy *et al.* 2018).

The paleoepidemiological and contextualised approach

A population-based approach built from the calculation of frequencies per tooth/bone and prevalence per individual (Waldron 1994; 2007) enables a paleoepidemiological study, highlighting the distribution of lesions and diseases in both populations (in particular according to age at death, sex or burial phase). Then, frequencies from La Ciotat and Marseille are compared using Chi² independent tests, Fisher's exact test and odd ratio analysis. The severity of the pathologies or number of stress episodes are also confronted and compared through mean comparison tests: Student's t-test, Welch test or the non-parametric equivalent. Finally, our results were confronted to contemporary populations to identify local peculiarities or general European trends. The whole dataset was placed into a more generalised context built from the wealth of archaeological and historical sources available for such recent periods.

Results and discussion

Chapters 3 and 4 provide detailed results obtained in each site for the whole selected indicators of health. Chapter 5 compares the frequencies, prevalence, proportion or severity of the indicators of health. These results highlight both common features of health status during early and late modern period and some differences between both collections.

Common features

The expression of most markers (AMTL, periapical lesions, calculus periodontal disease, porotic hyperostosis, *cribra orbitalia*, rickets and scurvy) shows no difference between early and late modern samples, meaning that frequencies and prevalence in La Ciotat are similar to those in Marseille. We also observe a similar pattern for the distribution of the lesions, especially by age and sex. This data emphasises common features of health status from the *Ancien Régime* to the Industrial Revolution in Provence.

Characterisation of health status

Health status is first characterised by a very high frequency and prevalence of dental caries. Fifteen to 24 % of teeth exhibit at least one carious lesion. The high level of dental decay suggests that daily diet heavily depended on carbohydrates, known to be particularly cariogenic (Powel 1985; Lukacs 2008; Hillson 1996; 2001; 2019). During the modern period, subsistence relies massively on a single type of resource: cereals, consumed mainly as bread, gruels or porridge (Flandrin 1996a; Lachiver 1991; Morineau 1996). This prominence reflects new feeding strategies, related to the European demographic expansion of the end of the Middle Ages and agriculture mostly turned to cereal production (Morineau 1996; Flandrin 1996a). While the structure of the food portion underwent some modifications during the 19th century, the caloric intake first increased only through the consumption of cereals and other starchy foods (Flandrin 1996b and c). Such high proportions of decayed teeth are found throughout Europe for the same period: our results fit into a global European pattern (Corbett and Moore 1976; Hillson 2001; Müller and Hussein 2017). Teeth are regularly lost *ante mortem*: around 30 % of permanent teeth are concerned, and again, this frequency brings our samples closer to other contemporary assemblages. In a context where dental caries is a widespread pathology and in the absence of concrete signs of sophisticated dental care like it was found in other sites dating from the same period (Molleson and Cox 1993; Valentin and Granat 1997; Cox 1996; Miles *et al.* 2008), AMTL could be the evidence of voluntary tooth extractions (Hillson 2018). Tooth removal could therefore be the only effective and affordable dental pathology treatment in a modest population such as the La Ciotat and Marseille ones. Dental wear is quite limited in both populations: the average severity never reaches the stage 4.

Concerning deficiency stress markers, results indicate very high frequencies and prevalence of dental enamel hypoplasia: up to 87 % of individuals display such defect, suggesting frequent stress in early childhood. Hypoplasia could be partly explained by a poor diet that mainly relies on one type of nutriment: carbohydrates. Indeed, malnutrition is a crucial factor in the formation of such defects (Goodman *et al.* 1991) and periods of shortage are recurrent by the 18th century. Moreover, infectious diseases and epidemic outbreaks, particularly prevalent in the modern periods, are a leading cause of death (Harrison 2004) and constitute a strong aetiology for the appearance of hypoplasia (Goodman and Rose 1990; Hillson 1996; 2005; 2018; Lewis 2007). Considering the data obtained on other contemporary sites, there is a substantial disparity in the prevalence that could mark distinct local situations. Although dental enamel hypoplasia is frequent, stress markers on bones are very scarce (< 10 % for *cribra orbitalia* and < 5 % for porotic hyperostosis). Likewise, cases of rickets and scurvy are noticeably rare. The discrepancy observed between bone, and dental markers of stress leads us to question their relevance and complementarity when confronted within the same global analysis.

About rickets during the Industrial Revolution

Rickets is one of the only markers for which both paleopathological and historical data were available to build up a preconceived idea about its occurrence during modern period. According to the literature, rickets exploded during the Industrial Revolution in Europe and especially in Great Britain (Ortner 2003; Mays 2003; Brickley and Ives 2008; Mays *et al.* 2006; Lewis 2007; Mays 2018), due to poor nutrition and a lack of sun exposure (climate, indoor activities, type of urbanisation in urban centres). However, our own data did not display a massive rise of the prevalence of the population of Marseille, who experienced the Industrial Revolution. Even though the nutrition aspect is not to be neglected, such results are sure to be found within the local environment or the economic and cultural factors. Indeed, southern-France climate may offer a necessary sun exposure to avoid or overcome vitamin D deficiencies. It is worthy mentioning the cultural factors linked to the local building traditions and economic activities in the city. Marseille is a commercial port where many activities could take place outdoors. Moreover, the district of Les Crottes kept a rural aspect until the end of the 19th century. On the other hand, in some cities in England, or even in Northern France the economic activities are mainly carried indoors, within factories. Furthermore, industrialisation in Provence occurred much later than in the British Isles or more generally in non-Mediterranean regions. Finally, when compared with other osteological assemblages (Miles and Connell 2012; Cowie *et al.* 2008; Geber 2014; 2015), results show that the general European prevalence of rickets could remain more constant over time. However, the disease, better documented by the medical literature during the late modern period, is taking up attention, multiplying diagnostics (Aufderheide and Rodrígez Martín 1998; Mays 2018). Our study suggests a better survival of children with rickets during the Industrial Transition. Bone deformations could be more severely marked, causing major handicaps or obstetric problems (Mays 2018), leading the medical research to identify the causes, through the major epidemiological studies of the 19th century. The perception of the disease and its care could then evolve, but not necessarily its occurrence.

Differences between early and late modern samples

Despite these shared features, our analyses pointed out some differences, suggesting the evolution of health status characteristics between early and late modern societies.

Dental caries and wear : changes in diet

First of all, results show evidence of changes concerning dental wear and caries. Following carefully these two markers, according to the different inhumation phases from the end of the 16th century to the early 20th century, reveals gradual changes. The continuous increase in the prevalence of caries coincides with a gradual decrease in the severity of the lesions. There is also a gradual shift in the type of lesions, with an increase of coronal caries at the expense of cervical ones. Finally, although dental wear is limited in both populations, a reasonably steady reduction in its severity is observed. Such changes are documented Europe-wide (Corbett and Moore 1976; Hillson 2001; Müller and Hussein 2017).

These changes are synchronised: they are triggered or get more pronounced during the second phase of *le cimetière des Crottes*, between 1837 and 1852. This dating matches the Industrial Revolution's take-off in Marseille, and historical data indicate transformations in everyday diet (Flandrin 1996c). With the development of modern transports and world trade, new foodstuffs were introduced and distributed on a large scale, especially overseas products rich in carbohydrates, such as refined sugar (Flandrin 1996c; Huetz de Lemps 1996; Daumalin and Raveux 2001). The combination of starch and sugar in the diet can explain the considerable rise in the prevalence of caries (Hillson 1996) observed in the Marseille sample. Alongside the introduction of sugar, new techniques for food production, especially in refineries and flour mills (Daumalin and Raveux 2004), would produce a less abrasive food. It would influence the rate of dental wear by marking the end of the regularly observed competition between dental wear and caries, causing the increase of the caries prevalence (Hillson 2001). It would also trigger a shift in the initiation site of carious lesions as cervix area lesions are mainly characteristic of older periods, when tooth wear was still high. In populations where wear is less intense, caries is more likely to remain on the crown: in occlusal fissures and in interproximal contact areas (Corbett and Moore 1976; Hillson 2001).

Dental enamel hypoplasia : poor diet and infectious environment

Three main changes are observed considering dental enamel hypoplasia. Prevalence gets higher for the sample of *le cimetière des Crottes* and the average number of stress episodes per individual increases. Moreover, the age of formation of lineal enamel hypoplasia shows that the earliest stress periods (before 3 years old) are significantly more frequent in Marseille. Hence, during the 19th century in Marseille, stress episodes are both more frequent and appear earlier during childhood. To explain these results, two of the main aetiologies of dental enamel hypoplasia have to be taken in account: diet and infectious disease (Goodman and Rose 1990; Hillson 1996; 2019; Lewis 2017).

Earlier periods of stress during the Industrial Revolution could reflect new feeding practices for younger children. Indeed, with women work outside the domestic sphere being more regular, the employment of child nurses became a common practice and gradually spread (Rollet, 1978; Gaillard, 1981; Fildes, 1987; Cox, 1996). This phenomenon called for new arrangement: artificial breastfeeding, earlier weaning or both. These feeding strategies might not meet the essential nutritional needs of young infants to develop properly, creating nutritional defects (Rollet 1978; Riordan and Countryman 1980; Moggi-Cecchi *et al.* 1994; Cox 1996).

While a poor or insufficient diet could explain the high prevalence of hypoplasia in both population, its increase during the 19th century, could be related to infectious disease. The general environment, witnessing massive urban and commercial growth, could have favoured their development and spread.

During early modern period, La Ciotat remained a modest city in sharp decline at the end of the 18th century. However, during the Industrial Revolution, the development of cities could have a significant impact on the infectious environment. Thanks to rural exodus and immigration, the population of Marseille tripled in less than a century, reaching more than 375 000 inhabitants in 1886 (Gaillard 1981; Temime 1999; Dell'Umbria, 2006; Daumalin and Guillon 2012). This influx of inhabitants led to a scenario where the proximity between individuals favoured the transmission and spread of pathogens. Although rapid, urban development was slower than the demographic growth. The infrastructure, especially for the water supply and drainage, could barely cope with such an expansion, promoting many epidemic outbreaks (Gaillard 1981; Mafart and Morillon 1998). This urbanisation, of an unprecedented scale in History, certainly played a role in the frequency of epidemics (Mafart and Morillon 1998) and in the increased prevalence of LEH.

Furthermore, international trades expanded with the Industrial Revolution and Marseille was a major commercial port, located at the crossroads between the Mediterranean area and Europe (Daumalin and Raveux 2004). The flow of goods and people, carriers of diseases, was more fluid, therefore stimulating the spread of pathogens. The city faced the arrival of new diseases, such as cholera, which broke out in Marseille in 1834 and periodically erupted into regular massive epidemics (1835, 1841, 1854, 1855, 1865, 1866 and 1885). The disease became almost endemic in between these outbreaks (Mafart and Morillon 1998). However, cholera was not the only epidemic disease present: there was also smallpox (which was also endemic), typhus, typhoid fever, influenza, diphtheria and measles (Mafart and Morillon 1998), as well as residual diseases such as tuberculosis.

This specific context would promote both the apparition of new pathogens and their transmission on a large scale, explaining the rising frequencies of LEH, revealing increased childhood stress. It could also account for the increased number of biological stress periods experienced during the Industrial Transition for those individuals who had reached adulthood.

Conclusion

Both analysed populations offer a complete chronological sequence from the end of 16th to the beginning of the 20th century. This study presents a first set of references to characterise the post-medieval health status of French populations, and especially for late modern period, the 19th century, being still very little studied in France. It has also set up a well-contextualised local pattern to document this transition period, which goes against preconceived ideas, foreshadowing dramatic transformations. This analysis also led to the confrontation of the biological and historical data, allowing us to consider the biases that apply to osteoarchaeological collections, and precisely contextualise the results, necessary for their interpretation.

Results seem to indicate for the modern period in Provence a highly cariogenic diet, combined with a lack of dental hygiene and certainly a limited access to care. They also point out the recurrence of periods of stress, which might be related to food shortages, little variety in the diet or infectious diseases, favoured by globalisation and urbanisation. Abrupt changes were expected, reflecting the transformations experienced by the modern society. On the contrary, our results showed many similarities between both early and late modern populations in Provence. They insist on the continuity of the biological characteristics of health status throughout the analysed period. The observed differences were less evident than presumed and relied on specific characteristics that were first established during the early modern period and only got exacerbated during late modern times. This fully illustrates the difficulty of reconciling the observations resulting from a bioarchaeological analysis with chronological breaks conventionally defined by historiography.

Finally, our results question the Industrial "Revolution" of the 19th century, as this is only the end of a long, continuous and older process of "modernisation" of the society, that took root from the *Ancien Régime* (Mendels 1984; Verley 1997). This could, then, reflect on south-eastern France population and their health. Furthermore, the real effects of the "modernisation" of society in terms of diet, scientific, medical and health improvement could affect morbidity and mortality from the end of the 19th or 20th century across Europe. These changes and their timing will undoubtedly vary from one region to another, depending on local/national health policies and their enforcement's success.

1

Introduction

En France, les périodes moderne et contemporaine constituent un champ d'études récemment investi par l'archéologie et l'anthropologie biologique. Les sociétés et populations issues de cette époque se situent alors en marge des problématiques bioarchéologiques et les référentiels ostéologiques restent peu nombreux. Dans la région PACA, les fouilles récentes de deux vastes ensembles funéraires à La Ciotat et à Marseille (Richier 2011 ; Richier et Weydert 2016) ont permis la constitution d'un large échantillon de près de 2 000 individus, offrant l'opportunité unique d'analyser l'état sanitaire d e la population provençale à une époque charnière. En effet, ces populations se situent à la transition entre Ancien Régime et révolution industrielle, période témoin de nombreux changements dans les domaines socio-économiques, politiques et culturels, au seuil des sociétés industrialisées actuelles.

1.1. Vers une archéologie des périodes modernes et contemporaines ?

Parallèlement à l'essor de la recherche préventive, l'archéologie se penche de plus en plus vers les périodes moderne et contemporaine. Ces temps « plus récents que l'ancien » (Trombetta 2004) s'étendent de la Renaissance à nos jours et couvrent plus de cinq siècles marqués par de nombreux bouleversements affectant tous les aspects de la société. L'historiographie française considère une scission entre ces deux périodes, située à la Révolution française de 1789 et marquant une division entre Ancien Régime et révolution industrielle.

1.1.1. Naissance et affirmation de l'archéologie des temps récents

L'abondance et la richesse des sources écrites et iconographiques disponibles expliquent le monopole qu'a tenu l'histoire notamment, dans la recherche concernant ces périodes. L'archéologie a, dans un premier temps, été jugée inutile et sa pertinence a longtemps été (et reste parfois) questionnée, tant à l'extérieur qu'à l'intérieur même de la profession. Toutefois, faire l'impasse sur de tels contextes puisqu'ils sont considérablement renseignés par les archives écrites « revient à nier la matérialité des faits archéologiques comme une réelle source historique » (Tzortzis et Bizot 2019). Les vestiges archéologiques constituent, au même titre que les archives écrites ou figurées, des sources historiques et il apparaît nécessaire de renseigner ces contextes à travers l'ensemble des témoins à notre disposition. Cela tend à créer une image claire et plus précise des sociétés issues du passé récent.

Si ces périodes ont d'abord fait l'objet de « stratégies d'évitement » (Richier 2019), depuis quelques dizaines d'années, on assiste à l'ouverture du champ chronologique de l'archéologie. Laquelle encourage la mise en regard de l'ensemble des sources historiques et donc la rencontre des archives écrites, des archives du sol et des archives biologiques. Désormais, l'archéologie moderne et contemporaine nous apporte d'importantes informations complémentaires aux sources écrites, parfois jugées « partielles et partiales » (Bellan et Journot 2011), voire des informations inédites (Richier 2019).

À partir des années 1970, la pratique du diagnostic systématique avant les aménagements du territoire a de plus en plus confronté les archéologues à ces périodes récentes (Trombetta 2004 ; Hurard *et al.* 2014). Puis, les années 1980 marquent une étape majeure dans la prise en considération de l'époque moderne, mais également dans la légitimité d'une archéologie des contextes récents, trop longtemps délaissés (Hurard *et al.* 2014 ; Richier 2019 ; Tzortzis et Bizot 2019). En effet, en 1983 s'ouvrent les grands chantiers de la cour Napoléon et du Carrousel du Louvre, révélant l'évolution de ce quartier parisien entre le XVIe et le XVIIIe siècle.

L'état des lieux constaté en 2004 (Burnouf et Journot 2004), puis en 2014 (Hurard *et al.* 2014), révèle une archéologie d'abord marquée par l'opportunisme. Ce ne sont pas les problématiques scientifiques qui mènent à l'étude des sites récents, mais bien les projets d'aménagement prévoyant la destruction des vestiges modernes ou contemporains. Puis, les chantiers se multiplient, en particulier à partir des années 1990, suivant l'essor de l'archéologie préventive en France. La discipline, dont la méthodologie ne se distingue guère de celle appliquée aux périodes plus anciennes, s'organise, trouve et développe ses propres problématiques, mais également ses propres axes de recherche. Elle a su faire preuve d'un certain dynamisme pour rattraper le retard dont elle a été victime, permettant de renouveler, voire de construire, des pans entiers de nos connaissances grâce à une forte accumulation et acquisition de données (Hurard *et al.* 2014). On assiste donc à un élargissement chronologique de l'archéologie, mais également à la multiplication des thèmes ou champs d'études abordés. L'archéologie de la mort récente constitue alors l'un de ces thèmes nouvellement développés en archéologie et en anthropologie biologique.

1.1.2. Archéologie et anthropologie de la mort récente

L'archéologie de la mort récente a suivi la même évolution, d'abord caractérisée par l'opportunisme, et s'inscrit en grande partie dans les opérations préventives. En effet, si l'on compte quelques exemples précoces (Saint-Laurent de Grenoble, cathédrale Notre Dame du Bourg à

Dignes, ou le cimetière de Rigny-Ussé) issus de recherche programmée, le contexte préventif semble être le principal moteur de l'archéologie mortuaire des périodes récentes (Richier 2019). Pourtant, les chiffres énoncés par Tzortzis et Bizot (2019) la placent toujours en marge des opérations préventives ou programmées, puisque des années 2000 à 2010, seulement 1 % portent sur des contextes funéraires d'époque moderne et contemporaine. En revanche, ils témoignent d'une certaine évolution : en considérant uniquement les contextes funéraires, de 1980 à 2009, la part d'opération portant ou incluant ces temps récents évolue de 6 à 13 % (Tzortzis et Bizot 2019).

Dans un premier temps, les recherches se sont concentrées principalement sur les contextes de crise, entraînant la mise en place de sépultures de masse (Rigeade 2009). Le nord de la France a par exemple vu naître « l'archéologie de la Guerre », notamment avec la fouille de fosses mortuaires et tranchées de la Grande Guerre (Desfossés *et al.* 2008). La plus célèbre demeure celle contenant le corps d'Alain Fournier, fouillée en 1991 à Saint-Rémy-la-Calonne (Meuse). Dans le sud-est de la France, ce sont surtout les contextes d'épidémie, et particulièrement les charniers de la Grande Peste du début du XVIIIe siècle (l'Observance ou Martigues, Bouches-du-Rhône) qui ont d'abord suscité l'attention des chercheurs (Signoli *et al.* 2007).

L'intérêt pour les cimetières modernes et contemporains, correspondant à des contextes d'ensevelissement dit normaux, ne s'est développé que dans un second temps. L'aménagement des zones périphériques des centres-villes a entrainé la multiplication des découvertes d'anciens cimetières datés du XVIe au XIXe siècle (Tzortzis et Bizot 2019). En effet, cette localisation correspond souvent aux anciens lieux d'inhumation des périodes moderne et contemporaine. Ils constituent, le plus souvent, de vastes ensembles, offrant un regard inédit sur les pratiques funéraires de l'époque. La question de l'intérêt scientifique de ces contextes, contenant fréquemment une grande quantité de restes humains des XVIe-XIXe siècle, apparaît secondaire. Ce sont d'abord des questions patrimoniales, voire éthiques, qui ont motivé ces interventions (Bizot et *al.* 2018).

En raison des impératifs de l'archéologie préventive, beaucoup de travaux souffrent d'un manque de publications détaillées dans une forme largement accessible : il s'agit souvent de rapports de fouilles. Par ailleurs, des problématiques spécifiques sont associées à chaque cimetière, limitant les travaux de synthèse (Bizot *et al.* 2018). On constate depuis récemment un certain engouement et la volonté de prendre en considération les périodes modernes et contemporaines. En témoignent les deux rencontres du GAAF (Groupe d'anthropologie et d'archéologie funéraire) consacrées à ces contextes funéraires d'époque récente (Carré *et al.* 2018 ; *Weydert et al.* 2019). La première rencontre traduit le besoin de revenir sur les nombreux ensembles médiévaux, modernes et contemporains exhumés depuis les années 1980 et d'en proposer une synthèse dans le but de s'interroger sur leur intérêt scientifique et leurs apports quant à nos connaissances des sociétés du passé. La seconde rencontre est axée spécifiquement sur les contextes modernes et contemporains et sur la perception de la mort pour ces périodes récentes. La valorisation scientifique de ces ensembles sépulcraux et les premiers essais de synthèses sont donc à présent engagés.

Un constat similaire peut être tiré dans les autres pays européens (Tarlow 2015). L'archéologie de la mort récente pour la période « post médiévale » reste un champ disciplinaire récent qui a d'abord peu attiré l'attention. Comme en France, elle est d'abord motivée par les besoins des aménagements du territoire et peu de synthèses générales à l'échelle nationale, voire européenne, ont été proposées. Celle dirigée par Tarlow (2015) répond également à ce besoin de dépasser la simple accumulation de données primaires afin de mettre en évidence des perspectives et tendances générales. Notons que dans cet ouvrage, la France est abordée par le prisme des épidémies et de leur impact sur les pratiques funéraires (Souquet-Leroy *et al.* 2015). En Europe, la place de l'Angleterre fait figure d'exception. En effet, les découvertes récentes de cimetières « post médiévaux » se multiplient, notamment dans la région de Londres, mais l'engouement pour la discipline est plus ancien. Ce dernier semble avoir bénéficié du dynamisme qui a entouré la fouille, l'étude puis les publications de Christ Church à Spitalfields (Molleson et Cox 1993 ; Tarlow 2015). De nombreuses monographies paraissent alors fréquemment, mais sont souvent spécifiques à un contexte précis (ex. : Boston *et al.* 2006 ; Boston *et al.* 2008 ; Miles *et al.* 2008 ; Henderson *et al.* 2015).

En somme, les travaux de synthèse à l'échelle nationale ou plus largement à l'échelle européenne, se développent pour documenter davantage ces périodes trop longtemps délaissées. Toutefois, ils concernent presque exclusivement les pratiques funéraires, leur évolution et l'aspect social qu'elles pourraient revêtir. En effet, en France, à notre connaissance, aucun travail de synthèse ne traite spécifiquement des conditions de vie et de l'état sanitaire des populations modernes et contemporaines, à partir des données biologiques et issues de l'observation des restes humains osseux ou dentaires. Pourtant, ces derniers, comme pour n'importe quelle période chronologique, fournissent les preuves les plus directes et les plus tangibles pour reconstituer les conditions de vie des populations du passé (Gowland et Knüsel 2006).

Dans un tel contexte, la découverte dans le sud-est de la France, à La Ciotat en 2009 (Figure 1.1a) et à Marseille en 2013-2014 (Figure 1.1b), de deux cimetières modernes et contemporains nous offrent l'opportunité unique d'étudier l'évolution de l'état sanitaire à partir d'un large échantillon de près de 2 000 individus. Ces derniers se situent à une période charnière de l'histoire, où l'on assiste en France, à d'immenses bouleversements tant au niveau socio-économique que politique, culturel ou encore scientifique. Ces changements ont des conséquences immenses sur les conditions de vie et la santé des populations. Par ailleurs, ces deux sites permettent la confrontation de données biologiques, archéologiques et historiques, dans le but d'appréhender de manière la plus complète possible la question de l'état de santé des populations du passé récent.

1.2. Vers une anthropologie de la santé ?

L'étude de la santé des populations du passé a depuis longtemps retenu l'attention des études anthropologiques (ex. : Goodman *et al.* 1984 ; Lewis 2002a et b ; Klaus 2008 ; Krenz-Niedbała 2009 ; DeWitte 2014 ; Kacki 2017 ; Gowland *et al.* 2018). Il s'agit, en effet, d'un thème central lorsque l'on tente de reconstituer des modes de vie des populations anciennes. Bien que la notion de santé soit incontournable, en établissant les spécificités des populations étudiées, il n'existe ni définition explicite ni méthodologie précisément posée et acceptée. La notion de santé souffre de l'absence d'une définition et d'un cadre interprétatif clair, comme le soulignent certaines publications récentes cliniques ou anthropologiques (Brüssow 2013 ; Reitsema and McIlvaine 2014 ; Tanner *et al.* 2014 ; Temple et Goodman 2014 ; DeWitte et Stojanowski 2015).

1.2.1. État de santé et état sanitaire

Selon l'OMS (Organisation Mondiale de la Santé), la santé désigne « un état de complet bien-être physique, mental et social ». De plus, la santé ne se caractérise pas simplement par « l'absence de maladie ou d'infirmité ». Brüssow, en 2013, revient sur cette définition dans le cadre de la clinique actuelle, pour mettre en évidence les difficultés liées à cette notion. Dans le domaine de la santé mentale,

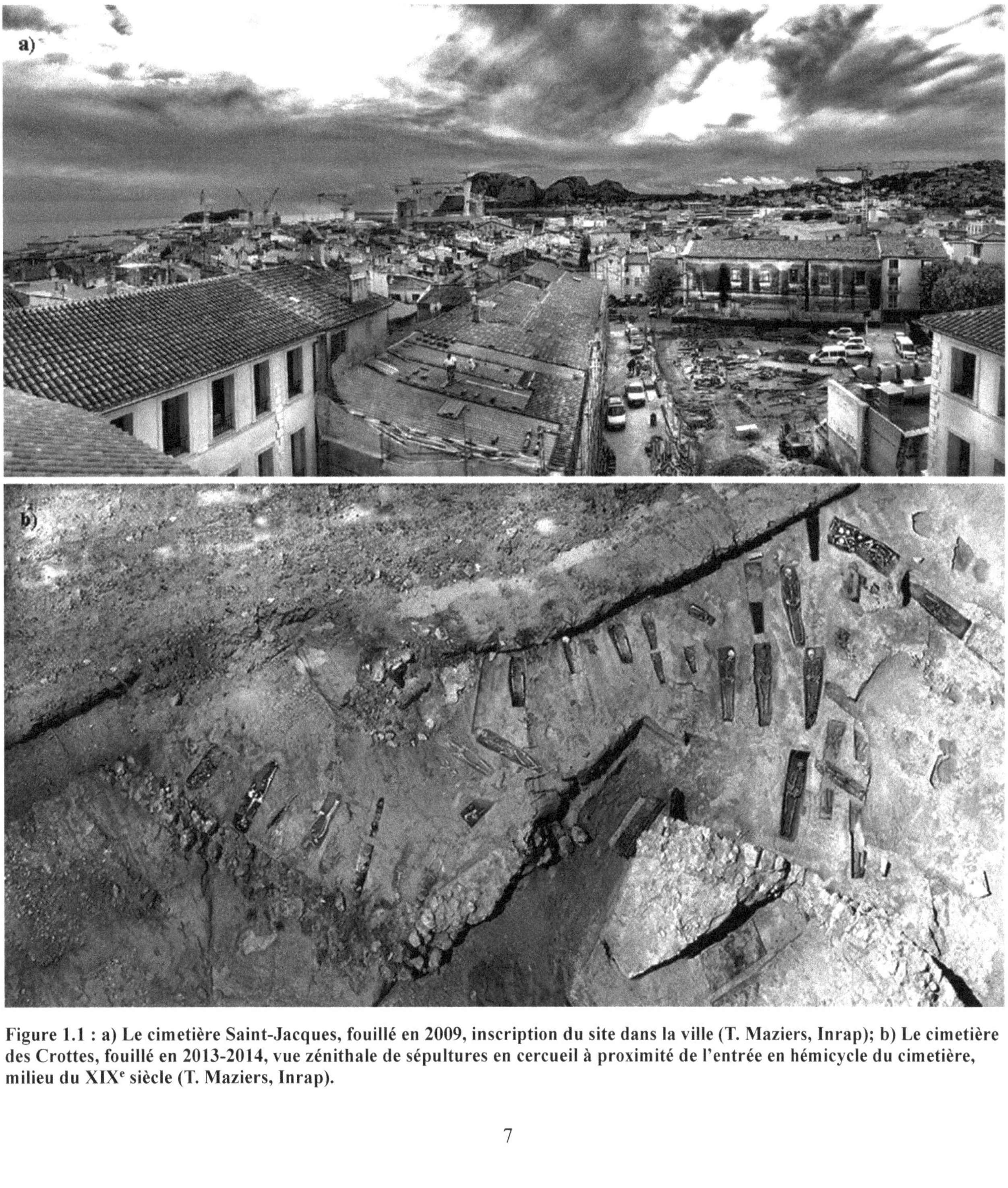

Figure 1.1 : a) Le cimetière Saint-Jacques, fouillé en 2009, inscription du site dans la ville (T. Maziers, Inrap); b) Le cimetière des Crottes, fouillé en 2013-2014, vue zénithale de sépultures en cercueil à proximité de l'entrée en hémicycle du cimetière, milieu du XIXe siècle (T. Maziers, Inrap).

le sentiment de cohérence est identifié comme critère de définition. Dans le domaine de la santé sociale, il s'agirait plutôt de la capacité des individus à réaliser leur potentiel, remplir leurs obligations, gérer leur vie et participer à des activités sociales. Enfin, l'aspect physique de la santé mettrait plutôt l'accent sur la capacité à s'adapter et à s'autogérer, par le maintien de l'homéostasie malgré les changements notamment environnementaux.

À partir de cette définition, il paraît impossible de restituer l'état de santé à partir des seuls restes squelettiques, issus de séries ostéoarchéologiques. À partir du début des années 1990 et jusqu'à très récemment, le thème de la santé dans les études des populations du passé fait l'objet de nombreux débats, principalement dans le milieu anglo-saxon (Goodman *et al.* 1988 ; Wood *et al.* 1992 ; DeWitte et Stojanowski 2015 ; Tanner *et al.* 2014 ; Temple et Goodmand 2014 ; Reitsman 2014). Il s'agit de soulever les limites de cette définition, la pertinence des marqueurs utilisés à sa restitution et les écueils auxquels se heurtent les cadres interprétatifs. En France, le colloque qui s'est tenu en 2016 et organisé spécifiquement autour du thème de la santé et du soin semble également marquer le besoin de revenir sur ces concepts (Froment et Guy 2019).

Si en anglais, les termes « *health* », « *health state* » ou encore « *health status* » sont volontiers employés dans les études bioarchéologiques, en France, l'expression « état sanitaire » est plus largement utilisée. Elle semble se développer spécifiquement afin d'approcher la santé des populations du passé et certainement en réponse aux écueils concernant la notion de santé appliquée à des séries ostéoarchéologiques. L'état sanitaire s'appuie alors largement sur la notion d'équilibre ou d'homéostasie, afin de savoir comment les populations se sont adaptées aux changements de leur environnement, mais également sur le « coût biologique » de cette adaptation (Larsen 2008).

1.2.2. État sanitaire, stress biologique et pathologie

Nous retiendrons donc pour définir l'état de santé des populations anciennes ou l'état sanitaire « un état d'équilibre entre un corps (un sujet) et son environnement social et/ou écologique » ou un état « d'homéostasie [...] qui définit un processus de régulation par lequel l'organisme maintient les différentes constantes de son environnement interne entre les limites des valeurs normales » (Froment et Guy 2019).

L'une des difficultés qui entourent le concept d'état sanitaire réside dans le fait qu'il varie selon les auteurs, la problématique scientifique développée, la population à l'étude ou encore la période concernée. De plus, les divers chercheurs définissent cette notion uniquement de manière méthodologique, par la présentation des indicateurs retenus. Par ailleurs, l'état sanitaire est le résultat de phénomènes complexes qui interagissent entre eux : environnement naturel ou anthropique, hygiène, accès aux soins, alimentation, environnement pathogène, salubrité du milieu, activités ou facteurs occupationnels, etc. Or, nombre de ces paramètres restent inaccessibles aux anthropologues et il n'existe aucun indicateur biologique apte à nous renseigner sur l'intégralité de ces facteurs.

De nombreux indicateurs sont alors employés et reposent par exemple sur l'analyse des indicateurs démographiques, de la croissance ou encore des pathologies. Nous avons choisi dans ce travail d'aborder l'état sanitaire au travers d'une étude paléopathologique et paléoépidémiologique. Deux types de marqueurs sont employés de manière classique en anthropologie biologique : les pathologies osseuses et dentaires spécifiques et les marqueurs de stress aspécifiques.

Ainsi, on réunit sous un même concept divers manifestations et processus pathologiques observables sur le squelette ainsi que leurs étiologies variées. Pourtant, s'il est indéniable qu'il existe un lien entre santé et stress biologique, la relation entre ces deux concepts n'est pas directe. Ainsi, on ne mesure pas exactement la santé lorsque l'on évalue la présence et la récurrence du stress physiologique subi par une communauté (Temple 2014). D'autre part, la santé ne désigne pas simplement un état caractérisé par une absence de maladie, il s'agit d'un concept bien plus large (Roberts 2010).

Cependant, les pathologies osseuses ou dentaires nous permettent de discuter un certain nombre de thèmes relatifs à l'état sanitaire, tout en gardant à l'esprit qu'un nombre quasi infini et très variable entre réellement en ligne de compte. Ainsi, l'étude que nous souhaitons développer permet d'avoir un aperçu sur une notion clef de la santé : l'alimentation. Celle-ci influence l'état sanitaire au travers de deux aspects : quantitatif et qualitatif. La quantité et la qualité ou variété des nutriments consommés doivent répondre aux besoins de l'organisme pour fonctionner en parfaite homéostasie. Parallèlement, certains marqueurs permettent d'approcher l'hygiène et l'accès aux soins, paramètres qui entrent dans les aspects quotidiens des conditions de vie. Enfin, de manière indirecte, l'environnement infectieux par le biais des stress carentiels pourra être abordé.

La paléopathologie a d'abord privilégié une démarche casuistique, en mettant l'accent sur une approche individuelle et très descriptive, présentant ainsi « les cas les plus beaux » (Ardagna et Dutour 2006). Cela a notamment servi (et sert toujours) à l'élaboration méthodologique des critères diagnostiques des différentes maladies. Dorénavant, elle se caractérise davantage par une approche populationnelle, notamment par des modalités d'analyses renouvelées, en développant la paléoépidémiologie (Waldron 1994 ; Waldron 2007 ; Waldron 2009). Celle-ci vise à reconstruire la distribution spéciale, chronologique et sociale des états pathologiques dans les populations du passé en reconstituant les fréquences des maladies sur les séries squelettiques. En cela, la discipline rejoint la démarche bioarchéologique que nous souhaitons adopter à partir des séries provençales dont nous proposons l'étude.

Si en France, et plus largement en Europe, la bioarchéologie se caractérise par l'étude de l'ensemble des vestiges archéologiques d'origine biologique (Knüsel 2010 ; Dutour 2011) en Amérique du Nord, elle revêt une autre signification. Elle désigne une approche pluridisciplinaire basée sur les restes humains issus des contextes archéologiques (Buikstra et Beck 2006). Elle adopte à la fois une démarche populationnelle et une dimension culturelle pour considérer les interactions entre biologie, culture, comportement et leurs effets, notamment sur les pathologies. Elle favorise l'interdisciplinarité et la paléopathologie et son développement vers la paléoépidémiologie, constitue l'une des disciplines sur lesquelles elle s'appuie. Ainsi, cette approche considère le matériel squelettique afin de reconstruire et interpréter les conditions de vie, la santé et les activités des populations du passé (Larsen 1997). De même, l'approche bioculturelle (Buikstra 1997 ; Goodman et Leatherman 1998) met en évidence que les variations de l'état sanitaire doivent considérer les forces sociales, économiques et politiques qui forment l'environnement. En effet, si des facteurs individuels contribuent à la répartition des maladies, selon différents paramètres tels que les conditions de vie, les variations biologiques (et immunologiques) il existe également des facteurs plus larges : sociaux, économiques, et politiques, qui façonnent l'environnement sanitaire local (Goodman et Leatherman 1998 ; Tanner *et al.* 2014). Notre étude se situe très précisément dans ces démarches intégratives, nécessitant de larges effectifs et faisant appel à diverses sources de données.

Cependant, de telles études paléoépidémiologiques se heurtent à un certain nombre de biais et limites interprétatives. L'un des plus importants est énoncé en 1992 dans le paradoxe ostéologique de Woods et ses collaborateurs. Notamment, la présence de lésions pathologiques ou de marqueurs de stress ne témoigne pas forcément d'un mauvais état sanitaire (« *Better health makes for worse skeletons* ») et pourrait même indiquer le contraire. Ainsi, l'étude de l'état sanitaire ne peut s'articuler simplement sur une dichotomie entre « bon » et « mauvais » états sanitaires. Temple et Goodman (2014) insistent sur le fait que nombre d'études s'appuient sur une catégorisation des populations anciennes selon leur état de santé, par une approche typologique, bien qu'elle ne soit pas intentionnelle. Nous tenterons alors d'évaluer, de quantifier la présence des pathologies choisies, et d'en étudier la distribution, notamment selon l'âge ou le sexe dans le but de les interpréter en tant que bénéfice ou désavantage, face au risque de morbidité. Cela permet de considérer les individus étudiés comme les « non-survivants ».

Face à ces limites et notamment les écueils interprétatifs inhérents à l'étude de l'état sanitaire des populations du passé, les séries modernes et contemporaines offrent alors peut-être le cadre le plus approprié afin de développer une telle analyse. En effet, Dutour et ses collaborateurs (2003) rappellent que peu de collections ostéarchéologiques sont idéalement compatibles avec une étude paléoépidémiologique, qui requiert des séries « bien documentées pour minimiser les nombreux biais systématiques ». Parmi ceux-ci, ils retiennent l'état de préservation du matériel, la taille de l'échantillon, sa structure démographique et sa cohérence chronologique. Les conditions de vie à la période moderne et contemporaine sont largement renseignées par différents types de sources. Cela pourrait permettre, tout d'abord, un contrôle des biais liés à tout échantillon ostéoarchéologique, mais également une confrontation à d'autres types de sources. Celle-ci pourrait être à même de proposer une meilleure remise en contexte de l'état sanitaire des populations à l'étude, mais également d'aider à l'interprétation de nos données. Par ailleurs, les sites du cimetière Saint-Jacques à La Ciotat (LC HOP) et du cimetière des Crottes à Marseille (MPC), dont nous proposons spécifiquement l'étude, ont livré un nombre important de sujets et ont fait l'objet d'opérations préventives récentes. Celles-ci se sont appuyées sur des méthodes de fouille et d'enregistrement mis à jour, renseignant souvent de manière très précise le contexte dans lequel les individus à l'étude ont été inhumés.

1.3. La problématique

Ces travaux interrogent la période qui court du XVIe au XXe siècle, période charnière située à la transition entre époque moderne et contemporaine et encore peu investie par l'archéologie et l'anthropologie biologique en France. Le but de l'étude est de déterminer si les changements et mutations d'ordre social, économique et politique que connaît la population provençale entre la fin de l'Ancien Régime et les premiers temps de l'ère industrielle ont entraîné des modifications significatives de l'environnement et de l'état sanitaire. L'étude de deux séries ostéoarchéologiques : celle du cimetière Saint-Jacques à La Ciotat (1581-1831) et celle du cimetière des Crottes à Marseille (1784-1905) témoignera de cette évolution. Cette approche s'inscrit dans une démarche bioarchéologique en basant l'analyse sur l'étude des restes humains, mais également en essayant de tenir compte de tous les outils et sources mis à notre disposition.

Dans le cadre de cette problématique, plusieurs objectifs ont été fixés. Il s'agira, tout d'abord, d'évaluer et d'interpréter les indicateurs de l'état sanitaire et leur distribution, dans chacune des séries, en les associant avec le risque de mortalité. Ensuite, une analyse comparative cherchera à établir des différences et similitudes entre nos deux échantillons. Enfin, il est également possible de considérer la manière dont les sources archéologiques et historiques pourraient être intégrées dans un cadre bioculturel. Cela afin de mieux comprendre l'évolution de l'état sanitaire. Ces sources seront considérées de deux manières différentes. Elles permettent, d'abord, d'aider à l'interprétation des résultats et tendances observées par la connaissance la plus fine possible du contexte général dans lequel évoluent ces populations. Ensuite, elles permettent d'établir des hypothèses à tester de manière concrète par l'étude biologique.

L'originalité de ce travail ne tient pas à la méthode employée, qui s'appuie sur des marqueurs déjà largement éprouvés. Toutefois, ils sont adaptés aux spécificités du corpus, appliqués à de larges effectifs et à des contextes récents. Pour ces derniers, il existe peu de référentiels de comparaison à l'échelle de la France, hormis les éléments issus de sources non ostéoarchéologiques (archives historiques, littérature, etc.) et dont la confrontation avec les données bioarchéologiques s'avère indubitablement originale.

2

Présentation des sites archéologiques

Deux ensembles paroissiaux puis communaux ont été choisis afin de réaliser ce travail. Le site du cimetière Saint-Jacques à La Ciotat illustre la période moderne et celui du cimetière des Crottes à Marseille incarne la transition industrielle. Si la rareté des collections françaises issues de ces périodes récentes a clairement restreint les possibilités, le choix des contextes s'avère crucial et s'articule autour de divers facteurs.

2.1. Choix des contextes étudiés

Les sites retenus constituent de grands ensembles, composés d'effectifs larges (Figure 2.1). En combinant ces deux séries, 1 777 individus découverts au sein des sépultures primaires sont théoriquement disponibles pour l'étude. Ces derniers présentent *a priori*, une bonne conservation générale (Richier 2011 ; Richier et Weydert 2016). Ce paramètre, concernant la représentation et conservation osseuse ou dentaire permettra de contrôler au mieux l'observabilité des lésions recherchées.

Ensuite, ces échantillons sont issus d'opérations de fouilles récentes. Les interventions archéologiques à La Ciotat et à Marseille ont eu lieu entre 2009 et 2014, sous la direction scientifique et technique d'A. Richier (Ingénieur de recherche Inrap, UMR7268 ADES). Elles ont bénéficié de protocoles de fouille et d'enregistrement régulièrement mis à jour, adaptés aux contextes funéraires modernes et contemporains et comparables d'un point de vue méthodologique (Richier 2011 ; Richier et Weydert 2016). Parallèlement, les études stratigraphiques ont permis la définition de phases d'inhumation distinctes. Ces dernières sont précisément datées, à l'aide du mobilier et/ou des données d'archives. Ces contextes sont alors largement renseignés par les sources archéologiques, mais également par les sources historiques.

Les deux séries sélectionnées sont issues de cimetières paroissiaux puis communaux et se rapprochent d'une mortalité dite naturelle. Aucune confirmation paléodémo–graphique de crises majeures de mortalité n'a été clairement identifiée par les sources historiques pour ces deux contextes. Il faut toutefois évoquer quelques épisodes de surmortalité, renseignés notamment par les archives.

Enfin, les deux populations choisies présentent une forte cohérence géographique, les deux sites étant séparés d'une trentaine de kilomètres, mais également chronologique. En effet, les cimetières se suivent dans le temps et leur utilisation se chevauche même sur 47 ans (Figure 2.1).

2.2. Le cimetière Saint-Jacques à La Ciotat : 1581–1831

Avant de décrire le cimetière Saint-Jacques et l'opération de fouille, il est important de le situer dans son contexte historique, en présentant particulièrement l'évolution de la ville de La Ciotat du XVIe au XIXe siècle.

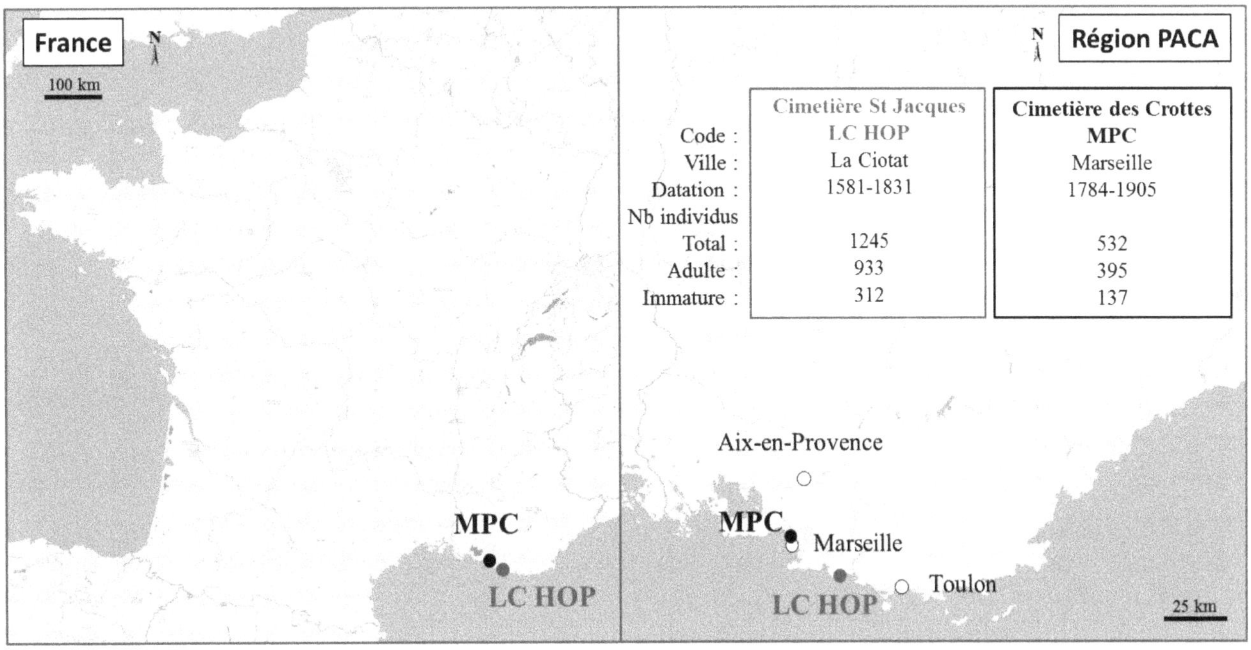

	Cimetière St Jacques	Cimetière des Crottes
Code :	LC HOP	MPC
Ville :	La Ciotat	Marseille
Datation :	1581-1831	1784-1905
Nb individus		
Total :	1245	532
Adulte :	933	395
Immature :	312	137

Figure 2.1 : Localisation et présentation des sites étudiés : Le cimetière Saint-Jacques à La Ciotat et le cimetière des Crottes à Marseille.

2.2.1. La ville de La Ciotat de la fin du Moyen Âge à la révolution industrielle

À la fin du Moyen Âge, La Ciotat n'est qu'un modeste bourg, composé d'une trentaine de familles, vivant principalement d'agriculture et de pêche. Au XVe siècle, le bourg prend de l'ampleur et s'érige au rang de *civitas*. Au début du XVIe siècle, La Ciotat, placée sous protection royale, connaît un essor sans précédent, qui se traduit principalement par d'importants changements aux niveaux économique et démographique. Les activités économiques se diversifient, prospèrent et la population atteint jusqu'à 12 000 habitants en 1530 (Reboul 1934).

2.2.1.1. Essor et prospérité des XVIe et XVIIe siècles

En 1547, la ville est agrandie et se pare de nouvelles murailles (Figure 2.2). Plusieurs quartiers sont créés et le nombre d'habitations passe de 300 maisons en 1541 à 920 en 1691 : l'espace habité et urbanisé est alors multiplié par trois (Reboul 1934). Cette extension répond aux nouvelles nécessités et exigences de la commune qui fait face dès le XVIe siècle à l'arrivée massive de migrants, notamment de familles génoises. Certaines de ces familles, ayant fui l'Italie suite aux révolutions locales, appartiennent à l'aristocratie et sont en majorité de riches négociants (Ritt 1919 ; Reboul 1934 ; Deidier 1965). Sous leur impulsion, le commerce maritime se développe et prospère rapidement grâce à « l'esprit de négoce » qu'elles insufflent (Reboul 1934). Le port est alors réaménagé : plus commode et plus sûr, grâce notamment à la construction du môle neuf en 1560, du fort Béroard, et du fort Saint-Antoine (Castrucci et Richier 2011 ; Figure 2.2).

2.2.1.1.1. Commerce maritime

À l'instar de nombreuses villes européennes, La Ciotat fonde des comptoirs commerciaux dans les Échelles du

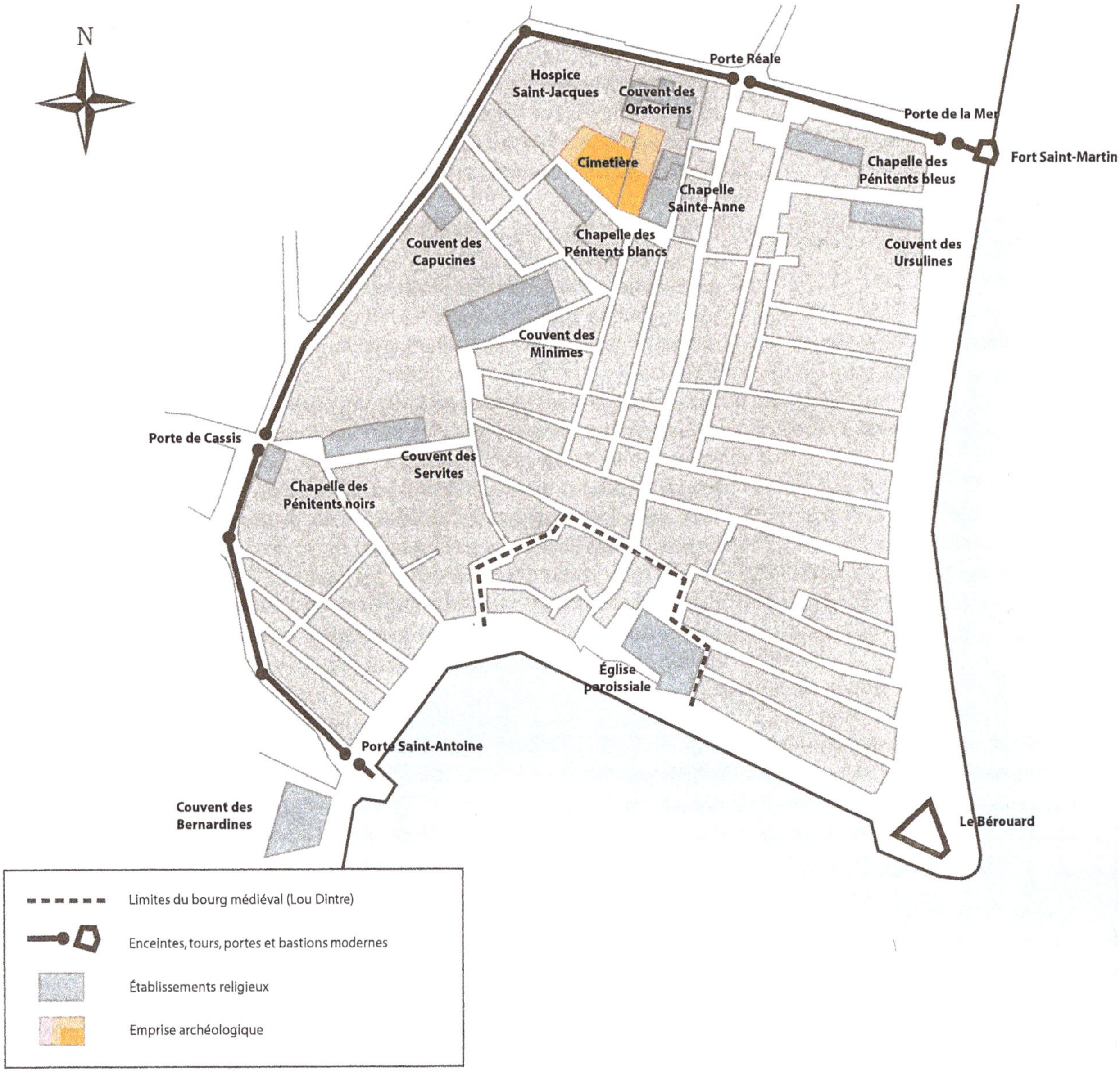

Figure 2.2 : Plan général de la ville de La Ciotat durant la seconde moitié du XVIe siècle, localisation du cimetière et emprise de la fouille (N. Weydert, Inrap, d'après Jeansoulin et Cornille)

Levant, des ports marchands en Méditerranée orientale sous domination ottomane. De multiples fortunes ciotadennes se constituent à cette époque où l'activité commerciale se matérialise essentiellement par la Caravane dans le Levant. Les vaisseaux de la Caravane se spécialisent dans le transport et le trafic de marchandises, naviguant d'une Échelle à une autre avant de regagner leur port d'attache. Du Levant, les navigateurs importent des produits de « luxe » : épices, étoffes, tentures et tapisseries fines, objets en métal travaillé, nacre, perles, ambre, etc.

On compte également d'importants échanges avec l'Afrique du Nord (Reboul 1934 ; Deidier 1965) et certains navigateurs se spécialisent dans le cabotage le long des côtes provençales. Ainsi, le commerce par la mer est florissant, si bien qu'en 1633 la flotte marchande de La Ciotat est supérieure à celle de Marseille et en 1649, la ville devient le siège d'un Tribunal d'Amirauté (Reboul 1934 ; Deidier 1965 ; Minetti 1979).

Le succès de ces échanges tient principalement au commerce des grains, et du blé en particulier, grâce auquel la ville s'enrichit dès le XVe siècle. La Ciotat et son terroir sont riches et produisent une grande quantité de blé dans les plaines de l'arrière-pays, disponible pour l'export. D'autres produits ciotadens sont aussi très convoités, tels que le vin, l'huile d'olive, le savon ou les tissus de lin et de chanvre (Reboul 1934 ; Deidier 1965). Enfin, quelques marins se lancent dans le commerce d'esclaves, tirant d'importants bénéfices.

2.2.1.1.2. Chantier de construction navale

L'ampleur de ce commerce maritime pousse la ville à se doter de chantiers de construction navale dès le début du XVIIe siècle. La date de 1622 est souvent évoquée et les chantiers, qui s'installent dans le quartier de l'Escalet, produisent aussi bien des navires de commerce à gros tonnage que de modestes bateaux de pêche. Les chantiers sont actifs, réputés et gagneront en importance, jusqu'à devenir l'activité principale et une ressource primordiale pour la ville. Ces derniers appellent à la création d'industries complémentaires, telles que des corderies ou des voileries. On retrouve enfin durant cette période un certain nombre d'industries secondaires, telles que des savonneries, qui s'installent dès le XVIIe siècle et prospèrent dans ce contexte, sans toutefois acquérir une réelle importance.

Ainsi, La Ciotat atteint son apogée au XVIIe siècle, grâce aux activités commerciales avec le Levant et aux chantiers de construction navale. À cette époque, elle demeure toutefois plutôt un port d'armement qu'une réelle ville de négoce (Reboul 1934). Comme preuve de sa prospérité, on compte d'importants efforts d'embellissement comme la reconstruction de l'*é*glise, l'installation de riches hôtels particuliers ou le pavage des rues. La cité voit également à cette période la naissance des corporations professionnelles (Castrucci et Richier 2011) et de nombreuses communautés religieuses, qui cherchent à s'établir dans les lieux où règne l'abondance, s'installent *intra-muros* (Reboul 1934).

2.2.1.2. Le déclin du XVIIIe siècle

Malgré cet « âge d'or », la période de déclin s'amorce dès la fin du XVIIe siècle. La population passe de 16 000 habitants à 5 000 en 1737. En parallèle, l'activité commerciale et industrielle est fortement ralentie, notamment du fait d'un contexte général instable, d'évènements néfastes, auxquels s'ajoutent des périodes de sècheresse ou des hivers très froids (1709) qui ruinent les récoltes.

Sous Louis XIV, le commerce maritime est largement éprouvé par de longues guerres. Le port de La Ciotat souffre également de la forte concurrence que représentent les ports voisins de Marseille et Toulon (Ritt 1919 ; Reboul 1934 ; Deidier 1965). En 20 ans, le nombre de bateaux qui compose la flotte marchande tombe de 100 à 20. Paradoxalement, seule la Peste de 1720 offre à la ville un certain répit, avec la fermeture du port de Marseille. Épargnée par l'épidémie, La Ciotat devient pendant deux ans « l'entrepôt du commerce de Marseille » (Deidier 1965) et les navires ciotadens assurent le ravitaillement des communautés voisines en denrées nécessaires à leur subsistance. En outre, malgré la décadence, certains négociants font fortune dans le commerce avec les « îles » (Minetti 1979). Les chantiers sont toujours actifs et s'agrandissent en 1729 ; toutefois, leur activité décline avec l'affaiblissement du commerce.

La fin du XVIIIe siècle aggrave la situation, avec notamment la guerre de Sept Ans (1756-1763) et la guerre d'Indépendance des États-Unis (Reboul 1934). En 1780, à la veille de la Révolution, de nombreux navigateurs quittent la ville et les chantiers de construction navale sont abandonnés temporairement. La ville concentre alors ses efforts vers de nouvelles industries qu'elle tente de faire prospérer : filature de coton et grande savonnerie, raffinerie et verrerie.

La Révolution ébranle à nouveau la ville et détériore une situation déjà précaire (Reboul 1934 ; Deidier 1965). Les industries naissantes et favorisées dans les années 1780 périclitent et les chantiers navals d'abord absorbés par la construction de bâtiments de guerre, sont inactifs au début du XIXe siècle. Les industries associées (corderie et voilerie) perdent également toute activité. Le commerce maritime ciotaden est ruiné et la ville devient un petit port de cabotage restreint et furtif, une ville « sans commerce et sans industrie » à la fin du XVIIIe siècle (Ritt 1919).

2.2.1.3. Le XIXe siècle : La reprise

Dans ce contexte, la pêche est une ressource essentielle pour la population et de nombreux navigateurs se reconvertissent dans cette activité. Des salaisons s'établissent alors en ville et de nouvelles fabriques s'installent : la reprise s'amorce lentement. Dans les années 1830, les chantiers sont de nouveau actifs et retrouvent leur renommée. Rachetés par la Compagnie des Messageries Impériales puis Maritimes en 1853, ils prennent une dimension industrielle grâce **à** l'adoption de la machine à vapeur. La seconde moitié du XIXe siècle voit également l'épanouissement des carrières de grès mises au jour lors des travaux de percement de la route Marseille-La Ciotat (Reboul 1934). Les changements qui touchent la France à la révolution industrielle et grâce à la mécanisation ne se feront sentir à La Ciotat qu'à partir de la seconde moitié du XIXe siècle. Avant cela, on considère que l'industrie ciotadenne demeure artisanale.

Ainsi, malgré une période de prospérité, le port de La Ciotat, borné au commerce dans le Levant, n'a pas su prendre une importance pérenne et a souffert de la concurrence du grand port voisin de Marseille. Suite aux périodes de troubles qui suivent la Révolution, la population se rabat vers des activités plus locales et artisanales.

2.2.2. Le cimetière Saint-Jacques

La fouille du cimetière Saint-Jacques s'intègre dans un projet de rénovation du centre historique de la ville, qui prévoyait la construction d'un immeuble de logements sociaux et d'une place bordée d'une rue piétonne (Richier 2011; Richier 2017 ; Richier et Bizot 2017).

2.2.2.1. Le projet de fouille

Suite à trois campagnes de diagnostics, la fouille a été menée par l'Inrap entre mars et décembre 2009. La prescription de fouille a porté sur 1 062 m² au total, dont 642 m² du cimetière moderne et contemporain, soit un peu moins de la moitié de l'emprise totale estimée (Figure 2.3 ; Richier 2011).

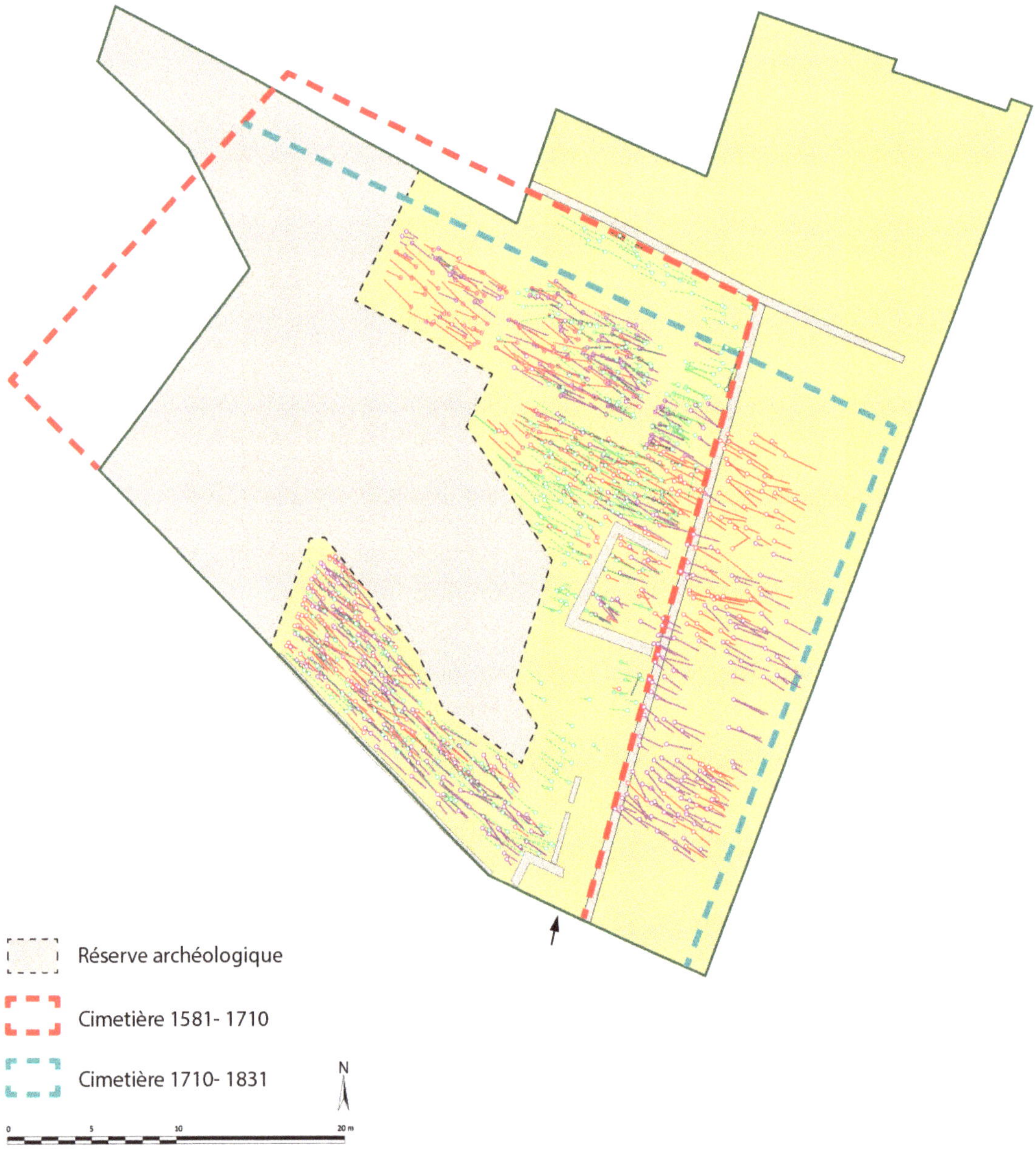

Figure 2.3 : Plan du cimetière Saint-Jacques et de la zone fouillée en 2009. Sur le plan, figurent les sépultures exhumées lors de la fouille, les réaménagements du cimetière et les phases d'inhumation définies (N. Weydert, Inrap).

L'opération a livré « l'un des plus gros ensembles funéraires des temps récents exhumés en Provence » (Richier 2017), composé de 1 273 sépultures en pleine terre ou en cercueil, ainsi que 19 ossuaires, de nombreuses réductions et os erratiques. Elle a permis d'appréhender l'implantation du cimetière au sein de la ville, son organisation par rapport au bâti environnant, aussi bien que son organisation interne. Les problématiques concernant l'évolution du cimetière et des pratiques funéraires ont pu être analysées sur ce vaste ensemble couvrant une période de deux siècles et demi.

2.2.2.2. Implantation et évolution du cimetière

L'ancien cimetière du bourg se situait à l'emplacement de Notre-Dame de l'Assomption, l'église actuelle de La Ciotat (Agémian 1996 ; Figure 2.2). Dès le XVIe siècle, ce dernier ne répond plus à l'essor démographique de la ville.

La décision de créer un « champ des morts » plus vaste est prise en 1547 par lettre patente du roi (Agémian 1996). Le cimetière Saint-Jacques s'implante *intra-muros* dans les quartiers nouvellement annexés par l'agrandissement de la ville. Il s'installe sur un ancien vignoble, entre l'hôpital de la commune, qui sera reconstruit en 1617 et la chapelle Sainte-Anne au sud, occupée par les Oratoriens (Richier 2011 ; Figure 2.2). Sa fondation même répond aux bouleversements et aux changements qui surviennent au XVIe siècle. Le nouveau lieu d'ensevelissement entre en fonction en 1581 et bénéficie d'un agrandissement en 1583 (Agémian 1996). Le cadastre napoléonien de 1810 révèle une superficie totale de 1 292 m^{2}.

Ce grand cimetière paroissial, puis communal, ne constitue pas le seul lieu d'inhumation de la cité, bien au contraire. L'église paroissiale ou les chapelles des confréries ont accueilli au fil du temps les dépouilles de nombre de leurs fidèles. Les travaux d'Agémian (1996), à partir des archives paroissiales, ont mis en avant l'existence de choix et de préférences en matière de lieu de sépultures, qui évoluent en fonction du temps et qui diffèrent également en fonction de l'âge, du sexe et de la catégorie socioprofessionnelle des défunts. Si au début de la période, l'inhumation dans l'église paroissiale est privilégiée, en particulier pour les plus riches, la tendance s'inverse au début du XVIIIe siècle et l'inhumation dans le cimetière paroissial devient majoritaire. En 1776, les inhumations en lieux clos et donc *ad sanctos* sont interdites par ordonnance royale. Il faut y voir le reflet des premières préoccupations urbanistiques et hygiénistes, qui cherchent à faire sortir les morts hors de la Ville (Agémian 1996). Toutefois, 30 ou 40 ans avant ces mesures hygiénistes, les chapelles et églises n'accueillent plus que très peu de défunts. Ainsi, en 1685, 40 % seulement de la population est inhumée au cimetière paroissial, en 1705 plus de 70 % et en 1745 86 % (Agémian 1996). Le cimetière déjà surchargé et jugé insalubre dès la deuxième moitié du XVIIe siècle, est le sujet de diverses plaintes et discordes. Le problème ne sera résolu qu'en 1831, lorsque le cimetière Saint-Jacques est abandonné au profit du cimetière Sainte-Croix nouvellement fondé.

La superficie du cimetière se situe entre 1 200 et 1 400 m^{2} et la moitié environ a été investie par l'opération préventive (Richier 2011). On estime que 38,6 % des sépultures présentes à l'origine ont été fouillées (Richier 2011 ; Richier 2017). À partir des sondages entrepris par Agémian (1996) dans les registres paroissiaux, l'échantillon exhumé représente entre 1 et 4 % des sépultures enregistrées dans les archives (Richier 2011, Richier, 2017).

L'étude de la stratigraphie a mis en évidence trois phases d'inhumation successives, datées grâce à l'étude du mobilier et des données des archives (Richier, 2011). Chacune d'entre elles se caractérise par des pratiques funéraires et des modalités de recrutement spécifiques. Leur analyse a permis d'appréhender une évolution des gestes associés aux défunts et par là, une évolution des comportements sociaux en matière de gestion funéraire.

2.2.2.2.1. Phase 1 : 1581-1640

Cette phase initiale a livré 488 sépultures primaires. Le nouvel espace funéraire offre la place nécessaire à l'accueil des défunts et les fossoyeurs évitent les recoupements. Les squelettes sont alors les mieux représentés et les mieux conservés. De plus, on estime que 41 % seulement de la population ciotadenne y sont ensevelis (Richier 2011). Il s'agit *a priori* des plus modestes, le cimetière paroissial étant considéré comme « le cimetière des pauvres » jusqu'au milieu du XVIIIe siècle (Bertrand 1994). Les sépultures sont essentiellement en pleine terre et creusées directement dans les niveaux en place. Les défunts sont orientés tête au nord-ouest, souvent enveloppés d'un linceul et accompagnés d'objets religieux, tels que des chapelets, croix ou médailles (Figure 2.4). Les tombes investissent l'espace de façon hétérogène, mais se concentrent surtout dans la zone sud-est, s'organisant en rangées plus ou moins régulières (Figure 2.3).

2.2.2.2.2. Phase 2 : 1640-1710

Cette seconde phase est marquée par de nombreux remaniements et réaménagements de l'espace sépulcral. Tout d'abord, le niveau général du cimetière est surélevé par un ajout de terre, afin d'accueillir les nouveaux défunts. Ces derniers sont au nombre de 374. De nouvelles zones sont investies et l'annexion de toute la partie orientale du cimetière par les Oratoriens entraîne une restructuration de l'espace à la fin de la période (Figure 2.3). De plus, les murailles sont érigées afin de clore l'espace dédié aux morts. Un faisceau d'indices laisse à penser qu'une croix cimétériale est bâtie durant cette phase, menant à une évolution au niveau des pratiques funéraires. Les sépultures changent brusquement d'orientation se tournant vers ce nouveau pôle attractif. Enfin, les cercueils (Figure 2.5) remplacent progressivement les simples sépultures en pleine terre.

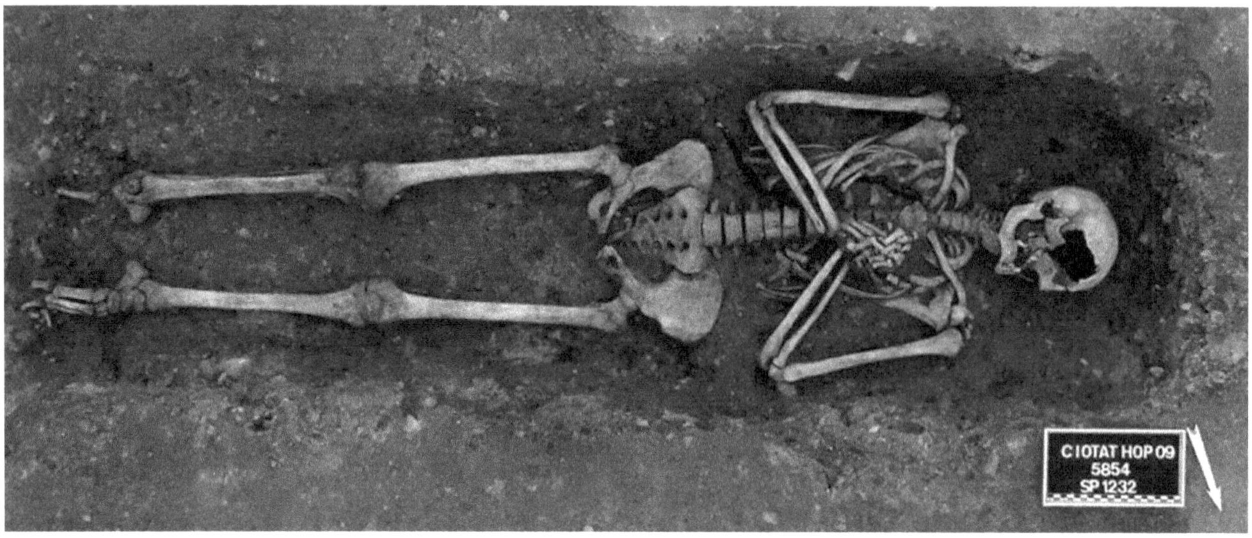

Figure 2.4 : LC HOP, vue générale d'un individu adulte inhumé en linceul dans une simple fosse (F. Parent, Inrap).

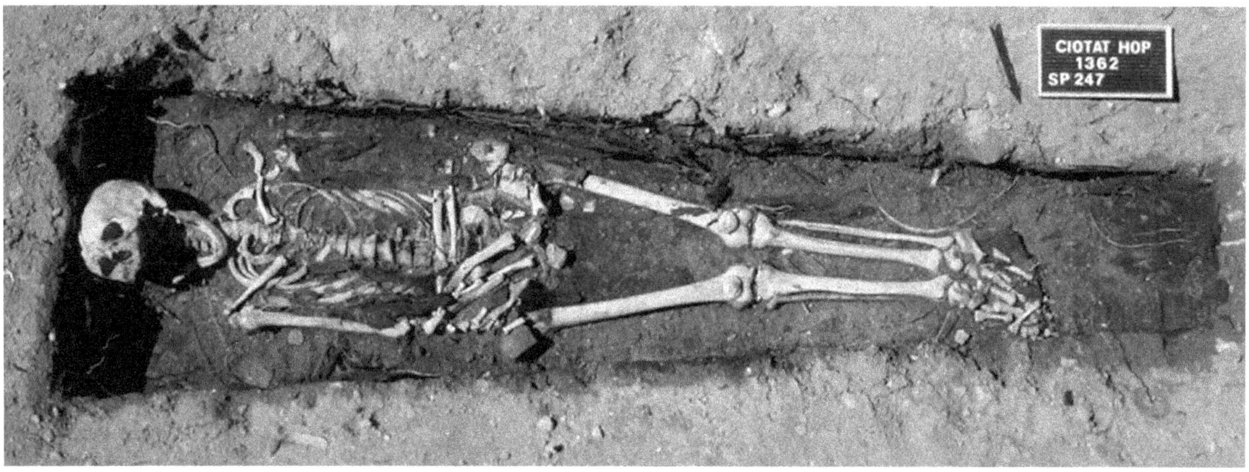

Figure 2.5 : LC HOP, vue générale d'un individu inhumé dans un cercueil en bois bien préservé (F. Parent, Inrap).

2.2.2.2.3. Phase 3 : 1710-1831

Si cet ultime état compte de nombreuses sépultures - 407 au total -, il s'agit de la phase où les sujets sont le moins bien conservés et les plus incomplets. Le cimetière déjà réduit et surchargé doit encore accueillir de nombreux défunts. En effet, cette phase témoigne de la démocratisation du cimetière où 86 % de la population est inhumée (Richier 2011 ; Figure 2.3). On observe diverses opérations de remblaiement et une gestion plus rationnelle de l'espace. Malgré cela, les recoupements sont très fréquents. L'utilisation du cercueil se généralise, les objets religieux et linceuls disparaissent au profit de sépultures dans lesquelles les défunts sont habillés. Enfin, cette phase montre une explosion des sujets âgés (17 % des adultes pour la première phase à 30 % pour la dernière).

La fouille de ce vaste cimetière a offert un aperçu inédit des pratiques funéraires provençales à une période encore en marge des problématiques archéologiques. Son fonctionnement s'inscrit sur un temps relativement court (250 ans), fractionné par l'identification de trois phases d'inhumation. Enfin, l'opération de fouille du cimetière Saint-Jacques a permis la constitution d'un des plus larges échantillons ostéoarchéologiques pour la période moderne, révélant 1 273 sépultures primaires contenant 1 245 individus inhumés.

2.3. Le cimetière des Crottes à Marseille : 1784-1905

Avant de présenter en détail le cimetière des Crottes et l'opération de fouille, il est important de le replacer dans son contexte historique, notamment en revenant sur l'Histoire de la ville de Marseille du XVIIIe au XXe siècle.

2.3.1. La ville de Marseille de la veille de la Révolution au début du xxe siècle

À l'aube de la Révolution, Marseille est l'une des plus grandes villes de France. Elle compte 100 000 habitants *intra-muros* et 120 000 en incluant le terroir environnant. Ce dernier est constitué de bastides, fermes, hameaux et villages et s'étend bien au-delà de l'enceinte de la cité fixée en 1660 (Temime 1999 ; Vovelle 2012). Toutefois, l'espace réellement urbanisé se réduit à la ville ancienne, qui s'étend grossièrement autour du Vieux Port.

2.3.1.1. L'héritage du XVIIIe siècle

Pendant la période moderne, Marseille est une importante ville de négoce, grâce notamment aux privilèges qui lui sont accordés sous le règne de Louis XIV, assurant un niveau élevé d'échanges (Bertrand et Buti 2012 ; Dell'Umbria 2006). En plus des relations commerciales que la ville entretient avec les ports proches (Italie, Espagne) ou lointains de la Méditerranée (Maghreb, Échelles du Levant), l'aire couverte par le commerce marseillais s'étend largement : vers l'Inde, jusqu'en Amérique espagnole ou dans les Antilles, d'où l'on rapporte canne à sucre et café (Temime 1999 ; Dell'Umbria 2006). Cette ouverture sur l'Atlantique fait de Marseille le premier port de la Méditerranée (Dell'Umbria 2006).

Marseille est également une ville d'artisanat, qui occupe 36 % à 43 % de la population en 1790 (Bertrand et Buti 2012). Les industries telles que les savonneries, corderies, tanneries ou sucreries se situent généralement à proximité ou hors des remparts et restent proches de l'artisanat par leur envergure limitée (Tamime 1999). Ce réseau d'industries locales dépend du trafic portuaire : la mer demeure le centre de toutes les activités. En revanche, tout ralentissement du commerce maritime devient un important facteur de chômage et de misère (Tamime 1999).

2.3.1.2. Révolution française et Ier Empire : Période de crise

La Révolution de 1789 et ses lendemains se caractérisent à Marseille par une forte instabilité notamment politique, qui aboutit à de nombreux conflits et affrontements (Tamime 1999 ; Dell'Umbria 2006 ; Vovelle 2012). S'annonce une longue période de crise, qui se répercute au niveau démographique. La population marseillaise passe alors à 90 000 habitants en 1811 (Vovelle 2012). Ensuite, c'est le secteur économique qui est fortement affecté. Le port de Marseille, principale ressource de la ville, affiche un important déclin et le commerce s'effondre complètement en 1812 (Tamime 1999 ; Vovelle 2012).

2.3.1.3. Mutations et révolution industrielle

L'industrialisation de la ville de Marseille débute certes, plus tardivement que dans le nord-ouest de l'Europe, mais elle s'amorce dès le début du XIXe siècle. Au moment où Marseille entre dans la première phase de sa révolution industrielle, les transformations qu'elle engendre sont à la fois brutales et intenses (Daumalin et Raveux 2001).

2.3.1.3.1. De la ville de négoce a la ville industrielle

Suite à la chute de l'Empire et le retour à la paix, les réseaux de commerce maritime sont rétablis. Dès les années 1820, les échanges augmentent régulièrement et l'horizon commercial peut s'étendre de nouveau (Temime 1999 ; Dell'Umbria 2006 ; Daumalin et Guillon 2012). Marseille devient alors un port résolument mondial (Daumalin et Guillon 2012).

Comme précédemment, ce sont surtout des matières premières qui sont importées : les blés de la mer Noire, puis d'Algérie, les graines oléagineuses (en particulier sésame et arachide) en provenance d'Afrique ou encore la canne à sucre des Antilles.

Ces échanges au long cours sont favorisés par la navigation à vapeur, qui devient l'un des piliers de l'essor industriel marseillais à partir des années 1830 (Daumalin et Raveux 2001 ; Dell'Umbria 2006). Les progrès techniques acquis dans la construction navale permettent à la fois le transport de charges plus lourdes et des temps de voyage plus courts et surtout mieux prévisibles (Dell'Umbria 2006).

À cette époque, l'encombrement du port devient préoccupant et de nouvelles infrastructures portuaires sont nécessaires (Dell'Umbria 2006). Le port est agrandi avec le creusement du bassin de la Joliette en 1853, puis d'Arenc et du Lazaret en 1864. Conjointement, le projet des Docks comme vaste lieu d'entrepôt et de stockage voit le jour et sera inauguré en 1864 (Dell'Umbria 2006 ; Daumalin et Guillon 2012). Enfin, les échanges sont facilités par l'ouverture des lignes de train, notamment la ligne Paris-Lyon-Marseille en 1857 et l'installation de la gare Saint-Charles en 1848, directement en arrière des nouveaux bassins. Le port de Marseille prend une ampleur industrielle par le type de navigation qui se développe, les aménagements portuaires et le tonnage des marchandises qui y transitent chaque jour.

Sous la monarchie de Juillet (1830-1848), Marseille retrouve une certaine stabilité. Elle reconstruit sa prospérité et peut amorcer pleinement son industrialisation, hors du secteur commercial (Dell'Umbria 2006). Les industries marseillaises sont en plein essor et entament une modernisation rapide, qui se joue en quelques années seulement (Daumalin et Raveux 2001).

Si la première machine à vapeur apparaît à Marseille en 1818, quelques unités seulement sont installées jusqu'en 1830. À partir de cette date, leur nombre est croissant : on en dénombre 14 en 1835, 200 en 1855 et 450 en 1865 (Daumalin et Raveux 2001). Ce tel développement de l'énergie vapeur fait suite à l'aménagement du canal de la Durance en 1849, qui règle le problème d'alimentation en eau dont souffre Marseille (Daumalin et Raveux 2001 ; Dell'Umbria 2006). Plusieurs branches deviennent emblématiques des industries marseillaises, notamment les raffineries de sucre et les huileries.

En devenant le principal entrepôt de la canne à sucre colonial, Marseille relance ses raffineries de sucre, qui emploient plus de 1 000 ouvriers en 1850 (Daumalin et Raveux 2001). Ensuite, grâce aux graines oléagineuses, les huileries prennent un nouvel essor, qui à leur tour dynamisent la production des savonneries. Celles-ci sont favorisées par les fabriques de soude artificielle, qui fonctionnent selon un nouveau procédé (dit Leblanc), mis au point à Marseille. Ainsi, la ville s'impose également dans le secteur de l'industrie chimique. À partir des années 1830, Marseille passe du statut de simple intermédiaire à celui de producteur (Dell'Umbria 2006).

2.3.1.3.2. L'expansion démographique et urbaine

Première conséquence de l'industrialisation de la ville, on assiste à une explosion démographique intense et rapide à partir des années 1830. Si en 1820, on dénombre 110 000 habitants, on en compte 200 000 en 1850, 320 000 en 1870 et plus de 500 000 à la veille du XXe siècle (Gaillard 1981 ; Temime 1999 ; Dell'Umbria 2006 ; Daumalin et Guillon 2012). Cette expansion est le résultat d'une croissance naturelle relativement élevée, mais également d'importantes migrations, qui répondent aux nouveaux besoins de l'industrie locale. Si l'on compte 18 000 ouvriers à Marseille en 1830, ils sont plus de 40 000 en 1850. Ainsi, en moins de 30 ans, « Marseille devient une cité ouvrière » (Daumalin et Raveux 2001 ; Daumalin et Guillon 2012).

Les nouveaux arrivants proviennent majoritairement des villages de Haute-Provence, des Alpes et de la péninsule italienne. La présence italienne est clairement attestée à Marseille dès le début du XIXe siècle, mais elle s'intensifie réellement à partir de la seconde moitié du siècle (Mourlane et Régnard 2013). On compte 20 000 Italiens en 1861 et 91 000 en 1901, représentant près de 20 % de la population marseillaise (Temime 1999).

Face à cet accroissement, la ville se transforme. Les remparts, qui délimitaient clairement l'espace urbain, sont abattus et la ville peut alors s'étendre (Dell'Umbria 2006 ; Figure 2.6 ; Figure 2.7). Cette expansion se développe selon un fort clivage qui s'articule autour du statut socio-économique (Daumalin et Guillon 2012 ; Gaillard 1981). La nouvelle bourgeoisie s'établit dans les territoires nouvellement conquis par la ville : vers le sud et l'est principalement. Ces zones résidentielles répondent à un mode d'urbanisation raisonné (Temime 1999 ; Dell'Umbria 2006).

À l'inverse, les plus modestes s'entassent dans l'ancienne ville, qui souffre de graves problèmes d'hygiène. Ils s'installent également dans les marges situées au nord de la cité : le long du nouveau port, derrière la gare ou du côté de la vallée de l'Huveaune (Daumalin et Guillon 2012 ; Gaillard 1981 ; Dell'Umbria 2006). La ville absorbe alors sa campagne. Ces nouveaux quartiers s'érigent à la hâte, presque spontanément et sans plan établi. Ils accueillent les immigrés principalement, mais également, les familles du centre-ville, qui seront délogées suite à la politique de grands travaux qui voit le jour à partir des années 1860 (Daumalin et Guillon 2012). Ce sont également dans ces quartiers nord que s'installent de nombreuses industries, par exemple à Saint-André ou Saint-Henri, le long du chemin d'Aix et du ruisseau des Aygalades (Gaillard 1981 ; Temime 1999). C'est précisément dans cette zone que se situe le quartier des Crottes (Figure 2.6 ; Figure 2.7).

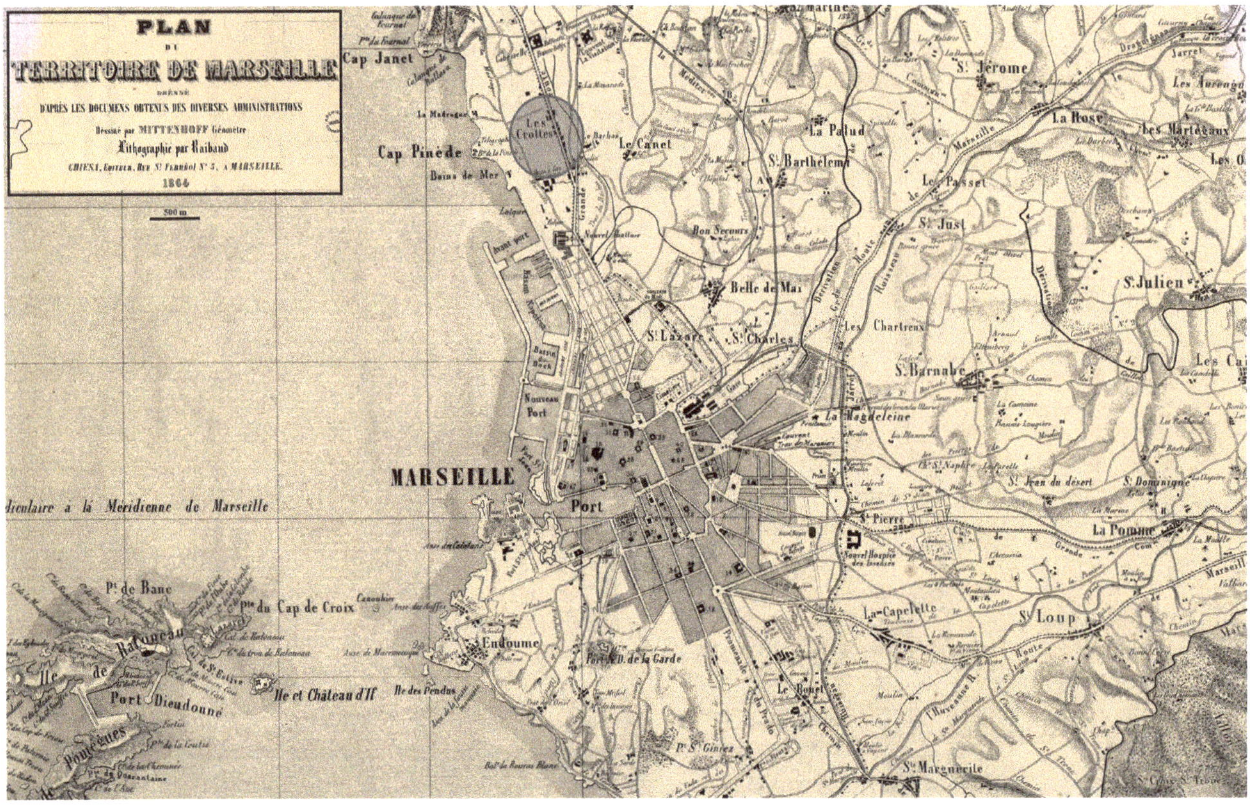

Figure 2.6 : Détail du plan de la ville de Marseille et son territoire en 1864, par Mitthenhoff (AMM, 78 Fi 139 ; Crédit : Marseille, Archives municipales). Sur le plan, la localisation du quartier des Crottes est indiquée, il se situe dans les marges de la ville.

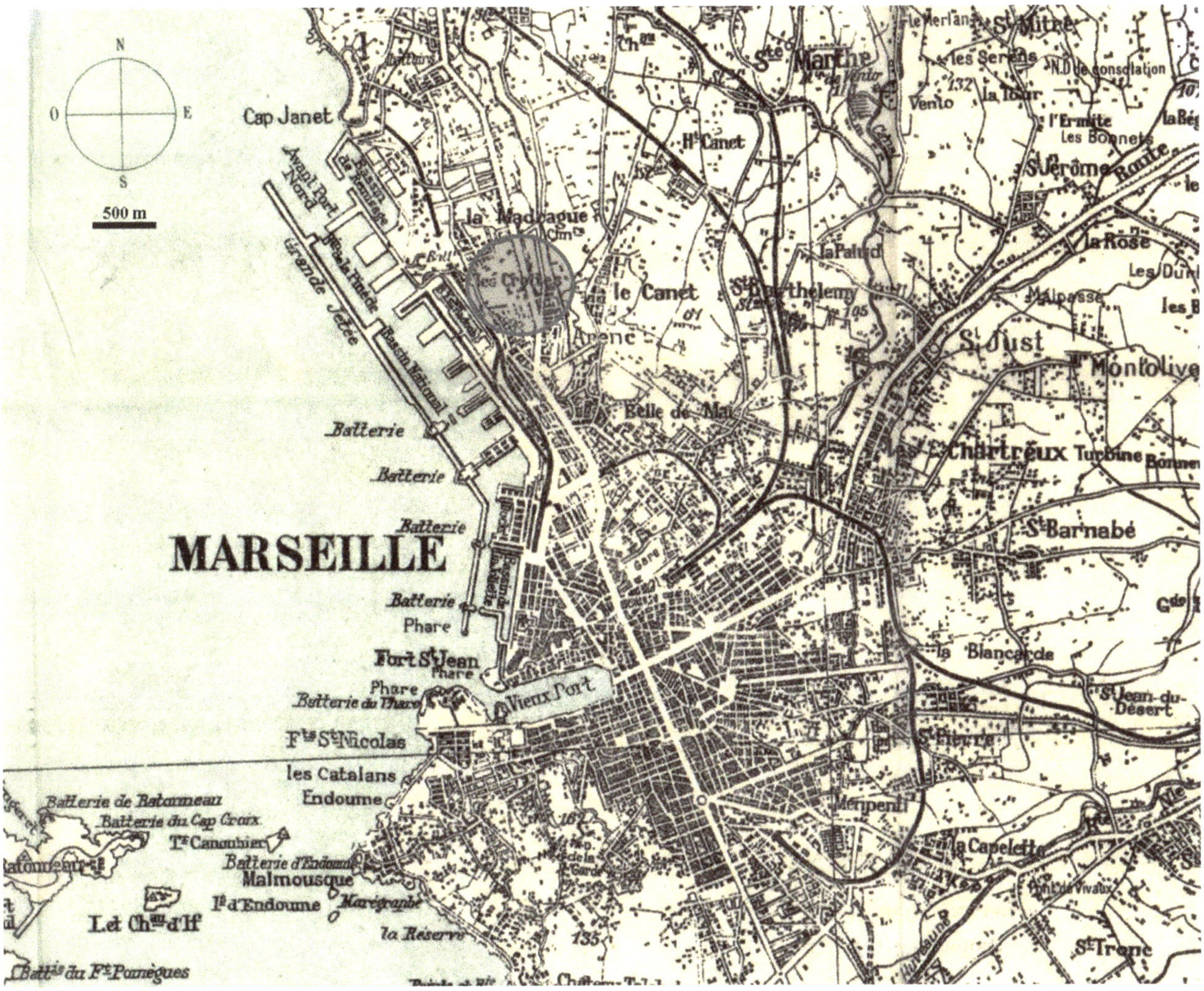

Figure 2.7 : Détail du plan de la ville de Marseille et ses environs en 1909 par P. Raoul (AMM, 102 Fi 4 ; Crédit : Marseille, Archives municipales). Le quartier des Crottes appartient désormais à la ville, il est relié au centre-ville par un réseau urbain continu.

2.3.2. Du hameau au quartier des Crottes

Le destin du hameau puis du quartier des Crottes est celui des campagnes périphériques de la ville, absorbées en moins d'un siècle par l'expansion urbaine et participant largement à l'industrialisation de Marseille (Daumalin 2016 ; Figure 2.6 ; Figure 2.7). Ces nouveaux quartiers érigés rapidement sous le coup des différentes vagues de migrations sont définitivement intégrés à la ville entre 1890 et la Première Guerre mondiale (Dell'Umbria 2006 ; Figure 2.6 ; Figure 2.7).

2.3.2.1. Évolution du quartier

Le hameau des Petites Crottes est ancien et semble remonter au XIIIe siècle. Son nom proviendrait du terme provençal « *crota* », qui signifie grotte ou passage vouté, en référence à la présence d'une petite chapelle basse et voutée (Castrucci et Richier 2011). Au cours de la période moderne, les bastides se multiplient dans le terroir marseillais (Dell'Umbria 2006 ; Bertrand et Buti 2012) : exploitations agricoles, mais également « lieux de plaisance », « de sociabilité dominicale et estivale » et éventuellement refuge en temps d'épidémie (Bertrand et Buti 2012). À la fin du XVIIe siècle, on estime la population du hameau à quelques centaines d'habitants (Richier 2011) et jusqu'au début du XIXe siècle, le hameau est encore jonché de grandes propriétés agricoles ou d'agrément (Castrucci et Richier 2019). En 1820, il s'étend sur 322 hectares, les grandes propriétés côtoient terres labourables, vignes et près, les habitations sont peu nombreuses, essentiellement des maisonnettes où sont logés les travailleurs agricoles modestes qui œuvrent aux domaines (Castrucci 2016).

Entre la fin du XVIIIe siècle et les années 1830, la population du hameau augmente considérablement, passant de 700 à plus de 1 800 habitants, puis à 3 101 en 1876 (Castrucci 2016). Le hameau devient alors un quartier populaire et industriel. En effet, ce sont en majorité des ouvriers qui s'y établissent, dont une large proportion est issue des migrations italiennes, recherchant la proximité avec leur lieu de travail (Dell'Umbria 2006). Si la campagne marque toujours la physionomie de ces territoires nouvellement conquis, on y constate l'installation de diverses usines et manufactures : fonderies, raffineries, tuileries, huileries, savonneries, usines chimiques. De plus, le quartier se situe à proximité des nouveaux ports aménagés à partir des années 1850 (Figure 2.6). Les maisons ouvrières se multiplient, constituant un paysage de « maisons basses », typique de ces faubourgs. Cependant, le développement de ces derniers ne répond à aucune planification urbaine, et l'eau courante, le gaz et le tout-à-l'égout se feront longtemps attendre (Dell'Umbria 2006).

2.3.2.2. Le projet de fouille

La fouille de l'ancien cimetière des Crottes s'insère dans le projet de prolongement de la ligne de métro 2 et de la construction d'une plateforme multimodale. Suite à une opération de diagnostic en juin 2012 (Scherrer 2012), la fouille a mobilisé une équipe de l'Inrap pendant 10 mois et demi et a été réalisée en deux tranches distinctes en 2013 et 2014 (Richier et Weydert 2016). Elle a révélé une grande partie de l'ancien cimetière d'un quartier de Marseille encore peu investi par l'archéologie, ainsi que son environnement immédiat. Elle a porté sur 2 630 m², dont 1 560 m² entièrement dévolus au cimetière, soit près de 60 % de la superficie totale du cimetière au maximum de son extension. Si 1 360 m² ont été intégralement fouillés, les 200 m² situés le plus au nord ont fait l'objet d'un simple décapage et les ossements découverts ont été translatés au cimetière Saint-Pierre (Richier et Weydert 2016 ; Figure 2.8).

Au total, 802 structures funéraires ont été mises au jour : 588 sépultures en cercueil de bois, cinq caveaux et 209 ossuaires, contenant les restes d'au moins 1 176 individus. Les problématiques abordées ont porté sur l'implantation du cimetière dans son environnement en pleine transformation et son évolution jusqu'à sa fermeture, son abandon et son oubli. L'opération a mis en évidence l'évolution de la gestion et des pratiques funéraires entre la fin de l'Ancien Régime et le début du XXe siècle (Richier et Weydert 2016 ; Richier 2016 ; Castrucci et Richer 2019).

2.3.2.3. Implantation et évolution du cimetière des Crottes

L'implantation et l'évolution du cimetière répondent aux transformations subies par le quartier entre la fin de l'Ancien Régime et le début du XXe siècle.

Le projet de doter le hameau des Crottes d'un nouveau cimetière date de 1783. Avant cela, les inhumations avaient certainement lieu dans l'église Notre-Dame-de-la-Crotte ou dans le cimetière attenant (Castrucci 2016). Ce projet doit satisfaire l'augmentation de la population perçue à l'aube de la Révolution et les nouvelles exigences en matière de pratiques funéraires. En effet, la déclaration royale de 1776 interdit les inhumations au sein des édifices de culte et à partir de 1781, elles se font aux Crottes, systématiquement dans le cimetière attenant à l'église, qui devient certainement insuffisant (Castrucci 2016).

Le nouveau cimetière des Crottes s'installe en 1784 à proximité de l'église. Il s'agit, dans son état primitif, d'un petit enclos de 130 m² (Figure 2.8). Face à l'augmentation de la population, et aux premières épidémies de choléra qui augmentent la mortalité de manière significative, on constate l'exiguïté du cimetière. Il est alors agrandi en 1837, portant la surface disponible à 260 m². En 1852, l'enclos subit un nouvel agrandissement, bien plus conséquent cette fois-ci, puisqu'il atteint dorénavant 1 115 m². Il répond aux attentes de nouvelles normes et adopte les caractéristiques du cimetière « typique» du XIXe siècle. Une entrée monumentale en hémicycle est construite, une allée centrale est aménagée et la croix centrale est érigée. Malgré cela, l'espace se révèle rapidement insuffisant face aux nombreuses vagues migratoires et en 1866, l'ultime extension du cimetière est réalisée. Ce dernier atteint alors 2 650 m². Un nouveau projet d'agrandissement est discuté en 1880, mais ce dernier ne verra pas le jour et le cimetière est fermé en 1905 en raison de sa situation « en pleine agglomération » (Castrucci 2016 ; Castrucci et Richier 2019).

En définitive, l'ancien hameau est, en quelques années, absorbé par l'agglomération urbaine. La création même du cimetière et chacun des agrandissements répondent à ce constat, qui porte principalement sur l'augmentation de la population et l'exiguïté de l'espace funéraire.

La quasi-totalité des défunts est inhumée en cercueil, dont le bois est très bien conservé (Figure 2.9). De plus, l'étude taphonomique révèle qu'ils sont fréquemment vêtus et parés, ce qui est corroboré par la découverte de nombreuses pièces d'habillement (Figure 2.10). L'étude stratigraphique mêlée à celle de la gestion du cimetière a permis d'identifier quatre phases d'inhumation distinctes (Figure 2.8). Les bornes chronologiques issues des sources historiques, notamment les dates des agrandissements successifs du cimetière, ont permis de caler chronologiquement ces phases, le mobilier s'étant avéré rare et peu datant. Cela a permis une lecture à la fois verticale et horizontale, puisque les espaces sont systématiquement réinvestis (Richier et Weydert 2016 ; Castrucci et Richier 2019).

2.3.2.3.1. Phase 1 : 1784-1837

La première phase correspond à l'enclos primitif aménagé en 1784. Au total, 65 sépultures et deux ossuaires ont été découverts. Lors de sa création, il s'agit d'un cimetière typique d'Ancien Régime, où l'organisation et la gestion des sépultures s'avèrent chaotiques, caractérisées par de nombreuses superpositions et recoupements de tombes. Ces dernières se concentrent majoritairement autour des murs et suivent des orientations diverses (Figure 2.8).

2.3.2.3.2. Phase 2 : 1837-1852

Suite au premier agrandissement du cimetière, la gestion de l'espace funéraire s'avère très proche de ce qui a été

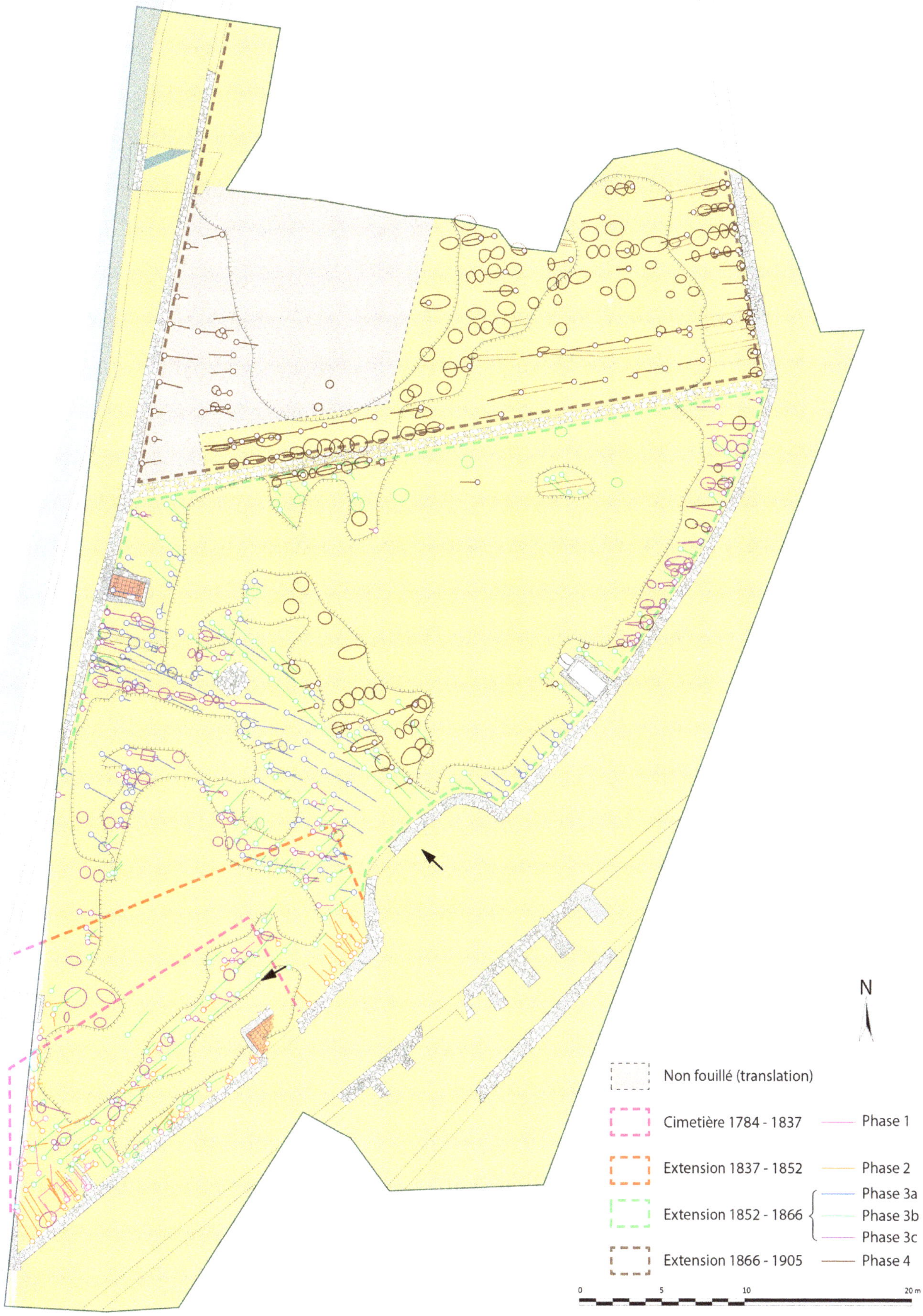

Figure 2.8 : Plan du cimetière des Crottes et de l'espace fouillé en 2013 et 2014. Sur le plan figurent l'ensemble des structures exhumées lors de la fouille (sépultures, caveaux et ossuaires), les extensions successives du cimetière et les phases d'inhumation définies (N. Weydert, Inrap).

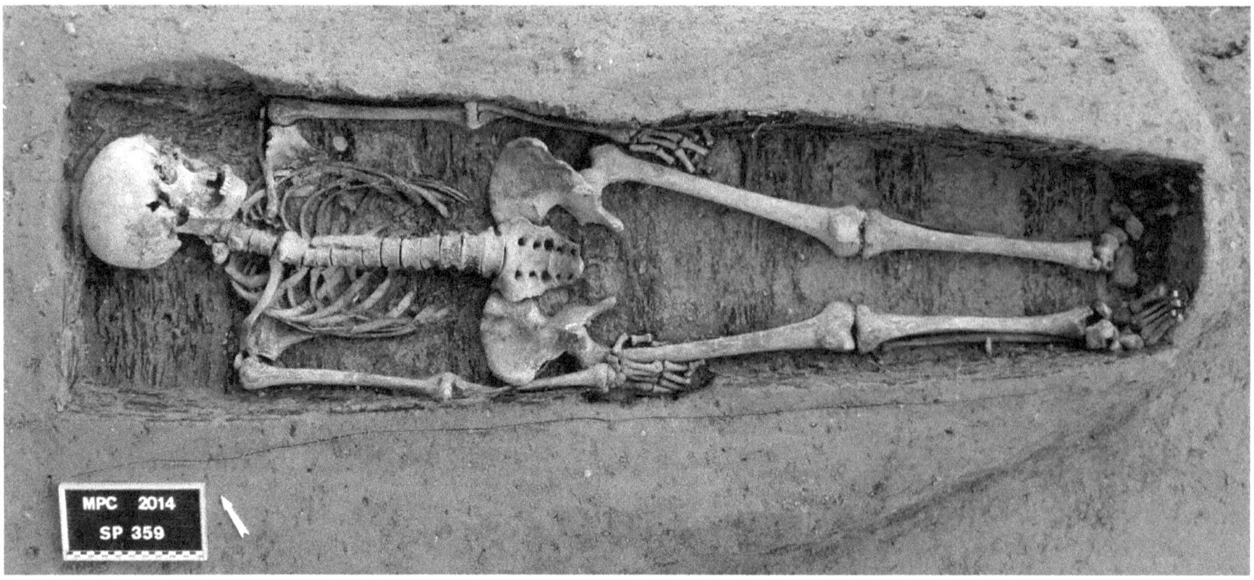

Figure 2.9 : MPC, vue générale d'un individu adulte inhumé dans un cercueil en bois bien préservé (T. Maziers, Inrap).

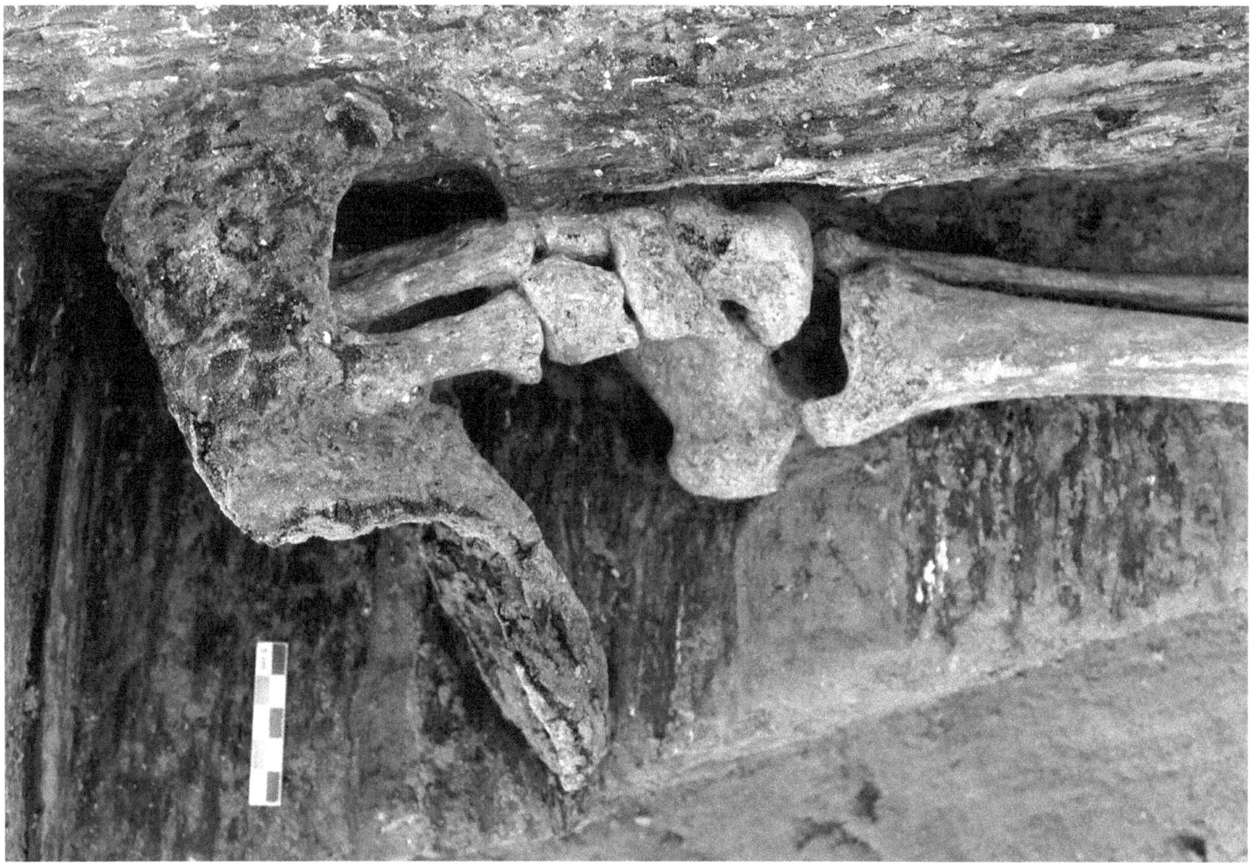

Figure 2.10 : MPC, vue de détails des pieds d'un individu adulte inhumé habillé et chaussé (T. Maziers, Inrap).

précédemment observé en phase 1 : on compte beaucoup de recoupements et les murs semblent encore jouer le rôle de pôles attractifs. On constate l'apparition des concessions familiales à cette période, matérialisée par la présence de deux caveaux. Pour cette phase, 66 sépultures et 2 ossuaires ont été fouillés (Figure 2.8). Près d'un quart des individus étaient vêtus et un quart des tombes contient du mobilier religieux.

2.3.2.3.3. Phase 3 : 1852-1866

La quasi-totalité de cette phase (jusqu'en 1864) correspond à la création du cimetière typique du XIXe siècle. Ce dernier est largement agrandi et la gestion de l'espace y est bien plus raisonnée par la définition d'espaces de circulation et de nouveaux pôles d'attraction : installation de la croix centrale et développement des caveaux. L'implantation des tombes est rigoureuse : elles suivent des alignements parallèles, les orientations sont normalisées et les recoupements exceptionnels. Les éléments de vêtement sont plus courants : ils concernent presque la moitié des individus découverts et le mobilier religieux se raréfie. 254 sépultures, 19 ossuaires et 3 caveaux ont été découverts (Figure 2.8).

Une rupture flagrante en termes de gestion et pratique funéraires s'opère à la fin de cette période (1864-1866). Tout d'abord, en deux ans seulement, cette sous-phase a livré 101 sépultures, suivant des alignements bien moins rigoureux. On constate l'apparition de véritables tranchées d'inhumation et de nombreux recoupements de tombes. Enfin, la pratique de réduction se généralise pendant cette période : 66 ossuaires ont été dénombrés (Figure 2.8).

2.3.2.3.4. Phase 4 : 1866-1905

Cette ultime phase débute lors de la dernière extension du cimetière. La gestion s'avère plus rigoureuse : alignements de sépultures, tranchées d'inhumations, nombreux ossuaires. On compte 125 sépultures et 125 ossuaires. Les éléments vestimentaires tendent à se généraliser et ont été découverts pour plus de la moitié des sujets (Figure 2.10).

La zone agrandie en 1866 a été partiellement fouillée : une partie des sujets inhumés dans cet espace ont été directement translatés au cimetière Saint-Pierre. De plus, la partie la plus au nord du cimetière se situe hors de l'emprise de l'opération, et près de 500 m² localisés dans l'emprise ont été dévolus à l'édification d'un talus de sécurité. Les individus issus de cette dernière phase ont donc fait l'objet d'une sélection lors de l'opération de fouille.

Enfin, l'archéologie vient également renseigner certains évènements, parfois passés sous silence dans les sources historiques. Le cimetière ferme en 1905 et sera désaffecté en 1926. Les concessions perpétuelles (10 au total, dont cinq ont été découvertes lors de la fouille) ont été translatées sur la demande des propriétaires, vers d'autres lieux d'inhumation. Les archives du sol ont révélé une translation parfois brutale, engendrant la destruction partielle des caveaux contenant des ossements épars et quelques rares connexions résiduelles (Richier et Weydert 2016 ; Castrucci et Richier 2019). Enfin, en 1834, l'emprise du cimetière a été « vidangée et curée ». Seuls témoins de cette opération : un unique cliché conservé aux Archives Municipales de Marseille (Figure 2.11) ainsi que les immenses fosses qui recoupent nombre de sépultures et matérialisées sur le plan par de grands espaces vierges de toutes structures funéraires (Figure 2.8).

La fouille du cimetière des Crottes constitue la première investigation funéraire de grande envergure pour le

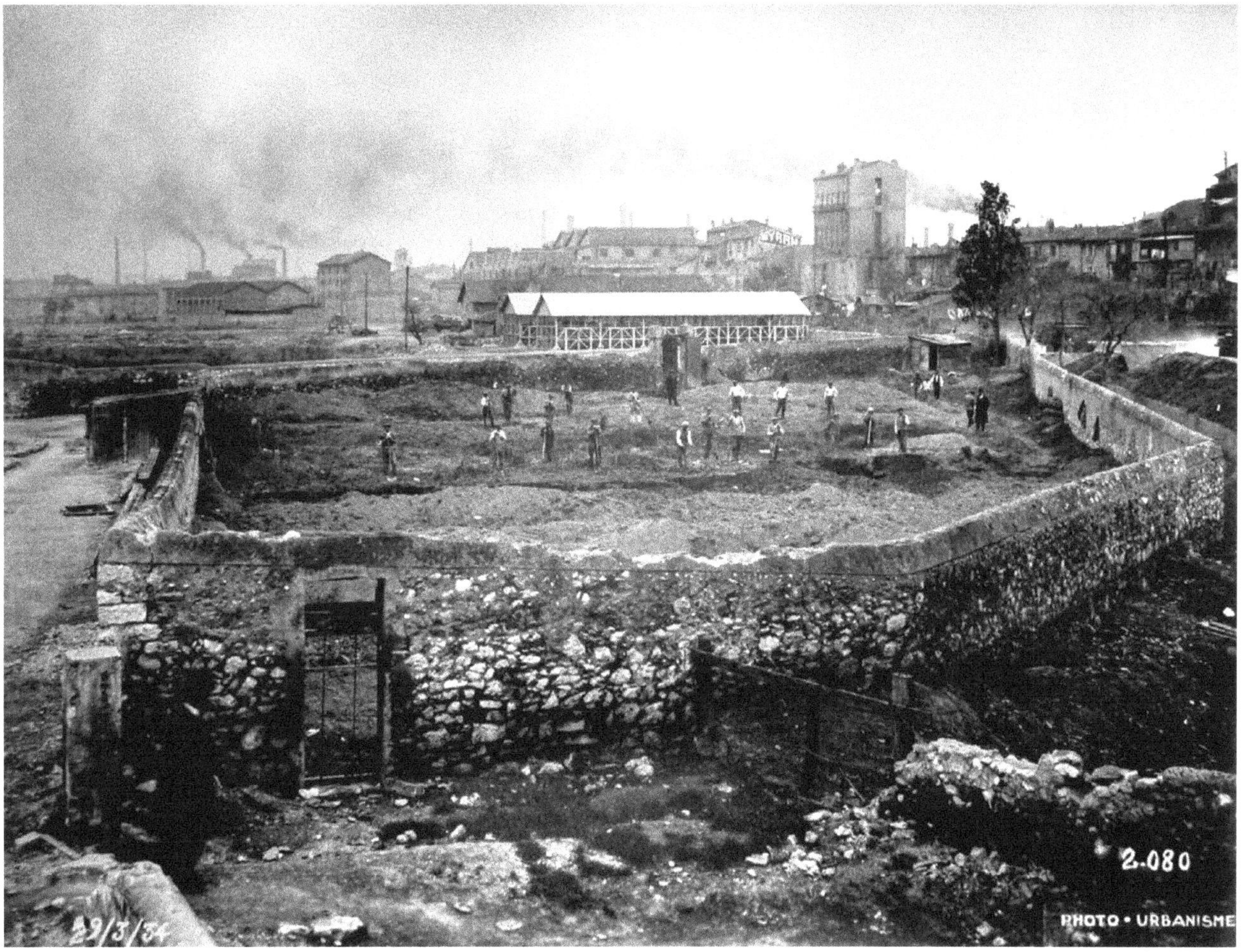

Figure 2.11 : Le curage du cimetière des Crottes en 1934 (AMM, 439 W 75 ; Crédit : Marseille, Archives municipales)

XIXe siècle à Marseille et plus largement dans le sud de la France. Elle offre une image détaillée des pratiques funéraires de ce quartier de la ville en pleine mutation industrielle. L'opération archéologique a permis la création d'un échantillon de plus de 500 individus, ces derniers étant inhumés sur une période courte : 120 ans. De plus, l'existence de quatre phases d'inhumation permet de suivre l'évolution des pratiques et gestes funéraires de manière précise.

2.4. Constitution des échantillons

Les collections ostéoarchéologiques retenues sont toutes deux conservées dans l'ostéothèque régionale PACA sur le site du laboratoire d'anthropologie ADES (UMR7268), Faculté de Médecine, Secteur Nord.

2.4.1. L'échantillon retenu

Les individus constituant le corpus proviennent exclusivement des sépultures primaires. Les critères de sélection des divers squelettes s'organisent autour de la conservation et la représentation des individus, mais également autour des critères diagnostiques des différents marqueurs choisis (3.2 ; 3.3). En somme, nous avons sélectionné (Perrin 2019):

- l'ensemble des individus issus du cimetière des Crottes,
- tous les sujets immatures issus du cimetière Saint-Jacques,
- les adultes du cimetière Saint-Jacques présentant :
  - une bonne représentation squelettique générale,
  - ou au moins un élément du crâne et de la mandibule et un os coxal,
  - ou au moins deux os du membre inférieur (deux fémurs ou deux tibias ou un tibia et un fémur) bien préservés.

L'échantillon retenu s'élève à 1 289 sujets, choisis parmi les 1 777 disponibles au départ. Cela représente près des trois quarts du corpus initial (Tableau 2.1).

2.4.2. Des échantillons représentatifs de la population vivante et inhumée ?

L'étude que nous proposons tentera d'établir et de renseigner d'éventuelles différences de l'état sanitaire entre les deux séries précédemment présentées. Nous considérons donc que les transformations socio-économiques des premiers temps de l'ère industrielle, vécues par la population du cimetière des Crottes, pourraient entraîner des altérations des conditions de vie et de santé par rapport à la période moderne, représentée par la population du cimetière Saint-Jacques. Toutefois, ces deux échantillons ne constituent pas nécessairement des ensembles représentatifs de la population vivante ou même de la population inhumée (Sellier 1995 ; 2011). Les limites et biais inhérents à l'étude des restes osseux ont depuis longtemps été formalisés (Waldron 1994 ; Sellier 1995 ; 2011 ; Wood *et al.* 1992 ; Dutour *et al.* 2003 ; Ardagna et Dutour 2006 ; Dutour 2011 ; DeWitte et Stojanowski 2015) et nous distinguerons deux types d'écueils : ceux inhérents aux échantillons ostéoarchéologiques et ceux qui découlent de la démarche paléopathologique et paléoépidémiologique.

2.4.2.1. Biais de l'échantillon

Ces écueils proviennent du fait que les collections issues de contextes archéologiques représentent une ponction de la population vivante, mais également de la population inhumée. La ville de La Ciotat compte de nombreux lieux d'inhumation, en plus du cimetière paroissial (puis municipal), notamment au sein des églises et nombreuses chapelles. Pour le quartier des Crottes, un seul lieu d'inhumation est connu pour la période ciblée, bien que Marseille compte de nombreux cimetières. Par ailleurs, les importants mouvements de populations notamment au XIXe siècle pourraient peut-être entraîner des inhumations hors du lieu d'origine ou du moins du lieu d'établissement des individus. Il existe alors certainement une sélection dans les pratiques funéraires et dans les choix des individus inhumés au sein des cimetières.

Ajoutons que, comme la majorité des travaux archéologiques, ces deux échantillons sont constitués à partir de fouilles partielles des cimetières. À La Ciotat, la fouille a porté sur moins de la moitié de la superficie totale du cimetière (Richier 2011). Les estimations portent à 38,5 % seulement la proportion de sépultures fouillées sur la totalité des inhumations encore présentes sur le site. Au cimetière des Crottes, l'emprise totale du cimetière des phases 1 à 3 a été fouillée de manière exhaustive. Cependant, seule la moitié de l'extension finale de 1866 a été investie et les individus ont été sélectionnés (Richier et Weydert 2016). De plus, pour les deux sites, on compte un nombre important de dépôts secondaires (réaménagement de l'espace et constructions postérieures pour LC HOP et gestion des morts pour MPC) et le curage particulier du

Tableau 2.1 : Présentation de l'échantillon sélectionné parmi les collections du cimetière Saint-Jacques et des Crottes.

	Individus disponibles			Individus sélectionnés			% de sélection totale
	Total	Adulte	Immature	Total	Adulte	Immature	
LC HOP	1245	933	312	757	447	310	**60,8 %**
MPC	532	395	137	532	395	137	**100 %**
TOTAL	1777	1328	449	1289	842	447	**72,5 %**

cimetière des Crottes, nous prive de près de la moitié des individus initialement inhumés en ces lieux (Richier et Weydert 2016). Enfin, les processus taphonomiques jouent également un rôle important dans la représentation et la conservation osseuse des individus étudiés.

2.4.2.2. Biais de la paléoépidémiologie

À cela, s'ajoutent les biais inhérents à la paléoépidémiologie et à la paléopathologie. Les populations « de cimetière » diffèrent de la population vivante, en cela qu'elles sont constituées des individus les plus fragiles face aux risques auxquels ils sont exposés : il s'agit d'un échantillon qui montre une mortalité sélective face aux risques de morbidité (Wood *et al.* 1992).

Il apparaît, alors, compliqué de restituer l'état sanitaire d'une population, d'autant qu'une infime fraction des pathologies s'inscrit sur les os et les dents des individus ; seuls restes qui nous sont parvenus. Cela nous laisse une vision lacunaire du contexte pathologique dans lequel évoluent les populations à l'étude.

De surcroît, les deux populations que nous proposons de comparer ne constituent pas nécessairement des ensembles parfaitement homogènes et des distinctions peuvent exister au sein même de chacun des échantillons. En effet, les séries ostéoarchéologiques sont un assemblage d'individus dont les paramètres relatifs à l'état de santé peuvent varier : ils répondent alors de manière variable lorsqu'exposés à un risque (Wood *et al.* 1992). Ces collections sont constituées de sous-groupes, dont la distinction peut s'organiser autour de paramètres biologiques (âge ou sexe, par exemple), génétiques, immunologiques, environnementaux (urbain ou rural, par exemple), socio-économiques (statut social ou métier, par exemple) et qui sont le plus souvent non identifiables. De surcroît, divers types de réponses, notamment osseuses, peuvent correspondre à un même type de stress (Goodman *et al.* 1988). Ce problème conceptuel est connu sous l'expression « hétérogénéité cachée » (Wood *et al.* 1992). En outre, les séries archéologiques sont constituées sur des périodes de temps plus ou moins prolongées, qui pourraient dissimuler d'éventuels changements dans les tendances temporelles de la santé et donc dans les risques de morbidité ou de mortalité (phénomène épidémique, crise frumentaire, par exemple). Les études anthropologiques construisent un *pattern* général de l'état sanitaire qui masque cette hétérogénéité.

Concernant les facteurs biologiques, nous prendrons toujours en compte dans nos résultats, les données relatives à l'âge et au sexe des individus, lorsque cela est possible. Cela permet de déterminer s'il existe des changements de susceptibilité aux risques en fonction de l'âge au décès ou du sexe.

L'aspect génétique ne peut être appréhendé dans le cadre de cette étude, toutefois, il semble possible d'émettre quelques conjectures. La Ciotat puis Marseille connaissent pour des raisons différentes une forte expansion démographique. Dans le cas de La Ciotat, les synthèses historiques parlent de l'arrivée « d'une partie de l'aristocratie génoise chassée d'Italie par des révolutions locales » (Reboul 1934 ; Deidier et Susini 1957). Sous leur impulsion, le commerce maritime est florissant, ce qui attire de nombreux Provençaux (Richier et Weydert 2017). En 1530, on compte alors 12 000 habitants, contre une centaine de famille au XVe siècle (Castrucci 2016 ; Vasselin 2017). À Marseille, ville industrielle au XIXe siècle, l'expansion économique s'accompagne de l'arrivée massive de travailleurs venus grossir les rangs des ouvriers, à partir des années 1830 (Gaillard 1981 ; Richier et Weydert 2017). Cette nouvelle main-d'œuvre est principalement issue de l'exode rural en provenance des régions provençales voisines, mais également d'Italie (Richier et Weydert 2017). Sans pouvoir aborder le thème d'une éventuelle homogénéité de la population, en l'absence d'étude par exemple basée sur les traits métriques ou non métriques, on peut supposer une certaine cohérence dans l'origine géographique pour les individus composant chacun des échantillons, avec l'arrivée de populations venues des régions directement périphériques : des populations provençales ou italiennes. Toutefois, aucune donnée ne pourrait répondre aux questions soulevées par la variabilité individuelle, qui pourrait induire des variations dans la susceptibilité aux facteurs de risques.

L'effet du temps (Woods *et al.* 1992 ; Waldron 1994 ; DeWitte et Stojanowski 2015) est également indéniable et sans réelle étude paléodémographique (sur la base des données biologiques ou des archives), il paraît impossible de connaître les réelles tendances liées à l'évolution des maladies et de la mortalité. On connaît, grâce aux sources historiques, certains pics de mortalité en France, par exemple en 1695 ou en 1709 (Lachiver 1991), ou plus spécifiquement à Marseille lors des épidémies de choléra de 1835 ou 1854 (Mafart et Morillon 1998) par exemple. Mais qu'en est-il réellement pour les populations inhumées au cimetière Saint-Jacques et des Crottes ? L'une des solutions proposées par Wood et ses collaborateurs en 1992, puis reprise par DeWitte et Stojanowski en 2015, serait de s'intéresser notamment à des sites « simples », c'est-à-dire avec une courte durée d'utilisation et une chronologie solidement établie. Si les études anthropologiques référencées par DeWitte et Stojanowski (2015) s'intéressent à des sites qui fonctionnement en moyenne sur 552 ans, il faut souligner que la collection du cimetière Saint-Jacques s'est constituée sur 250 ans et celle des Crottes sur 121 ans uniquement. Cependant, un temps plus court que la moyenne ne signifie pas forcément un temps court comme l'envisagent DeWitte et Stojanowski (2015). Dans cette dernière publication, ils considèrent des collections constituées sur une trentaine d'années (ou à l'échelle d'une génération). Mais ces exemples sont bien souvent liés à des contextes ou évènements historiques particuliers (catastrophe naturelle, épidémie, famine).

En revanche, lors des fouilles des cimetières Saint-Jacques et des Crottes, l'identification de phases chronologiques précisément datées nous permet de morceler d'autant plus les temps de constitution des échantillons, et peut-être d'amoindrir le *time effect*, sans pour autant l'effacer complètement. L'utilisation de ces phases d'inhumation apparaît alors particulièrement pertinente, puisqu'au-delà même de l'identification de périodes de crise, d'autres éléments peuvent agir sur les conditions de vie et l'état sanitaire. Cependant, elle peut être limitée par le nombre ponctuellement restreint d'individus contenus dans ces phases. Par exemple, la distribution par classe d'âge des prévalences ou sévérité des lésions ne pourra être abordée au sein de chacune des phases. De plus, les importantes migrations évoquées pour les deux villes peuvent être problématiques dans le sens où certains stress, notamment de l'enfance, peuvent être vécus en dehors du cadre restreint de La Ciotat ou du quartier des Crottes (Lewis, 2002a).

2.4.2.3. Des échantillons pertinents

Bien que ces biais s'appliquent à toutes les séries ostéoarchéologiques, nos collections présentent un certain nombre d'avantages qu'il convient à présent d'aborder. Si la cohérence et la complémentarité de ces deux séries ont déjà été présentées (2.1), il semble pertinent de revenir sur la taille de l'échantillon sélectionné. Celui-ci s'élève à 1 289 individus, créant un ensemble relativement fiable d'un point de vue statistique. Ensuite, les phases d'inhumation identifiées dans chacun des sites permettent d'une part de suivre précisément l'évolution des marqueurs sélectionnés, et d'autre part, de minimiser l'influence du *time effect*.

Par ailleurs, les biais énoncés précédemment ont été développés de manière théorique. Or, la période chronologique ciblée par ce travail de thèse place cet échantillon au sein d'un contexte largement renseigné par les données historiques et archéologiques. Cela permet d'identifier de manière précise les écueils inhérents aux études bioarchéologiques et dans une certaine mesure, d'y répondre de manière pratique. À titre d'exemple, la confrontation entre les données de terrain et les archives ont permis d'estimer de manière précise la proportion d'individus exhumés au sein de chaque collection, par rapport à la population inhumée (Richier 2011 ; Richier et Weydert 2016 ; 2.4.2.1). Les travaux historiques ont mis en évidence certains évènements, tels que des périodes de crise alimentaire ou infectieuse, des phénomènes migratoires, mais également, la période à laquelle ils se produisent et même les populations qu'ils concernent. L'ensemble de ces paramètres pourront être discutés au terme de ce travail.

Enfin, la méthode adoptée repose sur des marqueurs utilisés de manière classique en anthropologie biologique. Néanmoins, l'originalité de notre étude tient au fait qu'un protocole adapté aux problématiques de ces périodes récentes n'a jamais été créé en France.

3

Méthodes

3.1. Le profil biologique des individus

L'établissement du profil biologique des individus constitue la première étape de l'étude des restes humains anciens par l'estimation de l'âge au décès et la détermination le sexe de chaque squelette sélectionné. Ces paramètres biologiques influent, en effet, sur l'interprétation des données de l'état sanitaire au niveau populationnel : mettre en évidence d'éventuelles différences des conditions de vie et de santé en fonction du sexe ou de l'âge des individus s'avère une étape paléopathologique incontournable. Il s'agira de rendre compte d'éventuelles prévalences lésionnelles différentielles selon le sexe et de leur évolution en fonction de l'âge au décès. De plus, certaines pathologies, telles que les caries dentaires, sont *a priori* corrélées à ces deux paramètres biologiques.

3.1.1. Les individus immatures : Estimation de l'âge au décès

L'estimation de l'âge au décès des individus immatures (< 20 ans) s'appuie sur trois grands processus biologiques : la calcification et l'éruption dentaire, la croissance osseuse et la maturation osseuse.

3.1.1.1. L'âge dentaire

La maturation dentaire se caractérise par la calcification et l'éruption des dents. Les estimations d'âge réalisées à partir des restes dentaires s'avèrent plus performantes que celles effectuées sur les restes osseux (Lampl et Jonhston 1996 ; Scheuer et Black 2000 ; Saunders 2000 ; Foti 2001) et la calcification a d'abord été privilégiée. En effet, elle demeure moins affectée par les facteurs de stress biologiques ou environnementaux que l'émergence des dents (Moorrees *et al.* 1963a et b ; Saunders 2000 ; Scheuer et Black 2000).

La méthode développée par Moorrees et ses collaborateurs (1963a et b) a retenu notre attention. Lorsque celle-ci ne peut être utilsée (lorsque la dent n'est pas entièrement observable : encore prise dans l'os alvéolaire ou mal conservée) et en l'absence de cliché radiographique, les diagrammes développés par Ubelaker (1987) et basés sur les stades de calcification et d'éruption dentaire ont été utilisés.

3.1.1.2. L'âge osseux

Pour les individus ne possédant aucun reste dentaire, nous avons défini un âge osseux, qui s'appuie sur les processus de croissance et maturation osseuse. La croissance s'interrompt au moment de l'adolescence, tandis que la maturation se poursuit jusqu'à l'âge adulte. Même s'il est relativement fiable pour les sujets les plus jeunes et pour ceux approchant de l'âge adulte, l'âge osseux s'avère plus problématique, puisque bien plus tributaire des variations inter et intra populationnelles, des facteurs génétiques ou environnementaux.

3.1.1.2.1. La croissance osseuse

La croissance a été utilisée pour estimer l'âge des enfants jusqu'à 15 ans et les méthodes développées s'appuient sur les mesures diaphysaires des os longs. Concernant les individus décédés pendant la période fœtale (jusqu'aux environs de 40 semaines d'aménorrhées), nous avons fait appel aux équations développées par Adalian (*et al.* 2002). À partir de l'âge de 6 mois, la méthode mise au point par Maresh (1970) a été privilégiée.

3.1.1.2.2. La maturation osseuse

Concernant la maturation osseuse, les études anthropo–logiques privilégient la fusion des centres d'ossification secondaire aux centres primaires (Saunders 2000 ; Scheuer et Black 2000). Ce sont les abaques publiés par Scheuer et Black en 2000 et Veschi et Facchini en 2002 qui ont été favorisés dans notre protocole. Enfin, l'état de fusion des points d'ossification tardifs défini par Veschi et Facchini (2002) a permis de distinguer les adultes des individus immatures.

3.1.1.3. Les classes d'âge retenues

Les individus immatures ont été répartis au sein de six grandes classes d'âge :

- les fœtus et individus périnataux (qui apparaîtront dans les graphiques sous l'expression [0 an]),
- [0-1 an],
- [1-4 ans],
- [5-9 ans],
- [10-14 ans],
- [15-19 ans].

Ces classes d'âge ont le mérite de se manipuler facilement lorsqu'il s'agira de confronter les prévalences lésionnelles en fonction de l'âge. Elles permettent de disposer d'échantillons plus larges en termes d'effectifs qu'en considérant une multitude d'âges individuels. Enfin, ces intervalles sont fréquemment utilisés dans les études bioarchéologiques, ce qui pourra faciliter les comparaisons avec d'autres populations. Ce dernier élément est d'une importance considérable dans notre démarche.

Cependant, il faut souligner qu'elles n'ont aucune réalité biologique ou sociologique dans les populations anciennes (Séguy et Buchet 2006). Parallèlement, les intervalles de confiances retenus par les différentes méthodes d'estimation de l'âge au décès produisent parfois des situations où un individu se situe à cheval entre deux catégories. Nous n'avons pas tenu à appliquer des méthodes de ventilation issues des études de recrutement ou de paléodémographie, par exemple, le principe de minimalisation des anomalies de Sellier (1995 ; 1996). En effet, nous ne souhaitons pas émettre de conjecture quant au profil de mortalité. Ainsi, comme le propose Tzortzis (2009), dans le cas où l'intervalle indiquerait une plus grande probabilité d'appartenir à une classe d'âge plutôt qu'à l'autre, c'est celle-ci qui a été retenue. Quand la probabilité est égale, nous avons suivi l'âge moyen, bien que dans l'absolu, il ait autant de validité que toutes les valeurs comprises dans l'intervalle de confiance.

Enfin, une dernière catégorie a été créée, regroupant les rares enfants dont l'âge demeure indéterminé. Dans les cas où la mauvaise représentation squelettique n'a permis l'application d'aucune des méthodes sélectionnées.

3.1.2. Les individus adultes : Estimation de l'âge au décès

La détermination de l'âge des adultes s'avère être un exercice difficile dans lequel il demeure compliqué d'allier fiabilité et précision. Les estimations s'appuient sur le principe de sénescence, généralement mal corrélé à l'âge, du fait d'une forte variabilité (Schmitt 2001).

3.1.2.1. La sénescence : Méthodes sélectionnées et démarche adoptée

Trois méthodes ont été sélectionnées pour cette problématique particulière. Toutes s'appuient sur le remodelage osseux d'origine dégénérative, mais non pathologique, qui affecte le squelette au cours de la vie. Elles se basent sur l'observation des symphyses pubiennes (Schmitt 2008) et des zones articulaires sacro-iliaques de l'os coxal (Lovejoy *et al.* 1985 ; Schmitt 2005). Ces dernières, offrant généralement un bon score de conservation (Waldron 2001) s'avèrent être l'outil le plus performant.

Si les méthodes mises au point par Schmitt (2008 ; 2005) bénéficient d'une fiabilité jugée largement acceptable, elles mènent à la création d'intervalles d'âge qui posent un certain nombre d'inconvénients inhérents d'abord à l'imprécision de l'âge estimé, puis au chevauchement de certaines catégories d'âge. Tout d'abord, les classes définies sont généralement peu précises : prenons à titre d'exemple la classe particulièrement large des individus âgés entre 20 et 49 ans ou celle des 30-59 ans. Entre ces intervalles, la morbidité et la mortalité face à diverses pathologies n'ont certainement pas le même impact ni la même signification. De ce fait, elles sont peu informatives quant aux questionnements soulevés dans ce travail, qui cherche à comprendre la répartition des différents indicateurs de l'état sanitaire au sein de deux populations distinctes et notamment en fonction de l'âge. Ensuite, certaines catégories d'âge définies se chevauchent, opérant une dichotomie aléatoire entre certains individus, par exemple entre ceux âgés entre 20 et 29 ans et ceux entre 20 et 49 ans. Elle aboutit donc à la mise en place de catégories d'âge parfois trop larges et peu pratiques à manipuler dans le cadre de notre protocole paléopathologique et paléoépidémiologique. Enfin, cela implique également de multiplier les classes d'âge et de ce fait de réduire de manière considérable les effectifs contenus dans chacune d'entre elles. Nous avons alors besoin, pour rendre ce travail valide au niveau statistique, de classes d'âge harmonisées et plus précises.

De ce fait, uniquement au sein des bornes délimitées par les méthodes Schmitt (2005 ; 2008), nous avons attribué à chaque individu l'un des stades définis par Lovejoy et ses collaborateurs (1985). La combinaison de deux de ces méthodes (Lovejoy *et al.* 1985 ; Schmitt 2005) a été testée par Bouchez (2010) sur des collections documentées, d'âge et de sexe connus. Sur ces dernières, la confrontation entre âge réel et âge estimé a montré un degré d'erreur très faible, puisque 84 % des individus ont été correctement évalués (Bouchez 2010).

3.1.2.2. Maturation osseuse et adultes jeunes

Enfin, en complément, l'absence de synostose complète de l'extrémité sternale de la clavicule et de la crête iliaque a permis de distinguer les adultes jeunes, âgés de moins de 30 ans (Veschi et Facchini 2002).

3.1.2.3. Les classes d'âge retenues

Finalement, la combinaison de ces méthodes a permis de ventiler les individus adultes au sein de quatre classes décennales et une dernière catégorie qui pend en compte l'ensemble des individus les plus âgés :

- [20-29 ans],
- [30-39 ans],
- [40-49 ans],
- [50-59 ans],
- > 60 ans.

Une dernière catégorie a été créée et prend en compte les individus dont l'âge n'a pas pu être estimé. Elle correspond aux individus pour lesquels la symphyse pubienne et la surface sacro-iliaque ne sont pas conservées ou présentent des pathologies, empêchant l'estimation de l'âge. De même, quand l'observation est possible uniquement sur la symphyse pubienne et n'a pas permis d'estimer un âge précis (par exemple : > 40 ans).

3.1.3. Les individus adultes : Détermination du sexe

La diagnose sexuelle des individus adultes s'est déroulée en deux étapes distinctes. Dans un premier temps, nous avons appliqué des méthodes permettant une détermination dite primaire. Dans un second temps, les données issues de ces méthodes ont aidé à la mise au point d'une diagnose dite secondaire.

3.1.3.1. La diagnose sexuelle primaire

La détermination du sexe des individus s'est d'abord basée sur l'examen des os coxaux, considérés comme les éléments les plus discriminants du squelette dans la diagnose sexuelle (Bruzek *et al.* 2005). Les caractéristiques dimorphiques des os coxaux apparaissent à partir de la puberté, une fois que les trois os qui les composent ont opéré leur fusion (Bruzek 2002). Ainsi, la diagnose primaire s'applique uniquement aux individus dont les os coxaux ont atteint leur maturité, de manière générale, les individus adultes. Ponctuellement, les méthodes de détermination primaire du sexe ont été appliquées sur des adolescents, dont les os coxaux montraient tous les signes de la maturité. Cependant, ces individus n'ont pas été intégrés à notre protocole concernant la diagnose secondaire.

Nous avons retenu deux méthodes basées sur les os coxaux : la méthode morphométrique (DSP) développée par Murail et ses collaborateurs (2005) et la méthode morphologique développée par Bruzek (2002).

3.1.3.2. La diagnose sexuelle secondaire

L'utilisation de l'os coxal dans la détermination du sexe des individus se heurte à une limite de taille : sa conservation souvent mauvaise dans les séries ostéoarchéologiques. Afin de pallier les cas où l'os coxal est mal préservé ou absent, une diagnose sexuelle secondaire a été mise au point. Ces analyses ont été menées sur le logiciel SAS 9.4[1] et plus particulièrement à l'aide des procédures STEPDISC et DISCRIM.

3.1.3.2.1. Principe et choix des données

Pour optimiser le taux d'individus sexés dans chacune des populations, nous avons mené une étude basée sur le dimorphisme extrapelvien, à l'aide de données métriques prises sur les os longs. La diagnose sexuelle secondaire (DSS ; Murail *et al.* 1999) propose de classer les individus en fonction de leur probabilité d'appartenir à l'un ou l'autre des deux sexes, obtenue par des analyses discriminantes mises au point avec des mesures extrapelviennes. Elle s'appuie sur deux paramètres (Figure 3.1).

Dans un premier temps, les individus dont le sexe est déterminé de manière primaire sont mis à contribution en tant que « population de référence ». Ils sont considérés comme représentatifs du dimorphisme sexuel de chacun des corpus étudiés. Dans un second temps, à partir de ces sujets, nous avons généré des analyses discriminantes, à partir des mesures extrapelviennes, qui calculent *a posteriori* les probabilités qu'un individu appartienne à l'un des deux sexes.

Concernant les données métriques, nous avons sélectionné les trois os longs les plus robustes, qui offrent *a priori* une meilleure conservation : les humérus, les fémurs et les tibias, sur lesquels a été pris un ensemble de 28 mesures, telles que définies par Brauër (1988 ; Figure 3.1, étape 1).

Enfin, ce travail s'appuie sur la comparaison de deux sites distincts et donc sur deux populations éventuellement hétérogènes. Ainsi, pour chacune des deux collections étudiées, la préparation des données, la mise au point des analyses discriminantes (AD) et leur application ont été menées de manière indépendante. Enfin, l'ensemble des stratégies et des analyses statistiques ont été faites avec le concours de B. Saliba-Serre (Ingénieur statisticien, CNRS, UMR7268 ADES).

3.1.3.2.2. Préparation des données

Dans les nombreux protocoles de mise au point d'une DSS, le problème de la latéralité de la mesure enregistrée et retenue pour chaque individu est rarement soulevé. Pourtant, d'éventuelles différences entre le côté droit et le côté gauche pourraient peut-être fausser la diagnose sexuelle.

Privilégier les variables d'un seul côté, suivant par exemple le taux de représentation, peut entraîner une réduction du nombre de sujets disponibles. Cette solution pourrait aboutir à des analyses discriminantes moins performantes ou pertinentes : soit en réduisant le nombre d'individus sexés sur lesquels elles reposent, soit en réduisant le nombre d'individus à sexer sur lesquels elles sont applicables. Afin de mettre au point une analyse la plus complète possible, nous avons vérifié la corrélation et la concordance entre les variables droites et gauches de chacune des mesures, lorsque les deux côtés étaient observables (Figure 3.1, étape 2).

3.1.3.2.3. Les analyses discriminantes

Avant la mise en œuvre des analyses discriminantes, les variables sont soumises à deux nouvelles vérifications. Il faut d'abord veiller à ce qu'elles respectent l'hypothèse de normalité au sein de la population féminine et masculine et qu'elles ne soient pas redondantes, en s'assurant qu'elles n'entretiennent pas une trop forte corrélation entre elles (Figure 3.1, étape 3).

À partir des variables respectant les trois conditions présentées (mesure droite corrélée et concordante à la mesure gauche, hypothèse de normalité et variables non redondantes), nous avons défini une stratégie en quatre étapes pour construire nos analyses discriminantes.

- Nous avons d'abord établi des analyses discriminantes simples, à partir d'une seule variable.
- Puis, nous avons élaboré des AD multiples à partir d'une combinaison de variables.
    - Afin de choisir la combinaison de variables la plus discriminante, nous avons utilisé la procédure

[1] SAS 9.4 (SAS Institute Inc., Carry, NC, USA).

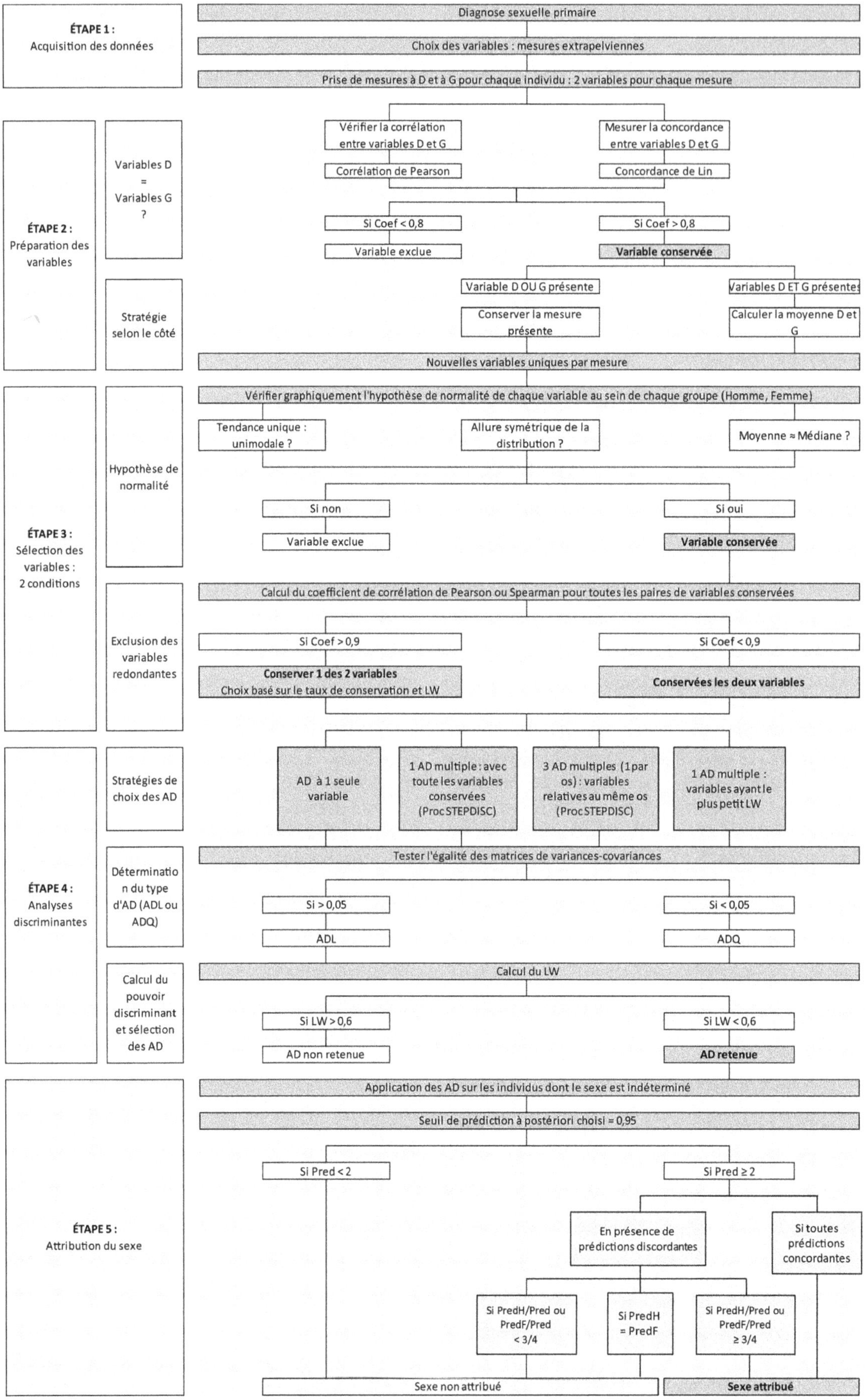

Figure 3.1 : Schéma récapitulant la stratégie développée et les étapes suivies pour la mise au point de la diagnose sexuelle secondaire (les variables désignent les mesures ; D=Droite ; G=Gauche ; Coef=Coefficient ; LW=Lambda de Wilks ; AD=Analyse discriminante ; ADQ : Analyse discriminante quadratique ; ADL=Analyse discriminante linéaire ; Pred= Nombre de prédiction ; PredH= Nombre de prédiction Homme ; PredF= Nombre de prédiction Femme)

STEPDISC en intégrant toutes les variables sélectionnées.
- Pour optimiser le taux d'individus sexés et à sexer, il est également nécessaire de tenir compte de la représentation et conservation osseuse des individus. Dans cette optique, nous avons adopté un raisonnement par os, en mêlant les diverses mesures obtenues sur un même os. Les variables sont ensuite traitées par la procédure STEPDISC.
- Enfin, nous avons construit une AD multiple à partir des variables présentant, sur chaque os, la plus petite valeur du LW (Figure 3.1, étape 4).

Afin de déterminer le type d'analyse discriminante à mettre en œuvre (linéaire ou quadratique), l'égalité des matrices de variances et covariances a été testée. Enfin, pour chaque AD construite, le Lambda de Wilks (LW) est calculé. Il représente son pouvoir discriminant : une valeur égale à 0 équivaut à une discrimination parfaite. À l'inverse, un LW égal à 1 correspond à une discrimination nulle. Nous avons, par conséquent, choisi de retenir les AD pour lesquelles le LW est strictement inférieur à 0,6 (Figure 3.1, étape 4).

3.1.3.2.4. L'attribution du sexe

Afin d'attribuer un sexe aux individus, nous avons fixé un seuil de probabilité *a posteriori* équivalent à 0,95 pour chacune des AD retenues. Celui-ci détermine la probabilité *a posteriori* minimum acceptable pour procéder à la prédiction. Les différentes AD ont été appliquées à notre échantillon à sexer, donnant lieu à un nombre variable de prédictions, en fonction de l'état de conservation. L'attribution définitive du sexe repose à la fois sur le nombre minimal de prédictions réalisées et sur leur concordance (Figure 3.1, étape 5). Dans le cas où une seule prédiction donnerait un résultat homme ou femme, nous avons décidé, dans un souci de rigueur, de ne pas attribuer de sexe. Ainsi, l'attribution finale d'un sexe ne peut être envisagée qu'à partir du moment où au moins deux AD donnent un résultat. Lorsque les différentes AD proposent des prédictions discordantes, plusieurs stratégies ont été adoptées en fonction de la situation :

- si le nombre de prédictions « homme» équivaut au nombre de prédictions « femme », alors le sexe n'est pas attribué,
- si plus des trois quarts des prédictions vont dans le même sens, indiquant un individu de sexe féminin ou masculin, alors nous attribuons le sexe dominant,
- par contre, si moins des trois quarts des prédictions sont concordants, alors aucun sexe n'est attribué.

3.2. Les indicateurs dentaires de l'état sanitaire

Les dents constituent l'un des supports privilégiés des analyses anthropologiques. D'une part, il s'agit du tissu le plus minéralisé du corps humain. De ce fait, les dents présentent, de manière générale, une très bonne conservation et un fort potentiel de survie aux divers phénomènes taphonomiques et conditions de stockage (Irish et Scott 2016 ; Hillson 1996 ; 2018). D'autre part, à l'inverse de l'os, la dent, une fois formée, ne subit aucun remodelage au cours de la vie (Irish et Scott 2016 ; Hillson 1996). Ainsi, les altérations d'ordre pathologique ou physiologique s'impriment sur la dent de manière durable.

Les restes dentaires forment le seul élément du squelette qui entre en contact direct avec l'environnement et leur étude permet d'aborder de nombreux thèmes (Irish et Scott 2016). Nous en retiendrons deux principaux, qui sont indéniablement liés au concept de santé.

Tout d'abord, les pathologies dentaires entretiennent une forte relation avec l'alimentation. Il est alors possible par leur intermédiaire de reconstituer le type de subsistance et d'évoquer différents aspects de la qualité voire quantité de nourriture consommée (Hillson 1996 ; 2018). L'étude des pathologies dentaires devient primordiale lorsque nos recherches s'orientent vers d'éventuels changements alimentaires à l'aube et au lendemain de la transition industrielle.

Ensuite, certains marqueurs dentaires posent certaines problématiques inhérentes au niveau d'hygiène bucco-dentaire entretenue par les différents individus, mais également l'accès aux soins. Ces deux thèmes peuvent être inclus dans les aspects de la vie quotidienne et des conditions de vie.

En compléments de ces thèmes majeurs, l'analyse des marqueurs dentaires sélectionnés permet de discuter certains aspects culturels, notamment par le biais des activités pratiquées ou habitudes adoptées (Irish et Scott 2016 ; Hillson 1996 ; 2018).

Les marqueurs sélectionnés sont ceux utilisés de manière classique dans les analyses anthropologiques. Leur pertinence provient du fait que leur développement est perçu comme une interaction entre facteurs intrinsèques : génétiques, physiologiques et facteurs extrinsèques : environnement, régime alimentaire, pratiques culturelles, statut socioéconomique, etc.

Bien que certains marqueurs paraissent plus pertinents que d'autres, la prise en compte d'un maximum de paramètres permet un meilleur contrôle de l'observabilité des conditions pathologiques. En effet, les affections dentaires sont inextricablement liées entre elles : il s'agit d'un ensemble de paramètres qui interagissent entre eux (Hillson 2018).

Certains marqueurs, présentés ci-dessous, ne constituent pas des pathologies à proprement parler : c'est le cas notamment de l'usure dentaire ou du tartre. Toutefois, l'ensemble des indicateurs bucco-dentaires pourront parfois être regroupés sous le terme de « pathologies » dentaires, bien qu'il s'agisse d'un abus de langage. Les hypoplasies de l'émail dentaire s'inscrivent bien entendu sur les dents. À ce titre, elles sont enregistrées et traitées selon le modèle mis au point pour les marqueurs bucco-dentaires. Toutefois, elles seront présentées et analysées avec les autres marqueurs aspécifiques de stress sélectionnés (3.3.1.1).

Dans notre étude, l'analyse des indicateurs dentaires a été conduite sur l'ensemble des individus sélectionnés possédant au moins un élément dentaire (dent ou processus alvéolaire préservé).

3.2.1. L'usure

L'usure dentaire correspond à la perte progressive des tissus constitutifs de la dent (Burnett 2016) et l'on distingue trois mécanismes: l'attrition, l'abrasion et l'érosion (Hillson 1996 ; 2000 ; 2019 ; Kaidonis 2008)

3.2.1.1. Intérêt en anthropologie

Les approches anthropologiques considèrent l'usure comme une interaction entre facteurs intrinsèques et extrinsèques (Molnar 1971 ; Smith 1984 ; Kaidonis 2008). L'étude de l'usure dentaire trouve alors son intérêt dans les informations qu'elles sont susceptibles de nous apporter sur les pratiques culturelles (Bocquentin 2003 ; Henderson et Walker 2012 ; Kvaal et Derry 1996), la reconstitution du régime alimentaire et ses changements (Molnar 1971 ; Smith 1984 ; Larsen 1995), mais également dans le rôle important qu'elle peut jouer sur les pathologies bucco-dentaires.

Si l'usure correspond à un phénomène physiologique normal (Kaidonis 2008), elle a un impact majeur dans l'étiologie même de certaines maladies dentaires. Par exemple, la destruction progressive de la couronne puis de la dentine ouvre de nouvelles zones au développement des caries et la perte de hauteur de la couronne entraîne une égression continue de la dent comme mécanisme compensatoire, pouvant mener à la perte de la dent (Hillson 2000 ; 2019). Par ailleurs, on considère bien souvent un lien entre l'usure et les caries dentaires (Hillson 2001 ; 3.2.3). Concernant les populations qui nous intéressent, la baisse drastique de l'usure dentaire serait intervenue récemment (Kaidonis *et al.* 1992). Il sera alors intéressant de tester cette hypothèse de manière pratique, de documenter cet éventuel changement avec un schéma chronologique précis et de renseigner son possible impact sur les pathologies dentaires, en particulier sur les caries. Enfin, il s'agit d'un important paramètre qui permet de contrôler l'observabilité des autres indicateurs dentaires sélectionnés. En effet, l'intensité de l'usure peut « gommer » les autres atteintes enregistrées. L'analyse de l'usure sert alors à contrebalancer les tendances observées pour chaque paramètre de l'état sanitaire bucco-dentaire pris en compte.

3.2.1.2. Protocole de cotation : Usure masticatoire

Si elle s'applique également aux zones de contact entre les dents adjacentes (zones inter proximales ; Hillson 2000 ; 2019), nous tiendrons compte uniquement de l'usure qui se développe sur les surfaces occlusales. Nous avons procédé à un examen macroscopique et notre choix s'est porté sur la méthode élaborée par Smith (1984), qui définit huit stades de sévérité. Il s'agit de l'une des méthodes les plus appliquées en anthropologie et donne des résultats satisfaisants lorsque l'on tente de renseigner la concurrence usure carie (Hillson 2018 ; 3.2.3).

3.2.1.3. Protocole de cotation : Usure para masticatoire

L'usure dentaire n'est pas seulement le fait de la mastication. Elle peut, en effet, se développer en raison d'une occlusion anormale, due notamment à une malposition dentaire, elle peut être la conséquence de bruxisme ou encore d'habitudes culturelles ou d'activités pour lesquelles les dents sont mises à contribution et utilisées comme un outil (Hillson 1996 ; Stojanowski *et al.* 2016). Ce dernier point a fait l'objet de nombreuses études, généralement pour des populations plus anciennes (ex. : Lukacs et Pastor 1988 ; Billard 1996 ; Bocquentin *et al.* 2005). On admet alors que les comportements individuels peuvent résulter en des modifications dentaires abrasives (Stojanowski *et al.* 2016). Pour les périodes plus récentes, notamment le XVIIIe et le XIXe siècle, l'hypothèse des fumeurs de pipes est fréquemment discutée, lorsqu'une encoche est clairement dessinée dans la denture (Henderson et Walker 2012 ; Kvaal et Derry 1996 ; Geber 2015 ; Figure 3.2a et b). Néanmoins, ce type d'usure implique seulement le maintien (ou passage) fréquent d'un objet cylindrique entre les dents, pouvant s'apparenter à une gamme d'objets bien plus divers que le seul tuyau de pipe. D'autres activités ont alors pu être évoquées, telles que celles des courtiers, tailleurs, charpentiers, souffleurs de verre, cordonniers, etc. Certaines pratiques habituelles telles que mordre ou mâcher un stylo ont été mises en évidence (Stojanowski *et al.* 2016).

Le but de ce travail n'est pas de présenter une analyse complète des usures paramasticatrices en lien avec des activités spécifiques. Il s'agit, d'une part, de renseigner de manière simple la présence éventuelle de ce type d'usure, à une période où la mécanisation est censée remplacer progressivement les activités plus artisanales. D'autre part, son enregistrement permet de contrôler les autres marqueurs dentaires à la lumière d'une usure possiblement non masticatoire. Cet enregistrement pourra servir de base à des études futures, centrées sur les habitudes et activités.

Ainsi, nous avons renseigné la présence de stigmates décrits précisément par Bocquentin (2003), en enregistrant pour chaque dent fonctionnelle les usures préférentielles (Figure 3.3a), abrasions obliques (Figure 3.3a et b), fractures, polis ou lustres et les sillons.

3.2.2. Les pertes **ante mortem**

On parle de perte *ante mortem* ou AMTL[2] lorsque la dent est perdue au cours de la vie de l'individu. Il est important

[2] *Ante mortem tooth loss*

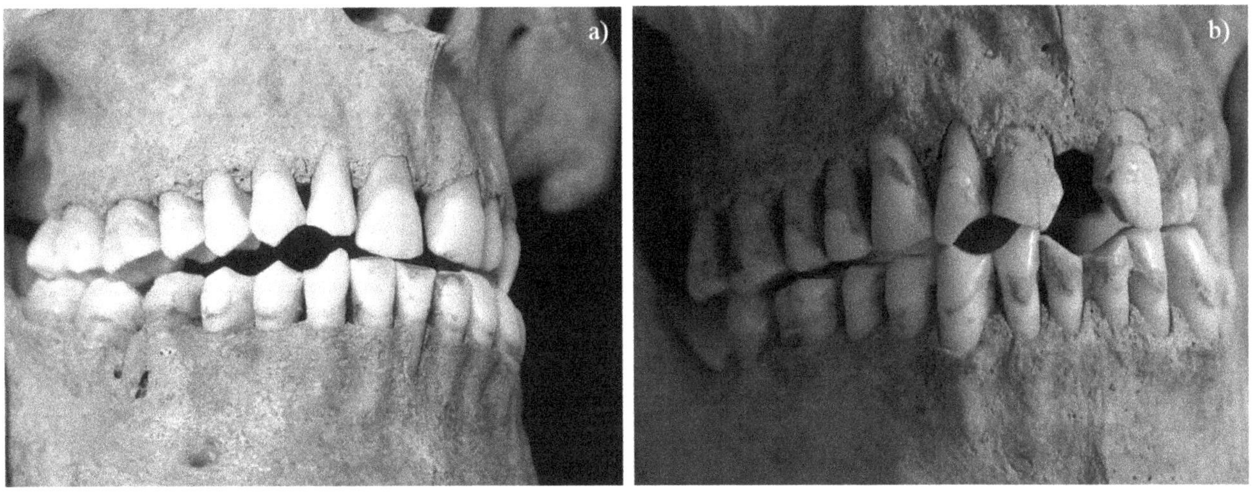

Figure 3.2 : Schéma d'usure atypique formant des encoches très marquées a) MPC SP354 : au niveau des canines et troisièmes prémolaires droites ; b) MPC SP552 : Deux encoches sont visibles, au niveau des incisives latérales et canines droites et au niveau des quatre incisives centrales.

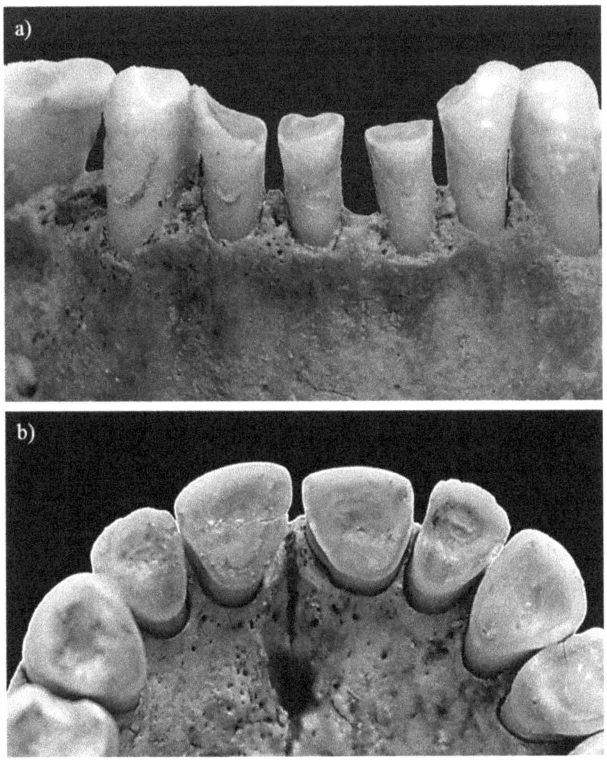

Figure 3.3 : Schéma d'usure atypique a) MPC SP351 : usure préférentielle des incisives inférieures et abrasion oblique de l'incisive latérale droite (vue antérieure) ; b) MPC SP524 : abrasion oblique, voire verticale sur la face linguale des dents antérieures du maxillaire (vue inférieure).

de les distinguer les pertes *post mortem*, qui se caractérisent par l'absence de remodelage osseux, la dent étant tombée après la mort de l'individu.

3.2.2.1. Étiologies et intérêt en anthropologie

Plusieurs facteurs peuvent mener à la perte d'une dent *ante mortem*. Elle peut être d'origine pathologique (carie, parodontose, traumatisme), mécanique (usure importante), médicale (enlèvement chirurgical de la dent à but curatif, voire esthétique) ou culturelle (avulsion ; Hillson 1996 ; Lukacs 1995 ; Bocquentin 2003). Malgré ces étiologies variées, la qualité de l'hygiène bucco-dentaire et l'accès aux soins demeurent des facteurs essentiels (Larsen 1997) et justifient pleinement leur utilisation dans ce présent travail. Elles permettent également le contrôle des autres indicateurs, puisqu'elle entretient des liens étroits avec les autres pathologies dentaires enregistrées dans notre étude. De surcroît, la perte des dents est fortement corrélée à l'âge (Hillson 2005).

3.2.2.2. Protocole de cotation

La cotation des pertes de dents concerne toutes les dents fonctionnelles permanentes ou lactéales absentes, pour lesquelles l'os alvéolaire est préservé et observable. Le remodelage osseux est coté selon trois niveaux :

- absent, indiquant une perte *post mortem*,
- en cours, indiquant une perte *ante mortem,* pour laquelle le processus de fermeture de l'alvéole est encore actif,
- terminé, indiquant une perte *ante mortem*.

Enfin, l'absence d'une dent peut également être le fait d'une agénésie dentaire, pour laquelle, aucun signe de remaniement osseux ne sera perceptible. Il peut parfois s'avérer difficile de distinguer une agénésie d'une perte *ante mortem*. Lorsque ce sera le cas, souvent pour les troisièmes molaires particulièrement susceptibles aux agénésies, la dent ne sera pas renseignée.

3.2.3. Les caries

Les caries sont le résultat de la déminéralisation progressive de l'émail, de la dentine ou du cément par les acides organiques produits par la fermentation des bactéries issues de la plaque dentaire (Hillson 1996 ; 2001 ; 2019 ; Temple 2016)

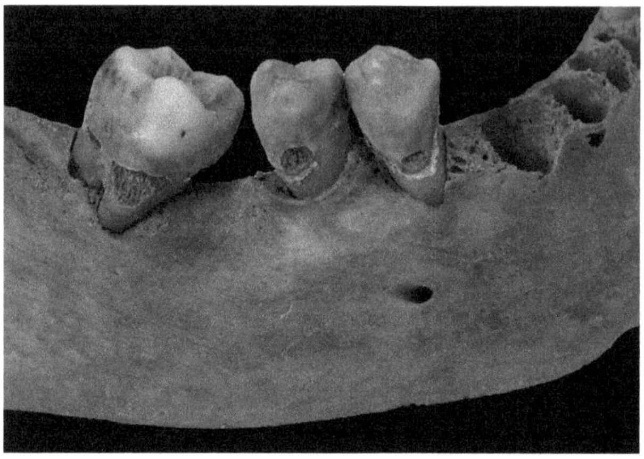

Figure 3.4: Perte *ante mortem* de la M1 inférieure droite avec remodelage alvéolaire complet. Migration mésiale de la M2 inférieure droite. Pertes *post mortem* de la canine droite et des incisives.

3.2.3.1. Étiologies et intérêt en anthropologie

Au cours de l'histoire de la discipline, les caries ont constitué l'un des marqueurs privilégiés pour reconstituer le régime alimentaire (Hillson 1979 ; Cohen et Armelagos 1984). Leur étiologie est multifactorielle et dépend de facteurs tels que la composition de la salive et son flot ou encore la qualité et la composition de l'émail dentaire (Lukacs 2008). Cependant, la nature du régime alimentaire reste le facteur principal. En effet, les aliments riches en glucides (anciennement appelés carbohydrates) sont particulièrement cariogènes (Powel 1985 ; Hillson 1996 ; Lucaks 2008 ; Hillson 2018). Si le rôle du saccharose a d'abord été largement mis en évidence, il s'agit du type de sucre le plus consommé de nos jours et il semble qu'il possède le même pouvoir cariogène que le glucose, le fructose et le lactose (Hillson 2018), de même que l'amidon contenu dans les plantes est riche en glucides. Ainsi, les caries ont beaucoup été utilisées afin de pister d'éventuels changements alimentaires, qui surviennent notamment avec la consommation de céréales cultivées (riches en glucides) à partir de l'adoption de l'agriculture (Larsen 1997). Pour les périodes modernes, les grands changements d'ordre alimentaire concernent principalement l'augmentation de la consommation de sucre (saccharose) ou de la nourriture transformée (Moore et Corbett 1975 ; Corbett et Moore 1976 ; Flandrin et Montanari 1996) et de nombreuses études anthropologiques ont montré une augmentation de ce type de lésions à partir de la période moderne (Muller et Hussein 2017).

De surcroît, la texture des aliments ou leur mode de préparation joueraient également un rôle non négligeable (Moore et Corbett 1975 ; Corbett et Moore 1976 ; Powel 1985). Enfin, bien que l'influence des protéines et des lipides soit encore mal comprise, il semblerait qu'ils jouent un rôle protecteur, de même qu'une prise de repas régulière alliée à une bonne hygiène bucco-dentaire (Powel 1985 ; Hillson 1996 ; 2019).

Enfin, l'intérêt des caries dentaires réside également dans le lien qu'elles entretiennent avec les pertes *ante mortem* ou les abcès, ces derniers pouvant représenter le stade final des lésions carieuses (Lukacs 1995 ; Hillson 2001). De plus, certaines études ont constaté une relation ambivalente entre les caries et l'usure dentaire (Hillson 2001). D'une part, l'usure favoriserait le développement des caries en minimisant l'épaisseur de l'émail, exposant la dentine ou en créant des anfractuosités (par fracture ou écaillement de l'émail) propices à l'accumulation de la plaque dentaire. D'autre part, l'usure lisserait les zones dentaires (surtout occlusales) marquées par de fortes irrégularités. De plus, si son taux est assez rapide et/ou intense, elle éliminerait (effacerait) les caries au fur et à mesure de leur développement (Hillson 2001).

3.2.3.2. Protocole de cotation

Pour chaque dent fonctionnelle permanente ou déciduale, la présence de caries a été enregistrée en accord avec certains des principes et limites développés par Hillson (2001). Toutefois, nous n'avons pas repris le protocole particulièrement précis qu'il propose et dont la mise en œuvre s'avère longue et laborieuse. Nous avons préféré un protocole plus rapide et adapté à nos objectifs et hypothèses de travail. L'enregistrement de ces lésions repose sur trois volets :

- Le type de caries en fonction de la localisation verticale du site initial d'attaque. Trois types ont été retenus selon que la carie se développe au niveau de la couronne, du collet (jonction émail-cément) ou de la racine (Thomas 2011).
- La localisation selon la face de la dent atteinte.
- La sévérité de l'atteinte, en fonction de sa taille. Quatre stades ont été définis. Les premiers signes d'une carie se caractérisent par une coloration brune ou encore un spot blanc au niveau duquel l'émail perd son aspect translucide (Piette et Reychler 1991 ; Hillson 2001 ; 2005). Cependant, au vu des phénomènes taphonomiques observés sur les séries ostéoarchéologiques (coloration, érosion, etc[3].), nous avons décidé de retenir la présence des caries uniquement à partir du moment où elle occasionne une perforation dans la dent. De plus, la consommation de tabac est attestée au moins à partir du XVIIe siècle et surtout au XIXe siècle (Nourrisson 1988). Ce dernier est connu pour provoquer des tâches sur les dents (Piette et Reychler 1991). Cela illustre la nécessité d'adapter le système de cotation adopté, spécifiquement à nos séries modernes et contemporaines. Les degrés de sévérité sont présentés et illustrés dans la figure 3.5.

Bien que toutes les lésions aient été dénombrées, nous avons renseigné de manière précise (en cotant le type, la localisation et la sévérité) trois lésions au maximum par

[3] Ces phénomènes qui ont coloré ou endommagé les dents d'un certain nombre d'individus ont été particulièrement constatés sur la collection des Crottes.

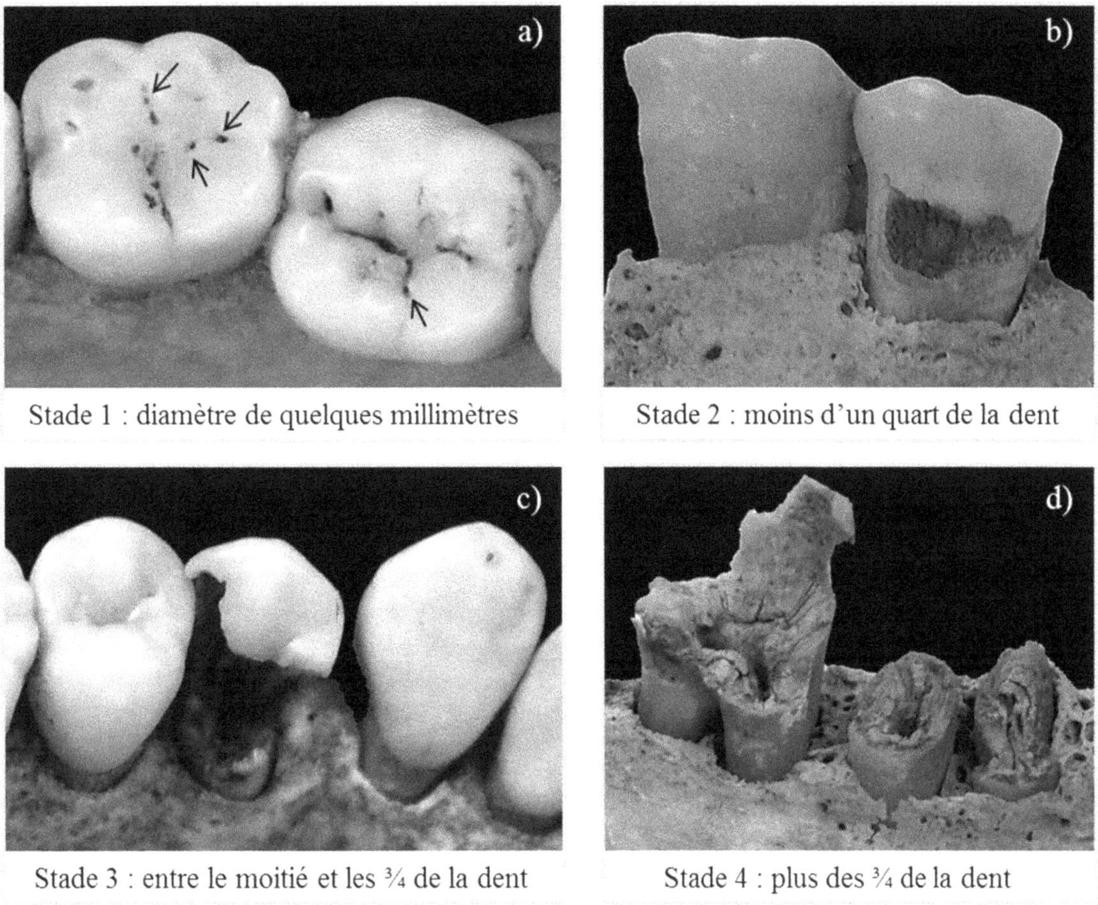

Figure 3.5 : Système de cotation de la sévérité des lésions carieuses selon leur taille.

dent, afin d'établir une prise de données la plus rapide possible.

3.2.3.3. Calcul des fréquences et calibration

Le calcul des fréquences des dents cariées se heurte à certaines limites. Il faut d'abord prendre en compte la susceptibilité différentielle qu'il existe entre les différents types et catégories de dents. En effet, la morphologie des prémolaires et surtout des molaires, caractérisées par de nombreuses irrégularités favorise le développement de telles lésions (Hillson 1996 ; 2001). Ensuite, il faut également considérer la conservation dentaire, les arcades étant souvent incomplètes. Ainsi, la fréquence brute (3.4.2) pourrait surestimer le taux réel de caries. En complément, deux types de calibrations ont été effectués.

La première calibration s'appuie sur deux constats. Les dents labiales, monoradiculées sont plus sujettes aux pertes *post mortem* alors que les dents postérieures sont plus susceptibles aux caries. Pour pallier cela, Erdal et Duyar (1999) proposent une calibration qui tient compte de la proportion de dents antérieures (3/8) par rapport aux dents postérieures (5/8) sur une denture complète. Elle est à considérer comme un taux minimal d'atteintes carieuses.

Néanmoins, cette calibration ne prend pas en compte les pertes *ante mortem*, pouvant représenter le stade ultime d'une lésion carieuse (Lukacs 1995 ; Duyar et Erdal 2003 ; Bocquentin 2003 ; Hillson 2001). La seconde calibration appliquée considère avec les dents cariées, toutes les dents perdues *ante mortem* (Lukacs 1995 ; Bocquentin 2003 ; Thomas 2011). À ce décompte, les agénésies dentaires sont également ajoutées (Bocquentin 2003 ; Thomas 2011).

3.2.4. Les atteintes périapicales

Le terme « atteintes périapicales » désigne ici les lésions qui se forment dans l'os alvéolaire, au niveau de l'apex de la dent, lorsque la pulpe dentaire est exposée.

3.2.4.1. Étiologies et intérêt en anthropologie

Ces atteintes font suite notamment à une carie, une attrition prononcée (si elle est plus rapide que le développement de la dentine secondaire (Hillson 2001) ou une fracture de la dent (Dias et Tayles 1997 ; Hillson, 2019; Figure 3.6). Dans ce travail, le mot abcès pourra être utilisé comme terme générique pour l'ensemble de ces atteintes périapicales.

3.2.4.2. Protocole de cotation

Le protocole défini enregistre la présence éventuelle de ces lésions sur l'os alvéolaire, à condition qu'il soit bien préservé, pour chaque dent fonctionnelle permanente et

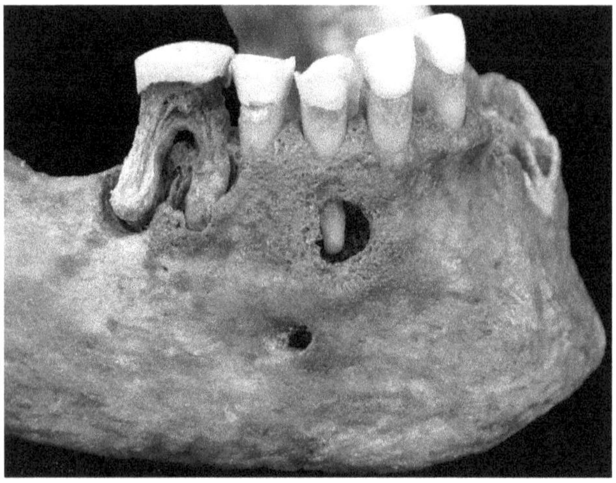

Figure 3.6 : Abcès périapical au niveau de la première prémolaire inférieure droite (MPC SP493)

lactéale. Lorsque cela était possible, nous avons déterminé l'origine de la lésion (carie, usure, fracture, parodontose). Cela nécessite que la dent qui accompagne le processus alvéolaire touché soit présente *in situ*. Lorsque plusieurs causes sont envisagées, toutes ont été notées. Nous avons également enregistré la présence éventuelle de fistules et renseigné la localisation de son orifice de sortie : face vestibulaire, linguale ou au niveau des sinus. Lorsque plusieurs orifices d'évacuation du pus étaient présents, les localisations ont toutes été enregistrées.

3.2.5. Le tartre

Le tartre correspond à la minéralisation de la plaque bactérienne dentaire (Hillson 1996 ; 2019).

3.2.5.1. Étiologies et intérêt en anthropologie

Le processus de formation du tartre reste encore aujourd'hui partiellement inconnu (Hillson 1996 ; Lieverse 1999), ce qui limite les interprétations lors des études anthropologiques. S'il est très souvent enregistré dans les collections ostéoarchéologiques, sa présence (ou absence) reste très peu exploitée et discutée (Lieverse 1999). Son étiologie apparaît multifactorielle et sa présence dépendrait d'un nombre important de facteurs, tels que la teneur en calcium et en phosphate dans le sang, le flot de salive et sa composition, l'état immunitaire, les facteurs masticatoires, l'alimentation et l'hygiène dentaire Piette et Reychler 1991 ; Hillson 1996 ; 2019 ; Lieverse 1999). Ce sont ces deux derniers points qui ont particulièrement retenu l'attention des anthropologues. En effet, bien que les liens entre régime alimentaire et tartre aient pu être simplifiés, il semble qu'une forte consommation de protéines favorise sa formation (Hillson 1979 ; Lieverse 1999). De plus, puisqu'elle nécessite l'accumulation de plaque dentaire, une alimentation riche en glucides ou une mauvaise hygiène dentaire seraient également des facteurs aggravants (Hillson 1996 ; Lieverse 1999). Considérant le rôle de la salive dans le processus de minéralisation de la plaque dentaire, les dépôts de tartre se retrouvent plus fréquemment à proximité des glandes salivaires : sur les faces linguales des incisives inférieures et des faces vestibulaires des molaires supérieures (Piette et Reychler 1991 ; Hillson 1996).

Ainsi, malgré une étiologie parfois peu claire, le tartre est renseigné dans ce travail afin de tester certaines hypothèses issues de la littérature historique notamment. De plus, les populations modernes et surtout contemporaines sont encore peu renseignées par l'anthropologie biologique : il s'agit d'une période peu explorée, pour laquelle les référentiels disponibles sont rares. La cotation du tartre pourrait mettre en évidence d'éventuelles pratiques d'hygiène dentaire, à une période où brosses à dents et dentifrices font leur entrée sur le marché (Clément 2008 ; 2010). On cherchera également à pister de possibles changements alimentaires : le XIXe siècle verrait par exemple l'augmentation croissante de la consommation de viande (Flandrin 1996c). De plus, le tartre entretient une relation particulière avec d'autres pathologies telles que la parodontose (3.2.6) ou encore les caries (3.2.3). Cette dernière relation n'a été identifiée que d'un point de vue théorique (Hillson 2001) et il sera alors intéressant de la tester d'un point de vue pratique. Pour terminer, au même titre que l'usure, ou les pertes *ante mortem*, la cotation du tartre peut servir à contrôler l'observabilité des marqueurs recherchés.

3.2.5.2. Protocole de cotation

La présence de tartre a été cotée sur toutes les dents fonctionnelles permanentes ou déciduales, selon les trois stades d'intensité définis par Brothwell (1981). La localisation du tartre a également été appréciée en considérant trois situations : la couronne, le collet ou la racine dentaire. Le type de tarte est renseigné lorsque cela était possible :

- le tartre supra-gingival se forme au niveau de la couronne dentaire, le plus souvent au contact entre l'émail et la gencive.
- le tartre subgingival se développe au sein des poches parodontales, sous la gencive. Il s'attache donc au niveau du collet ou directement sur les surfaces radiculaires et son développement entretient une forte relation avec la maladie parodontale (3.2.6).

Cependant, il peut paraître difficile de distinguer ces deux types en l'absence des tissus mous qui forment le parodonte et notamment de la gencive. Cette caractéristique sera alors considérée uniquement lorsque la présence d'une poche parodontale sera clairement attestée (3.2.6). Cela requiert alors que la dent soit présente *in situ*, c'est-à-dire dans l'os alvéolaire. Lequel doit présenter une conservation optimale.

3.2.6. La parodontose et la résorption de l'os alvéolaire

La maladie parodontale ou parodontose désigne un processus inflammatoire qui affecte toutes les parties du parodonte (Hillson 1996 ; Wasterlain *et al.* 2011). Il s'agit d'une réponse immunitaire à la présence de bactéries dans la plaque dentaire, qui s'accumule le long des gencives, les bactéries envahissant les espaces gingivaux (Nelson 2016). Le terme parodontose englobe deux types d'atteintes : la gingivite et la parodontite (Kerr 1991 ; Piette et Reychler 1991 ; Hillson 1996 ; 2018 ; Pihlstrom *et al.* 2005 ; Wasterlain *et al.* 2011).

3.2.6.1. Définition et intérêt en anthropologie

L'agent causatif de la maladie parodontale demeure principalement la plaque dentaire (Hillson 1996 ; 2018 ; Wasterlain *et al.* 2011 ; Nelson 2016). Ainsi, les facteurs aggravants sont tous ceux qui influent sur sa présence, sa quantité et sa composition. Parmi ceux-ci, on peut citer l'hygiène bucco-dentaire, l'alimentation, la présence de tartre (par l'irritation des gencives et la création de surfaces sur lesquelles la plaque peut s'étendre davantage). D'autres facteurs sont également à prendre en considération, telle que la présence d'un abcès dentaire, le type d'occlusion et la malposition dentaire, ou encore l'âge. Ce dernier paramètre ne doit pas être négligé, puisque les études cliniques ont mis en évidence une relation nette entre la parodontose, son intensité et l'âge des individus. Avant la puberté elle est très rare. Sa prévalence augmente ensuite avec l'âge, elle est courante après 30 ans et généralisée à partir de 40-50 ans (Hillson 1996).

Enfin, pour les populations modernes et contemporaines, l'analyse de la parodontose peut revêtir un grand intérêt. En effet, dans les populations actuelles, la parodontose serait le facteur principal de pertes dentaire, en raison du vieillissement de la population, croisé à l'essor de l'hygiène et des soins dentaires, ces dernières minimisant l'impact des caries et la présence de la plaque dentaire (Ong 1998). En revanche, pour les « périodes anciennes » l'une des causes majeures de la perte d'une dent *ante mortem*, proviendrait de la forte prévalence des caries liée à un manque de soins apportés aux dents atteintes de telles lésions. Or, nos échantillons se situent à la transition entre « période ancienne » et période actuelle. De plus, son interaction avec les autres indicateurs dentaire s'avère intéressante.

3.2.6.2. Protocole de cotation

La résorption alvéolaire et la parodontose de manière générale peuvent être des phénomènes physiologiques qui se développent souvent avec l'âge. La difficulté est alors de déterminer à quel moment la parodontose devient pathologique, c'est-à-dire, à quel moment la cotation de la résorption alvéolaire relève de la maladie parodontale (Wasterlain *et al.* 2011). Dans les collections ostéoarchéologiques, il n'existe aucun moyen de coter la gingivite en l'absence des tissus mous du parodonte. Ainsi, seule la parodontite est perceptible sur os sec.

Des méthodes parfois déjà anciennes proposent des critères morphologiques particuliers pour mettre en évidence les signes de l'inflammation du parodonte (ex. : Kerr 1988 ; Wasterlain *et al.* 2011). Pourtant, les plus utilisées en anthropologie s'appuient uniquement sur la résorption alvéolaire, basée sur la distance observée entre la jonction cément-émail (JCE) et la crête alvéolaire (CA ; Nelson 2016). Il s'agit d'une des raisons pour laquelle nous avons choisi de renseigner la parodontose au travers des quatre stades d'exposition de la racine dentaire définis par Brothwell (1981). Cette cotation, très répandue dans les études ostéoarchéologiques, permettra d'éventuelles comparaisons plus pertinentes avec d'autres échantillons.

La cotation de ces stades permet de juger la résorption alvéolaire et sa progression. Ils ont été appliqués à toutes les dents fonctionnelles permanentes et déciduales présentes *in situ,* si l'os alvéolaire est suffisamment préservé. Cependant, d'autres phénomènes physiologiques peuvent influer sur la distance JEC-CA. En effet, elle peut être exacerbée par l'égression continue de la dent tout au long de la vie (Hillson 1996 ; Wasterlain *et al.* 2011 ; Nelson 2016). Celle-ci résulte d'un mécanisme compensatoire en réponse à l'usure dentaire. Elle fait intervenir dépôt de cément et remodelage osseux pour aboutir à une migration vers le haut du processus alvéolaire (qui perd en profondeur), emportant la dent (Wasterlain *et al.* 2011).

Ainsi, la jonction émail-cément ne constitue pas un point stable (Hillson 1996) et il s'avère difficile de distinguer les divers phénomènes qui influent sur l'exposition des racines : éruption continue de la dent (ou autre remodelage des processus alvéolaires) ou maladie parodontale (Wasterlain *et al.* 2011). Ce biais a été pris en considération lors du calcul des prévalences (3.4.2.2).

Enfin, le type de résorption osseuse a également été enregistré, en distinguant :

- La résorption horizontale, qui se caractérise par une réduction de la hauteur de la crête alvéolaire sur tous les côtés des dents. Elle touche l'ensemble ou une grande partie des dents adjacentes (Hillson 1996). Il s'agirait d'une forme chronique de parodontose qui se retrouve essentiellement chez les individus âgés.
- La résorption verticale, qui serait une forme plus agressive et plus localisée. Elle expose la racine d'une seule voire deux dents, au niveau d'un seul des murs du processus alvéolaire (Hillson 1996). En clinique, elle se trouve plutôt chez les individus plus jeunes.

3.3. Les marqueurs aspécifiques de stress biologique

Le terme de stress a beaucoup évolué au cours du XXe siècle (Temple et Goodman 2014). Son acceptation dans le domaine de l'anthropologie biologique s'est développé, dans les études bioarchéologiques, de manière formelle et théorique à partir des années 1980 (Rose *et al.* 1978 ; Goodman *et al.* 1984 ; 1988). Le stress est aujourd'hui défini comme une série de réponses adaptatives physiologiques et non spécifiques, associées à un dérèglement de l'homéostasie (Selye 1973 ; Goodman *et al.* 1988 ; Temple et Goodman 2014). Il implique une interaction entre des facteurs environnementaux, nutritionnels ou encore pathologiques, mais également avec des paramètres tels que la structure sociale et les comportements économiques. De ce fait, le concept de stress a beaucoup été utilisé (bien que parfois de manière abusive ; Reitsma et McIlvaine 2014 ; Temple et Goodman 2014) en relation avec l'état sanitaire des populations du passé.

L'évaluation du stress au sein des communautés anciennes peut passer par l'analyse des indicateurs de stress aspécifiques (Ribot et Roberts 1996). Ce sont ces derniers que nous avons retenus dans un premier temps. En effet, le stress biologique peut se manifester sur les tissus osseux ou dentaires par des stigmates, révélant les perturbations subies par l'organisme lors de son développement : ralentissement, ou arrêt momentané de la formation du tissu ou encore, remodelage. Ils se développeraient principalement pendant l'enfance (Stuart-Macadam 1992 ; Ribot et Roberts 1996 ; Hillson 2018 ; Brickley et Ives 2008 ; Lewis 2007), période la plus vulnérable aux facteurs de stress. En outre, le tissu en croissance serait plus susceptible aux stigmates osseux ou dentaires.

Les marqueurs de stress non spécifiques ont fait l'objet de nombreuses publications (ex. : El-Najjar *et al.* 1978 ; Goodman *et al.* 1980 ; Ribot et Roberts 1996 ; Lewis et Roberts 1997 ; Klaus et Tam 2009 ; Geber 2014 ; Kacki 2017 ; Gowland *et al.* 2018). Ils sont dit non spécifiques, tant leurs étiologies sont variées. Parmi les plus usités dans les études anthropologiques, nous avons sélectionné les hypoplasies de l'émail dentaire, l'hyperostose poreuse du crâne et la *cribra orbitalia.*

3.3.1. Les hypoplasies de l'émail dentaire

Les hypoplasies sont des défauts de calcification de l'émail dentaire, survenus lors de la formation de la couronne (Hillson 1996 ; 2018). Ces défauts se forment pendant l'enfance et chacun d'entre eux représenterait une période de stress (Hillson 2018). Leur étiologie a fait l'objet de nombreuses recherches et il s'agit de l'un des indicateurs les plus fréquemment enregistrés et analysés dans les études bioarchéologiques (Goodman *et al.* 1984 ; Goodman et Armelagos 1985 ; Goodman et Rose, 1990 ; Moggi-Cecchi *et al.* 1994 ; Bocquentin 2003 ; Armalegos *et al.* 2009 ; Palubeckaite et *al.* 2006 ; Switajski *et al.* 2007 ; Chamel 2014 ; Kacki 2016). De plus, ils ne sont soumis à aucun remodelage : ils restent alors visibles à l'âge adulte chez les individus qui parviennent à survivre au stress auquel ils sont soumis. Il s'agit donc d'un indicateur particulièrement fiable (Goddman *et al.* 1984 ; Hillson 2005). Enfin, les améloblastes sont considérées comme des cellules particulièrement sensibles et à même d'enregistrer la moindre perturbation d'ordre métabolique (Larsen 1997 ; Soames et Southam 2005).

3.3.1.1. Étiologies et intérêt en anthropologie

D'un point de vue clinique, les hypoplasies ont été mises en relation avec de nombreux facteurs (pour une revue, voir Lewis 2007) : notamment avec des insuffisances alimentaires ou de sévères malnutritions (Mellanby 1934 ; Sweeney *et al.* 1971), des cas de sous-nutrition *in utero* lors que la mère souffre d'une mauvaise alimentation (Noren 1983), des cas de rachitisme (Kreshover 1960), des épisodes de fièvre (Kronfield and Schour 1939 ; Kreshover 1960), des maladies infectieuses (Kreshover 1960), telles que la tuberculose (Knick 1982) ou la syphilis congénitale (Hillson *et al.* 1998). D'autres facteurs ont également été mis en évidence tels qu'un faible poids à la naissance (Seow 1992), une naissance prématurée (Aine *et al.* 2000), ou encore le sevrage et le stress biologique qu'il peut entraîner (Goodman et Rose 1990). Ainsi, de très nombreuses étiologies ont été reconnues, mais les principales résident dans les carences nutritionnelles ou vitaminiques (malnutrition ou sous-nutrition chronique ou épisodique) et les maladies infectieuses ou parasitaires (Goodman et Rose 1990 ; Hillson 1996 ; 2005 ; 2018 ; Lewis 2007). Elles sont alors souvent mises en relation avec le statut socio-économique des individus et considérées comme un bon témoin de l'état de santé des populations anciennes. Trois formes de défauts hypoplasiques sont communément reconnues. À cela, nous avons également ajouté une quatrième forme décrite par Ogden et ses collaborateurs (2007) ; Figure 3.7). Il faut souligner que s'il existe diverses formes d'hypoplasies, il reste à ce jour impossible d'expliquer pourquoi le stress produirait tel défaut plutôt qu'un autre (Hillson 1996 ; 2018).

- Les hypoplasies linéaires de l'émail dentaire (LEH : *Linear enamel hypoplasia*) sont de loin les plus courantes et les plus étudiées (Hillson 1996 ; 2005 ; Hillson 2018; Figure 3.7).
- Les hypoplasies en fosses (Figure 3.7
- Les hypoplasies de type « *plane* » ou en nappe (Figure 3.7).
- Les hypoplasies des cuspides (*Cuspal enamel hypoplasias, Gross enamel hypoplasia*) ont été précisément décrites par Ogden et ses collaborateurs (2007 ; Figure 3.7). Elles ont été identifiées sur les molaires permanentes et déciduales de jeunes individus issus d'une population « post médiévale » londonienne d'origine modeste (XVIe-XVIIIe siècle). Les auteurs avancent l'hypothèse qu'elles représentent une forme particulièrement précoce (commençant peut-être avant la naissance) et sévère de stress systémique. Plusieurs facteurs sont envisagés, dont le rachitisme. Elles marquent particulièrement la partie occlusale de la dent : le tiers occlusal se caractérise par un aspect moucheté où les améloblastes ont cessé leur activité. Le reste de la dent montre un émail complètement sain. Enfin, il faut également noter une déformation de l'architecture des cuspides, qui prennent un aspect anormal et qui pourrait rappeler les *Mulburry teeth*, liées à la syphilis congénitale. De plus, ce type d'hypoplasies ne semble pas cantonné uniquement aux molaires : elles ont

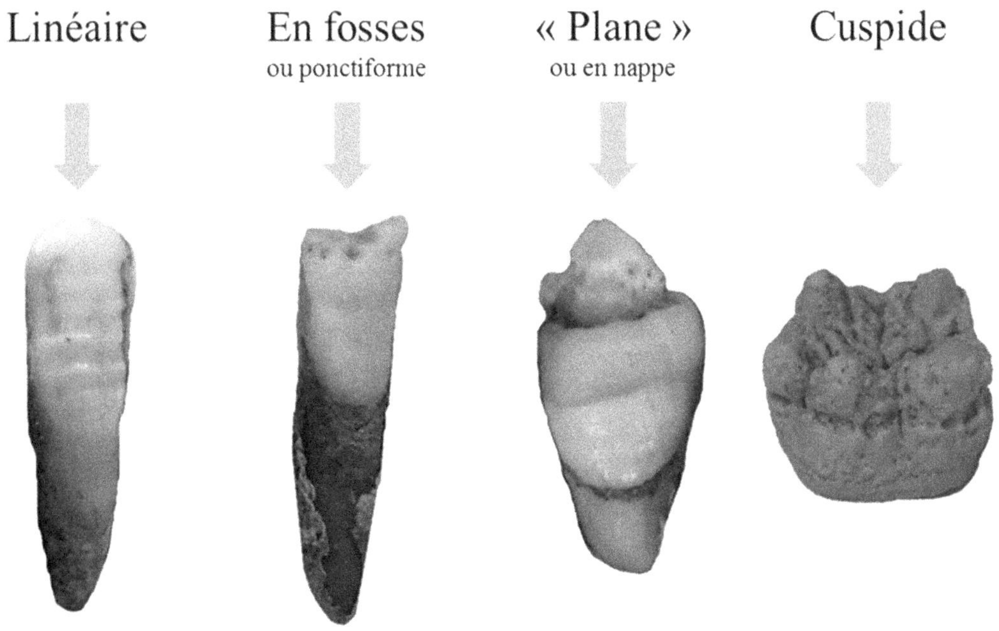

Figure 3.7 : Les types majeurs d'hypoplasies de l'émail dentaire.

par exemple été identifiées sur les incisives lactéales d'un individu également issu d'un contexte londonien daté du XIXe siècle (Walker 2012). Plus récemment, des hypoplasies présentant des caractéristiques similaires ont été mises en relation avec le traitement au mercure de la syphilis congénitale. Ce denier provoquant des problèmes d'amélogénèse (Ioannou *et al.* 2016 ; Ioannou et Henneberg 2016). Ces défauts sont manifestement reconnus dans des contextes qui se rapprochent des nôtres en termes de chronologie. Ils sont mis en relation avec des affections particulières telles que le rachitisme, dont nous proposons l'étude, mais également avec une maladie emblématique de la période moderne et contemporaine : la syphilis. Pour l'ensemble de ces raisons, il semble important de considérer ce type d'hypoplasies.

3.3.1.2. Protocole de cotation

Les différents types de dents ne présentent pas tous la même susceptibilité de développer des hypoplasies. Pourtant, nous avons considéré chaque dent permanente et déciduale qu'elle soit fonctionnelle, incluse ou à l'état de germe.

Concernant les dents permanentes, de nombreuses études s'accordent pour désigner les dents antérieures comme les plus fréquemment atteintes, en particulier les canines et les incisives centrales supérieures (Goodman et Armelagos 1985 ; Goodman et Rose 1990 ; Ribot et Roberts 1996). De ce fait, certaines études considèrent préférentiellement la cotation des canines (Goodman *et al.* 1984). Pourtant toutes les dents possèdent un potentiel informatif. Les troisièmes molaires par exemple, sont les moins fréquemment atteintes, mais constituent le seul type de dent capable de renseigner d'éventuels épisodes de stress survenu tardivement (à partir de 10 ans ; Reid et Dean 2006). Cette susceptibilité différentielle sera prise en compte dans le calcul des prévalences (3.4.2.2).

Pour chaque défaut identifié, le type d'atteinte a été enregistré d'après sa forme : linéaire, punctiforme, *plane* ou des cuspides (Figure 3.7). Pour les LEH nous avons ensuite adopté le protocole mis au point par Bocquentin (2003), visant à renseigner la sévérité de l'hypoplasie (par l'ampleur de la zone atteinte et la profondeur de la strie) et l'âge à laquelle elle s'est formée. En effet, en fonction de la dent sur laquelle ils s'inscrivent, les défauts de l'émail dentaire enregistrent des périodes d'arrêt de croissance qui interviennent entre 5 mois *in utero* et au-delà de 10 ans (Skinner et Goodman 1992). De nombreuses études ont mis en évidence un pic de formation des hypoplasies entre 2 et 4 ans, période au cours de laquelle l'émail dentaire est particulièrement susceptible aux stress biologiques (Skinner et Goodman 1992 ; Lewis et Roberts 1997).

Puisque la formation des dents suit un schéma relativement normé, il est possible d'estimer l'âge auquel l'hypoplasie s'est formée en fonction de sa position sur la hauteur de la couronne dentaire (Goodman et Rose 1990 ; Skinner et Goodman 1992 ; Reid et Dean 2000 ; 2006). La localisation de l'hypoplasie est enregistrée en considérant trois zones de la couronne dentaire : le tiers occlusal, intermédiaire et cervical (Goodman et Armelagos 1985). En fonction de la dent considérée, ces tiers correspondent à des fourchettes d'âge chronologiques définies par Bocquentin (2003) en fonction de l'âge de calcification dentaire (Moorrees *et al.* 1963 a et b ; Goodman *et al.* 1980 ; Skinner et Goodman 1992 ; Malville 1997 ; Reid et Dean 2000) et des périodes de formation de l'émail appositionnel (Skinner et Goodman 1992 ; Reid et Dean 2000). Ce protocole aboutit à la définition de quatre classes d'âge et a déjà été utilisé sur des populations préhistoriques (Bocquetin 2003 ; Thomas 2011) et plus récemment sur des séries historiques (Kacki 2016). Les classes d'âges proposées sont les suivantes : < 3 ans ; 2,5-5 ans ; 4,5-7 ans ; > 10 ans.

La présence éventuelle d'hypoplasie a été observée de manière macroscopique, à l'œil nu et à l'aide d'une loupe. En complément de son aspect visuel, la présence de l'hypoplasie doit être confirmée par une sonde parodontale : la zone de dépression dans l'émail doit être clairement perceptible.

3.3.2. L'hyperostose poreuse du crâne

L'hyperostose poreuse ou *cribra cranii* désigne des zones circonscrites de porosités à la surface externe de la voute crânienne. Elles s'accompagnent d'un amincissement de la table externe et d'une expansion du diploé, en réponse à une hypertrophie de la moelle osseuse (Stuart-Macadam 1987a et b). Ces atteintes s'observent préférentiellement au niveau des pariétaux, mais également sur l'occipital et dans une moindre mesure au niveau du frontal (Stuart-Macadam 1989). De telles lésions sont également observables au niveau des plafonds orbitaires et désignées sous le terme de *cribra orbitalia*. De nombreux auteurs voient une cause commune à l'ensemble de ces atteintes de la calvaria et des orbites sont parfois considérées comme des lésions précoces d'un même processus pathologique (Angel 1966 ; Stuart-Macadam 1987a et b). Pour d'autres auteurs, il s'agit de deux types de lésions distinctes (Wapler *et al.* 2004 ; Walker *et al.* 2009, Rothschild 2000 ; 2012 ; Rivera et Lahr 2017). Enfin, leur étiologie et le potentiel lien entre ces deux types d'atteintes sont toujours en cours de débat (Walker *et al.* 2009 ; Oxenham et Cavill 2010 ; Rothschild 2012 ; Rivera et Lahr 2017 ; Brickley 2018). De ce fait, elles seront traitées de manière distincte. L'hyperostose poreuse du crâne désignera alors uniquement les lésions qui se développent au niveau de la voute crânienne. Le terme *cribra orbitalia* caractérisera seulement les atteintes au niveau des plafonds orbitaires (3.3.1.3).

3.3.2.1. Étiologies et intérêt en anthropologie

De nombreuses étiologies ont été évoquées pour l'hyperostose poreuse du crâne, mais un consensus s'est établi autour des anémies (Angel 1966 ; Stuart-Macadam, 1987a et b ; Walker *et al.* 2009 ; Rivera et Lahr 2017). Elle serait alors l'expression osseuse de l'expansion de la moelle, le diploé progressant au détriment de la table externe, laissant entrevoir la structure trabéculaire sous-jacente. Dans les cas les plus sévères, l'extension du diploé est telle qu'elle donne à l'os une apparence caractéristique « en poil de brosse ». Ce type de lésion osseuse a été constaté en clinique, chez des patients atteints de thalassémie, anémie d'origine génétique. Le lien entre hyperostose poreuse et anémie s'appuie notamment sur cette analogie (Angel 1966).

On distingue plusieurs types d'anémies, dont les anémies héréditaires (innées) dépendantes de facteurs génétiques et responsables de maladies telles que la thalassémie et la drépanocytose. Toutefois, ces maladies sont rares (notamment les formes sévères) et population dépendantes : elles ne pourraient expliquer, à elles seules, la proportion d'hyperostose poreuse retrouvée au sein des collections archéologiques (El-Najjar *et al.* 1976 ; Walker *et al.* 2009). En revanche, certaines anémies sont acquises, soit par une perte de sang importante, soit en raison de carences nutritionnelles dans l'organisme.

Aussi, ce sont d'abord les anémies ferriprives qui ont été désignées comme le facteur principal de l'hyperostose poreuse (El-Najjar *et al.* 1976 ; Stuart-Macadam, 1987a et b). En effet, les carences en fer constituent l'une des causes majeures d'anémies, qu'elles soient déclenchées par une hémorragie, une alimentation pauvre en fer ou une malabsorption intestinale. Dans les contextes archéologies, on considère qu'elles seraient les signes de mauvaises conditions sanitaires, de carences en nutriment essentiel ou maladies infectieuses (Stuart-Macadam, 1987a et b ; Walker 1985 ; 1986). Cependant, de nouvelles données indiqueraient que les carences en fer empêchent l'hypertrophie de la moelle (Walker *et al.* 2009). En effet, elles entravent la synthèse de l'hémoglobine et la formation d'érythrocytes (globules rouges) matures et aboutissent à une réduction de la production des globules rouges. *A priori*, elles ne peuvent donc pas être responsables de l'expression osseuse de l'expansion hématopoïétique de la moelle (Walker *et al.* 2009).

Ainsi, d'autres types d'anémies sont aujourd'hui incriminés, notamment des anémies hémolytiques mégaloblastiques. Celles-ci ont la capacité de déclencher une hypertrophie de la moelle, pouvant être responsables de l'hyperostose poreuse du crâne (Walker *et al.* 2009). Les anémies hémolytiques se caractérisent par une destruction prématurée des globules rouges. Elles résultent de facteurs intrinsèques (génétiques : thalassémie et drépanocytose) et extrinsèques tels que l'exposition à des toxines, la consommation de drogues ou des maladies cardiaques. Les anémies mégaloblastiques se distinguent par un élargissement des cellules hématopoïétiques (macrocytes) et se caractérisent par une érythropoïèse (production des globules rouges) inefficace. Elles sont principalement causées par des carences en vitamine B12 (cobalamine) et/ou B9 (acide folique), souvent acquise par une alimentation inadéquate (notamment une diète faible en protéines animales), ou une malabsorption de ces nutriments. Celle-ci peut être causée par des maladies infectieuses, notamment des infections gastro-intestinales et maladies diarrhéiques, ou à la présence de parasites, révélant de mauvaises conditions sanitaires et une forte charge pathogène (Walker *et al.* 2009; Rothschild 2012).

Ainsi l'hyperostose poreuse pourrait être révélatrice d'une alimentation inadéquate en nutriments essentiels au fonctionnement de l'organisme, de mauvaises conditions sanitaires, de maladies infectieuses et/ou parasitaires.

Enfin, puisque la distribution de sites de production des globules rouges évolue au cours du développement, l'hyperostose poreuse du crâne serait le signe d'anémies acquises uniquement pendant l'enfance (Stuart-Macadam 1985 ; 1992 ; Walker *et al.* 2009 ; Brickley 2018). Les lésions actives seraient caractéristiques des individus immatures. Chez les adultes, il s'agirait davantage de stigmates témoignant d'un stress vécu pendant la croissance (Stuart-Macadam 1985 ; Walker *et al.* 2009 ; Brickley 2018).

3.3.2.2. Protocole de cotation

Les porosités peuvent être facilement observables au niveau de la surface externe de la voute. Toutefois, il demeure difficile d'identifier l'hyperplasie de la moelle, qui se traduit par l'expansion du diploé et l'amincissement des tables externes. Si les processus taphonomiques n'ont pas fracturé l'os au niveau de la lésion et en l'absence de cliché radiographique ou histologique, ce dernier processus demeure inaccessible par un simple examen macroscopique.

La présence de porosités au niveau de la voute crânienne peut révéler un stade débutant d'hyperostose poreuse (Stuart-Macadam 1985). Cependant, elle peut refléter d'autres processus pathologiques : périostite, tumeur, hématome, infection cutanée du scalpe, ou scorbut (Larsen 1997 ; Ortner 2003 ; Walker *et al.* 2009). De plus, les porosités qui se développent dans le cas du scorbut peuvent s'accompagner d'une réaction hyperplasique du diploé (Ortner *et al.* 1999 ; 3.3.2.2). Enfin, la présence de porosités sur la voute peut s'intégrer à la variabilité normale interindividuelle (Roberts et Manchester 2005).

Concernant notre protocole, tous les individus possédant au moins un fragment de la voute crânienne ont fait l'objet d'un examen macroscopique. Chaque os de la voute (frontal, pariétaux et occipital) est jugé observable si au moins un tiers de l'os est bien préservé. La présence de l'hyperostose poreuse a été enregistrée selon trois stades (définis par Natan et Hass 1966, employés par Crubézy 1988 ; Thomas 2011) :

- stade 1 : aspect poreux, fines micro-perforations irrégulières,
- stade 2 : aspect criblé avec des orifices nettement mieux marqués,
- stade 3 : aspect trabéculaire, ouvertures irrégulières qui s'organisent de façon radiée.

3.3.3. La cribra orbitalia

La *cribra orbitalia* désigne les porosités qui se développent sur la surface externe des plafonds orbitaires (Stuart-Macadam 1985 ; 1982 ; Mittler et Van Gerven 1994 ; Walker *et al.* 2009). Dans les cas les plus marqués, les perforations les plus larges laissent entrevoir la structure trabéculaire de l'os sous-jacent et peuvent s'accompagner d'un épaississement du toit de l'orbite (Stuart-Macadam 1987b).

3.3.3.1. Étiologies et intérêt en anthropologie

Les *cribra orbitalia* ont longtemps été considérées comme synonymes d'anémies à partir des mêmes arguments que ceux évoqués pour l'hyperostose poreuse du crâne (3.3.1.2). En effet, ces lésions présentent des similarités avec celles observées sur la voute crânienne et ces deux types de lésions sont fréquemment associées (Stuart-Macadam 1989). Ce sont d'abord les anémies ferriprives qui ont eu les faveurs de la communauté scientifique (Stuart-Macadam 1985 ; 1992 ; Mittler et Van Gerven 1994). D'autres types d'anémies sont dorénavant incriminés, notamment en raison de leur capacité à entraîner une hyperplasie de la moelle. Walker et ses collaborateurs (2009) évoquent alors principalement les anémies provoquées par des carences en vitamine B9 et B12, qu'elles soient d'origine alimentaire ou infectieuse (malabsorption). En outre, en cas d'anémie, ces lésions poreuses se développeraient uniquement pendant l'enfance (3.3.1.2).

La *cribra orbitalia* pourrait alors partager une cause commune avec l'hyperostose poreuse du crâne (Stuart-Macadam 1989). Pourtant, l'occurrence de ces deux lésions offre des résultats très variables dans les séries ostéoarchéologiques où la *cribra orbitalia* semble être plus fréquente (Walker *et al.* 2009). Elles pourraient alors être l'expression plus précoce et moins sévère du processus pathologique qui mène à l'hyperostose poreuse du crâne, d'autant que la lame externe du toit de l'orbite est moins épaisse (Stuart-Macadam 1989 ; Walker *et al.* 2009).

Cependant, des études histologiques ont montré que les *cribra orbitalia* ne sont pas souvent associées à des signes clairs d'hypertrophie du diploé (Wapler *et al.* 2004 ; Rivera et Lahr 2017). Cela met en évidence une étiologie bien plus complexe et peut-être distincte de l'hyperostose poreuse. Bien que basées sur peu d'individus, les analyses de Rivera et Lahr (2017) indiquent que les porosités du toit de l'orbite s'accompagnent non seulement d'un épaississement des tables externes, mais également d'un amincissement du diploé. Ces observations vont donc à l'encontre des anémies qui se caractérisent par une hypertrophie de la moelle. Les auteurs envisagent alors cinq autres types d'anémies entraînant une réduction de l'érythropoïèse, aboutissant à une hypoplasie de la moelle. Ils évoquent ainsi les anémies causées par des maladies chroniques, des défauts de fonctionnement des reins, des carences en protéines, des perturbations endocriniennes ou encore les anémies aplasiques (Rivera et Lahr 2017). Ces dernières se caractérisent par une destruction ou altération des cellules souches qui forment notamment les érythrocytes (globules rouges).

De plus, l'étude de Wapler et ses collaborateurs en 2004, basée sur 300 *cribra orbitalia*, a montré que l'anémie était responsable de moins de la moitié des lésions constatées (43,5 %). Le lien entre anémie et *cribra orbitalia* semble alors faible, en particulier lorsqu'aucune autre manifestation osseuse n'est constatée (Ortner *et al.* 1999 ; Walker *et al.* 2009). D'autres processus pathologiques peuvent entrer en compte tels que les inflammations oculaires (Wapler *et al.* 2004), les hémorragies sous périostes, notamment dans le cas de scorbut (Ortner et Erickesen 1997 ; Ortner *et al.* 1999 ; Walker *et al.* 2009), l'ostéoporose, le rachitisme ou l'ostéomalacie (Brickley et Ives 2008).

Les porosités du toit de l'orbite constituent alors un marqueur de stress hautement aspécifique. Elles peuvent également subir un remodelage osseux capable d'oblitérer complètement les stigmates de ces épisodes. Enfin, ces porosités peuvent également être le résultat d'une érosion *post mortem*. Les phénomènes taphonomiques représentent, à titre d'exemple, 10 % des cas constatés par l'étude de Wapler et ses collaborateurs (2004).

3.3.3.2. Protocole de cotation

Tous les individus présentant au moins une orbite ont bénéficié d'un examen macroscopique. Nous avons considéré observables les plafonds orbitaires à partir du moment où au moins 50 % de la zone est clairement lisible et bien préservée.

La présence de la *cribra orbitalia* est jaugée d'après les trois stades définis par Nathan et Hass (1966):

- stade 1 : aspect poreux, fines micro-perforations irrégulières,
- stade 2 : aspect criblé avec des orifices nettement mieux marqués,
- stade 3 : aspect trabéculaire, ouvertures irrégulières qui s'organisent de façon radiée.

3.4. Les maladies métaboliques

En compléments des marqueurs de stress, nous nous sommes intéressés aux maladies métaboliques. Ces dernières sont définies par Brickley et Ives (2008) comme des pathologies qui perturbent spécifiquement le processus de modelage ou de remodelage osseux. Parmi celles-ci, nous avons choisi celles qui se développent lors de déficience en vitamine D et C : le rachitisme, l'ostéomalacie et le scorbut (Ortner 2003 ; Brickley et Ives 2008).

L'identification des maladies métaboliques s'avère plus complexe que pour les marqueurs précédemment présentés. En effet, l'établissement d'un diagnostic positif s'appuie sur l'observation d'un certain nombre de lésions, réparties souvent sur l'ensemble du squelette (Ortner 2003). De plus, ces lésions n'ont pas toutes le même « poids », tant leur diagnostic différentiel peut être compliqué. Ainsi, après une revue de la littérature concernant le rachitisme, l'ostéomalacie et le scorbut, les critères diagnostiques ont été classés en plusieurs catégories (Brickley et Ives 2008 ; Geber et Murphy 2012 ; Snoddy *et al.* 2018). On considérera alors des critères :

- déterminants,
- indicatifs,
- et suggestifs.

La hiérarchisation et la combinaison de ces critères vont permettre d'établir des diagnostics à trois échelles, en déterminant :

- un diagnostic définitif,
- un diagnostic probable,
- ou un diagnostic possible.

Cela permettra notamment de prendre en considération un plus grand nombre d'individu lorsque la représentation et la conservation osseuse ne sont pas optimales.

3.4.1. Carences en vitamine D : Étiologies et intérêt en anthropologie

La présence de la vitamine D dépend de nombreux facteurs, mais deux causes principales sont retenues : l'exposition au soleil et/ou les apports alimentaires (Brickley et Ives 2008 ; Ortner 2003). L'exposition au soleil varie grandement selon le contexte environnemental et géographique, mais également selon les saisons et les pratiques culturelles. Ces facteurs devront alors être pris en considération dans l'analyse des carences en vitamine D (Brickley et Ives, 2008). D'autre part, la vitamine D peut être obtenue à partir d'une large variété d'aliments, tels que les produits laitiers (lait, beurre, fromage), les œufs, le foie et l'huile de poisson comme le saumon, le thon ou le maquereau (pour revue, voir Brickley et Ives, 2008).

Cependant, il semblerait que l'acquisition de vitamine D par l'alimentation soit moins efficace que la synthèse dermique. En outre, plus de 90 % des besoins en vitamine D seraient obtenus par ce dernier biais (Holick 2003). L'alimentation peut alors agir comme un complément quand l'exposition au soleil se révèle insuffisante (Snoddy *et al.* 2016).

Les insuffisances en vitamine D peuvent avoir de graves répercussions. Tout d'abord, elles entraînent des maladies spécifiques qui prennent différentes formes en fonction de l'âge des individus. On distingue le rachitisme, qui se développe chez les enfants, dont les os sont en cours de croissance et l'ostéomalacie, qui affecte le remodelage osseux chez les adultes (Ortner 2003 ; Lewis 2007 ; Brickley et Ives 2008). Ensuite, si ces maladies sont rarement mortelles (Ortner 2003), elles s'accompagnent d'une forte comorbidité : elles amplifient la susceptibilité à d'autres pathologies et augmentent alors le risque de mortalité (Brickley et Ives 2008 ; Mays et Brickley 2018 ; Snoddy *et al.* 2016).

En raison de leur étiologie, les carences en vitamine D nous offrent un éclairage sur les conditions de vie. Elles peuvent être de bons indicateurs du statut socio-économique, des conditions environnementales, culturelles et nutritionnelles des populations du passé (Mays et Brickley 2018 ; Ortner et Mays 1998 ; Mays *et al.* 2006 ; Brickley *et al.* 2007 ; Ives 2018 ; Brickley *et al.* 2018). Plus spécifiquement, pour les populations qui nous intéressent dans ce travail, la paléopathologie s'accorde avec des données historiques pour désigner la révolution industrielle comme la période qui voit l'explosion des cas de rachitisme en Europe (Ortner et Mays 1998 ; Ortner 2003 ; Mays *et al.* 2006 ; Brickley et Ives 2008 ; Mays 2018).

3.4.1.1. Le rachitisme

Le rachitisme désigne les carences en vitamine D qui surviennent chez l'enfant, causant des défauts de minéralisation osseuse au cours de la croissance. D'un point de vue clinique, les manifestations osseuses du rachitisme se développent préférentiellement chez les enfants entre trois et 24 mois (Brickley et Ives 2008 ; Snoddy *et al.* 2016). L'adolescence est également considérée comme une période de risque accru, puisque caractérisée par une rapide poussée de croissance (Brickley et Ives 2008 ; Snoddy *et al.* 2016).

Lorsque la vitamine D est de nouveau acquise par l'organisme en quantité suffisante, l'os se minéralise complètement (rachitisme guéri qui s'oppose au rachitisme actif). Toutefois, certaines séquelles sont toujours perceptibles, notamment à l'âge adulte. On parle alors de rachitisme résiduel (Ortner 2003 ; Brickley *et al.* 2007 ; Brickley *et al.* 2010).

Les critères de diagnostic retenus sont présentés dans le tableau 3.1 (Ortner et Mays 1998 ; Ortner 2003 ; Brickely *et al.* 2007 ; 2010 ; 2018 ; Mays *et al.* 2006 ; Brickley et Ives 2008 ; Veselka *et al.* 2015 ; 2018 ; Snoddy *et al.* 2016 ; Ives 2018). Ils ont été hiérarchisés sur trois niveaux en fonction de leur pertinence, de leur récurrence dans les cas publiés et de leur spécificité (ou du moins de l'ampleur de leur diagnostic différentiel).

3.4.1.1.1. Le rachitisme chez l'enfant : Critères diagnostiques retenus

Trois grands types de manifestations squelettiques sont associés au rachitisme : les déformations mécaniques, celles qui touchent les zones de croissance rapide et les zones poreuses ou d'irrégularités de l'os cortical.

Les déformations se développent sous les forces mécaniques (support du poids du corps et pressions musculaires) qui s'appliquent sur les différents segments anatomiques, ces derniers souffrant d'une mauvaise minéralisation. Leur distribution et aspect sont des caractéristiques importantes au diagnostic.

Tout d'abord, les déformations des os longs des membres supérieurs et inférieurs (*bowing deformities*) se caractérisent par une courbure des diaphyses (Tableau 3.1 ; Figure 3.8). L'âge auquel se déclare la maladie est important dans la distribution de ces déformations. Elles se développent, en effet, préférentiellement au niveau des membres supérieurs avant l'acquisition de la marche et figurent le port du poids du corps lorsque l'enfant rampe ou se déplace à quatre pattes. À l'inverse, si la maladie se déclare après l'acquisition de la marche ou de la station debout, les déformations auront alors tendance à marquer les membres inférieurs (Ortner et Mays 1998). Ces dernières peuvent se combiner à une coxa vara du fémur (fermeture de l'angle cervico-diaphysaire de l'extrémité supérieure du fémur) et d'un aplatissement de l'os au niveau de la tête fémorale (Mays *et al.* 2006). Enfin, Mays et ses collaborateurs (2006) décrivent également une bascule médiale des métaphyses distales des tibias. Elles ont été constatées associées ou non à des déformations des diaphyses et marqueraient des pressions musculaires asymétriques qui s'appliquent au niveau des plaques de croissances affaiblies (Resnick et Niwayama 1988 ; Mays *et al.* 2006).

Les déformations des branches montantes de la mandibule sont à mettre en relation avec les forces mécaniques appliquées par les muscles lors de la mastication. De même, l'âge des individus doit être pris en compte, puisque ces symptômes se développeraient plutôt chez les enfants sevrés (Ortner et Mays 1998).

Toutefois, ces déformations mécaniques n'apparaissent pas lors des phases initiales de la maladie (Brickley et Ives 2008). En effet, en premier lieu, les altérations de la conformation osseuse se déroulent plutôt au niveau des jonctions entre os et cartilage : sur les extrémités sternales des côtes et des métaphyses des os longs (Ortner et Mays 1998 ; Mays *et al.* 2006). En conséquence d'un manque de minéralisation, le cartilage perd son organisation caractéristique, en rangées verticales alignées et bien resserrées. Il s'élargit et se déforme horizontalement. Puisque l'os en croissance se forme à partir de ce cartilage, les extrémités sternales des côtes et celles des os longs prennent alors un aspect évasé et gonflé (Brickley et Ives 2008). Au niveau du thorax, l'évasement des extrémités sternales des côtes est connu sous le terme « rosaire costal ». Au niveau des zones métaphysaires des os longs, trois types de changement osseux ont été considérés : le gonflement, l'évasement et le *cuping*. Ce dernier paramètre se développe lorsque les déformations sont exacerbées par les pressions mécaniques supportées par ces parties osseuses (Brickley et Ives 2008). Ces déformations deviennent manifestes dans l'os avant que le remodelage ne tente de rectifier cette conformation anormale (Brickley et Ives 2008).

Les déformations mécaniques et en particulier les courbures des os longs, sont des critères déterminants du rachitisme. Il en est de même pour les déformations qui surviennent dans les zones métaphysaires. Ces déformations devront être observées sur au moins deux os pour être comptabilisées dans le diagnostic.

Enfin, la littérature met l'accent sur des zones de porosités ou sur l'aspect irrégulier de la corticale osseuse au niveau de certaines localisations spécifiques (Ortner et Mays 1998 ; Mays *et al.* 2006 ; Brickley et Ives 2008). Ces dernières se retrouvent au niveau du crâne : sur la voute et les plafonds orbitaires ; et sur le squelette postcrânien au niveau des sites de croissance rapide : les extrémités sternales des côtes et les métaphyses des os

Tableau 3.1 : Récapitulatif des critères pathologiques retenus et hiérarchisés pour le diagnostic du rachitisme (en gras : les critères d'identification du rachitisme actif).

			Rachitisme (enfants)			Rachitisme résiduel (adultes)	
			Critères déterminants	Critères indicatifs	Critères suggestifs	Critères déterminants	Critères suggestifs
Squelette axial	Squelette crânien	Crâne			Voute : Porosités		
					Plafonds orbitaires :		
		Mandibule	Branches montantes : angulation médiale			Branches montantes : angulation médiale	
		Dents			Hypoplasies de l'émail		Hypoplasies de l'émail
	Côtes et sternum		"Rosaire Rachitique"	Déformation des têtes costales			Déformation des têtes costales
			Extrémités sternales : porosités	"Poitrine de pigeon"			"Poitrine de pigeon"
	Rachis				Scoliose sévère		
Squelette appendiculaire	Membres supérieurs	Humérus	Diaphyse : courbure antéro-latérale	Humérus varus		Diaphyses : courbure résiduelle	
			Métaphyses : déformation	Métaphyses : porosités		Métaphyses : déformation	
		Ulna-radius	Diaphyses : courbure	Métaphyses : porosités			
			Métaphyses : déformation				
	Membres inférieurs	Fémur	Diaphyse : courbure antéro-postérieure	Coxa vara		Diaphyse : courbure résiduelle	
						Diaphyse : épaississement	
				Applatissement de la tête fémorale		Métaphyse distale : déformation	
			Métaphyses : déformation			Métaphyse distale : "bec de pélican"	
				Métaphyses : porosités		Sous-trochanter : Elargissement médio-latéral	
		Tibia-fibula	Diaphyse : courbure latéro-médiale	Métaphyses : porosités		Métaphyse distale : déformation	
						Diaphyse : courbure résiduelle	
			Métaphyses : déformation			Diaphyse : épaississement	
Autres déformations				Ilium : courbure médio-latérale		Déformation générale du bassin	
				"Protrusio acetabulae"			
				Scapula : déformation			

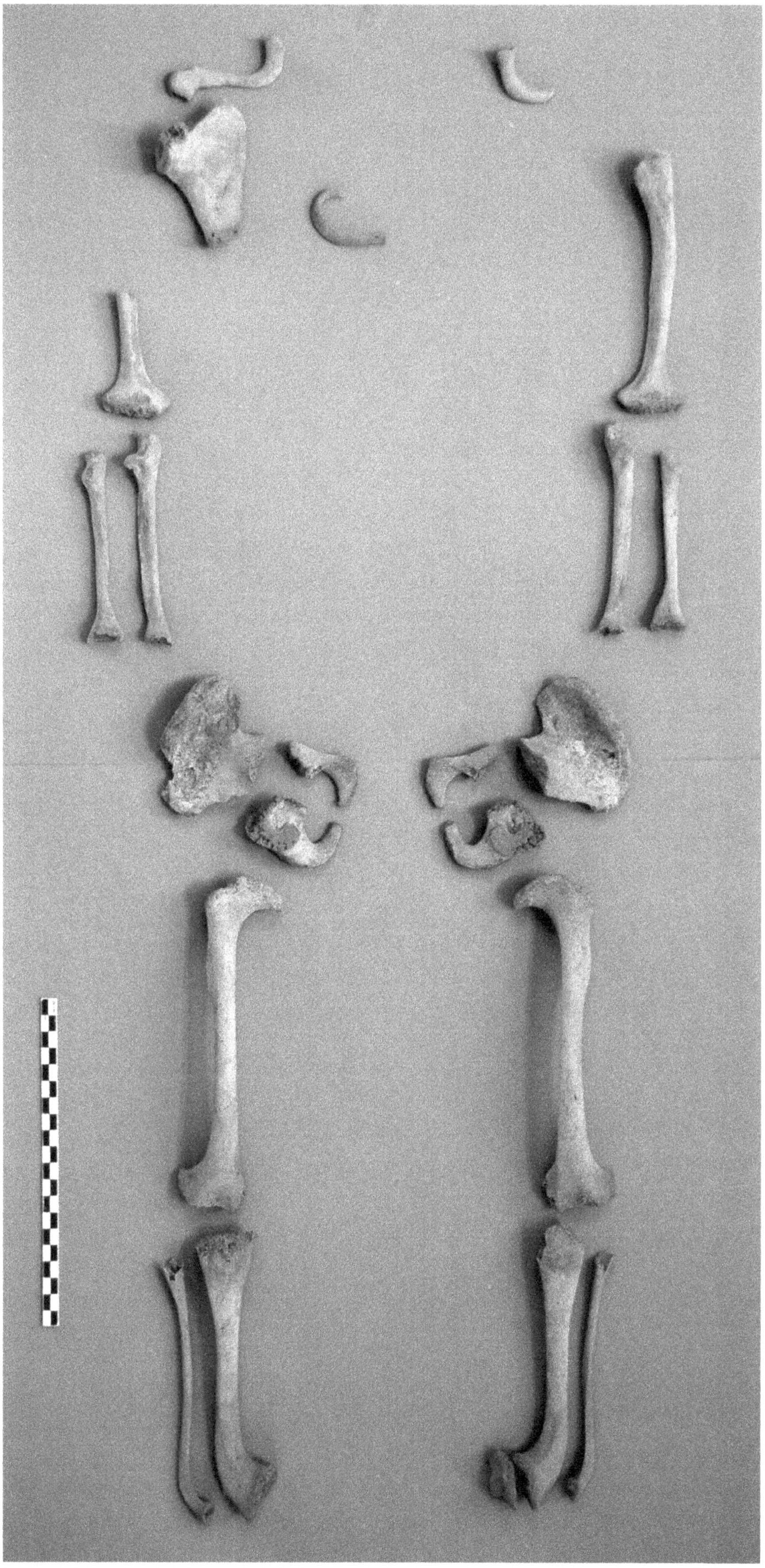

Figure 3.8 : Squelette remonté (sur critères pathologiques) d'un individu immature âgé de moins de 9 ans, découvert dans le caveau S929 de l'église Saint-Laurent de Grenoble et présentant de sévères déformations osseuses attribuables au rachitisme. On distingue nettement les courbures sévères qui touchent les os longs (courbures latéro-médiales des humérus et des tibias, courbures antéro-postérieures des fémurs), les ceintures scapulaires et pelviennes et les déformations des zones métaphysaires des os longs (Hervieu *et al.* 2007).

longs. Ces porosités ou fentes figurent les emplacements des ostéoïdes non minéralisés qui ne survivent pas aux phénomènes de décomposition du corps (Ortner et Mays 1998). Cela permet également l'identification des cas actifs de rachitisme, car les irrégularités (porosités et fentes) subissent une minéralisation rapide une fois la vitamine D de nouveau disponible dans l'organisme (Mays *et al.* 2006).

En ce qui concerne la porosité de la voute du crâne, des plafonds orbitaires ou des zones de croissance rapide, leur diagnostic différentiel englobe d'autres défauts métaboliques tels que l'anémie ou le scorbut (Ortner 2003 ; Ortner et Mays 1998 ; Brickley et Ives 2008). Bien qu'ils aient été enregistrés chez des enfants rachitiques, ces lésions se développent également en relation avec de nombreuses autres pathologies. Elles seront alors considérées comme des critères additionnels et classés comme des critères indicatifs, voire suggestifs.

Tous les individus sélectionnés ont été analysés de manière macroscopique à la recherche de ces critères diagnostiques. Afin de pondérer la prévalence des cas de rachitisme dans les deux populations à l'étude, nous avons souhaité tenir compte de la représentation osseuse, propre à chaque squelette. Le rachitisme est jugé absent uniquement si aucune lésion n'est identifiée et qu'au moins deux os du membre inférieur (à l'exception de la fibula dont la morphologie est jugée trop variable) sont préservés et observables. Sinon, nous avons coté l'individu non observable pour le rachitisme.

La présence de trois critères déterminants est nécessaire à l'établissement d'un diagnostic définitif. Si un ou deux critères déterminants sont associés à des critères secondaires (indicatif ou suggestif), le diagnostic est probable. En présence uniquement de critères secondaires, le diagnostic est considéré possible.

3.4.1.1.2. Le rachitisme résiduel chez l'adulte : Critères diagnostiques retenus

De nombreuses transformations dues au rachitisme pendant l'enfance sont subtiles et ne survivent pas forcément à l'âge adulte. Cela, en raison du phénomène de croissance et du remodelage osseux, qui peuvent oblitérer les lésions énoncées plus haut (3.3.2.1.1.1; Brickley *et al.* 2007 ; Brikley et Ives 2008).

Les critères diagnostiques s'orientent alors essentiellement autour des déformations mécaniques résiduelles, et en particulier celle des os longs des membres inférieurs. D'une part, car chez les enfants, les membres inférieurs sont toujours plus fréquemment atteints (Orter et Mays 1998 ; Mays *et al.* 2006 ; Veselka *et al.* 2015 ; Brickley *et al.* 2018 ; Watts et Valme 2018). D'autre part, car il semble que les pressions exercées sur les membres inférieurs soient plus intenses que sur le reste du corps, ce qui permet aux déformations d'être plus marquées et de persister davantage à l'âge adulte (Wilkins 1986).

Nous avons retenu, dans nos critères diagnostiques, toutes les déformations évoquées plus haut : en particulier les courbures des diaphyses des os longs et modifications de l'aspect des extrémités sternales et des zones métaphysaires. (Brickley et Ives 2008 ; Figure 3.10; Tableau 3.1) De plus, d'autres critères ont été ajoutés. Les déformations des os longs du membre inférieur entraînent un phénomène mécanique compensatoire, qui se traduit par un épaississement de l'os au niveau de la courbure, formant une sorte de pilier (Brickley *et al.* 2007 ; Brickley et Ives 2008). Le « *cupping* » qui se développe au niveau de la métaphyse distale du fémur laisse une marque distinctive lorsque l'épiphyse fusionne : une excroissance osseuse qui s'apparente à un bec de pélican (Brickley et Ives 2008)

Les os longs peuvent montrer une forte variabilité dans leur conformation et il peut paraître difficile d'attribuer une mention pathologique à un os qui paraîtrait courbé (Brickley *et al.* 2007 ; 2010 ; 2018). En effet, l'appréciation de la courbure de l'os peut paraître subjective et sa présence peut relever d'un diagnostic différentiel complexe, dont Brickley et Ives (2008) proposent une revue. Les auteurs retiennent notamment une simple variabilité individuelle ou populationnelle, des traumas (notamment des fractures en bois vert), des adaptations morphologiques en lien avec une mobilité accrue ou encore des infections tréponémiques. Afin de pallier partiellement cet écueil, les os dont l'aspect apparaît suspect ont été observés à plusieurs reprises et notamment à la fin de l'étude de chaque série, afin de prendre en compte l'ensemble de la variabilité qu'offre la collection. Deux observateurs ont été mis à contribution et nous n'avons retenu que les cas où la courbure est évidente, observée à mi-dipahyse et selon un angle spécifique au type d'os pris en compte : antéro-postérieur pour fémurs et latéro-médial pour les tibias. Ces angulations sont les plus récurrentes dans les cas repérés dans la population Saint-Martin's Church (Birmingham ; Brickley *et al.* 2007). L'appréciation de la conformation osseuse requiert une préservation optimale de l'os afin de l'observer dans son intégralité. Cela n'a pas toujours été possible en conséquence de l'état de conservation parfois médiocre de certains individus. Dans ce cas, les os sont considérés comme « non observable ».

Tous les os des individus adultes ont été analysés à la recherche de ces critères. Puisque les déformations sévères des os longs constituent les meilleurs témoins pour identifier le rachitisme résiduel (Brickley *et al.* 2007 ; 2010 ; 2018), il est jugé absent uniquement lorsqu'aucune lésion n'est perceptible et qu'au moins deux os longs du membre inférieur sont préservés. Afin d'établir un diagnostic définitif, deux déformations des os longs (diaphyses ou métaphyses), perçues sur deux os différents (ces os peuvent être des antimères) sont nécessaires.

3.4.1.2. L'ostéomalacie

L'ostéomalacie désigne les carences en vitamine D qui surviennent chez l'adulte et se déclare donc une fois que la

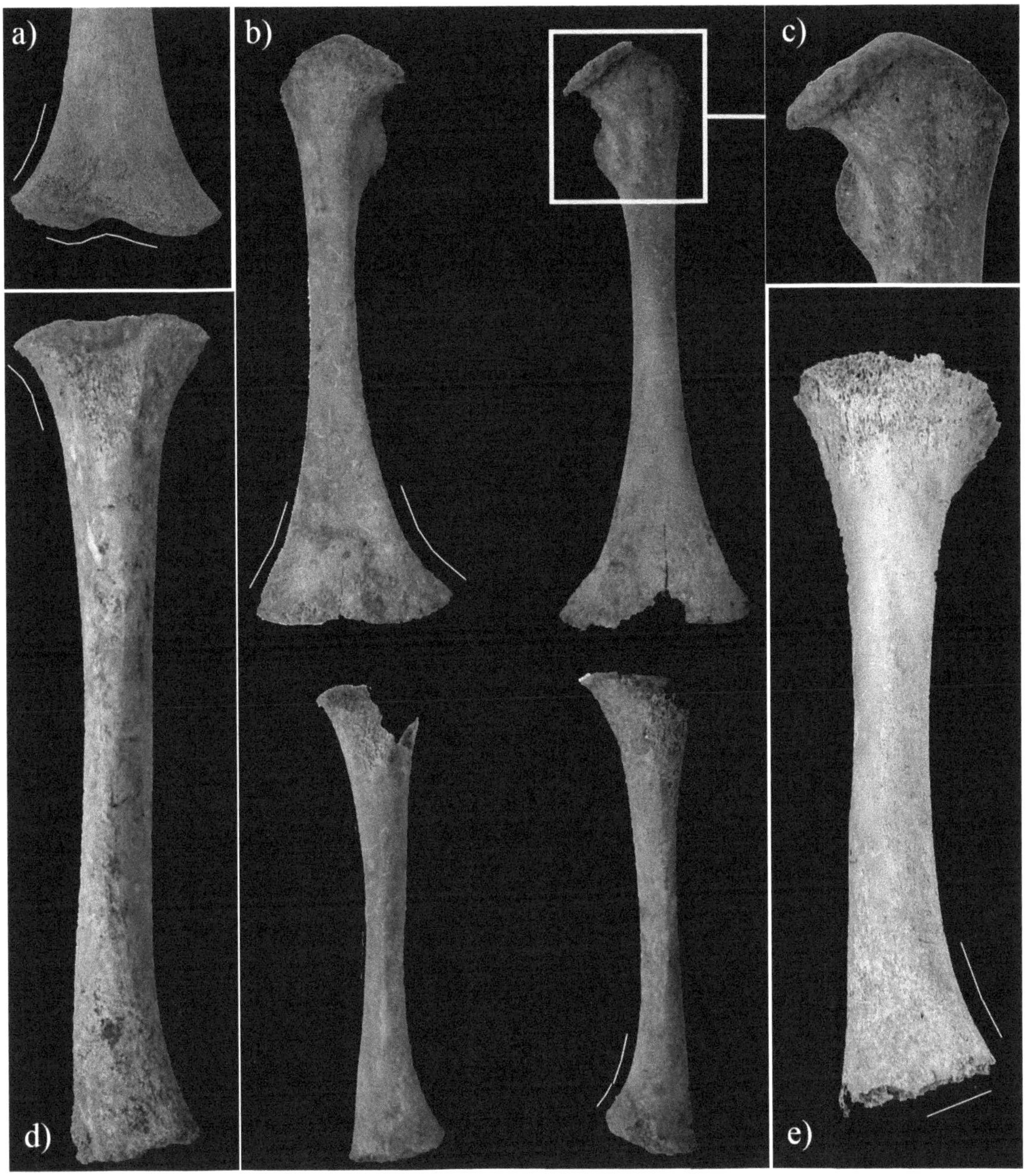

Figure 3.9 : Déformations associées au rachitisme des métaphyses distales et proximales des os longs du membre inférieur. a) Évasement et « *cupping* » marqué de l'extrémité distale du fémur droit; b) Évasement des extrémités distales des fémurs et des tibias, bascule médiale des épiphyses distales des tibias ; c) Coxa vara et aplatissement de la tête du fémur gauche; d) Évasement de l'extrémité proximale du tibia droit et bascule médiale de l'extrémité distale; e) Bascule médiale de l'extrémité distale du tibia droit.

croissance osseuse est révolue (Ortner 2003 ; Aufderheide et Rodríguez-Martín 2006). De ce fait, les changements qui se déroulent au niveau des cartilages et au niveau des plaques de croissance des ossements n'interviennent pas et l'ostéomalacie cause alors des défauts de minéralisation au cours du remodelage osseux (Ortner 2003 ; Brickley et Ives 2008).

Les effets de l'ostéomalacie chez les adultes sont assez aspécifiques. La maladie s'exprime d'abord par des douleurs musculaires générales ou localisées (Brickley et Ives 2008). Les premières manifestations perceptibles à la radiographie mettent en évidence une perte de densité osseuse, qui s'apparente à l'ostéoporose. Si la carence se prolonge, elle entraîne des déformations musculaires et osseuses, dans les cas les plus sévères (Ortner 2003 ; Brickley et Ives 2008).

Les difficultés de diagnostic de l'ostéomalacie ont mené à une quasi-absence de cas dans les études paléopathologiques (Brickley et Mays 2018). Les critères s'appuient sur des observations cliniques et sont identifiés par le biais d'observations macroscopiques, radiographiques et histologiques. Il faut noter que certaines de ces études s'appuient sur des collections pathologiques historiques (Schamall *et al.* 2003 ; Brickley *et al.* 2005). À partir d'un tel matériel, Brickley et ses collaborateurs (2007) notent que les manifestations osseuses constatées ont peu de

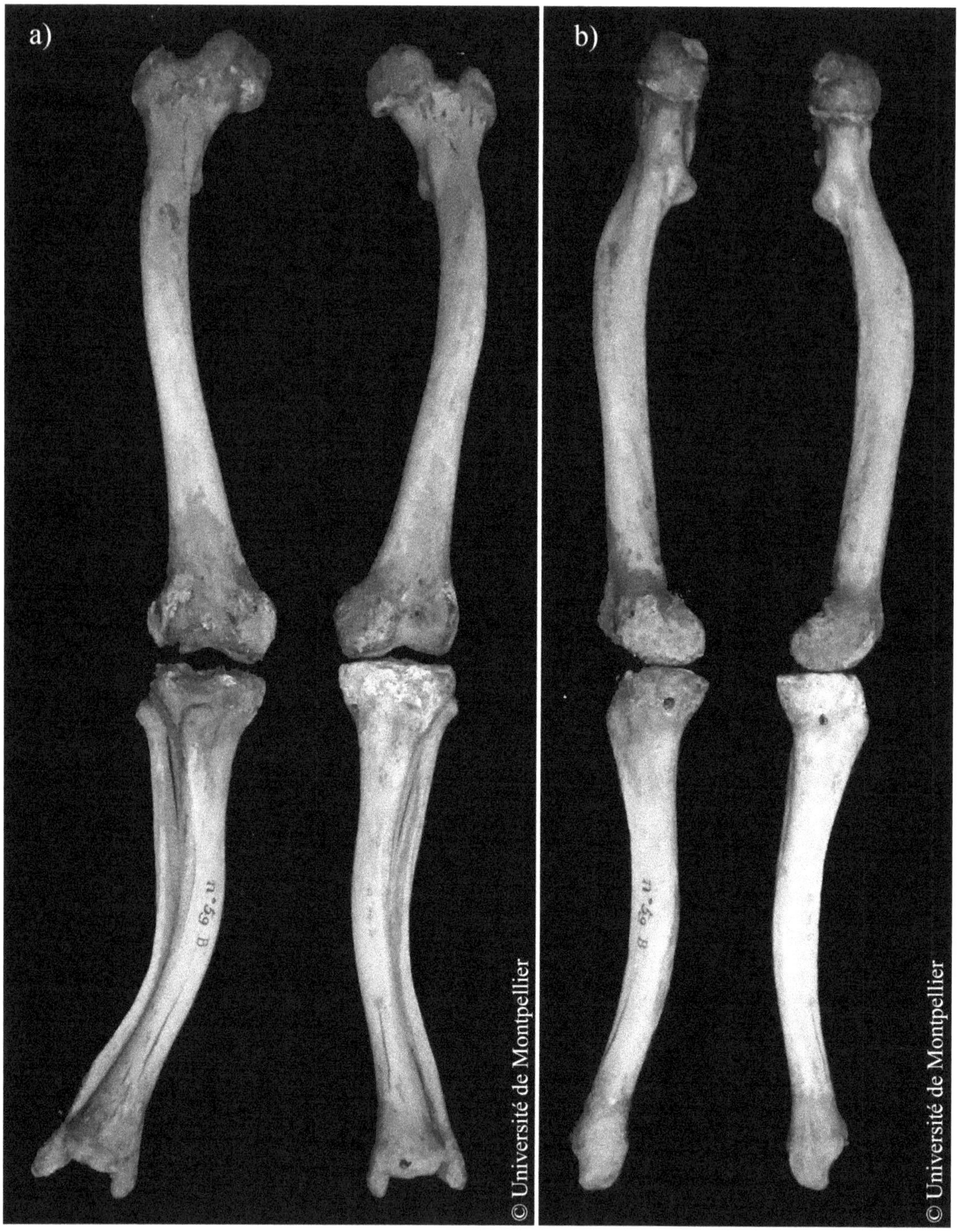

Figure 3.10 : Déformations des os longs des membres inférieures consécutives au rachitisme de l'enfance chez un individu adulte. Courbure antéro-postérieur des fémurs et latéro-médiale des tibias et fibulas. a) vue antérieure ; b) vue médiale (Collection du Conservatoire d'Anatomie, Faculté de Médecine l'Université de Montpellier, classée au titre des monuments historiques le 4 octobre 2004 ; Cliché : Y. Ardagna).

chances d'être observées en contexte archéologique. En effet, les zones préférentiellement atteintes sont celles qui se caractérisent par une forte proportion d'os trabéculaire, particulièrement sujettes aux phénomènes taphonomiques. De plus, l'ostéomalacie fragilise l'os, causant davantage de dommages *post mortem* (Brickley *et al.* 2007 ; Brickley et Ives 2008).

Les critères de diagnostics retenus sont ceux décrits par Brickley *et al.* 2005, Brickley *et al.* 2007 et Brickley et Ives, 2008 (Tableau 3.2). Leur utilisation a récemment mené à l'identification de quelques cas d'ostéomalacie sur des populations archéologiques issues des XIXe et XXe siècles (Veselka *et al.* 2018 ; van der Merwe *et al.* 2018). La hiérarchisation des critères choisis est celle mise en place par Brickley et Ives (2008), qui déterminent trois types de lésions selon leur pertinence : des lésions déterminantes (*strongly diagnostic features*), indicatives (*diagnostic features*) et suggestives (*general features*). Bien que la nécessité de croiser divers outils diagnostiques

Tableau 3.2 : Récapitulatif des critères pathologiques retenus et hiérarchisés pour le diagnostic de l'ostéomalacie.

	Ostéomalacie		
	Critères déterminants	**Critères indicatifs**	**Critères suggestifs**
Scapula	Pseudo-fracture du pilier	Repli du bord supérieur	
	Pseudo-fracture de la base du processus épineux	Courbure postérieure exagérée	
Côtes et sternum	Pseudo-fractures multiples du corps des côtes	Redressement latéral et/ou enfoncement médial des côtes	
		Angulation aigüe des têtes des côtes	
		Sternum courbé	
Rachis		Pincement des corps vertébraux : compression biconcave diffuse des plateaux (codfish like)	Cyphose ou scoliose sévère
		Repli du bord supérieur des corps vertébraux	
Bassin	Pseudo fractures du pubis	Repli de la crête iliaque	Angulation du sacrum, généralement à partir de S3
	Pseudo-fracture de la branche ischio-pubienne	Etrécissement du bassin et courbure de l'ilium	
	Déformation des os coxaux : projection antérieure des symphyses pubiennes	Protrusion de l'acétabulum vers l'antérieur	
Os longs et courts		Pseudo fracture du fémur : sous le col ou sur la diaphyse, à proximité du petit trochanter	
		Courbure antéro-latérale de la diaphyse du fémur	
		Fémur : coxa vara	
		Pseudo fracture : diaphyse de l'ulna, sous la surface articulaire priximale	Pseudo fractures : radius, humérus, tibias, fibula, métacarpiens et métatarsiens

ait été souvent mise en évidence (Mays et Brickley 2018 ; van der Merwe *et al.* 2018), nous avons inclus à notre étude uniquement les critères macroscopiques. En effet, les données radiographiques et histologiques requièrent un certain coût, un temps d'acquisition et des compétences d'interprétation difficilement disponibles à l'échelle d'une grande série ostéarchéologique.

Les pseudo-fractures ont été retenues et constituent des critères forts du diagnostic de l'ostéomalacie (Ortner 2003 ; Brickley *et al.* 2005 ; 2007 ; 2010 ; Brickley et Ives, 2008 ; Ives et Brickley 2014 ; Tableau 3.2). Elles sont fréquemment symétriques et se forment sur des sites spécifiques du squelette, connus sous le terme de zones de *Looser*. Il s'agit de zones radio-transparentes, qui se caractérisent par une forte accumulation d'ostéoïdes non minéralisés ou d'os peu minéralisé. Le stress exercé sur ces zones affaiblies aboutit à la formation de petites fractures linéaires qui marquent la surface corticale de l'os. Elles ont frequemment été repérées au niveau de la scapula, en particulier à la base de l'épine postérieure, au niveau des côtes et des branches pubiennes supérieure et inférieure (Brickley *et al.* 2005 ; 2007 ; Ives et Brickley 2014 ; Veselka *et al.* 2018 ; van der Marwe *et al.* 2018). Le processus de formation de ces lésions est débattu (voir revue par Brickley et Ives, 2008). Elles pourraient être causées par les pulsations artérielles (par exemple pour la scapula ou l'ilium) ou en réponse à la pression effectuées par les muscles ou les tissus mous lors de mouvements normaux, sur ces zones affaiblies. Ces atteintes peuvent évoluer vers de véritables fractures. Ces fractures ou pseudo-fractures peuvent donner lieu à un mécanisme de guérison qui verra, si la carence est toujours active, la formation d'un cal osseux irrégulier, marquée par la formation d'os spiculé (Ortner 2003 ; Brickley *et al.* 2005 ; Brickley et Ives 2008). Les pseudo-fractures peuvent également se retrouver sur les os longs, mais ces lésions présentent un diagnostic différentiel plus complexe, aussi elles seront considérées comme des critères indicatifs ou suggestifs (Brickley et Ives 2008 ; Tableau 3.2)

Dans les cas les plus sévères et pour les carences prolongées, des déformations mécaniques graves peuvent survenir (Ortner 2003 ; Brickley et Ives 2008 ; Tableau 3.2). Ces dernières semblent rares dans les collections ostéoarchéologiques (Brickley *et al.* 2007 ; Ives et Brickley 2014 ; Veselka *et al.* 2018 ; van der Marwe *et al.* 2018). Si elles peuvent apparaître sur l'ensemble du squelette, le tronc semble généralement plus atteint. Les déformations les plus caractéristiques concernent le rachis et les os coxaux, ossements qui se caractérisent par une forte proportion d'os trabéculaire. L'os coxal montre notamment un repli au niveau des crêtes iliaques, un pincement des ailes iliaques (Figure 3.11b) et une projection antérieure des symphyses pubiennes (Figure 3.11a). Ces dernières sont alors adjacentes, au lieu d'être confrontées. Au niveau des vertèbres, on observe une compression des plateaux supérieurs et inférieurs, mais également un repli des bords supérieurs. Les déformations décrites dans le tableau 3.2 peuvent parfois être difficiles à distinguer de celles caractéristiques du rachitisme résiduel (Brickley *et al.* 2007). Toutefois, un élément peut aider au diagnostic, concernant les os longs. Il s'agit de l'épaississement de la diaphyse, qui se forme uniquement dans les cas de rachitisme résiduel (Brickley *et al.* 2007).

3.4.2. Carences en vitamine C : Scorbut

Le scorbut est aussi connu sous le nom de maladie de Moller-Barlow, pathologique d'ordre métabolique, causée par une carence en vitamine C. Elle peut toucher de nombreux organes et s'avérer fatale dans les cas sévères (Ortner 2003 ; Mays 2014).

3.4.2.1. Étiologie et conséquences

La vitamine C ou acide ascorbique est un élément indispensable à l'organisme. Elle joue un rôle important dans la formation du collagène (Jaffe 1972 ; Hodges 1980 ; cité par Ortner 2003 ; Brickley et Ives 2008 ; Mays 2014 ; Armelagos *et al.* 2014) et agit sur le maintien des fonctions immunitaires (Jacob et Sotoudeh 2002).

Chez l'Homme, la vitamine C n'est ni synthétisée, ni stockée par l'organisme. Elle est ainsi acquise uniquement par le biais de l'alimentation (Ortner 2003 ; Brickley et Ives 2008 ; Mays 2014 ; Krenz-Niedbała 2016 ; Geber et Murphy 2012). La vitamine C est trouvée en grande quantité dans les fruits et les légumes frais et en plus faible dose dans le lait, la viande et le poisson (Ortner 2003 ; Brickley et Ives 2008 ; Mays 2014). La cause la plus commune du scorbut réside donc, dans une alimentation inadéquate, pauvre en vitamine C. Cependant, d'autres facteurs sont également connus : génétiques (Delanghe *et al.* 2007), environnementaux, culturels (préparation des aliments ; Ortner 2003), pathologiques (malabsorptions, qu'elles soient d'origine infectieuse ou génétique ; Krenz-Niedbała 2016) ou encore des besoins accrus en vitamine C à certaines périodes de la vie (Krenz-Niedbała 2016).

Les symptômes du scorbut peuvent apparaître très rapidement : entre 20 et 90 jours après carence complète de la vitamine C (Pimentel 2003). Ces premiers signes incluent forte fatigue, léthargie, douleurs et faiblesses musculaires (Brickley et Ives 2008 ; Armelagos *et al.* 2014). En conséquence de son rôle dans la formation du

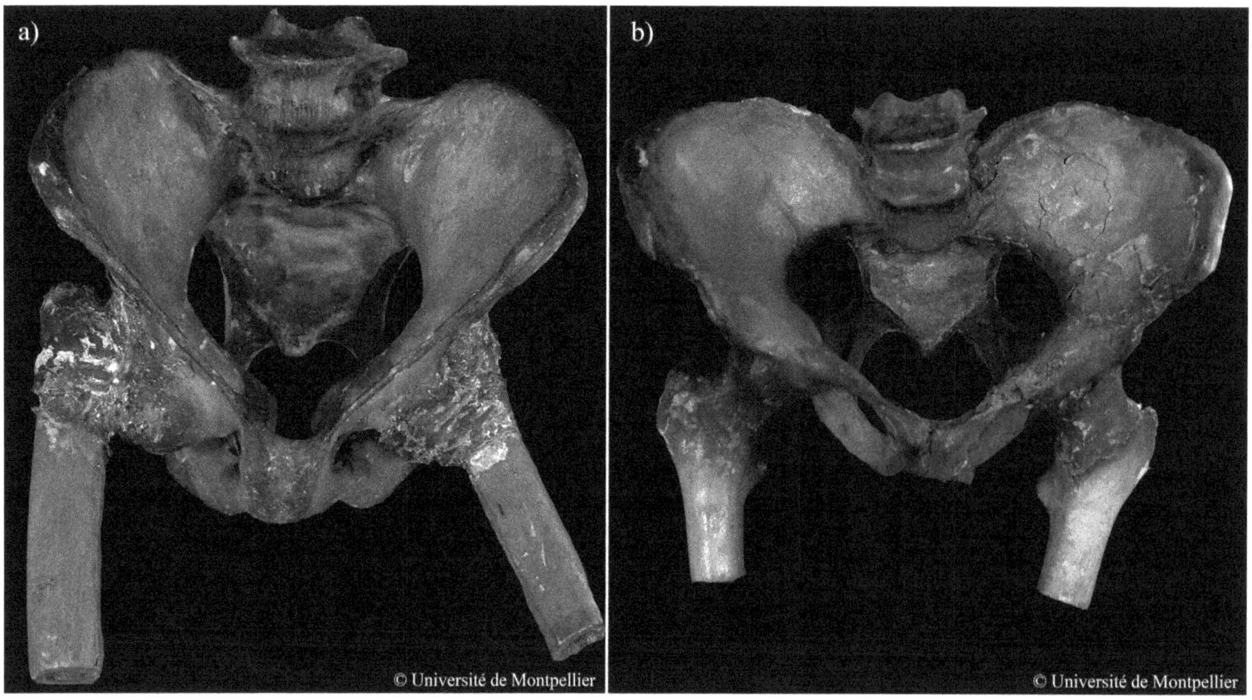

Figure 3.11 : Déformations du bassin associées à l'ostéomalacie. a) Projection antérieure des symphyses pubiennes et protusion antérieure des acétabulums (Collection du Conservatoire d'Anatomie, Faculté de Médecine l'Université de Montpellier, classée au titre des monuments historiques le 4 octobre 2004 ; Cliché : Y. Ardagna) ; b) Pincement des ailes iliaques et protrusion antérieure des acétabulums (Collection du Conservatoire d'Anatomie, Faculté de Médecine l'Université de Montpellier, classée au titre des monuments historiques le 4 octobre 2004 ; Cliché : Y. Ardagna).

collagène, les carences en vitamine C entraînent d'une part des défauts dans la formation des ostéoïdes et notamment une diminution, voire une absence de développement de la matrice osseuse (Ortner 2003 ; Brickley et Ives 2008 ; Armelagos *et al.* 2014). Cela est plus marqué chez les enfants et sur les zones de croissance rapide (Ortner 2003). L'ostéopénie est alors fréquemment associée au scorbut (Fain 2005). D'autre part, l'absence de vitamine C mène à la malformation des vaisseaux sanguins, surtout au niveau des parois, qui apparaissent particulièrement fragiles. L'un des symptômes phares du scorbut se traduit alors par des hémorragies, causées de manière spontanée, ou en réponse à des traumas mineurs (Ortner 2003 ; Brickley et Ives 2008 ; Armelagos *et al.* 2014 ; Snoddy *et al.* 2018). Cela s'exprime particulièrement par l'apparition de pétéchies à la surface de la peau et des saignements des gencives, lesquels pouvant entraîner des inflammations et la perte de dents. Le scorbut entretient également des relations lésionnelles étroites avec le rachitisme et l'anémie (Ortner 2003 ; Brickley et Ives 2008). Si les conséquences du scorbut peuvent être très graves et fatales, la maladie peut se traiter de manière très rapide. Une fois la vitamine C de nouveau disponible dans le corps, les symptômes principaux peuvent disparaître à partir de trois à cinq jours (Pimentel 2003).

Chez les enfants, les cas de scorbut sont rares avant quatre mois et l'on considère que les signes les plus précoces se développent à partir de huit mois, avec une prévalence maximale entre huit et 10 mois (Follis *et al.* 1950 ; Brickley et Ives 2008 ; Ortner 2003). Les manifestations squelettiques sont plus marquées chez les enfants et demeurent mineures chez les adultes (Ortner 2003 ; Lewis 2007). Le potentiel de détections des lésions osseuses liées au scorbut diminue avec l'âge. Pourtant, dans les populations historiques, le scorbut présente un fort taux de mortalité chez les adultes, comme chez les enfants (Otner 2003).

3.4.2.2. Intérêt en anthropologie

Le scorbut est perçu en anthropologie comme un marqueur privilégié du statut nutritionnel. En effet, le fort aspect alimentaire de son étiologie en fait un révélateur pertinent d'une faible diversité alimentaire. Celle-ci peut-être causée par des situations particulières où l'accès aux ressources est réduit : période de guerre, de famine ou encore de longs voyages en mer (Ortner 2003 ; Maat 2004 ; Brickley et Ives 2008 ; Geber et Murphy 2012 ; Mays 2014 ; Snoddy *et al.* 2018). Mais elle peut également être le résultat de choix d'une stratégie de subsistance qui repose sur des aliments pauvres en vitamine C, comme les céréales (Snoddy *et al.* 2018). Il s'agit alors d'un bon marqueur pour mettre en évidence d'éventuels changements alimentaires. De plus, la préparation ou la transformation des aliments peut réduire leur teneur en vitamine C. C'est le cas de l'oxydation ou de la cuisson (Ortner 2003).

Pour les populations dont nous proposons l'étude, le scorbut peut nous éclairer sur les diverses périodes de famine récurrentes à la période moderne (Lachiver 1991), sur les changements alimentaires qui surviennent avec l'arrivée de nouveaux aliments (Flandrin et Montanari 1996), mais également sur les nouvelles techniques de transformation des aliments. En effet, la pasteurisation, adoptée à partir de la fin du XIXe siècle, réduit la part de vitamine C des produits traités (Brickley et Ives 2008). Enfin, l'analyse du scorbut permet de discuter l'alimentation des touts petits et notamment de la pratique du sevrage, puisque le lait maternel est particulièrement riche en vitamine C (Brickley et Ives 2008).

3.4.2.3. Les critères diagnostiques retenus

Les manifestations osseuses du scorbut s'orientent principalement autour de la réponse vasculaire aux hémorragies chroniques, souvent causées par des traumas mineurs et des pressions mécaniques : mouvements dus à la mastication, mouvements oculaires par exemple (Ortner et Ericksen 1997 ; Ortner *et al.* 1999 ; 2001). Elles se développent en conséquence d'une malformation des vaisseaux sanguins formés lors d'un épisode de carence en vitamine C. Ces hémorragies aboutissent à la formation de porosités anormales (parfois accompagnées d'une hyperplasie) au niveau de l'os déjà formé ou sur de l'os néoformé. Les auteurs définissent la porosité anormale comme étant le résultat d'une réaction inflammatoire due aux saignements. Elle est localisée, fine (généralement moins d'un millimètre de diamètre), souvent bilatérale et pénètre la surface lamellaire de l'os (Ortner et Ericksen 1997 ; Figure 3.12). Ces porostiés anormales constituent le principal critère diagnostique que nous avons retenu après un examen de la littérature (Ortner et Ericksen 1997 ; Ortner *et al.* 1999 ; 2001 ; Brickley et Ives 2008 ; Geber et Murphy 2012 ; Snoddy *et al.* 2018 ; Figure 3.12). Elles ne sont pas caractéristiques d'une pathologie en particulier, mais la distribution de leurs localisations et leur aspect bilatéral est d'une grande aide au diagnostic. Les critères sélectionnés sont présentés dans le tableau 3.3 et ont été hiérarchisés afin d'établir des diagnostics sur trois niveaux. Les critères déterminants sont toujours classés comme tels dans les différentes publications précédemment citées. Ce sont principalement ceux mis en évidence par Ortner et ses collaborateurs (1997 ; 1999 ; 2001). Ils sont très récurrents et s'appuient sur des observations cliniques. Une attention particulière est apportée aux porosités qui apparaissent au niveau des processus alvéolaires et de la face postérieure du maxillaire (Figure 3.12), afin de ne pas les confondre avec celles qui se développent naturellement lors de l'éruption dentaire. La valeur diagnostique de certaines lésions peut varier dans les publications précédentes, ce qui explique qu'elles ne soient pas incluses dans les critères déterminants, mais considérées comme indicatives.

Les porosités de la voute crânienne et des plafonds orbitaires, même si largement retenues dans les diagnostics, seront considérées comme des indicateurs suggestifs. En effet, elles pourraient s'apparenter à des stades 1 d'hyperostose poreuse du crâne ou de *cribra orbitalia* lorsque l'élargissement du diploé n'est pas

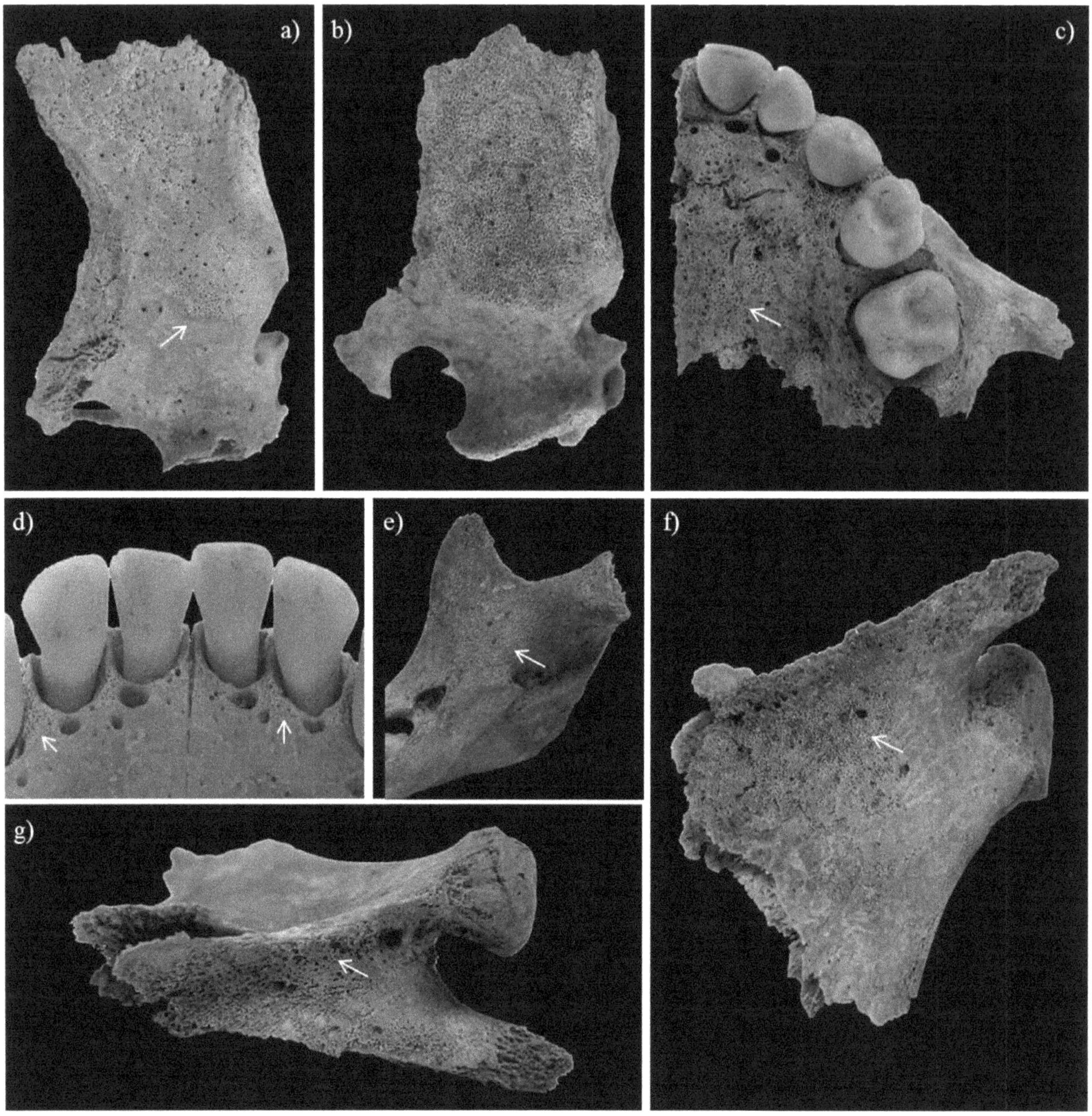

Figure 3.12 : Porosités anormales liées au scorbut sur des localisations spécifiques : a et b) Grande aile du sphénoïde droit (vue latérale) ; c) Maxillaire, palais et os alvéolaire (vue inférieure) ; d) Mandibule, os alvéolaire (vue postérieure) ; e) Mandibule, processus coronoïde droit (vue médiale) ; f) Scapula droite, fosse infra-épineuse (vue postérieure) ; g) Scapula droite, fosse supra-épineuse (vue supérieure).

clairement identifiable. De même, les porosités des métaphyses se retrouvent dans de nombreux syndromes et leur caractère aspécifique les classe automatiquement en tant que critère suggestif du scorbut. Le rosaire costal entre dans le diagnostic du rachitisme et paraît beaucoup plus fréquemment associé au rachitisme. Les porosités de la pars basilaris ont été publiées à une seule reprise (Moore et Koon 2017). Si les porosités situées au niveau de la scapula infra épineux ont depuis longtemps été identifiées comme l'un des marqueurs du scorbut, elles ne sont présentes que dans 60 % des cas publiés par Ortner et ses collaborateurs (1997 ; 1999 ; 2001) ou Brickley et Ives (2006), ce qui en fait l'une des lésions les moins bien reconnues de ces études (Figure 3.12). De plus, ce critère est parfois groupé avec les porosités de la fosse supra épineuse (Klaus 2014) et corrélé avec un seul critère déterminant pour Geber et Murphy (2012). Nous avons donc fait le choix de leur accorder une valeur suggestive seulement.

Enfin, nous n'avons pas pris en considération l'existence éventuelle de lésions hyperostosiques sur les localisations de la porosité, car elles se développent rarement seules (Ortner *et al.* 1997 ; 1999 ; 2001). De plus, il paraît parfois difficile de différencier ces deux types de lésions.

Si la littérature concernant l'identification des critères diagnostiques du scorbut chez les enfants abonde, rares sont les articles qui traitent spécifiquement des individus

Tableau 3.3 : Récapitulatif des critères pathologiques retenus et hiérarchisés pour le diagnostic du scorbut.

		Scorbut					
		Immatures			**Adultes**		
		Critères déterminants	**Critères indicatifs**	**Critères suggestifs**	**Critères déterminants**	**Critères indicatifs**	**Critères suggestifs**
Squelette crânien	**Crâne**	Grandes ailes du sphénoïde : porosités anormales	Os zygomatique, face latérale: porosités anormales	Pars basilaris : porosités anomales	Grandes ailes du sphénoïde : porosités anormales	Foramen infra-orbitaire : porosités anormales	
		Maxillaire, face postérieure : porosités anormales	Os zygomatique, surface interne : porosités anormales	Voute crânienne : porosités anormales	Maxillaire, face postérieure : porosités anormales		
		Maxillaire, os alvéolaire : porosités anormales	Foramen infra-orbitaire : porosités anormales	Plafond orbitaire : porosités anormales	Maxillaire, os alvéolaire : porosités anormales		
		Palais : porosités anormales			Palais : porosités anormales		
	Mandibule	Processus coronoïde, face médiale: porosités anormales			Processus coronoïde, face médiale: porosités anormales		
		Os alvéolaire : porosités anormales			Os alvéolaire : porosités anormales		
	Dents			Hypoplasie de l'émail			Pertes *ante mortem*
Squelette post-crânien	**Scapula**		Fosse supra-épineuse : porosités anormales	Fosse infra-épineuse : porosités anormales			
	Thorax			Rosaire costal			
	Os longs			Métaphyses : porosités anormales			

adultes. Les critères spécifiques aux adultes, tels que décrits de manière générale par Brickley et Ives (2008) ou sur des populations ciblées par Maat (2004), Crist et Sorg (2014) et van der Merwe et ses collaborateurs (2009) présentent un important diagnostic différentiel. Ils sont hautement aspécifiques et peuvent être ambigus (Snoddy *et al.* 2018). De plus, dans l'une de ces études, portant sur une population de baleiniers hollandais (Maat 2004), l'observation des critères de diagnostic, tels que l'identification des hématomes sous-périostés, bénéficie d'une conservation exceptionnelle des ossements, de certains tissus mous, mais également de sang.

Certaines publications ont montré que les « critères Ortner » (ceux liés aux hémorragies en particulier) peuvent également se développer chez des sujets adultes, bien qu'ils soient moins fréquents (Boston *et al.* 2008 ; Geber et Murphy 2012). Plus récemment encore, Snoddy et ses collaborateurs (2018) proposent un protocole d'enregistrement indifférencié en fonction de l'âge des individus. Nous avons choisi d'appliquer certains critères décrits pour les enfants aux individus adultes, comme cela est décrit dans le tableau 3.3. En complément, les pertes de dents *ante mortem* ont été ajoutées au sein des critères suggestifs, puisque nous avons mené une étude dentaire complète.

Au moins trois critères déterminants sont nécessaires à l'établissement d'un diagnostic positif considéré comme définitif. Les critères indicatifs seuls ne permettent pas l'établissement d'un diagnostic définitif. Nous considérons qu'une majorité de tels critères aboutira à un diagnostic probable (au moins deux critères indicatifs et moins de trois critères déterminants), tandis qu'une majorité de critères indicatifs mène à un diagnostic de scorbut possible.

Les os de l'ensemble des individus sélectionnés ont été analysés de manière macroscopique à la recherche de ces lésions (Tableau 3.3).Les porosités retrouvées dans les cas de scorbut peuvent s'apparenter à des séquelles d'origine infectieuse. Toutefois, selon Ortner et ses collaborateurs (1997 ; 1999 ; 2001), la distribution des lésions caractéristiques du scorbut oriente le diagnostic. Nous avons, tout de même, exclu tous les individus présentant une lésion qui pourrait clairement être associée à des pathologies d'ordre infectieux.

Enfin, la plupart des critères diagnostiques retenus se situent au niveau du squelette infracrânien et en particulier les critères dits déterminants (Tableau 3.3). Ainsi, en l'absence de lésion, l'individu est considéré sain, uniquement si le sujet présente des éléments crâniens observables, dont au moins une localisation spécifique du scorbut.

3.5. Orientation des analyses : La démarche paléoépidémiologique

L'Organisation Mondiale de la Santé (OMS) définit en 1968 l'épidémiologie comme « l'étude de la distribution et des déterminants des états de santé et des maladies dans les populations humaines, ainsi que des influences qui déterminent cette distribution ». Son application a pour objectif premier la prévention et la maîtrise des problèmes de santé. Elle s'intéresse alors à la morbidité, la mortalité, mais également aux « états de santé plus positifs » et aux « moyens d'améliorer la santé » (Bonita *et al.* 2010).

La paléoépidémiologie constitue la « tentative de dénombrement des individus et de leurs manifestations pathologiques dans les séries archéologiques, dans le but de reconstruire la distribution spatiale, chronologique et sociale des maladies et de l'état sanitaire des populations du passé, selon des modèles bioculturels » (Wadron 1994, traduit par Dutour 2011). La démarche paléoépidémiologique permet alors, à partir de diagnostics paléopathologiques individuels, d'accéder à une évaluation globale de l'état sanitaire, par une approche populationnelle des lésions relevées.

Si elle dérive de l'épidémiologie et emprunte certains de ses outils et cadres méthodologiques, la paléoépidémiologie se distingue par son objectif principal, mais également par son matériel d'étude : les populations anciennes, constituées d'individus décédés (Waldron 1994 ; 2007). Les biais inhérents aux échantillons archéologiques analysés (Waldron 1994 ; 2007 ; Wood *et al.* 1992 ; DeWitte et Stojanowski, 2015 ; 2.4.2) vont alors déterminer un nouveau cadre disciplinaire et conduisent à adapter les outils d'analyse à disposition.

3.5.1. Les fréquences lésionnelles

Parmi les outils issus de l'épidémiologie, les statistiques descriptives s'appuient d'abord sur le calcul des fréquences lésionnelles et particulièrement celui de la prévalence (Waldron 1994 ; 2007 ; Dutour 2011). Elle se définit comme le rapport entre le nombre d'individus présentant la lésion recherchée (n) et le nombre total d'individus (N) : (P) = n/N. On distingue alors la prévalence brute, où (N) correspond au nombre total d'individus de l'échantillon considéré et la prévalence pondérée où (N) correspond au nombre total d'individus pour lesquels la région anatomique concernée a pu faire l'objet d'une observation (les processus taphonomiques ou pathologiques n'affectent pas la lecture de la lésion). Nous présenterons toujours la prévalence pondérée, préconisée en palépidémiologie (Waldron 1994 ; 2007) afin de modérer les résultats en fonction de l'état de conservation et de limiter l'influence des données manquantes. De ce fait, (N) varie d'un indicateur à l'autre, en fonction des conditions d'observabilité des différents éléments. La prévalence brute est uniquement indiquée dans le traitement des maladies métaboliques.

Bien que fréquence et prévalence puissent avoir des significations différentes en épidémiologie (Waldron 1994 ; 2007), il semble que ces deux termes soient utilisés comme des synonymes dans les études bioarchéologiques. Dans le travail que nous proposons, le choix a été fait de parler de fréquence pour évoquer les taux d'atteinte à l'échelle des segments anatomiques : (N) correspond au nombre total de dents, d'éléments dentaires ou osseux. En revanche, le terme de prévalence sera utilisé uniquement lorsque le taux d'atteinte se rapporte aux individus.

3.5.1.1. Calcul des fréquences

En préambule de chacun des marqueurs dentaires ou indicateurs de stress, nous présenterons la fréquence par type de dent ou segment osseux. Il s'agit alors d'analyser le schéma de distribution des affections dentaires ou osseuses en fonction de la maturation des sujets, du type de dents ou d'os. En effet, il existe des susceptibilités différentielles qu'il convient de prendre en compte : les différentes zones anatomiques ne réagissent pas toutes de la même manière et selon la même intensité aux processus pathologiques. Ces dernières pourraient varier selon la maturation dentaire, la catégorie de dent, la position de la dent sur l'arcade et le type de dent. À titre d'exemple, les molaires sont bien plus susceptibles aux caries que les incisives ou les canines (Hillson 2001). Concernant les marqueurs osseux, des distinctions peuvent apparaître selon la latéralité des plafonds orbitaires pour la *cribra orbitalia* ou selon les éléments de la voute crânienne pour l'hyperostose poreuse du crâne. Par ailleurs, le calcul des fréquences par élément dentaire ou osseux participe au choix du mode de calcul de la prévalence le plus pertinent possible (3.4.2.2).

Les fréquences pondérées seront présentées pour chaque marqueur. L'observabilité des différents éléments dentaires ou osseux est décrite dans le tableau 3.4. Le taux d'atteinte des caries fait l'objet d'une exception, puisque nous présenterons également des fréquences calibrées (3.2.3.3).

Pour terminer, les fréquences sont calculées selon le type de dent ou d'os, mais également selon la maturation des individus en distinguant les adultes des sujets immatures. Par contre, elles ne sont jamais calculées en fonction de la classe d'âge et du sexe des individus, ou encore en fonction de la phase d'inhumation dont ils sont issus. En effet, nous avons préféré pour ce type d'analyse les prévalences, moins tributaires de l'état de conservation général.

3.5.1.2. Calcul des prévalences

Le calcul de la prévalence cherche à analyser la distribution des marqueurs de l'état sanitaire, dans un premier temps, au sein de chacun des échantillons ostéoarchéologiques, pris de manière indépendante. Il s'agit de mettre en évidence d'éventuelles spécificités de ces séries, en analysant les différences de prévalences en fonctions des paramètres biologiques : la classe d'âge et le sexe des individus, mais également à partir des paramètres chronologiques, figurés par les phases d'inhumation. Dans un second temps, ces prévalences seront confrontées entre les deux sites : on cherche à mettre en évidence d'éventuelles différences dans la distribution des états sanitaires en fonction des paramètres sociaux, économiques ou culturels qui découlent notamment des différences chronologiques.

Il existe différentes manières de pondérer la prévalence, afin qu'elle soit la plus pertinente possible. Cela requiert de tenir compte de la susceptibilité différentielle des différentes zones anatomiques et de leur conservation différentielle. Le but étant de s'approcher au plus près de la fréquence réelle, alors que les conditions de conservation varient d'un individu à l'autre. À titre d'exemple, certains auteurs préconisent la cotation des hypoplasies de l'émail dentaire uniquement à partir des canines, la catégorie de dent la plus susceptible à ce type d'atteinte (Goodman *et al.* 1984). Quatre différents modes de calcul ont été testés pour les marqueurs dentaires. Nous avons considéré les individus possédant :

- au moins une dent/un élément dentaire observable,
- au moins cinq dents/éléments dentaires observables (ce chiffre correspond au nombre total de dents lactéales sur un cadran),
- au moins huit dents/éléments dentaires observables (ce chiffre correspond au nombre total de dents permanentes sur un cadran),
- au moins une dent/élément le plus susceptible observable (défini à partir des différences dans les fréquences par type de dent).

Toutefois, nous n'avons pas pu tester de manière statistique l'indépendance des prévalences obtenues à l'aide des différents modes de calcul. En effet, les divers taux obtenus sont calculés à partir d'un sous-effectif de la première prévalence présentée. Nous avons constaté que pour l'ensemble des marqueurs dentaires, à l'exception d'un seul (les hypoplasies), les quatre modes de calcul ont livré des résultats équivalents. Bien entendu, la prévalence augmente légèrement avec les critères les plus restrictifs, mais les différents taux calculés restent de même ordre. En complément, nous avons toujours vérifié que les tests statistiques utilisés pour comparer les fréquences lésionnelles entre différents groupes indiquent des résultats similaires entre les quatre modes de calculs. Puisque les résultats sont équivalents, nous avons présenté uniquement les prévalences établies à partir des individus présentant au moins une dent/un élément dentaire observable (Tableau 3.4). Cela permet de ne pas diminuer de manière aléatoire l'échantillon global des individus pris en compte avec des paramètres restrictifs. Nous avons procédé de la même manière concernant les prévalences de la *cribra orbitalia*, en tenant compte d'abord :

- les individus présentant au moins une orbite observable,
- puis les individus présentant les deux orbites observables,

et concernant les prévalences de l'hyperostose poreuse du crâne, en tenant compte d'abord :

- les individus présentant au moins un élément de voute observable
- puis, les individus présentant tous les éléments de la voute observables
- et enfin, les individus présentant l'élément de la voute le plus sujet à ce type d'atteinte (déterminé d'après les fréquences).

Tableau 3.4 : Critères d'observabilité des éléments dentaires/osseux et des individus pour chaque marqueur. Méthode de calcul des fréquences et des prévalences, où (N) correspond toujours au nombre total d'éléments ou individus atteints.

	Comptage par élément dentaire ou osseux			**Comptage par individu**	
	Conditions d'observabilité des éléments dentaires et osseux		**Calcul de la fréquence pondérée**	**Conditions d'observabilité des individus**	**Calcul de la prévalence pondérée**
	Eléments analysés	**Cotation**			
Usure	Dents fonctionnelles	Dents présentes *in situ* Dents présentes isolées	(N)= l'ensemble des dents fonctionnelles observables	Au moins une dent fonctionnelle observable	(N)= l'ensemble des individus présentant au moins une dent fonctionnelle observable
Pertes *ante mortem*	Emplacements des dents fonctionnelles	Dents présentes *in situ* Dents présentes isolées Dents présentes incluses Pertes *post mortem* Pertes *ante mortem*	(N)= l'ensemble des emplacements des dent fonctionnelle observable	Au moins un emplacement de dent fonctionnelle observable	(N)= l'ensemble des individus présentant au moins un emplacement de dent fonctionnelle observable
Caries	Dents fonctionnelles	Dents présentes *in situ* Dents présentes isolées	(N)= l'ensemble des dents fonctionnelles observables + Calibrée (CF les caries)	Au moins une dent fonctionnelle observable	(N)= l'ensemble des individus présentant au moins une dent fonctionnelle observable
Lésions périapicales	Processus alvéolaires	Dents présentes *in situ* Pertes *post mortem* Pertes *ante mortem*	(N)= l'ensemble des processus alvéolaires observables	Au moins un processus alvéolaire observable	(N)= l'ensemble des dents fonctionnelles observables
Tartre	Dents fonctionnelles	Dents présentes *in situ* Dents présentes isolées	(N)= l'ensemble des dents fonctionnelles observables	Au moins une dent fonctionnelle observable	(N)= l'ensemble des individus présentant au moins une dent fonctionnelle observable
Parodontose	Dents fonctionnelles encore sur arcade	Dentes présentes *in situ*	(N)= l'ensemble des dents fonctionnelles observables encore sur arcade	Au moins une dent fonctionnelle présente *in situ* observable	(N)= l'ensemble des individus présentant au moins une dent fonctionnelle *in situ* observable
Hypoplasies	Dents présentes	Dents présentes *in situ* Dents présentes isolées Dents présentes incluses Germe	(N)= l'ensemble des dents présentes observables	Au moins une dent observable	(N)= l'ensemble des individus présentant au moins une dent définitive antérieure observable
Cribra Orbitalia	Plafonds orbitaires	Orbite droite (50 % observables) Orbite gauche (50 % observables)	(N) = l'ensemble des plafonds orbitaires observables	Au moins un plafond orbitaire observable	(N)= l'ensemble des individus présentant au moins une orbite observable
Hyperostose poreuse du crâne	Eléments de la voute crânienne	Frontal (un tiers observable) Pariétal droit (un tiers observable) Pariétal gauche (un tiers observable) Occipital (un tiers observable)	(N) = l'ensemble des éléments de la voute crânienne observables	Au moins un élément de la voute crânienne observable	(N)= l'ensemble des individus présentant au moins un élément de la voute observable

La seule exception concerne les hypoplasies de l'émail dentaire. En effet, dans les deux sites, les résultats varient en fonction du mode de calcul. De ce fait, nous avons opté pour les prévalences qui nous semblaient les plus pertinentes, obtenues par le rapport entre le nombre d'individus atteints (n) et le nombre d'individus présentant au moins une dent permanente antérieure (les plus atteintes dans les deux sites analysés ; Tableau 3.4).

Par ailleurs, le calcul de la prévalence de la parodontose fait l'objet d'une particularité. Face aux limites évoquées vis-à-vis de l'identification de cette pathologie (3.2.6), seuls les individus présentant au moins une résorption alvéolaire de stade 2 (3.2.6.2) seront considérés comme atteints. Cependant, dans le calcul des fréquences, les stades 1 seront pris en compte.

Enfin, la prévalence pondérée des cas de rachitisme et de scorbut tient compte de la conservation et de la représentation des individus et ce sujet a déjà été évoqué (3.3.2.1 ; 3.3.2.2).

3.5.1.3. Comparaison des fréquences et prévalences lésionnelles

L'ensemble des analyses statistiques décrites ci-dessous, ont été menées via le logiciel R[4] et le seuil de significativité est fixé à 0,05.

Les fréquences ou prévalences lésionnelles entre divers groupes (ex. : catégorie ou type de dent, classe d'âge ou sexe des individus) ont été comparées à l'aide du test du Chi² d'indépendance. Lorsque les conditions d'application ne sont pas vérifiées (l'un des effectifs théoriques est inférieur à 5), nous avons privilégié le test exact de Fisher. Ces tests statistiques étudient l'association entre deux variables qualitatives : la présence d'une pathologie et les divers groupes évoqués précédemment.

Parallèlement, ces tests ont également été mis en œuvre afin de mettre en évidence une éventuelle association entre deux pathologies. Cela permet de mettre en évidence la cooccurrence de deux types de lésions.

Afin de mettre en évidence la tendance évolutive d'un pourcentage (prévalence d'une pathologie), selon une variable ordinale (classes d'âge ou phases d'inhumation), le test de Cochran Armitage ou test du Chi² de tendance a été conduit. Il mettra donc en évidence une augmentation ou une diminution significative des prévalences. Cependant, les conditions d'application sont similaires à celles du Chi² d'indépendance et ces dernières ne se sont pas respectées pour l'ensemble des échantillons testés. Ce test est alors appliqué de manière ponctuelle.

En complément, les *odds ratio* (OR), ou rapport de cote, ont été calculés, généralement lorsque les prévalences entre les sites du cimetière Saint-Jacques et celui des Crottes sont confrontées[5]. Il s'agit d'un outil fréquemment utilisé en épidémiologie afin de comparer deux populations indépendantes. Si leur usage est encouragé en paléoépidémiologie par Waldron (1994 ; 2007), peu de travaux tiennent compte de ce type d'analyse visant la comparaison des prévalences (Lopez *et al.* 2012 ; Klaus 2008 ; Klaus et Tam 2009 ; 2010 ; Kacki, 2016).

L'*odds ratio* exprime la probabilité de développer une pathologie dans une population plutôt que dans une autre. Les études épidémiologiques, dans lesquelles ces populations concernent principalement des groupes d'individus exposés à un facteur de risque, tentent d'établir une relation entre le facteur d'exposition et la présence d'un état pathologique. En adaptant cet outil à la paléoépidémiologie, les facteurs d'exposition sont transposés aux échantillons ostéoarchéologiques provenant de deux sites, deux phases, deux contextes, etc. distincts. L'*odds ratio* permet donc de tester l'association entre deux facteurs : la population considérée (variable de classement) et la présence de l'atteinte recherchée (variable dépendante). Il indique alors l'existence éventuelle d'une différence significative entre deux populations, mais également sa direction (quel échantillon présente la plus grande probabilité ?) et son ampleur (la probabilité est combien de fois plus grande ?).

Prenons en exemple deux populations théoriques A et B et une lésion aléatoire (Tableau 3.5). La prévalence dans la population A se calcule telle que $P_A = (a/n_A) \times 100$. Dans la population B, elle équivaut à $P_B = (b/n_B) \times 100$. L'OR pour tester l'association entre la lésion et les populations équivaut à :

$$\mathrm{OR} = \frac{a/b}{c/d} = \frac{a \times d}{b \times c}$$

Son calcul aboutit à un nombre sans unité, compris entre 0 et l'infini, où 1 représente une valeur « nulle ». Plus l'OR s'éloigne de 1, plus l'association entre la pathologie et la population considérée est forte (Ancell 2017). L'OR s'accompagne également d'un intervalle de confiance (IC) fixé à 95 %. Plus l'intervalle de confiance est étroit, plus l'estimation ponctuelle est précise. Les OR avec un IC large n'ont donc que peu d'intérêt, mais nous en tiendrons tout de même compte, dans les cas où l'association est significative. Toutefois, on ne pourra jauger précisément l'ampleur de cette association.

On considère trois cas de figure pour interpréter les OR (Figure 3.13 ; Ancell 2017) :

- Si OR=1 ou si la valeur 1 est incluse dans l'IC, alors l'association est nulle : nous n'avons pas détecté de différence de prévalence entre les deux populations.

[4] R3.5.2 (R Foundation for Statistical Computing, Vienna, Austria), avec l'interface graphique R Commander.

[5] La stratégie et les étapes suivies dans ce présent travail ont été définies avec B. Saliba-Serre et A. Meffray (doctorante Aix Marseille Univ, CNRS, EFS, ADES, Marseille, France) et sont synthétisées dans la figure 3-13.

Tableau 3.5 : Tableau de contingence d'une population théorique pour le calcul des *odds ratio*.

	Lésion présente	Lésion absente	Total
Population A	a	b	n_A
Population B	c	d	n_B
Total	a+c	b+d	N

- Si OR > 1 et que la valeur 1 est exclue de l'IC, alors la fréquence est significativement supérieure dans la première population. La probabilité d'y développer telles lésion ou pathologie est multipliée par la valeur de l'OR.
- Si OR < 1 et que la valeur 1 est exclue de l'IC, alors la fréquence est significativement supérieure dans la seconde population. La probabilité d'y développer telles lésion ou pathologie est multipliée par la valeur de 1/OR.

L'IC de l'*odds ratio* a la même signification que le résultat du test exact de Fisher. Ce dernier sera toujours indiqué en complément dans nos analyses.

Par ailleurs, il est possible de prendre en compte un tiers facteur dans l'étude de la liaison entre populations et pathologie. On parle alors d'une analyse stratifiée sur un tiers facteur, ce dernier pouvant être la maturation des individus, la classe d'âge, ou le sexe. L'*odds ratio* va alors tenir compte à la fois de la différence de structure par âge ou par sexe des deux populations confrontées, mais également des variations de prévalences observées selon l'âge ou le sexe. Le calcul des *odds ratio* est donc à privilégier en raison du caractère âge-spécifique de certaines lésions pathologiques, fréquemment rencontrées dans les échantillons ostéoarchéologiques. Il constitue certainement la meilleure manière de comparer les prévalences issues de deux assemblages distincts, comme nous proposons de le faire dans ce travail (Waldron 2007).

L'analyse stratifiée scinde l'échantillon en autant de strates que contient le tiers facteur (maturation, classe d'âge ou sexe) et un OR est calculé pour chacune d'entre elles (on calculera par exemple, un OR pour chaque classe d'âge). Nous parlerons alors d'OR par strate. En revanche, nous appellerons OR brut général, celui qui est calculé sans tenir compte du tiers facteur. La stratification nécessite donc de générer un tableau de contingence pour chaque strate. La comparaison entre les différents OR calculés va définir le statut du tiers facteur et déterminer la mesure statistique adéquate pour l'interprétation (Ancelle 2017 ; Figure 3.13). Ce dernier peut-être :

- un modificateur de l'effet, c'est-à-dire qu'il modifie la valeur de l'OR d'une strate à l'autre. Il influe sur l'association entre la lésion et les populations : cette liaison n'est pas identique selon les strates. Dans ce cas, il est impossible de synthétiser les résultats en tenant compte du tiers facteur. L'analyse doit s'appuyer sur l'ensemble des OR par strate, examinés de manière indépendante.
- un facteur de confusion, c'est-à-dire qu'il fausse la mesure de la liaison entre la pathologie et les populations. Dans ce cas, il est possible de calculer un OR ajusté (ÔR), qui représente alors la moyenne pondérée des OR de chaque strate. Ce dernier est employé uniquement si les OR par strates sont homogènes, mais qu'ils diffèrent de l'OR brut général. Par convention, on considère qu'ils diffèrent à partir du moment où l'on constate une différence de plus de 20 %. L'ÔR ajusté équivaut à (où i correspond aux différentes strates) :

$$\hat{\text{O}}\text{R} = \frac{\Sigma[(a_i\, d_i)/n_{Ai}]}{\Sigma[(c_i\, d_i)/n_{Bi}]}$$

- ni un modificateur de l'effet ni un facteur de confusion. Dans ce cas, les OR par strates sont homogènes et se rapprochent fortement de l'OR brut général (moins de 20 % de différence). Le tiers facteur n'a aucun effet sur la probabilité d'être atteint d'une pathologie dans l'une ou l'autre des populations. Dans ce cas, on utilise l'OR brut général.

Il existe de nombreuses fonctions R qui permettent le calcul de l'OR. Nous avons fait le choix de la fonction R twoby2(), qui est la plus complète. Nous avons privilégié le *sample* OR au *conditionnal* OR, puisqu'il correspond à la définition originelle de l'OR telle que OR =ad/bc. Enfin, pour le calcul de l'ÔR, nous avons eu recours à la méthode de Mantel-Haenszel. Ce type d'analyse ne peut être employé dans le cas où l'un des tableaux de contingence contient la valeur zéro. Pour pallier cette limite, nous avons appliqué la correction de Haldane-Anscombe, qui consiste à ajouter la valeur 0,5 dans chacune des cellules du tableau de contingence.

Enfin, l'*odds ratio* ne correspond pas à un risque relatif (qui constitue une autre mesure statistique), mais à une cote ou une probabilité relative. Toutefois, dans le texte le terme risque pourra être employé comme synonyme de probabilité.

3.5.2. La caractérisation des lésions

En complément de la cotation de la présence des lésions dentaires ou osseuses, chacune des atteintes relevées est caractérisée par son aspect, type, sévérité, etc. Le traitement de ce type de données s'articule autour de leur nature qualitative ou quantitative.

3.5.2.1. Données qualitatives

Tout d'abord, la distribution de ces caractéristiques qualitatives (type de la lésion, localisation de la lésion, stade maximal de sévérité) s'appuie sur leur occurrence en fonction du type de dent, ou d'os, de la maturation,

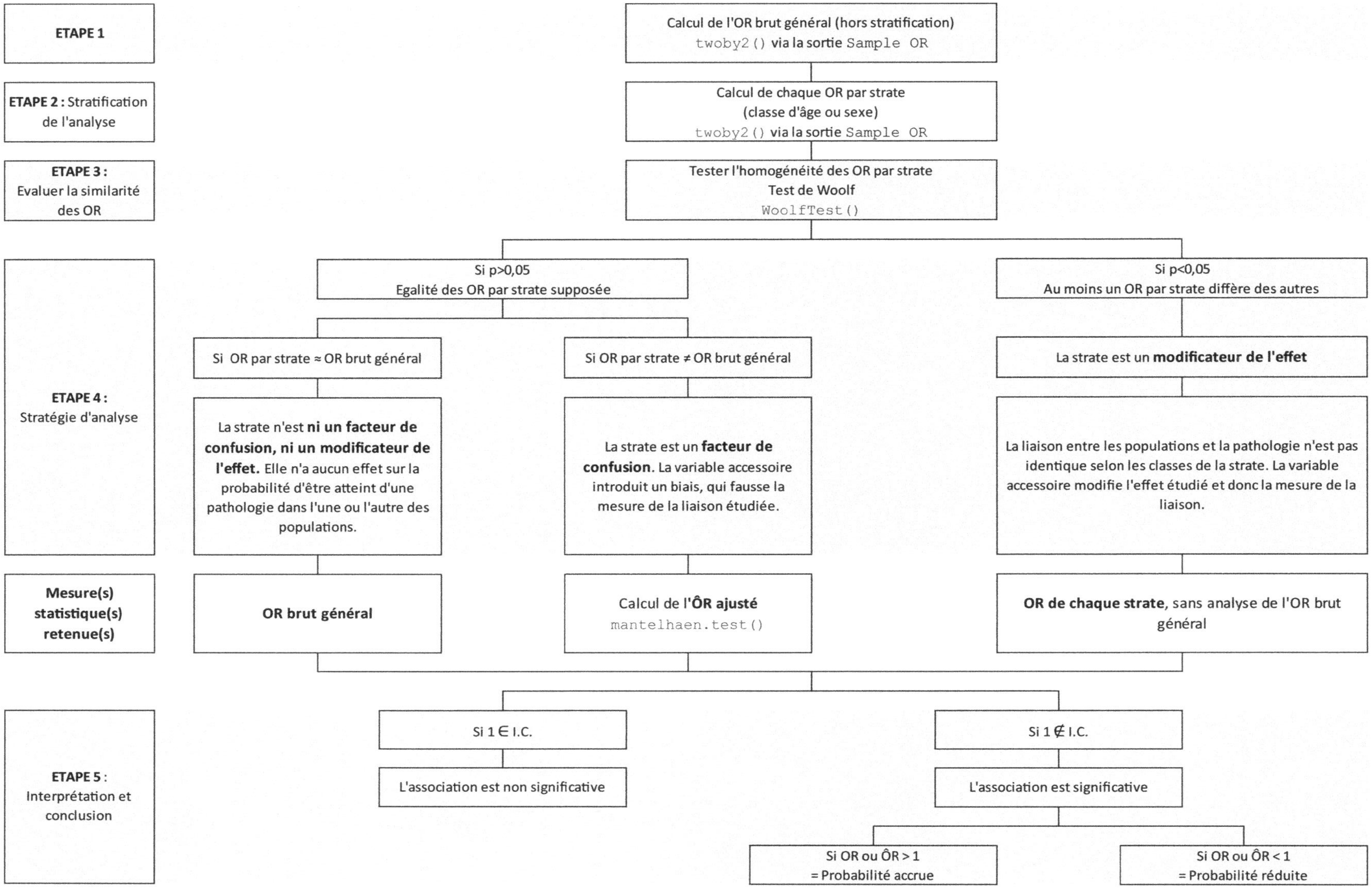

Figure 3.13 : Schéma récapitulant la stratégie développée et les étapes suivies pour l'étude de la liaison entre population et pathologie via le calcul des *odds ratio*.

la classe d'âge, du sexe des individus et des phases d'inhumation. Nous avons alors calculé des fréquences et des prévalences, qui sont comparées à l'aide des outils statistiques décrits ci-dessus : Chi² d'indépendance et test exact de Fisher (3.4.2.3).

Pour certains marqueurs dentaires, nous avons voulu rendre compte d'éventuelles différences entre les individus, selon le nombre de dents atteintes. Afin de nous affranchir au maximum de la conservation dentaire, qui peut varier d'un sujet à l'autre, nous avons calculé la proportion de dents atteintes par individu. Ensuite, les sujets ont été répartis au sein de quatre classes d'amplitude égale selon que la proportion de dents atteintes soit comprise entre :

- 1-24 %
- 25-49 %
- 50-74 %
- 75-100 %

La distribution des sujets en fonction de l'âge, du sexe ou de la phase d'inhumation ont également bénéficié d'analyse statistique par le test du Chi² d'indépendance ou le test exact de Fisher. Dans un premier temps, nous avons tenu compte de tous les sujets présentant au moins cinq dents préservées. Dans un second temps, nous nous sommes basés sur l'ensemble des individus présentant au moins huit dents préservées. À l'image du protocole que nous avons suivi dans le calcul des prévalences (3.4.2.2), nous nous sommes assurés que les résultats étaient similaires entre les deux méthodes de calcul, avant de conserver la moins restrictive (cinq dents observables).

3.5.2.2. Données quantitatives

Ensuite, l'étude des données quantitatives est principalement basée sur l'analyse des moyennes. Ces dernières couvrent des paramètres tels que le nombre de lésions par dent (pour les caries et les hypoplasies), le score de sévérité des atteintes par élément dentaire/osseux ou par individu, la proportion d'éléments atteints par individu ou encore, le nombre minimal d'épisodes de stress par individu. Rappelons que pour les marqueurs dentaires, la proportion d'éléments atteints par individu s'est déroulée uniquement chez les sujets présentant au moins cinq dents observables.

3.5.2.2.1. Comparaison de moyennes

Afin de comparer deux moyennes observées sur deux groupes distincts, nous avons eu recours au test de Student pour deux échantillons indépendants. Lorsque l'égalité des variances n'est pas respectée (test Fisher-Snedecor), le test de Welch a été préféré. Dans le cas où les conditions d'application de ces deux tests ne sont pas vérifiées (notamment en termes d'effectifs), le test non paramétrique de la somme des rangs de Wilcoxon ou test de Wilcoxon bi-varié a été privilégié. Enfin, pour comparer les moyennes issues de trois groupes ou plus, nous avons eu recours à l'ANOVA à un facteur. Nous nous sommes orientés vers son équivalent non paramétrique : le test de Kruskal-Wallis, quand les conditions d'application ne sont pas remplies.

Concernant les deux tests non paramétriques utilisés, les analyses ne s'appuient pas sur les valeurs des variables, mais sur les rangs des valeurs. Par ailleurs, ce ne sont pas les valeurs moyennes qui servent de base, mais les médianes. Dans un souci d'homogénéité, la moyenne et les écarts types ont toujours été présentés, malgré des effectifs parfois très limités. Dans ces cas-là, nous gardons toutefois à l'esprit que la médiane est un indicateur de tendance centrale à privilégier et ces dernières sont systématiquement présentées.

3.5.2.2.2. Les tests de corrélation

Afin d'étudier la liaison entre les variables quantitatives citées ci-dessus (par exemple, le score moyen de sévérité ou la proportion exacte de dents atteintes par individu) en fonction de la classe d'âge des individus ou des phases d'inhumation, nous avons eu recours au test du coefficient de corrélation des rangs de Spearman. Ce dernier étant adapté à la présence d'une variable qualitative ordinale. Il s'agit d'un test non paramétrique, qui s'appuie non pas sur les valeurs elles-mêmes, mais sur leurs rangs. On cherche alors à savoir si l'âge ou la phase d'inhumation influent sur la sévérité des lésions, ou encore la proportion de dents atteintes.

Parallèlement, ce test a été mis en œuvre lorsque nous souhaitons tester l'association entre deux pathologies, lorsqu'il s'agit d'étudier la corrélation entre la sévérité de deux types de lésions.

4

Caractérisation de l'échantillon du cimetière Saint-Jacques à La Ciotat : 1581-1831

4.1. L'usure dentaire

4.1.1. Analyse par dent

L'usure dentaire est omniprésente sur les dents de la population du cimetière de La Ciotat, puisqu'elle concerne près de 84 % des dents (Figure 4 1). Une nette différence apparaît entre les dents définitives et lactéales en termes de fréquence (Chi² d'indépendance ; p<0,001), et d'intensité. Cela s'explique par le temps d'exposition des dents permanentes, bien plus long que les dents lactéales.

Toutefois, l'usure demeure modérée sur l'ensemble des dents, avec des scores moyens d'usure par type de dent généralement peu élevés (Tableau 4.1 ; Tableau 4.2)

4.1.2. Analyse par individu

L'usure est omniprésente au sein de la population à l'étude, puisque pour plus de 91 % des individus au moins une dent est touchée (Figure 42.). Malgré une différence significative entre les adultes et les immatures (Chi² d'indépendance ; p>0,001), les prévalences restent particulièrement élevées. Chez les adultes, tous les individus ont développé de l'usure dentaire. Elle affecte également près de 80 % des sujets âgés de moins de 20 ans.

L'analyse globale des individus indique que les degrés de sévérité considérés comme forts (stades 6 et plus) sont couramment atteints (Figure 4.2). Près d'un tiers des individus présente une sévérité maximale équivalente ou supérieure au stade 6. De plus, les degrés d'usure extrême (stade 8) se développent sur 5 % des individus. Cela ne concerne que les adultes : près de 10 % d'entre eux ont atteint une usure dentaire occasionnant la destruction quasi complète de la couronne.

Les stades d'usure forts (à partir du stade 6) sont particulièrement nombreux chez les adultes, puisqu'ils concernent près de la moitié d'entre eux (Figure 4.2). À l'inverse, ces stades sont rarement atteints chez les immatures : 4,4 % seulement. Chez ces derniers, les stades faibles (stades 2 et 3) restent prédominants et impliquent près de 80 % des enfants et adolescents. Chez les adultes, le score moyen d'usure atteint 3,92, contre 1,73 seulement chez les immatures (Tableau 4.3).

Le découpage par classe d'âge permet de clarifier les tendances observées précédemment. La réelle différence observée entre les adultes et les immatures s'amorce réellement en raison des enfants les plus jeunes : les moins de 4 ans (Figure 4.3). En effet, seuls ces individus présentent des dents exemptes d'usure. Ils sont clairement majoritaires (62,5 %) chez les moins de 1 an. Une césure s'opère ensuite, puisque ces individus impliquent moins d'un quart des enfants âgés entre 1 et 4 ans : les proportions s'inversent donc. À partir de 5 ans, tous les individus ont développé de l'usure dentaire sur au moins une dent. Cette différence entre les plus et moins de 5 ans est significative (Chi² d'indépendance : p<0,001). Notons toutefois la présence d'un enfant âgé entre 10 et 14 ans (SP17), chez qui l'usure dentaire est absente. Cet individu ne possède, en fait, qu'une seule dent observable, une M1 définitive, qui tend à percer à partir de 10 ans.

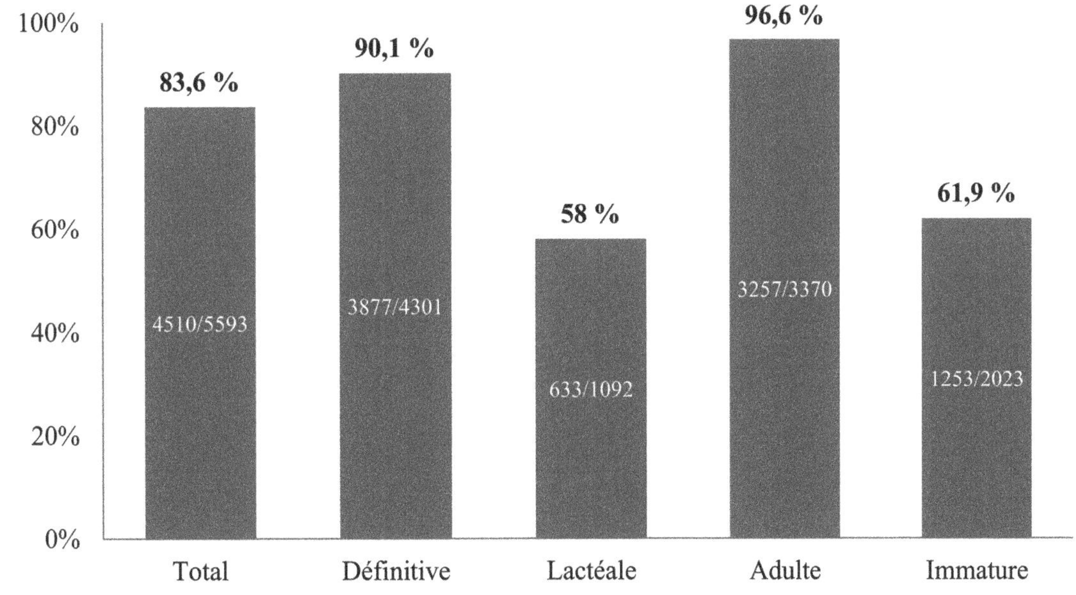

Figure 4.1 : LC HOP, Fréquence de l'usure dentaire selon le type de dentition et la maturation des sujets.

Tableau 4.1 : LC HOP, Fréquence des dents présentant de l'usure et score moyen d'usure par arcade, catégorie et type de dent permanente.

	Maxillaire										
	Total	**Labiale**	**Jugale**	**I1**	**I2**	**C**	**P1**	**P2**	**M1**	**M2**	**M3**
N	1846	724	1122	233	227	264	259	250	260	214	139
% dents usées	**88,1 %**	**91,6 %**	**85,9 %**	**90,1 %**	**89,9 %**	**94,3 %**	**89,6 %**	**92 %**	**88,1 %**	**85,5 %**	**64,7 %**
score moyen	3,20	3,43	3,05	3,58	3,21	3,49	3,36	3,44	3,22	2,63	2,11
	3,26	3,25	3,27	3,38	3,16	3,21	3,14	3,40	3,70	3,21	2,63
% dents usées	**91,6 %**	**94,8 %**	**89,5 %**	**95,9 %**	**94,5 %**	**94,3 %**	**92,5 %**	**93,9 %**	**89,2 %**	**91,1 %**	**75,5 %**
N	2455	987	1468	291	344	352	333	311	323	305	196
	Total	**Labiale**	**Jugale**	**I1**	**I2**	**C**	**P1**	**P2**	**M1**	**M2**	**M3**
	Mandibule										

Tableau 4.2: LC HOP, Fréquence et score moyen d'usure par arcade, type et catégorie de dent lactéale.

	Maxillaire							
	Total	**Labiale**	**Jugale**	**i1**	**i2**	**c**	**m1**	**m2**
N	474	254	220	80	85	89	107	113
% dents usées	**61,8 %**	**64,6 %**	**58,6 %**	**67,5 %**	**61,2 %**	**65,2 %**	**58,9 %**	**58,4 %**
score moyen	2,03	2,08	1,98	2,34	1,86	2,07	1,96	1,99
	1,83	1,80	1,86	1,99	1,72	1,73	1,71	2,02
% dents usées	**54,9 %**	**60,1 %**	**50,0 %**	**72,0 %**	**60,4 %**	**50,5 %**	**46,2 %**	**54,3 %**
N	278	118	160	23	44	51	91	69
	Total	**Labiale**	**Jugale**	**i1**	**i2**	**c**	**m1**	**m2**
	Mandibule							

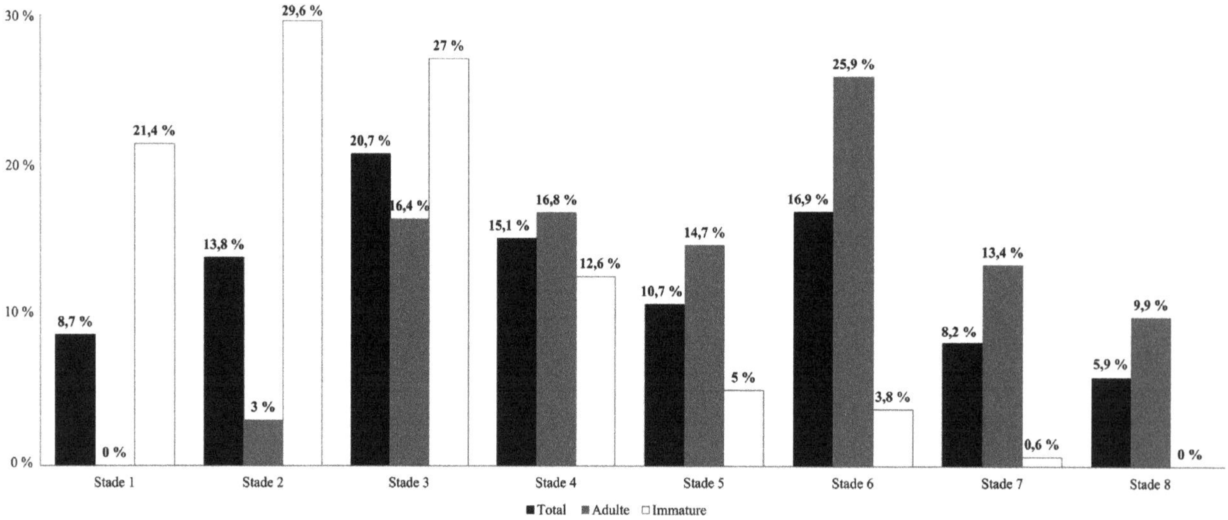

Figure 4.2 : LC HOP, Prévalence de l'usure dentaire et répartition des individus selon le score maximal d'usure dentaire suivant la maturation.

Tableau 4.3 : LC HOP, Score moyen de l'usure dentaire par individu selon la maturité, la classe d'âge, le sexe et la phase d'inhumation.

	N	Score moyen	Médiane	Test statistique	p	
Total	391	**3,03** (1,54)	2,67 [1,00 ; 4,22]			
Adulte	232	**3,92** (1,33)	3,77 [1,44 ; 5,00]	t-test de Welch	**<0,001**	
Immature	159	**1,72** (0,59)	1,73 [1,00 ; 2,12]			
[0-1]	15	**1,09** (0,22)	1,00 [1,00 ; 1,00]	Kruskal-Wallis	**<0,001**	Kruskal-Wallis **<0,001**
[1-4]	70	**1,44** (1,44)	1,33 [1,00 ; 1,75]			
[5-9]	41	**2,15** (0,47)	2,10 [1,12 ; 2,50]			
[10-14]	18	**1,83** (0,49)	1,74 [1,00 ; 1,95]			
[15-19]	15	**2,34** (0,41)	2,28 [1,81 ; 2,54]			
[20-29]	36	**2,39** (0,50)	2,32 [1,44 ; 2,67]	Kruskal-Wallis	**<0,001**	
[30-39]	20	**3,42** (1,15)	3,03 [2,00 ; 4,08]			
[40-49]	47	**3,77** (0,90)	3,67 [2,67 ; 4,47]			
[50-59]	25	**4,48** (1,09)	4,67 [2,00 ; 5,00]			
> 60	29	**4,92** (0,89)	5,00 [3,00 ; 5,00]			
Femme	92	**3,53** (1,22)	3,20 [1,81 ; 4,50]	t-test de Welsh	**0,001**	
Homme	95	**4,15** (1,32)	4,25 [1,83 ; 5,14]			
Phase 1	164	**2,98** (1,48)	2,67 [1,00 ; 4,01]	ANOVA à 1 facteur	0,889	
Phase 2	109	**3,06** (1,55)	2,56 [1,00 ; 4,25]			
Phase 3	118	**3,06** (1,61)	2,72 [1,00 ; 4,42]			

L'évolution des stades de sévérité maximale selon les classes d'âge indique que l'intensité de l'usure augmente progressivement avec l'âge et de manière très nette (test du coefficient de corrélation des rangs de Spearman : rho=0,78 ; p<0,001 ; Figure 4.3 ; Figure 4.4). On ne compte aucun stade supérieur à 3 chez les 0-1 an. Ils restent, ensuite, très rares chez les 1-4 ans, puis concernent plus de la moitié (près de 60 %) des enfants âgés entre 5 et 9 ans. Chez ces derniers, l'usure atteint même le stade 6 pour plus de 10 % des sujets. Dans la classe des 10-14 ans, l'intensité de l'usure faiblit clairement. Les stades 1, 2 et 3 redeviennent majoritaires et concernent plus de 80 % des individus. Cela correspond certainement à l'exfoliation des dents lactéales, remplacées par les dents définitives, fraîchement émergées.

Le stade 7 commence à apparaître chez les adolescents. Ils adoptent un comportement assez proche de celui des jeunes adultes (Figure 4.3 ; Figure 4.4). À partir de 30 ans, l'usure générale est modérée à forte dans 80 à 100 % des cas (Figure 4.4). Les stades 6, 7 et 8 prennent de plus en plus d'ampleur au fur et à mesure que l'on progresse dans les classes d'âge : de 35 à 95 %. Aucun individu âgé ne présente une usure maximale inférieure à 5. Cette évolution est nettement illustrée par les scores moyens d'usure par individu, qui augmentent graduellement avec l'âge, et ce, de manière significative (Tableau 4.3). Seule la classe des 5-9 ans fait figure d'exception, avec un score moyen assez élevé.

L'ensemble des adultes est atteint d'usure dentaire et aucune différence n'apparaît entre hommes et femmes concernant la prévalence (Figure 4.5). Par contre, en considérant l'intensité de l'usure, des distinctions apparaissent dans la distribution des degrés maximaux de sévérité (test exact de Fisher : p=0,017). Chez les hommes, les proportions d'usures fortes à extrêmes (stades 6 à 8) sont bien plus élevées que chez les femmes : près de 60 % contre 35,9 % (Figure 4.5). À l'inverse, les stades d'usure faible (stades 2 et 3) ne représentent que 13,7 % pour les hommes, alors qu'ils constituent plus d'un quart de la population féminine. Ainsi, chez les individus de sexe masculin, l'usure semble généralement plus sévère et cela se reflète dans les scores moyens d'usure (Tableau 4.3).

Aucune différence n'est visible entre les trois phases d'inhumation dans la prévalence de l'usure dentaire (Chi² d'indépendance : p=0,838 ; Tableau 4.4) ou en considérant sa sévérité (Tableau 4.4 ; test exact de Fisher : pour les adultes, p=0,267 ; pour les immatures, p=0,187, Tableau 4.3).

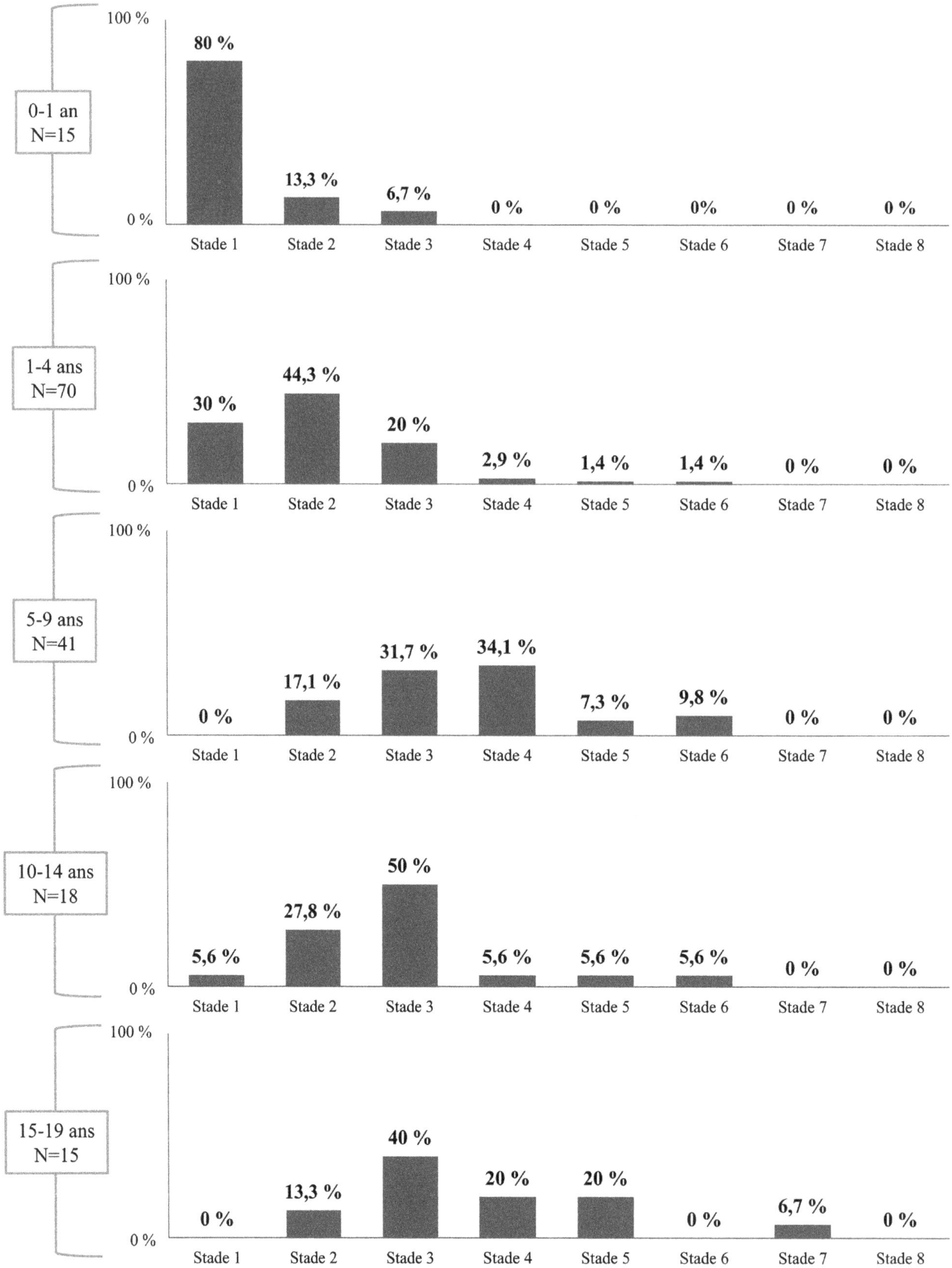

Figure 4.3 : LC HOP, Prévalence de l'usure dentaire et répartition des individus immatures selon le score maximal d'usure dentaire suivant la classe d'âge.

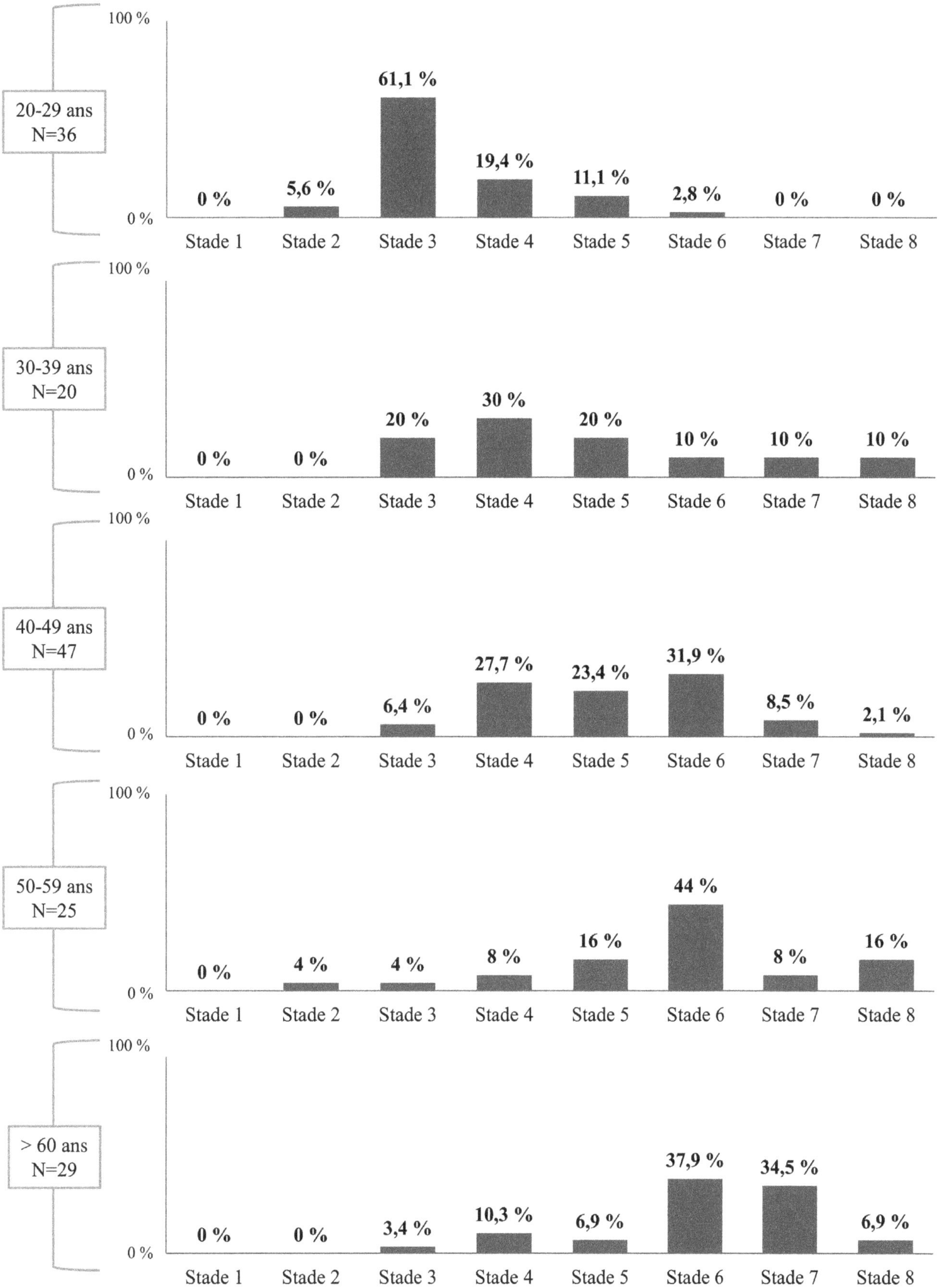

Figure 4.4 : LC HOP, Prévalence de l'usure dentaire et répartition des individus adultes selon le score maximal d'usure dentaire suivant la classe d'âge.

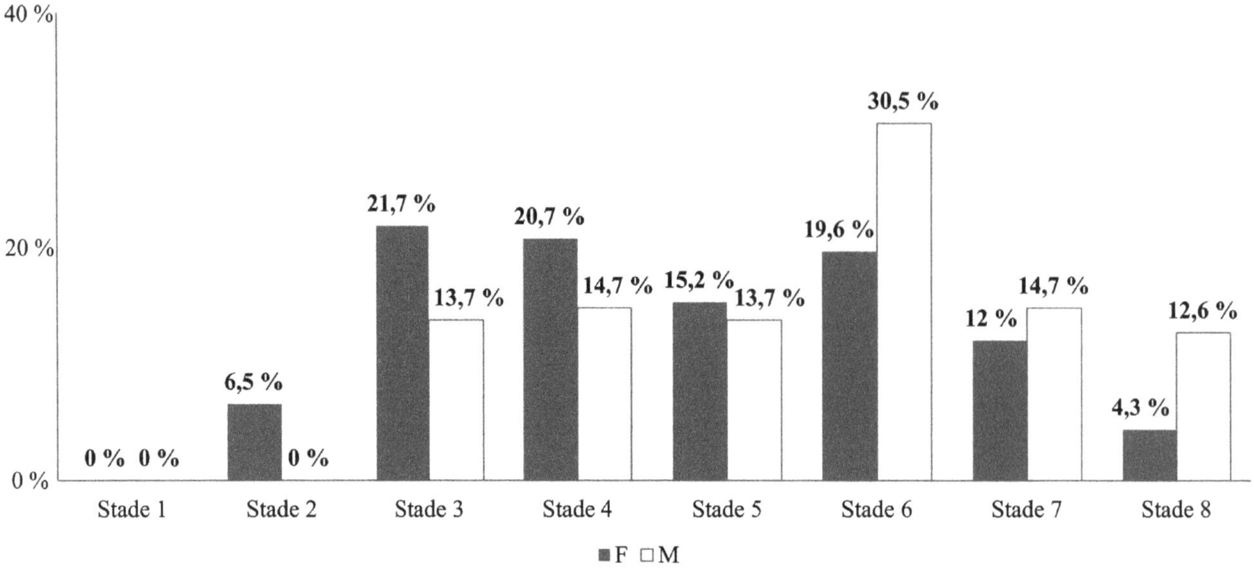

Figure 4.5 : LC HOP, Prévalence de l'usure dentaire et répartition des individus selon le score maximal d'usure dentaire suivant le sexe.

Tableau 4.4 : LC HOP, Prévalence de l'usure dentaire et répartition des individus selon le score maximal d'usure dentaire suivant la phase d'inhumation.

	Total			**Adulte**			**Immature**		
	Phase 1	**Phase 2**	**Phase 3**	**Phase 1**	**Phase 2**	**Phase 3**	**Phase 1**	**Phase 2**	**Phase 3**
N	164	109	118	89	64	79	75	45	39
Stade 1	9,1 %	7,3 %	9,3 %	0,0 %	0,0 %	0,0 %	20,0 %	17,8 %	28,2 %
Stade 2	10,4 %	12,8 %	19,5 %	1,1 %	1,6 %	6,3 %	21,3 %	28,9 %	46,2 %
Stade 3	20,7 %	22,9 %	18,6 %	13,5 %	17,2 %	19,0 %	29,3 %	31,1 %	17,9 %
Stade 4	15,9 %	17,4 %	11,9 %	14,6 %	20,3 %	16,5 %	17,3 %	13,3 %	2,6 %
Stade 5	12,2 %	7,3 %	11,9 %	16,9 %	9,4 %	16,5 %	6,7 %	4,4 %	2,6 %
Stade 6	17,1 %	20,2 %	13,6 %	28,1 %	31,3 %	19,0 %	4,0 %	4,4 %	2,6 %
Stade 7	9,1 %	4,6 %	10,2 %	15,7 %	7,8 %	15,2 %	1,3 %	0,0 %	0,0 %
Stade 8	5,5 %	7,3 %	5,1 %	10,1 %	12,5 %	7,6 %	0,0 %	0,0 %	0,0 %

4.1.3. Synthèse

- Presque toutes les dents permanentes présentent de l'usure dentaire (90,1 %), contre 58 % des dents lactéales (p<0,001).
- Sévérité modérée sur les dents permanentes (score moyen = 3,61) et faible sur les dents déciduales (score moyen = 1,91).
- Usure dentaire chez presque tous les individus (91 % de l'échantillon : 100 % des adultes et près de 80 % des immatures ; p<0,001).
- Sévérité de l'usure (p<0,001 ; rho=0,78) et proportion de dents atteintes (p<0,001 ; rho=0,72) augmentent fortement avec l'âge.
- Sévérité de l'usure plus faible chez les femmes.
- Aucune évolution selon les phases d'inhumation.

4.2. Les pertes *ante mortem*

4.2.1. Analyse par dent

Aucune dent lactéale n'a été perdue *ante mortem*. De ce fait, cette analyse se basera exclusivement sur les dents définitives.

Près de 30 % d'entre elles ont été perdues *ante mortem* (Figure 4.6). Cette fréquence est très élevée et concerne particulièrement les dents appartenant aux individus adultes : 32,1 %, contre seulement 0,5 % chez les immatures, ce qui représente cinq dents. Cette différence de proportion est significative (Chi² d'indépendance ; p<0,001).

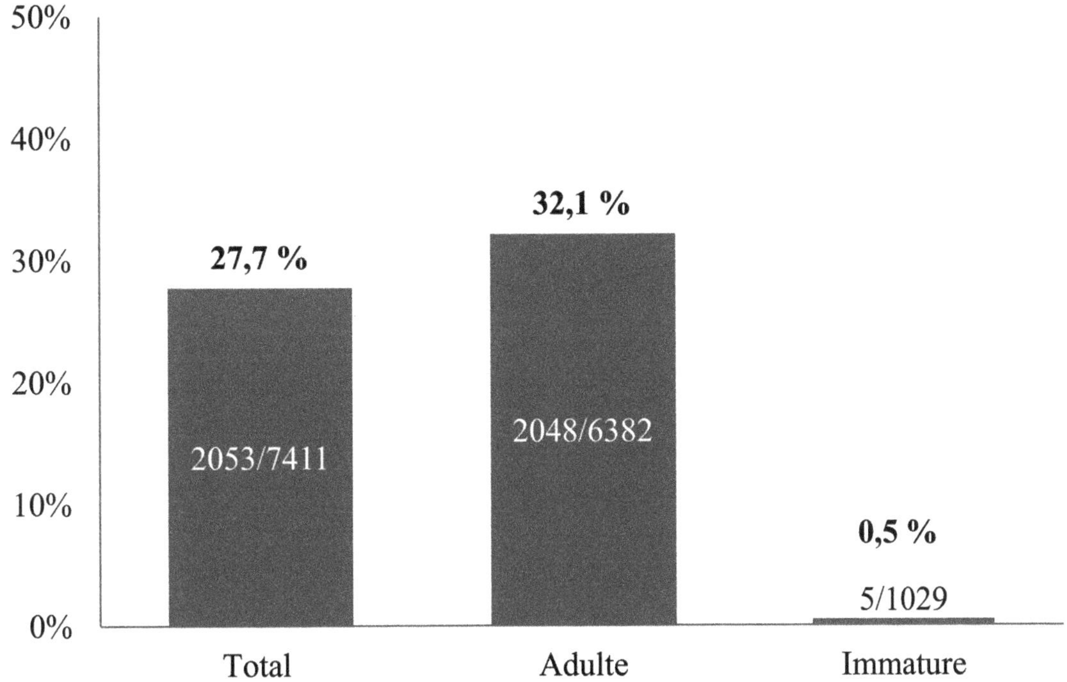

Figure 4.6 : LC HOP, Fréquence des dents définitives perdues *ante mortem*.

Les arcades inférieures ou supérieures suivent rigoureusement les mêmes tendances. Sur chacune, ce sont les dents jugales qui présentent les fréquences les plus élevées (Tableau 4.5 ; Chi² d'indépendance : p<0,001). Les canines sont les plus épargnées et à l'inverse, ce sont les molaires qui sont le plus couramment perdues *ante mortem* : les fréquences dépassent constamment les 30 % (Chi² d'indépendance; p<0,001).

4.2.2. Analyse par individu

4.2.2.1. Prévalence des individus atteints de pertes ante mortem

Parmi les 424 individus disponibles, près de la moitié (47 %) a perdu une dent *ante mortem* (Figure 4.7). Cela concerne particulièrement les adultes : près des trois quarts présentent au moins une dent tombée avant la mort. En revanche, les immatures sont bien plus rarement concernés, avec une prévalence de 2,5 % (Chi² d'indépendance : p<0,001).

Le découpage de la population par classe d'âge permet de mieux apprécier cette différence selon la maturité des sujets. Pour 339 individus, l'âge au décès a pu être estimé avec précision et les résultats révèlent un net effet de l'âge (Figure 4.7 ; Figure 4.8 ; Figure 4.9).

Les pertes *ante mortem* apparaissent seulement à l'adolescence : aucun enfant de moins de 15 n'a perdu de dent au cours de sa vie. On compte quatre adolescents qui présentent au moins une AMTL, soit 26,7 % d'entre eux (Figure 4.8).

On observe chez les adultes, une claire progression des pertes *ante mortem* (Figure 4.9). Chez les plus jeunes, seul un quart des individus est atteint, proportion qui les rapproche des adolescents. Après cela, les prévalences

Tableau 4.5 : LC HOP, Fréquence des pertes *ante mortem* selon l'arcade, le type et la catégorie de dent permanente.

	Maxillaire										
	Total	**Labiale**	**Jugale**	**I1**	**I2**	**C**	**P1**	**P2**	**M1**	**M2**	**M3**
N	3242	1331	1911	454	441	436	432	413	446	369	251
% AMTL	**27,7 %**	**22,5 %**	**31,3 %**	**22,9 %**	**23,8 %**	**20,9 %**	**29,9 %**	**27,1 %**	**34,1 %**	**31,4 %**	**35,5 %**
	27,7 %	**19,8 %**	**32,9 %**	**25,0 %**	**19,7 %**	**14,4 %**	**18,4 %**	**25,0 %**	**39,3 %**	**39 %**	**44,8 %**
N	4169	1640	2529	547	558	535	522	513	578	523	393
	Total	**Labiale**	**Jugale**	**I1**	**I2**	**C**	**P1**	**P2**	**M1**	**M2**	**M3**
	Mandibule										

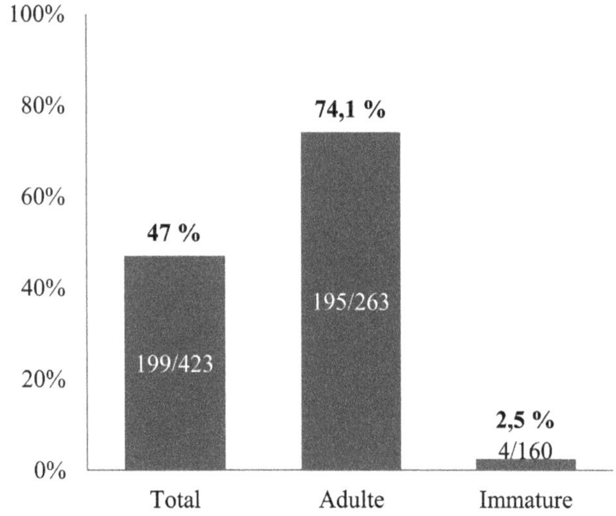

Figure 4.7 : LC HOP, Prévalence des AMTL selon la maturation.

d'individus affectés augmentent graduellement, jusqu'à atteindre près de 95 % chez les plus âgés. Toutefois, la transition entre les adultes âgés entre 20-29 ans et ceux entre 30-39 ans apparaît très brutale : de 25 %, le taux d'AMT passe à 65 % (Chi² d'indépendance : p<0,001).

Enfin, en tenant compte de l'ensemble des classes, des enfants les plus jeunes aux adultes les plus âgés, l'augmentation des prévalences selon la classe d'âge apparaît significative (test de Cochran Armitage : p<0,001).

Bien que la prévalence soit légèrement plus forte pour les hommes, aucune différence n'apparaît selon le sexe (Figure 4.10 ; Chi² d'indépendance : p=0,244).

Enfin, les résultats indiquent une légère augmentation entre la phase 1 et la phase 3 (Chi² d'indépendance : p=0,028 ; Figure 4.11). Pourtant, malgré une légère progression chez les moins de 20 ans, nous n'avons observé aucune réelle différence dans les proportions d'AMTL chez adultes (Chi² d'indépendance : p=0,255) ou chez les immatures (Test exact de Fisher : p=1). De plus, l'augmentation avec le temps des individus touchés s'est révélée non significative (test de Cochran Armitage : p=0,113).

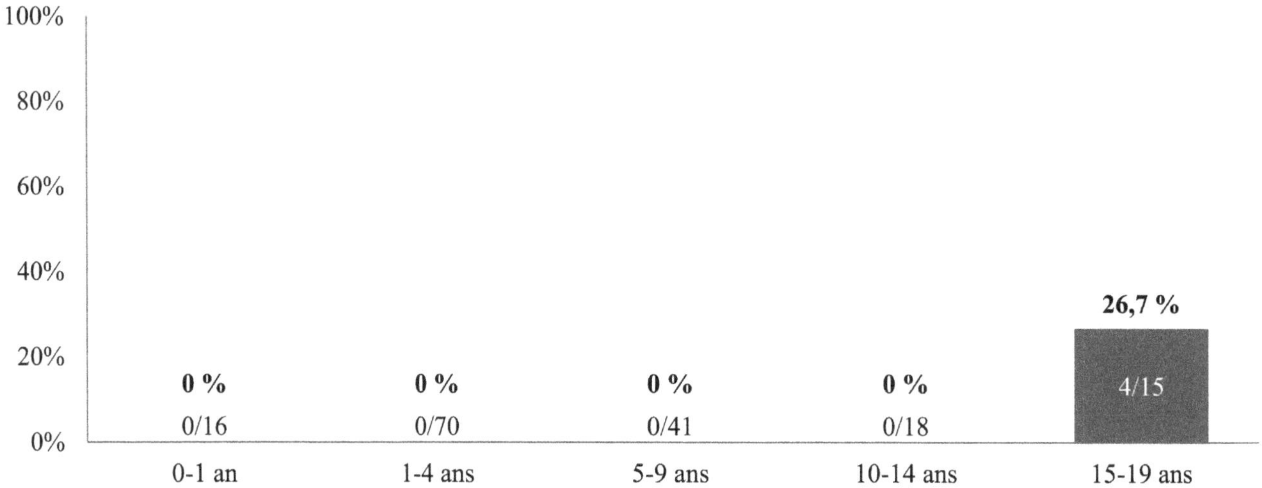

Figure 4.8 : LC HOP, Prévalence AMTL chez les individus immatures selon la classe d'âge.

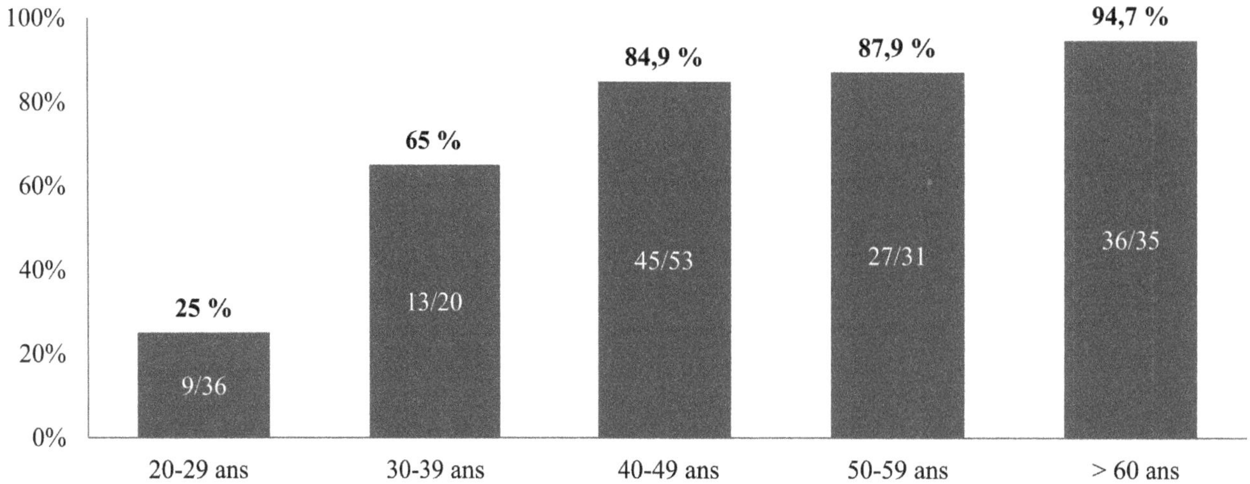

Figure 4.9 : LC HOP, Prévalence des AMTL chez les individus adultes selon la classe d'âge.

4.2.2.2. Proportion de dents perdues ante mortem par individu

De manière générale, les individus ayant perdu moins de la moitié de leurs dents sont majoritaires : ils représentent près de 60 % des sujets atteints d'AMTL (Figure 4.12). Un net écart apparaît selon la maturité des sujets. Chez les moins de 20 ans, on compte exclusivement des sujets ayant perdu très peu de dents (moins d'un quart). En effet, les quatre adolescents atteints ont perdu une seule, voire deux dents. Chez les adultes, en revanche, les individus ayant perdu plus de la moitié de leurs dents sont nombreux et les sujets édentés (ou presque) représentent près d'un quart de la population adulte.

Parmi les individus présentant au moins cinq localisations observables et ayant perdu au moins une dent, 131 ont pu bénéficier d'une estimation de l'âge au décès. Les résultats mettent en avant une nette progression dans la proportion de dents perdues *ante mortem* (Figure 4.13) : cette dernière a tendance à augmenter avec l'âge (test du coefficient de corrélation des rangs de Spearman : rho=0,551 ; p<0,001).

Les adultes les plus jeunes montrent des tendances similaires à celles des adolescents (Figure 4.13) et les les individus ayant perdu moins d'un quart de leurs dents prédominent également parmi les [30-39 ans]. Les édentés sont exclusivement des adultes d'au moins 40 ans et leur proportion augmente progressivement, pour atteindre 40 % chez les plus âgés (Figure 4.13).

Les analyses précédentes n'avaient mis en avant aucune différence entre homme et femmes dans la prévalence d'individus atteints (Figure 4.10). En analysant les proportions de dents perdues *ante mortem*, les résultats indiquent une différence selon le sexe, confirmée au niveau statistique par le test du Chi² d'indépendance (p=0,017 ; Figure 4.14). En effet, les femmes ont tendance à être plus fréquemment édentées (ou quasiment) que les hommes. Cette différence entre les sexes ne semble pas liée à l'âge, puisque pour chaque sexe, les effectifs d'individus par classe d'âge sont assez similaires.

Enfin, les proportions d'AMTL semblent augmenter au court du temps (Figure 4.15). En effet, la part des individus ayant perdu plus de la moitié de leurs dents croît graduellement entre la phase 1 et la phase 3. De même, les individus édentés ou presque, qui représentaient 16,7 % des individus en phase 1, se retrouvent dans plus d'un tiers de la population en phase 3. Le test du Chi² a mis en avant une différence statistique entre les trois phases (p=0,039). Ainsi, la proportion de dents perdues *ante mortem* a tendance à augmenter avec les temps (test du coefficient de corrélation des rangs de Spearman : rho=0,241 ; p<0,001). Cette différence entre les phases 1 à 3 s'illustre également en tenant compte uniquement des adultes (test exact de Fisher : p=0,026).

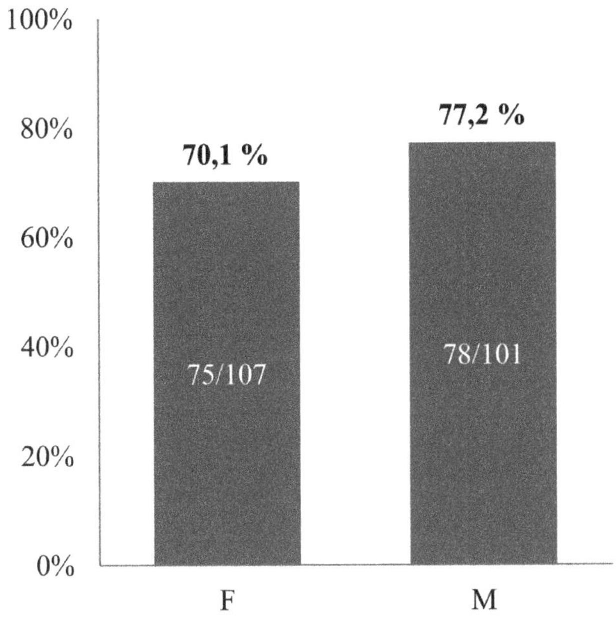

Figure 4.10 : LC HOP, Prévalence des AMTL selon le sexe.

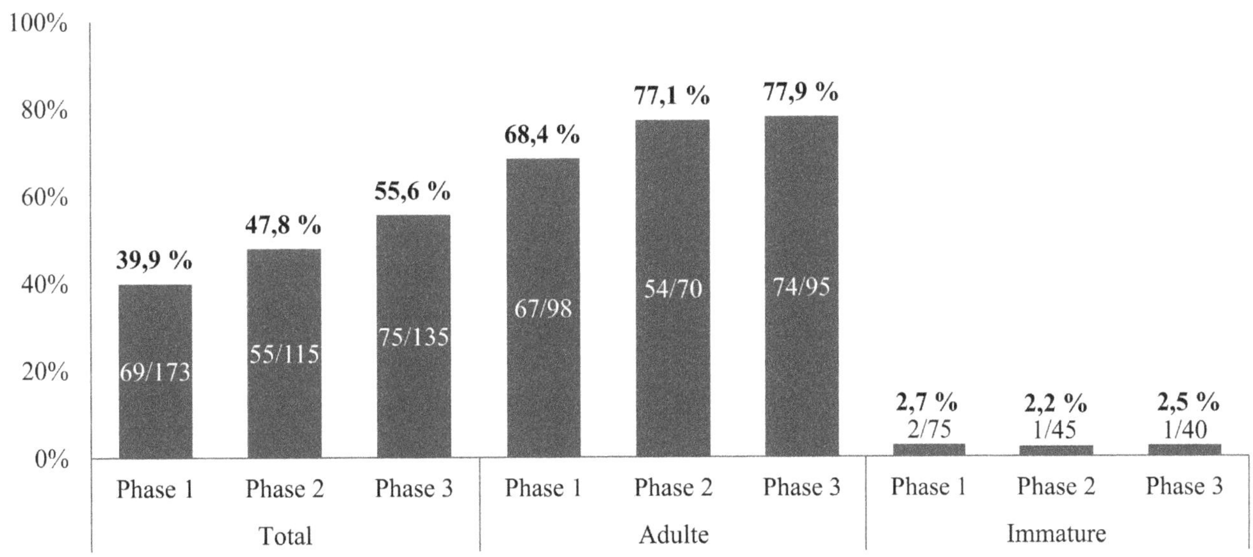

Figure 4.11 : LC HOP, Prévalence des AMTL selon la phase d'inhumation.

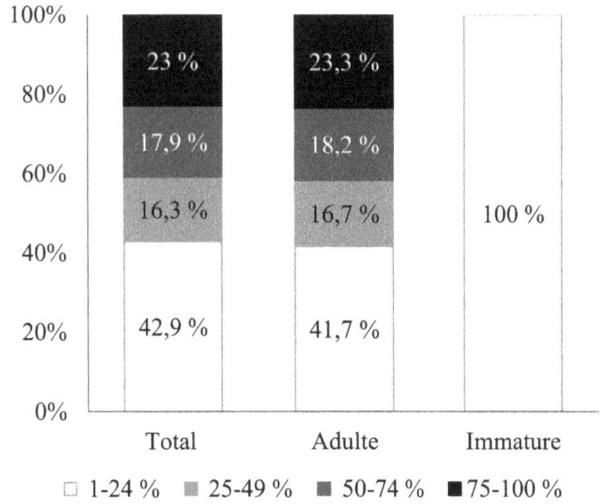

Figure 4.12 : LC HOP, Répartition des individus selon la proportion d'AMTL et suivant la maturation (au moins 5 localisations observables).

4.2.3. Synthèse

- Aucune dent lactéale n'est perdue *ante mortem.*
- Forte fréquence des dents permanentes perdues *ante mortem* (27,7 %).
- Les dents jugales sont les plus atteintes, en particulier les molaires.
- Prévalence plutôt élevée des AMTL : 47 % de l'échantillon (74,1 % des adultes et 2,5 % des immatures ; p<0,001).
- Apparition à l'adolescence et augmentation des prévalences avec l'âge (p<0,001) : explosion des prévalences à partir de 30 ans.
- Généralement peu de dents perdues par individu, mais les proportions de dents perdues *ante mortem* augmentent avec l'âge (p<0,001 ; rho=551).
- 23 % d'individus (quasi) édentés et ce phénomène débute à partir de 40 ans.

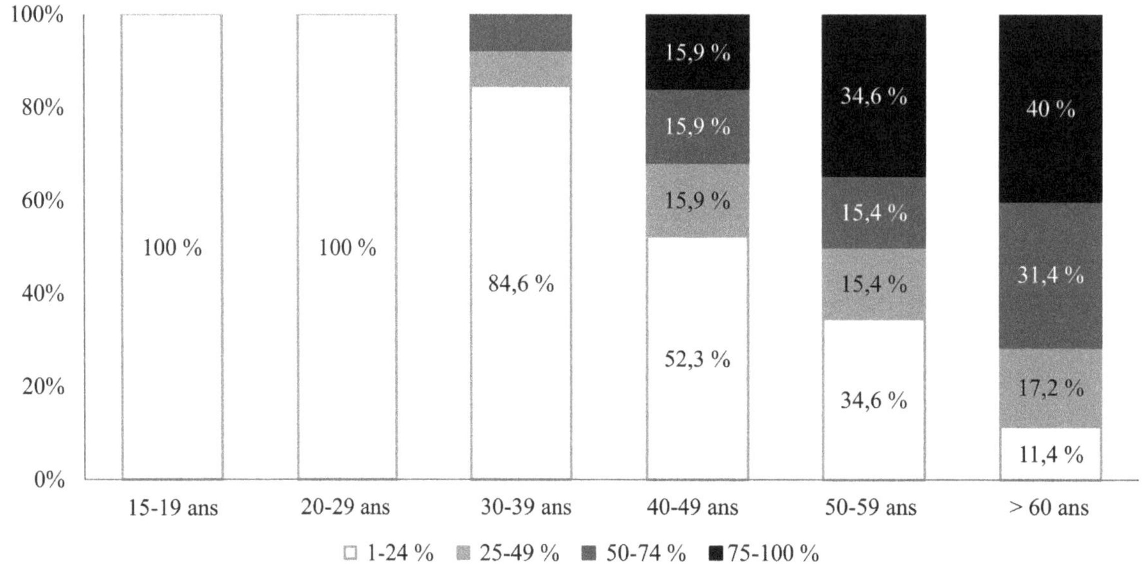

Figure 4.13 : LC HOP, Répartition des individus selon la proportion d'AMTL et suivant la classe d'âge (au moins 5 localisations observables).

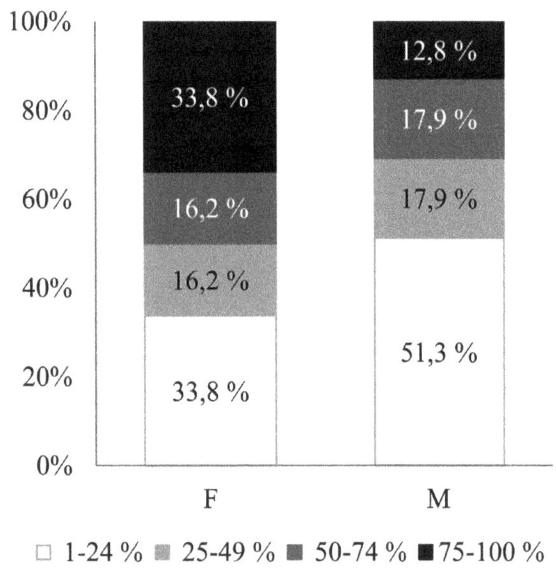

Figure 4.14 : LC HOP, Répartition des individus selon la proportion d'AMTL et suivant le sexe (au moins 5 localisations observables).

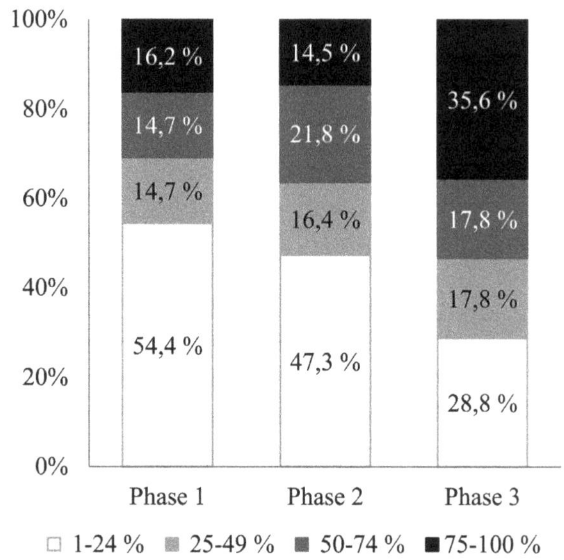

Figure 4.15 : LC HOP, Répartition des individus selon la proportion d'AMTL et suivant la phase d'inhumation (au moins 5 localisations observables).

- Les femmes ont tendance à être plus fréquemment édentées que les hommes (p=0,017).
- La prévalence et la proportion de dents perdues *ante mortem* semblent augmenter sensiblement selon les phases d'inhumation.

4.3. Les caries dentaires

4.3.1. Analyse par dent

Parmi les 5 519 dents fonctionnelles analysées, 11,3 % d'entre elles sont atteintes d'au moins une carie (Figure 4.16). Les dents appartenant aux adultes sont près de trois fois plus atteintes que celles des immatures (Chi² d'indépendance : p<0,001). Une différence significative a également pu être mise en évidence selon le type de dentition. En effet, on compte 12,9 % de dents cariées parmi les dents définitives, contre 5,1 % pour les dents lactéales (Chi² d'indépendance ; p<0,001). Ainsi, les dents lactéales et permanentes seront traitées de manière distincte, pour être ensuite regroupées dans l'analyse par individu.

4.3.1.1. Les dents permanentes

4.3.1.1.1. Fréquences

La fréquence brute aura tendance à sous-estimer la fréquence réelle du taux de caries (3.2.3.3). Les deux calibrations appliquées permettent alors de s'en rapprocher en tenant compte de la conservation dentaire et de la susceptibilité différentielle aux caries qu'il existe entre les diverses catégories de dents. La fréquence réelle des dents cariées doit être comprise entre 13,1 et 40,4 % (Tableau 4.6). La première calibration (Erdal et Duyar 1999) rehausse très légèrement le taux brut ; par contre, la

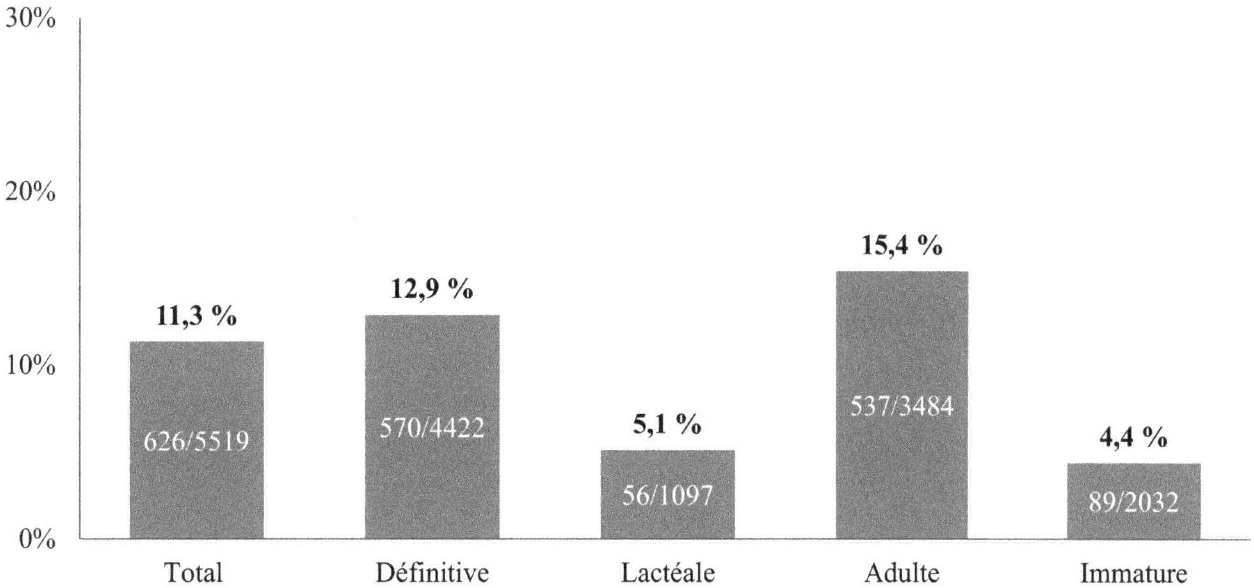

Figure 4.16 : LC HOP, Fréquence des caries dentaires selon le type de dentition et la maturation des sujets.

Tableau 4.6 : LC HOP, Fréquences brutes et corrigées des dents permanentes cariées (Ad=Adultes ; Imm=Immatures).

		n caries	N dents fonctionnelles	Fréquence brute	Calibration 1	Calibration 2		
						n caries estimées	N dents + ag + AMTL	Fréquence corrigée 2
TOTAL	Labiale	116	1739	**6,7 %**	**2,5 %**	745	2368	**11,8 %**
	Jugale	454	2683	**16,9 %**	**10,6 %**	1886	4115	**28,6 %**
	Total	570	4422	**12,9 %**	**13,1 %**	2631	6483	**40,4 %**
AD	Labiale	113	1355	**8,3 %**	**3,1 %**	740	1982	**14 %**
	Jugale	423	2130	**19,9 %**	**12,4 %**	1852	3559	**32,5 %**
	Total	536	3485	**15,4 %**	**15,5 %**	2592	5541	**46,5 %**
IMM	Labiale	3	384	**0,8 %**	**0,3 %**	5	386	**0,5 %**
	Jugale	31	553	**5,6 %**	**3,5 %**	34	556	**3,8 %**
	Total	34	937	**3,6 %**	**3,8 %**	39	942	**4,3 %**

seconde correction l'augmente de manière considérable. Cela est particulièrement le cas pour les adultes. En effet, si le taux brut est presque équivalent à celui issu de la première correction (environ 15 %), la seconde calibration estime que près de la moitié des dents permanentes des adultes sont cariées, tant les pertes *ante mortem* sont importantes. À l'inverse, chez les immatures, l'écart entre le taux brut de caries et ceux issus des deux corrections est bien moindre et les fréquences demeurent de même ordre. Le taux réel de caries devrait alors se situer entre 3,8 et 4,3 %.

Les fréquences de dents atteintes sont assez similaires sur le maxillaire et la mandibule, avec une très légère préférence pour les dents supérieures (Ch^2 d'indépendance : p= 0,067 ; Tableau 4.7). En outre, quelle que soit l'arcade considérée, les différents types et catégories de dents présentent des taux similaires. Les dents jugales sont bien plus touchées que les dents labiales : deux fois plus pour le maxillaire (Chi^2 d'indépendance : p<0,001) et près de trois fois plus pour la mandibule (Chi^2 d'indépendance : p<0,001).

En tenant compte du type de dent, les résultats révèlent que ce sont les molaires qui présentent le taux de carie le plus important (Tableau 4.7 ; Chi^2 d'indépendance : p<0,001). Les premières molaires affichent constamment les fréquences les plus faibles. Pourtant, elles émergent sur les arcades de manière précoce. Les fréquences les plus faibles s'observent sur les incisives inférieures et les incisives centrales supérieures. Notons que les prémolaires présentent un fort taux de dents cariées, qui les placerait à mi-chemin entre les dents antérieures et les molaires.

4.3.1.1.2. Caractérisation des caries

Au total, 663 caries ont été dénombrées sur les 570 dents cariées. Si toutes les lésions ont été dénombrées, notre protocole n'a enregistré de manière précise que trois caries au maximum par dent (3.2.3.2). En somme, 661 caries ont été renseignées de manière précise : 622 pour les dents des adultes et 39 pour les dents des immatures.

Près de la moitié des atteintes se situent initialement sur la couronne (Tableau 4.8). Cette proportion est bien plus importante chez les immatures : près de 80 %, contre 46 % sur les dents permanentes des adultes. Pour ce type de caries, les phases occlusales et interproximales sont particulièrement susceptibles. Viennent ensuite les caries qui se développent au niveau du collet, préférentiellement sur les phases interproximales. Les racines dentaires sont nettement épargnées et aucune carie ne s'est développée sur la racine des dents des immatures. Enfin, dans près d'un quart des cas, l'étendue de la lésion est telle que

Tableau 4.7 : LC HOP, Fréquence des caries selon l'arcade, le type et la catégorie de dent permanente et nombre moyen de caries par dent atteinte.

	Maxillaire										
	Total	**Labiale**	**Jugale**	**I1**	**I2**	**C**	**P1**	**P2**	**M1**	**M2**	**M3**
N	1654	680	974	222	206	252	238	225	230	170	111
% caries	**13,9 %**	**8,8 %**	**17,2 %**	**5,5 %**	**12,0 %**	**9,0 %**	**11,9 %**	**14,8 %**	**15,4 %**	**24,8 %**	**22,9 %**
	12,1 %	**5,0 %**	**16,7 %**	**4,4 %**	**4,1 %**	**6,5 %**	**6,7 %**	**7,8 %**	**18,1 %**	**29,3 %**	**26,2 %**
N	2198	943	1255	280	330	333	318	296	272	220	149
	Total	**Labiale**	**Jugale**	**I1**	**I2**	**C**	**P1**	**P2**	**M1**	**M2**	**M3**
	Mandibule										

Tableau 4.8 : LC HOP, Distribution du type de caries sur les dents permanentes selon la localisation des lésions.

		Types de caries				N
		Coronaire	**Collet**	**Racine**	***Gross***	
	N	317	170	17	157	661
	%	**48,0 %**	**25,7 %**	**2,6 %**	**23,8 %**	
Localisation	Occlusale	**70,0 %**	**0,0 %**	**0,0 %**	**0,0 %**	222
	Interproximale	**21,1 %**	**82,4 %**	**52,9 %**	**4,5 %**	223
	Vestibulaire	**8,5 %**	**17,1 %**	**47,1 %**	**0,0 %**	64
	Linguale	**0,3 %**	**0,6 %**	**0,0 %**	**0,6 %**	3
	Gross	**0,0 %**	**0,0 %**	**0,0 %**	**94,9 %**	149

le site initial de l'attaque n'est pas accessible. Chez les immatures, ce type dit « *gross* » ne concerne que 7,7 % des caries, contre près de 25 % chez les adultes.

Les divers types de caries varient légèrement en fonction de la catégorie de dent. Les caries au niveau des couronnes semblent plutôt spécifiques aux dents jugales et en particulier aux molaires. Au contraire, les dents labiales sont plus fréquemment atteintes au niveau du collet.

Il semble ensuite intéressant de croiser les types de caries avec la classe d'âge[6]. En effet, selon Hillson (2001), les divers types de caries proviennent d'étiologies différentes, dans lesquels l'âge constitue un facteur décisif[7]. Les résultats s'appuient alors sur les 449 caries constatées sur les dents définitives des individus ayant bénéficié d'une estimation précise de l'âge au décès.

Les résultats indiquent une évolution de la distribution des types de caries en fonction de l'âge (Figure 4.17). Chez les individus les plus jeunes, les caries se développent sur les couronnes et restent rares au niveau du collet. Rares aussi sont les caries de type « gross ». À partir de 30 ans, la proportion de caries au niveau du collet augmente : elles représentent d'abord un quart des lésions enregistrées, puis près de 60 % des atteintes chez les adultes les plus âgés. Parallèlement, cette tendance s'accompagne d'une diminution progressive des caries coronaires. De plus, les caries radiculaires n'apparaissent qu'à partir de 30 ans. Elles restent rares, quelle que soit la classe d'âge, mais leur proportion augmente avec l'âge.

De manière générale, la sévérité des caries est plutôt modérée, avec une moyenne équivalente à 2,25 : 2,28 pour les caries des dents des adultes et 1,69 pour celles des immatures. Le stade 2 est le plus représenté et concerne 35 % des lésions. Un tiers des caries sont considérées comme débutantes, tandis que 22 % des lésions ont occasionné la destruction quasi totale de la couronne.

Les résultats indiquent une différence significative entre les dents inférieures et supérieures (Chi² d'indépendance : p<0,001 ; t-test de Student : p<0,001 ; Tableau 4.9) : les caries ont tendance à être plus sévères sur le maxillaire. De même, les caries des dents jugales évoluent plus volontiers vers des stades graves par rapport aux dents jugales (Chi² d'indépendance : p<0,001 pour le maxillaire et la mandibule). Les stades débutants sont particulièrement rares pour les dents labiales et même totalement absents sur les canines. De ce fait, les scores moyens sont constamment plus élevés au niveau des dents antérieures (t-test de Student : sur le maxillaire p<0,001 ; sur la mandibule p<0,001). Enfin, les caries de stade 4 sont très peu représentées sur les molaires, qui montrent, à l'inverse, de fortes proportions de stades débutants. Ainsi, les lésions les moins envahissantes sont attestées sur les molaires, qui constituent les dents les plus fréquemment atteintes.

4.3.1.2. Les dents lactéales

4.3.1.2.1. Fréquence

Deux dents lactéales persistantes ont été retrouvées sur des arcades appartenant à des adultes. Il s'agit dans les deux cas de m2 gauches inférieures, possiblement liées à une agénésie des secondes prémolaires. L'une est cariée, l'autre est saine. Face à cet effectif particulièrement réduit, les dents des adultes ont été exclues de l'analyse, pour se concentrer exclusivement sur les dents lactéales des individus immatures.

Parmi les 1 095 dents lactéales analysées chez les immatures, 5 % présentent des lésions carieuses, ce qui correspond à 55 dents. La calibration proposée par Erdal et Duyar (1999) baisse les fréquences de dents cariées, en particulier pour les dents jugales (Tableau 4.10). Toutefois, sur l'ensemble des dents, les taux bruts et corrigés sont tout à fait similaires.

Les caries concernent davantage le maxillaire (Chi² d'indépendance : p=0,049 ; Tableau 4.11), où l'on constate peu de variations en fonction du type et de la catégorie de dent. À l'inverse, les fréquences des dents cariées présentent un schéma plus classique sur la mandibule : les dents postérieures sont bien plus affectées que les antérieures (Chi² d'indépendance : p=0,007).

4.3.1.2.2. Caractérisation des caries

Puisque le nombre de caries par dent n'excède jamais deux, toutes les caries ont été renseignées afin de procéder à la caractérisation des lésions.

Plus de 95 % se sont développées sur la couronne dentaire, particulièrement sur les phases interproximales puis occlusales (Tableau 4.12). Dans une moindre mesure, les caries touchent la phase vestibulaire, au niveau de la zone de jonction entre l'émail et le cément. Aucune carie ne s'est développée sur la racine et aucune carie n'est assez étendue pour que le site initial de l'attaque infectieuse nous soit inaccessible. Malgré une majorité de caries coronaires et des effectifs faibles, les trois caries observées au niveau du collet se sont développées exclusivement sur des molaires. Enfin, les lésions qui atteignent les faces linguales ou vestibulaires ne concernent que les dents labiales du maxillaire.

Si les caries sont peu nombreuses sur les dents lactéales, elles évoluent rapidement vers des stades 2 et 3. En revanche, les dents semblent être exfoliées avant qu'elles n'atteignent le stade ultime, ayant détruit la majorité de la couronne : on ne compte aucune carie de stade 4.

[6] Face à la difficulté de synthétiser à l'échelle d'un individu les données qualitatives relatives à chacune de ses dents, nous avons eu recours aux fréquences en fonction de la classe d'âge.

[7] Les caries situées à la jonction émail-cément et surtout celles situées au niveau de la racine dentaire se développent plus tard au cours de la vie : avec l'égression continue de la dent et l'alvéolyse. Ces types se retrouvent donc plutôt chez les sujets plus âgés.

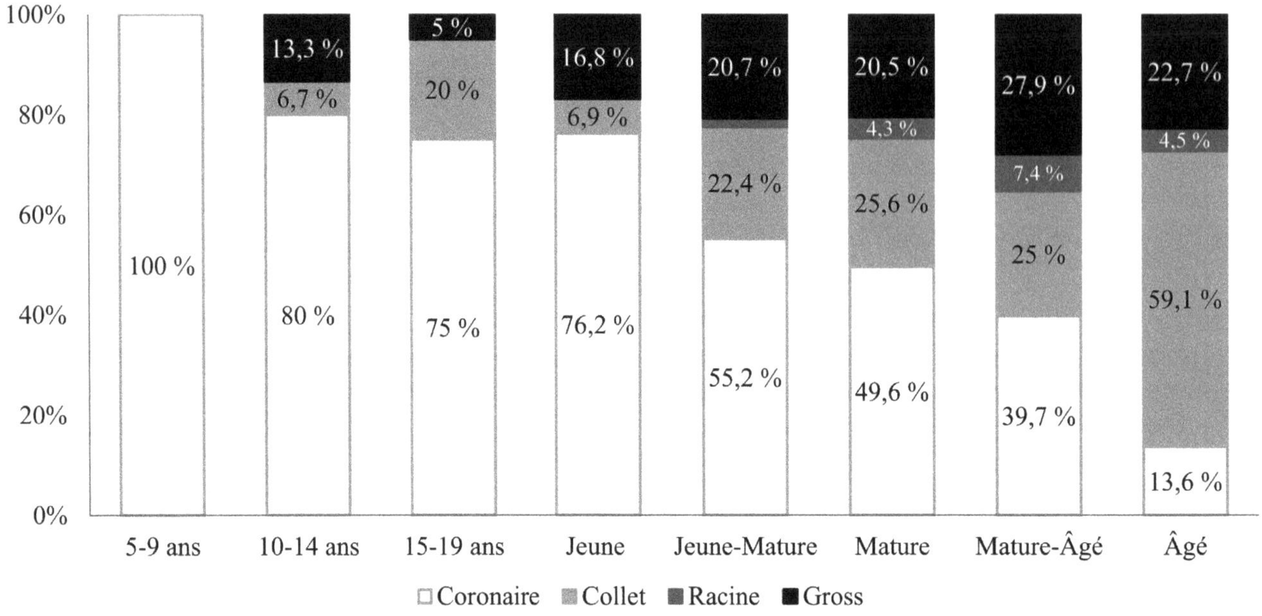

Figure 4.17 : LC HOP, Distribution des différents types de carie sur les dents permanentes suivant la classe d'âge (fréquence par dent).

Tableau 4.9 : LC HOP, Distribution des stades de sévérité des caries et score moyen de sévérité selon l'arcade, le type et la catégorie de dent permanente.

	Maxillaire										
	Total	**Labiale**	**Jugale**	**I1**	**I2**	**C**	**P1**	**P2**	**M1**	**M2**	**M3**
N	297	68	229	13	30	25	35	40	47	67	40
Stade 1	**22,6 %**	**4,4 %**	**27,9 %**	**15,4 %**	**3,3 %**	**0,0 %**	**14,3 %**	2,5 %	34 %	41,8 %	35,0 %
Stade 2	**36,0 %**	**39,7 %**	**34,9 %**	**30,8 %**	**43,3 %**	**40,0 %**	**34,3 %**	**40,0 %**	**31,9 %**	**31,3 %**	**40,0 %**
Stade 3	**13,1 %**	**17,6 %**	**11,8 %**	**38,5 %**	**23,3 %**	**0,0 %**	**8,6 %**	**17,5 %**	**10,6 %**	**9,0 %**	**15,0 %**
Stade 4	**28,3 %**	**38,2 %**	**25,3 %**	**15,4 %**	**30,0 %**	**60,0 %**	**42,9 %**	**40,0 %**	**23,4 %**	**17,9 %**	**10,0 %**
Score moyen	2,47	2,90	2,34	2,54	2,80	3,20	2,80	2,95	2,23	2,03	2,00
	2,06	2,55	1,97	2,44	2,43	2,68	2,83	3,12	1,95	1,73	1,66
Stade 4	**15,9 %**	**22,4 %**	**14,7 %**	**25,0 %**	**28,6 %**	**17,9 %**	**41,7 %**	**56,0 %**	**13 %**	**5,3 %**	**7,5 %**
Stade 3	**12,4 %**	**17,2 %**	**11,4 %**	**0,0 %**	**7,1 %**	**32,1 %**	**8,3 %**	**4,0 %**	**15,6 %**	**13,3 %**	**7,5 %**
Stade 2	**33,8 %**	**53,4 %**	**30,1 %**	**68,8 %**	**42,9 %**	**50,0 %**	**41,7 %**	**36,0 %**	**24,7 %**	**31 %**	**28,4 %**
Stade 1	**37,9 %**	**6,9 %**	**43,8 %**	**6,3 %**	**21,4 %**	**0,0 %**	**8,3 %**	**4,0 %**	**46,8 %**	**50,4 %**	**56,7 %**
N	364	58	306	16	14	28	24	25	77	113	67
	Total	**Labiale**	**Jugale**	**I1**	**I2**	**C**	**P1**	**P2**	**M1**	**M2**	**M3**
	Mandibule										

Tableau 4.10 : LC HOP, Fréquences brutes et corrigées des dents lactéales cariées (sujets immatures uniquement).

	N dents	**Fréquence brute**	**Calibration 1**
Labiales	553	**3,6 %**	**2,2 %**
Jugales	542	**6,5 %**	**2,6 %**
Total	1095	**5,0 %**	**4,8 %**

Les effectifs, peu élevés par types ou catégorie de dent, compliquent l'observation de tendances générales dans la sévérité des caries (Tableau 4.13).

4.3.2. Analyse par individu

En mêlant les dents permanentes et lactéales, 392 individus présentent au moins une dent fonctionnelle observable : 233 adultes et 158 sujets immatures.

Tableau 4.11 : LC HOP, Fréquence des caries selon l'arcade, le type et la catégorie de dent lactéale et nombre moyen de caries par dent atteinte.

	Maxillaire							
	Total	**Labiale**	**Jugale**	**i1**	**i2**	**c**	**m1**	**m2**
N	477	257	220	81	87	89	107	113
% dents cariées	**6,5 %**	**5,8 %**	**7,3 %**	**7,4 %**	**6,9 %**	**3,4 %**	**8,4 %**	**6,2 %**
	3,9 %	**1,7 %**	**5,9 %**	**1,2 %**	**0,9 %**	**2,9 %**	**7 %**	**4,6 %**
N	618	296	322	82	111	103	171	151
	Total	**Labiale**	**Jugale**	**i1**	**i2**	**c**	**m1**	**m2**
	Mandibule							

Tableau 4.12 : LC HOP, Distribution du type de caries sur les dents lactéales selon la localisation des lésions.

		Type de carie		N
		Coronaire	**Collet**	
	N	60	3	63
	%	**95,2 %**	**4,8**	
Localisation	Occlusale	**30,0 %**	**0,0 %**	18
	Interproximale	**63,3 %**	**0,0 %**	41
	Linguale	**3,3 %**	**0,0 %**	2
	Vestibulaire	**3,3 %**	**100 %**	2

4.3.2.1. Prévalence des individus atteints de caries

La carie dentaire est loin d'être une pathologie rare, puisqu'elle concerne plus d'un individu sur deux (Figure 4.18). Une très nette différence apparaît entre les individus adultes et immatures. Parmi ces derniers, seuls 20 % présentent au moins une lésion carieuse contre 74 % des adultes (Chi² d'indépendance ; $p<0{,}001$).

Le découpage de la population selon les classes d'âge creuse davantage cet écart (Figure 4.19 ; Figure 4.20). En effet, les caries apparaissent de manière précoce : à partir de la classe des 1-4 ans (Figure 4.19). Mais, les individus atteints restent rares : ils représentent 7 % de cette tranche d'âge. Cette proportion augmente progressivement pendant l'enfance et l'adolescence. Chez les enfants, une réelle différence semble s'opérer à partir de 4 ans. Avant cela, seuls 6 % sont atteints, contre 37 % entre 5 et 19

Tableau 4.13 : LC HOP, Distribution des stades de sévérité des caries et score moyen de sévérité selon l'arcade, le type et la catégorie de dent lactéale.

	Maxillaire							
	Total	**Labiale**	**Jugale**	**i1**	**i2**	**c**	**m1**	**m2**
N	35	17	18	7	7	3	11	7
Stade 1	**14,3 %**	**11,8 %**	**16,7 %**	**0,0 %**	**14,3 %**	**33,3 %**	**9,1 %**	**28,6 %**
Stade 2	**68,6 %**	**76,5 %**	**61,1 %**	**85,7 %**	**71,4 %**	**66,7 %**	**72,7 %**	**42,9 %**
Stade 3	**17,1 %**	**11,8 %**	**22,2 %**	**14,3 %**	**14,3 %**	**0,0 %**	**18,2 %**	**28,6 %**
Score moyen	2,03	2,00	2,06	2,14	2,00	1,67	2,09	2,00
	2,14	1,67	2,27	1,00	1,50	2,00	2,43	2,00
Stade 3	**21,4 %**	**33,3 %**	**18,2 %**	**100 %**	**50,0 %**	**0,0 %**	**7,1 %**	**37,5 %**
Stade 2	**42,9 %**	**66,7 %**	**36,4 %**	**0,0 %**	**50,0 %**	**100 %**	**42,9 %**	**25,0 %**
Stade 1	**35,7 %**	**0,0 %**	**45,5 %**	**0,0 %**	**0,0 %**	**0,0 %**	**50,0 %**	**37,5 %**
N	28	6	22	1	2	3	14	8
	Total	**Labiale**	**Jugale**	**i1**	**i2**	**c**	**m1**	**m2**
	Mandibule							

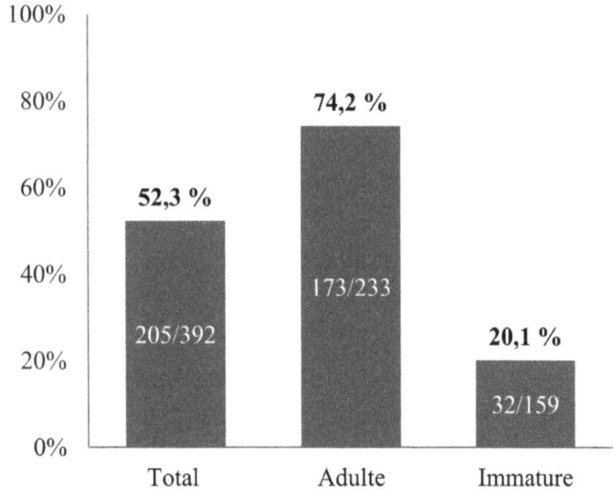

Figure 4.18 : LC HOP, Prévalence des caries dentaires selon la maturation.

ans (Chi² d'indépendance ; $p<0,001$). Parallèlement, on remarque une plus forte proportion d'individus cariés chez les 5-9 ans par rapport à la classe suivante, où la proportion redescend à moins de 30 % chez les 10-14 ans. Cela correspond certainement à l'exfoliation des dents lactéales, remplacées par les dents permanentes. En effet, les dents lactéales commencent à tomber vers 6 ans. Il s'agit donc de la classe d'âge où le temps d'exposition des dents temporaires a été le plus long. À partir des 10-14 ans, les dents lactéales ont presque toutes été remplacées par les dents permanentes, nouvellement émergées, qui ont donc moins de risque d'être cariées.

À partir de l'âge adulte, les individus ayant développé des lésions carieuses deviennent nettement majoritaires et aucune scission nette n'a été observée entre deux classes d'âge (Figure 4.20). Des adultes les plus jeunes aux plus âgés, les taux oscillent entre 63 et 85 % et fluctuent sans pour autant décrire une augmentation progressive et linéaire. Les caries ont alors plutôt tendance à se développer à l'âge adulte où la proportion de sujets atteints reste constante (test exact de Fisher : p=0,365).

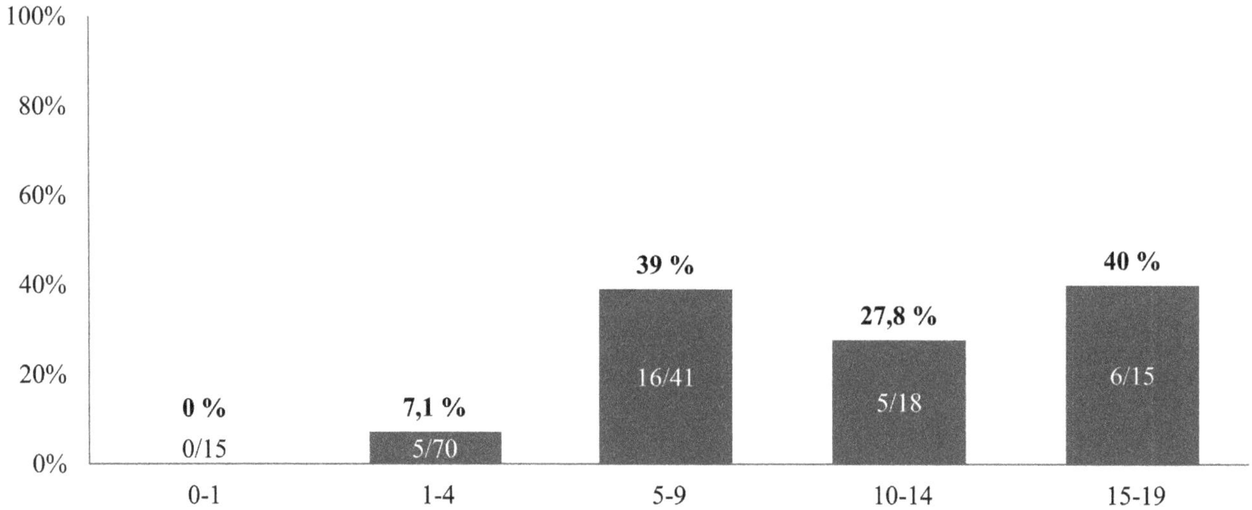

Figure 4.19 : LC HOP, Prévalence des caries dentaires chez les individus immatures selon la classe d'âge.

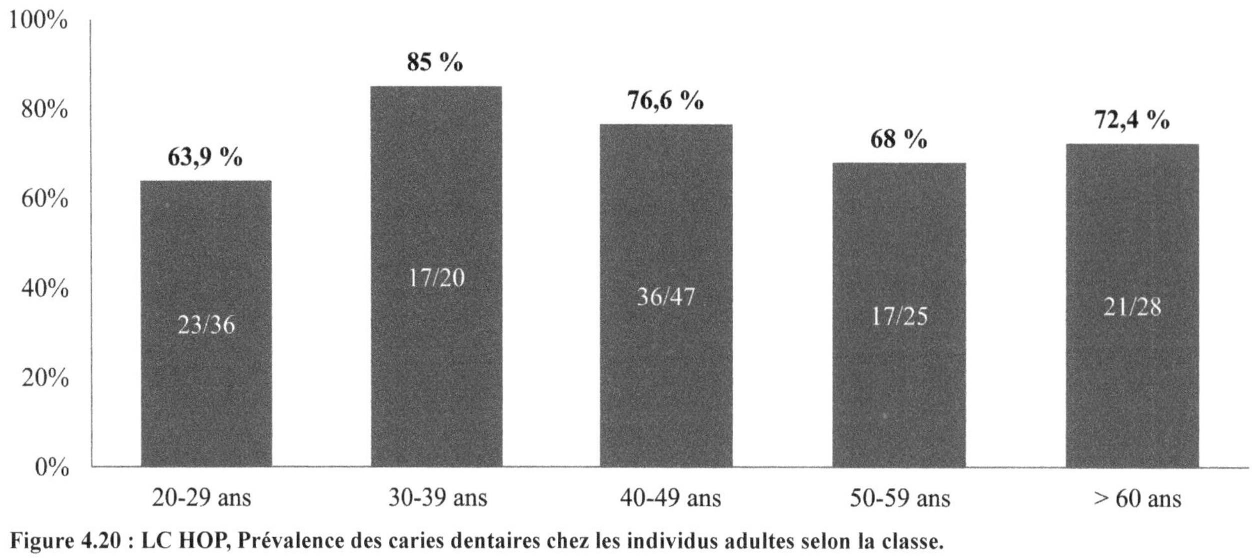

Figure 4.20 : LC HOP, Prévalence des caries dentaires chez les individus adultes selon la classe.

Les prévalences sont élevées, quel que soit le sexe des individus étudiés (Figure 4.21). Les proportions de sujets atteintes sont tout à fait équivalentes entre hommes et femmes malgré une très légère préférence pour les femmes : 74 contre 71 % chez les hommes (Chi² d'indépendance : p=0,574 ; Figure 4.18).

De même, aucune différence n'est à noter entre les phases d'inhumation chez les adultes (Chi² d'indépendance : p=0,489) ou les immatures (Chi² d'indépendance p=0,912 ; Figure 4.22).

4.3.2.2. Sévérité des caries par individu

La sévérité des caries est plutôt modérée, avec un score moyen de 2,31 pour l'ensemble de la population. Plus de 40 % des sujets affectés montrent au moins une lésion qui a atteint le stade 4, où la quasi-totalité de la couronne est détruite.

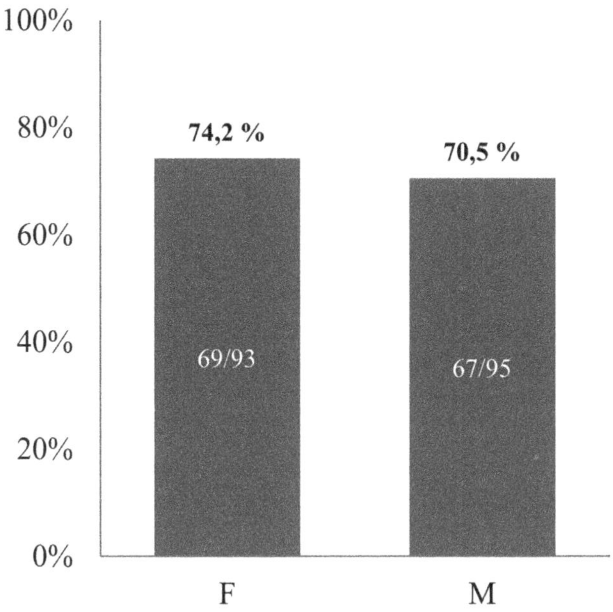

Figure 4.21 : LC HOP, Prévalence des caries dentaires selon le sexe.

La sévérité maximale des caries par individu met en évidence une nette distinction entre les adultes et les immatures (Chi² d'indépendance ; p<0,001 ; Figure 4.23). En effet, moins de 5 % des moins de 20 ans présentent au moins une carie ayant atteint le stade 4. La majorité des enfants affiche une sévérité maximale équivalente à un stade 2 ou 3. À l'inverse, chez les adultes, près de la moitié des individus présente au moins une carie qui évolue vers un stade 4. Ces résultats indiquent une évolution plus rapide des lésions carieuses chez les adultes, où les individus dont les caries sont restées au stade débutant sont rares : 9 %, contre le double chez les immatures (19 %). Le score moyen de sévérité résume pour chaque individu la sévérité de l'ensemble de ses caries. Ce score est bien différent selon la maturation (Tableau 4.14) : la sévérité des lésions carieuses est plus forte chez les adultes. Malgré cette différence, il est intéressant de constater que chez les adultes, comme chez les immatures, très peu d'individus présentent uniquement des caries débutantes, ce qui montre la rapide évolution de ce type de lésion, même chez les très jeunes sujets.

Toutefois, pour les immatures, les effectifs restreints rendent la lecture des résultats compliquée (test exact de Fisher : p=0,299 ; Figure 4.24). Pourtant il faut souligner quelques faits intéressants. Bien que peu nombreux, les 1-4 ans ne présentent jamais de carie de stade uniquement débutant et 60 % d'entre eux montent une sévérité maximale équivalente à 3. Les caries apparaissent entre 1 et 4 ans et peuvent évoluer rapidement vers des stades assez gaves. Les stades 4 apparaissent à partir de 10 ans et ne concernent que deux individus. Notons que les adolescents affichent le score moyen de sévérité le moins prononcé : certainement à cause de l'exfoliation des dents de lait et le temps court d'exposition de leurs dents définitives.

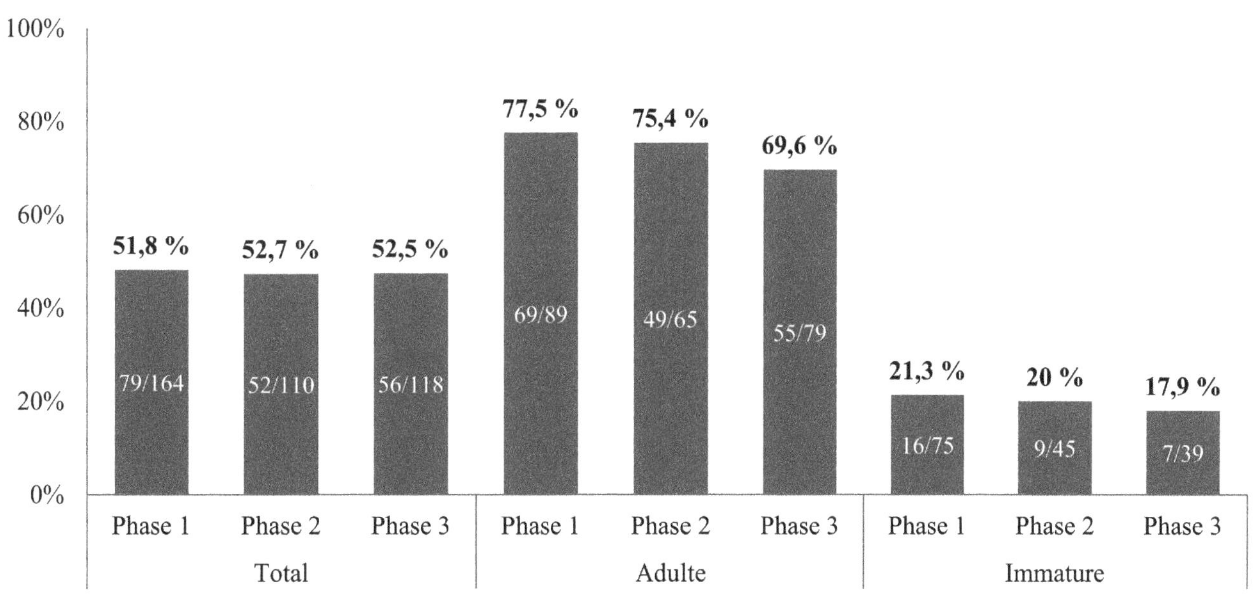

Figure 4.22 : LC HOP, Prévalence des caries dentaires par individu selon la phase d'inhumation.

La répartition par classe d'âge met en avant une augmentation de la sévérité moyenne avec l'entrée dans l'âge adulte (Tableau 4.14). Les stades débutants sont les moins représentés, quelle que soit la fourchette d'âge prise en compte et sont mêmes absents chez les adultes les plus âgés (Figure 4.25). Il existe alors peu de différence entre les catégories d'âge (Figure 4.25 ; test exact de Fisher : p=0,148). Pourtant, le stade 4 augmente progressivement et se retrouve chez la majorité des individus à partir de 50 ans. De plus, en considérant l'ensemble des enfants et des adultes, la sévérité des lésions apparaît corrélée à l'âge (test du coefficient de corrélation des rangs de Spearman : rho=0,287 ; p<0,001).

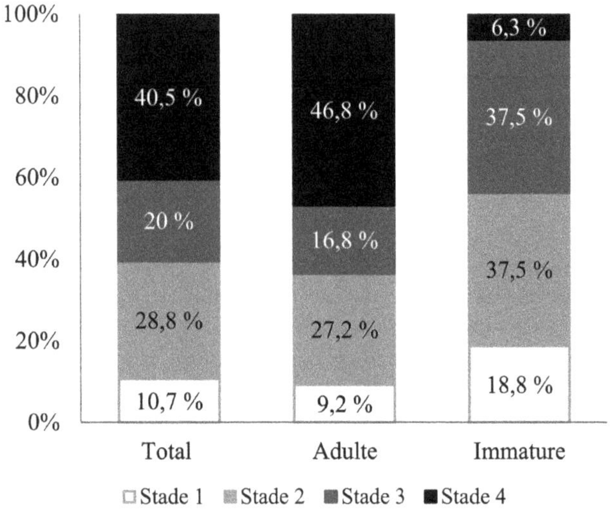

Figure 4.23 : LC HOP, Répartition des individus selon le stade de sévérité maximale des caries et suivant la maturation.

La sévérité des caries dentaires ne permet pas de dresser de distinction entre les hommes et femmes (Chi² d'indépendance : p=0,058 ; Figure 4.26) et les scores moyens sont tout à fait similaires (Tableau 4.14).

De manière générale, les proportions demeurent assez constantes entre les phases d'inhumation (Chi² d'indépendance : p=0,360 ; Figure 4.27).

4.3.3. Synthèse

- Fréquence plutôt élevée de dents cariées, en particulier sur les dents permanentes (12,9 % contre 5,1 % des dents déciduales ; p<0,001).
- Parmi les dents permanentes, les jugales sont les plus atteintes, en particulier les molaires.
- Les caries se développent sur les couronnes dentaires (48 % sur les dents permanentes en particulier sur les faces occlusales et 95,2 % des dents lactéales) et au niveau des collets (25,7 % sur les dents définitives et 4,8 % des dents lactéales).

Tableau 4.14 : LC HOP, Score moyen de la sévérité des caries par individu selon la maturité, la classe d'âge, le sexe et la phase d'inhumation.

	N	Score moyen	Médiane	Test statistique	p		
Total	205	**2,31** (0,84)	2,00 [1,00 ; 3,00]				
Adulte	173	**2,38** (0,86)	2,25 [1,00 ; 3,00]	t-test de Welch	**< 0,001**		
Immature	32	**1,93** (0,60)	2,00 [1,00 ; 2,33]				
[1-4]	5	**2,13** (0,41)	2,16 [1,50 ; 2,50]	Kruskal-Wallis	0,161	Kruskal-Wallis	**0,012**
[5-9]	16	**1,99** (0,63)	2,00 [1,00 ; 2,37]				
[10-14]	5	**2,03** (0,73)	2,00 [1,00 ; 2,33]				
[15-19]	6	**1,51** (0,42)	1,62 [1,00 ; 1,79]				
[20-29]	23	**1,77** (0,92)	1,43 [1,00 ; 2,1]	Kruskal-Wallis	**0,021**		
[30-39]	17	**2,23** (0,75)	2,33 [1,00 ; 2,8]				
[40-49]	36	**2,26** (0,83)	2,00 [1,00 ; 3,00]				
[50-59]	17	**2,50** (0,86)	2,50 [1,25 ; 3,00]				
> 60	21	**2,48** (0,54)	2,33 [2,00 ; 3,00]				
Femme	69	**2,32** (0,81)	2,00 [1,00 ; 2,67]	t-test de Student	0,806		
Homme	67	**2,36** (0,89)	2,50 [1,00 ; 3,00]				
Phase 1	85	**2,29** (0,83)	2,25 [1,00 ; 3,00]	ANOVA à un facteur (Welch)	0,887		
Phase 2	58	**2,36** (0,88)	2,25 [1,00 ; 3,00]				
Phase 3	62	**2,92** (0,83)	2,25 [1,00 ; 3,00]				

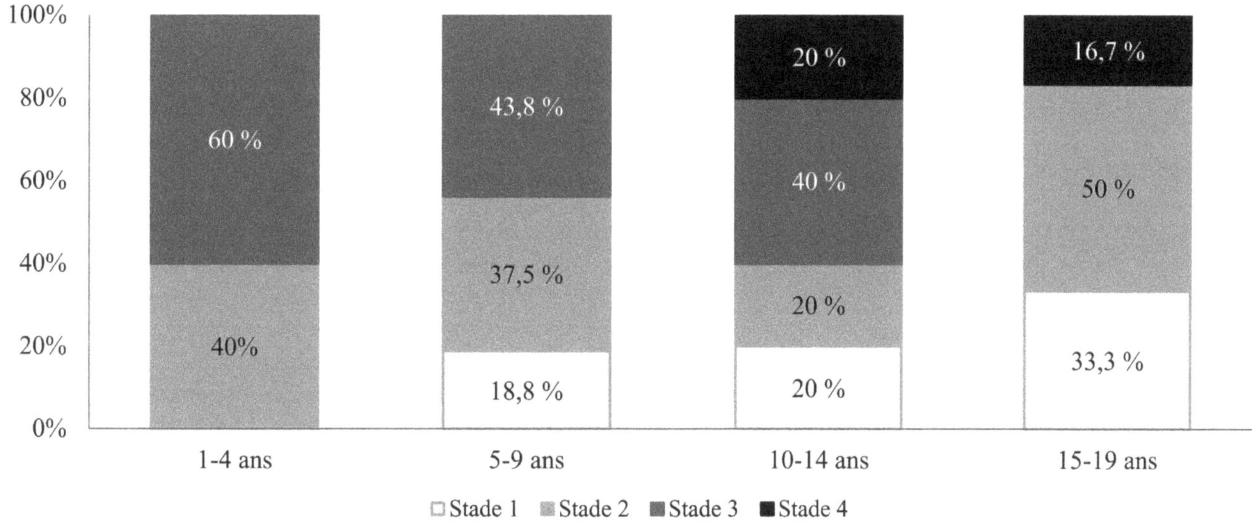

Figure 4.24 : LC HOP, Répartition des individus immatures selon le stade de sévérité maximale des caries et suivant la classe d'âge.

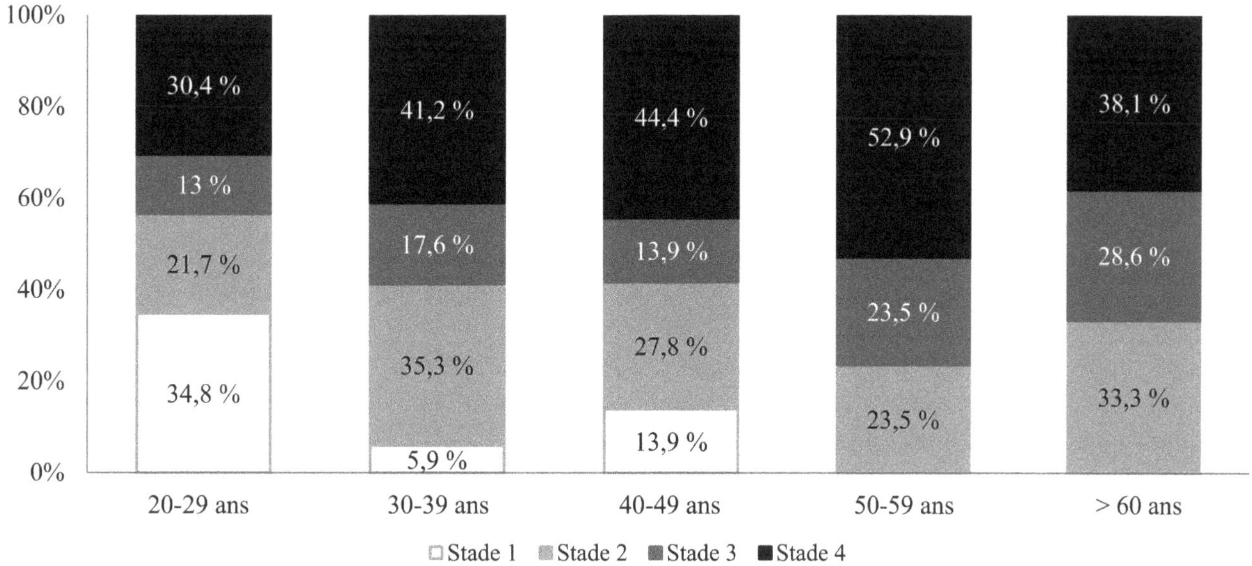

Figure 4.25 : LC HOP, Répartition des individus adultes selon le stade de sévérité maximale des caries et suivant la classe d'âge.

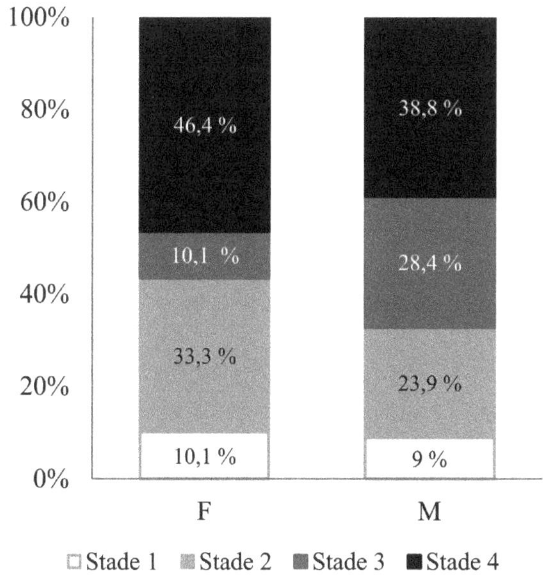

Figure 4.26 : LC HOP, Répartition des individus selon le stade de sévérité maximale des caries et suivant le sexe.

- Sévérité des caries modérée : score moyen toujours supérieur à 2 sur les dents permanentes et le stade 2 domine largement sur les dents lactéales.
- Prévalences relativement élevées : 74,2 % des adultes et 20,1 % chez les immatures (p<0,001).
- Apparition des caries chez les 1-4 ans et explosion des prévalences à partir de l'âge adulte.
- La sévérité des caries s'aggrave légèrement avec l'âge (p=<0,001 ; rho=0,287) et de manière générale, le score moyen est modéré (2,38).
- Les prévalences et la sévérité des caries semblent rester stables entre les trois phases d'inhumation.

4.4. Les lésions périapicales

4.4.1. Analyse par dent

Les atteintes périapicales sont particulièrement rares et touchent seulement 3 % des alvéoles des dents fonctionnelles, quel que soit le type de denture (Figure

4.28). Toutefois, les fréquences sont bien plus élevées au niveau des dents permanentes (Chi² d'indépendance : $p<0,001$). De même, avec des proportions assez similaires, les fréquences indiquent une différence significative entre les alvéoles des dents appartenant aux adultes et celles appartenant aux immatures (Chi² d'indépendance : $p<0,001$).

4.4.1.1. Les dents permanentes

4.4.1.1.1. Dénombrement

Parmi les 6 722 alvéoles observables, seulement 3,6 % présentent un abcès. Seules cinq alvéoles appartenant à des sujets immatures sont atteintes, soit 0,7 % contre 4 % chez les adultes (Chi² d'indépendance : $p<0,001$). Malgré cette différence, les dents permanentes des adultes et des immatures ont été regroupées pour les analyses par type, classe et catégorie de dent.

Quels que soient l'arcade considérée, la catégorie ou le type de dent, les fréquences d'alvéoles lésées sont très faibles, comprises entre 0,8 et 6 % (Tableau 4.15). Néanmoins, certaines distinctions apparaissent, notamment entre les alvéoles des dents supérieures et inférieures ; ces dernières étant près de deux fois moins atteintes (Chi² d'indépendance : $p<0,001$). Par contre, considérant la position antérieure ou postérieure de l'alvéole sur l'arcade dentaire, les fréquences

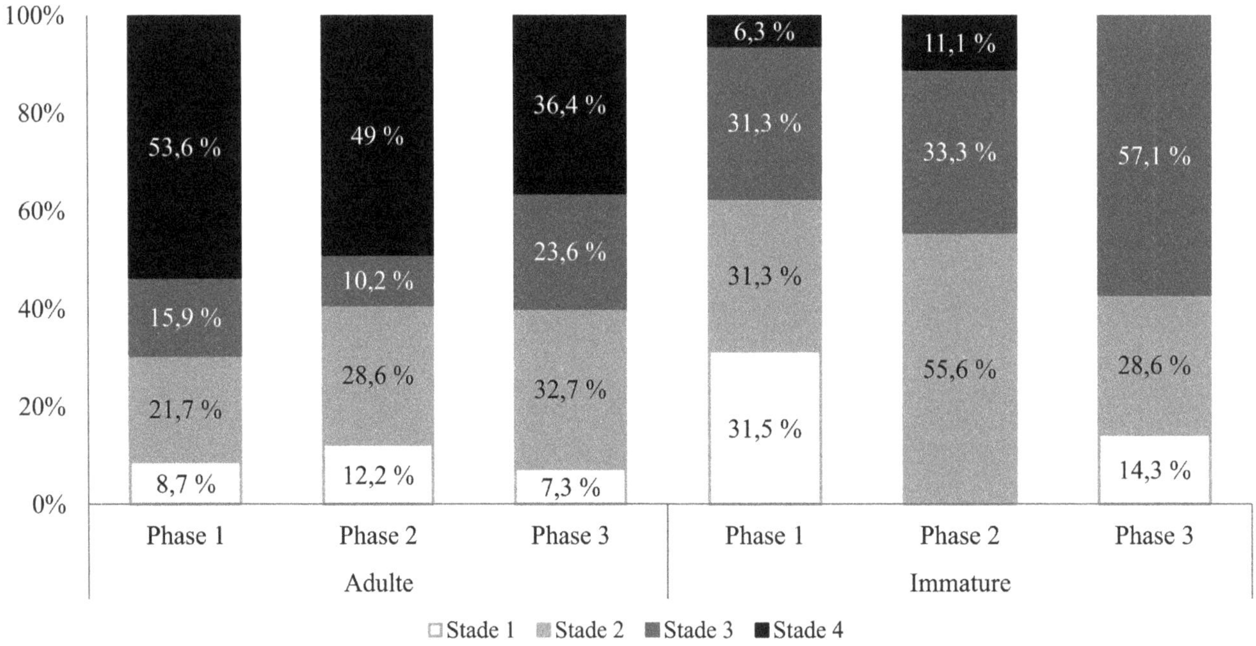

Figure 4.27 : LC HOP, Répartition des individus selon le stade de sévérité maximale des caries et suivant la phase d'inhumation.

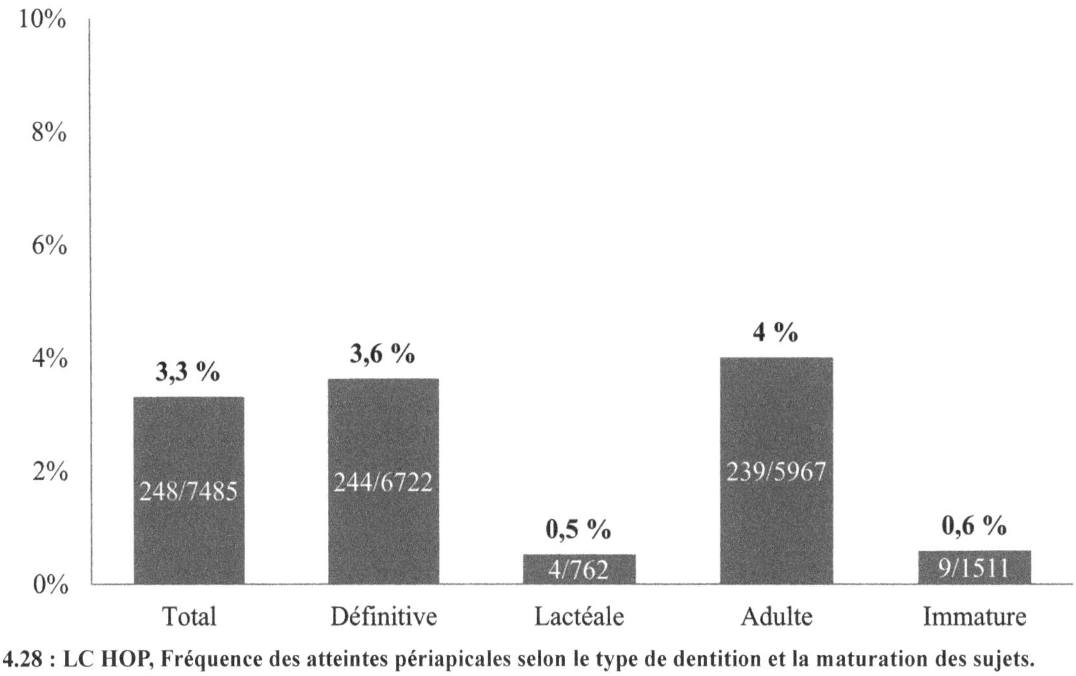

Figure 4.28 : LC HOP, Fréquence des atteintes périapicales selon le type de dentition et la maturation des sujets.

Tableau 4.15: LC HOP, Fréquence des alvéoles atteintes de lésions périapicales selon l'arcade, le type et la catégorie de dent permanente.

	Maxillaire										
	Total	**Labiale**	**Jugale**	**I1**	**I2**	**C**	**P1**	**P2**	**M1**	**M2**	**M3**
N	2805	1200	1605	400	397	403	397	373	351	282	202
% atteintes	**5,3 %**	**4,9 %**	**5,6 %**	**3,3 %**	**5,8 %**	**5,7 %**	**4,8 %**	**6,4 %**	**6,6 %**	**5,0 %**	**5,0 %**
	2,4 %	**2,3 %**	**2,5 %**	**1,7 %**	**2,9 %**	**2,2 %**	**3,7 %**	**2,7 %**	**3,9 %**	**1,0 %**	**0,8 %**
N	3822	1517	2305	511	508	498	475	465	512	482	371
	Total	**Labiale**	**Jugale**	**I1**	**I2**	**C**	**P1**	**P2**	**M1**	**M2**	**M3**
	Mandibule										

restent similaires, en particulier pour la mandibule (Chi² d'indépendance : p=0,417 sur le maxillaire ; Chi² d'indépendance : p=0,575 sur la mandibule). Sur chacune des arcades, les premières molaires constituent le type de dent le plus fréquemment touché.

*4.4.1.1.2. C*aractérisation des lésions

La cause de la lésion a pu être renseignée pour 112 abcès (soit 46 % uniquement). Chez les immatures, tous les abcès font suite à des caries dentaires. Ces dernières sont également responsables de la majorité des abcès chez l'adulte (86 %). De plus, leur sévérité semble liée à l'apparition des atteintes périapicales. En effet, la carie a détruit la quasi-totalité de la couronne dentaire dans 77 % des abcès dus aux caries. L'usure est imputable à 11 % des abcès et pour deux atteintes, la parodontose semble être l'agent majeur de son développement.

Les abcès ont occasionné la formation d'un orifice d'évacuation du pus (ou fistule) dans un tiers des cas, témoignant de l'aspect chronique de l'infection. Cette proportion est considérable, au vu du faible nombre de lésions périapicales observées. Les abcès sont peu nombreux, mais ils dégénèrent fréquemment. Trois fistules ont été dénombrées sur les cinq alvéoles atteintes chez les immatures (60 % des abcès) contre 63 alvéoles sur 193 appartenant à des adultes (32,6 % des abcès). Ces dernières se développent davantage au niveau des lésions qui touchent le maxillaire : 43 % ont engendré une fistule, contre 19 % seulement sur la mandibule (Chi² d'indépendance : p<0,001). Ainsi, les alvéoles maxillaires déjà plus sujettes au développement des lésions apicales sont également plus concernées par la formation de fistules. Leur présence semble, toutefois, indépendante de la catégorie labiale ou jugale de la dent (Chi² d'indépendance : p=0,956 pour la maxillaire et p=0,495 sur la mandibule) ou de son type. Dans près de 90 % des cas, la fistule aboutit sur la face vestibulaire de l'os alvéolaire et trois fistules ont créé un orifice dans le sinus maxillaire, uniquement chez des adultes. Lorsque les abcès sont liés à la présence d'une carie dentaire, les fistules ne sont jamais associées à des lésions débutantes. Ces lésions ont majoritairement atteint le stade 4 (65,8 % des cas) et le stade 3 (22 % des cas).

Ainsi, ces résultats témoignent non seulement de la sévérité des atteintes bucco-dentaires, mais aussi certainement d'un manque de prise en charge de ces lésions graves.

4.4.1.2. Les dents lactéales

On compte chez les adultes deux dents lactéales persistantes et aucune alvéole n'a vu le développement d'une atteinte périapicale. Chez les immatures, seules quatre alvéoles sont touchées, soit 0,5 %. Cela concerne exclusivement les premières molaires et principalement celles de la mandibule, cumulant trois atteintes sur quatre. La carie serait responsable du développement de ces lésions. Enfin, la conservation de l'os alvéolaire est insuffisante pour permettre de déceler la présence éventuelle de fistule.

4.4.2. Analyse par individu

Nous avons dénombré 388 individus présentant au moins une alvéole observable : 258 adultes et 130 individus immatures.

4.4.2.1. Prévalence des individus atteints de lésions périapicales

Sur l'ensemble de l'échantillon considéré, près de 30 % des individus présentent au moins une alvéole atteinte d'un abcès (Figure 4.29). Si la fréquence par dent est très faible (3,3 %), les abcès semblent répartis de manière homogène entre les différents individus, la prévalence par individu étant plutôt élevée. On note une grande différence entre les adultes et les immatures (Chi² d'indépendance ; p<0,001).

En considérant les classes d'âge, cette différence est d'autant plus frappante. Les abcès commencent à se former à partir d'un an. En effet, un enfant âgé entre 1 et 4 ans présente deux abcès au niveau de ses premières molaires lactéales inférieures, liés à la présence de caries. Toutefois, la proportion d'individus atteints reste très faible pendant l'enfance (Figure 4.30). Le nombre de sujets affectés fluctue entre un et deux selon la classe d'âge. Néanmoins, il faut noter qu'au-delà d'un an, toutes les classes d'âge immatures sont atteintes et les proportions semblent augmenter progressivement avec l'âge, passant à 13 % chez les adolescents. Malgré cette tendance, aucune différence significative n'a pu être mise en évidence (test exact de Fisher : p=0,3).

Les résultats indiquent une proportion équivalente entre les adolescents et les jeunes adultes : 17,1 % d'entre eux sont touchés (Figure 4.30 ; Figure 4.31). Par contre, à partir de la classe d'âge suivante, le taux d'individus atteints augmente de manière spectaculaire : 70 % chez les 30-39 ans et 50 % chez les plus âgés (Figure 4.31). Les résultats décrivent une évolution brutale (Chi² d'indépendance : p<0,001), qui n'est ni linéaire, ni réellement graduelle (test de Cochran Armitage : p=0,099).

Les prévalences d'individus atteints sont assez similaires entre hommes et femmes et reflètent la tendance générale observée sur l'ensemble des adultes (Figure 4.32 ; Chi² d'indépendance ; p=0,34).

Les taux restent également constants entre les trois phases d'inhumation (Chi² d'indépendance : p=0,507 pour les adultes et p=0,841 pour les immatures ; Figure 4.33).

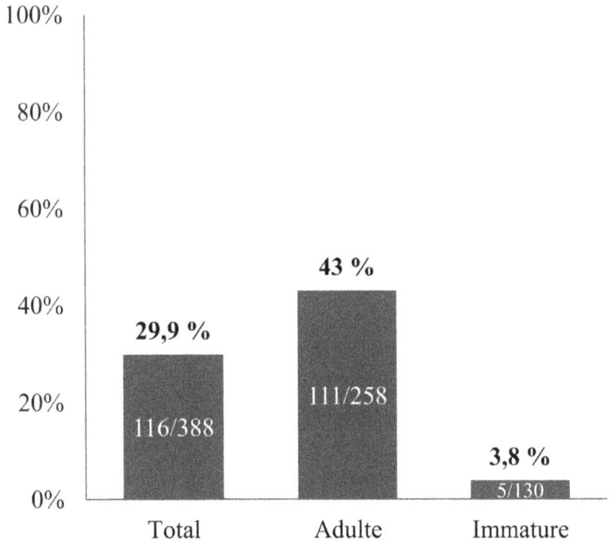

Figure 4.29 : LC HOP, Prévalence des lésions périapicales selon la maturation.

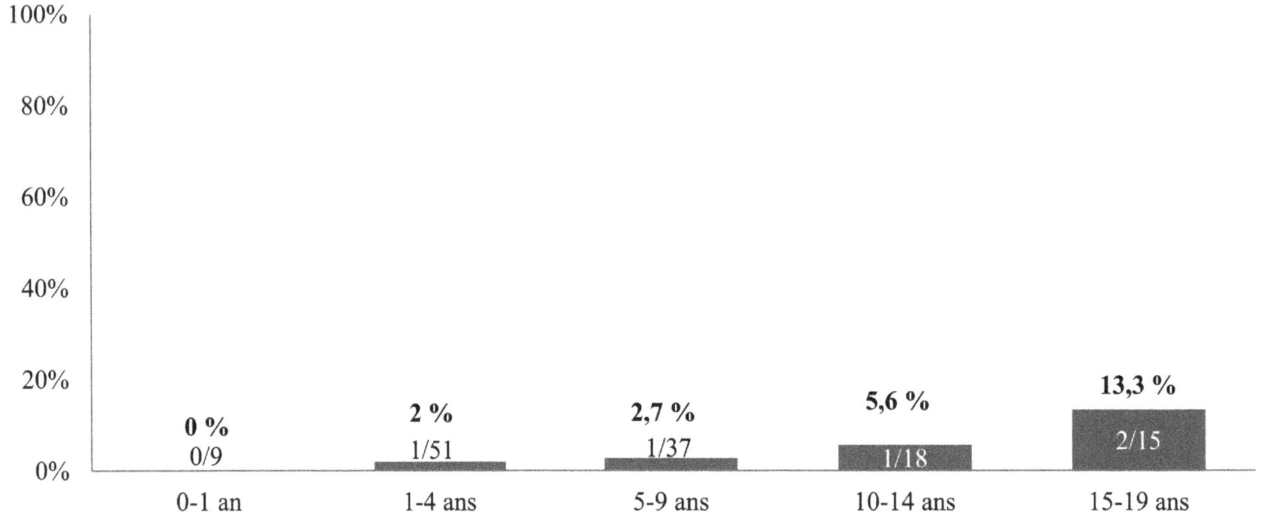

Figure 4.30 : LC HOP, Prévalence des lésions périapicales chez les individus immatures selon la classe d'âge.

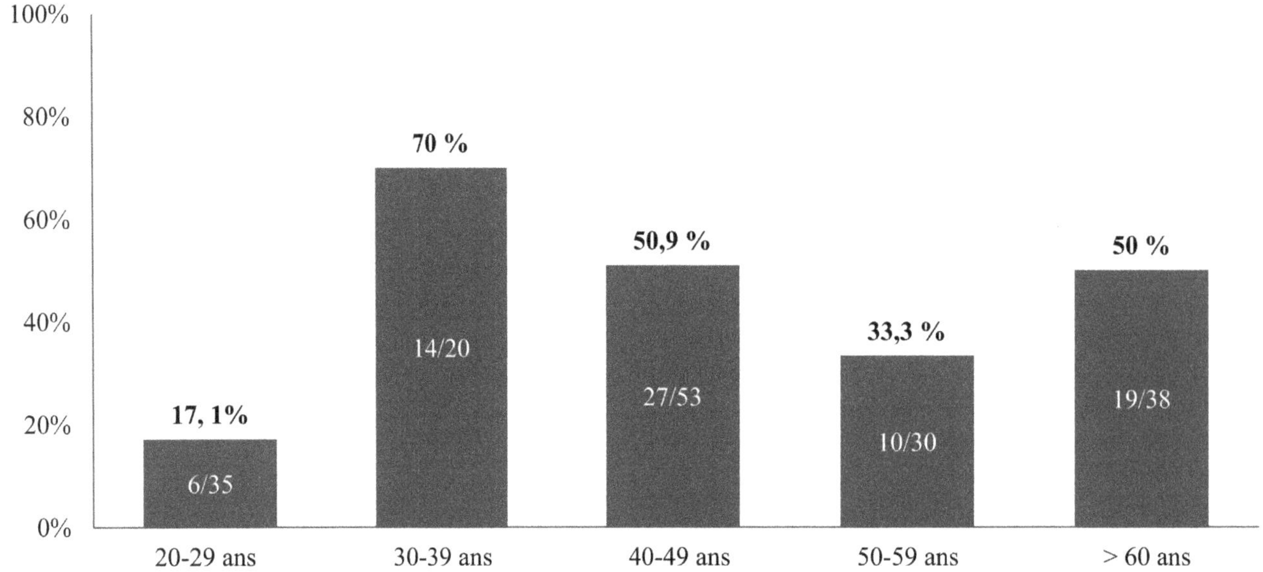

Figure 4.31 LC HOP, Prévalence des lésions périapicales chez les individus adultes selon la classe d'âge.

4.4.2.2. Nombre de lésions périapicales par individu

Puisqu'il existe un écart important entre la fréquence d'alvéoles atteintes et la prévalence par individu, il semble intéressant de se pencher sur le nombre d'alvéoles atteintes pour chaque sujet. Parmi les 116 individus présentant au moins un abcès, tous possèdent au moins neuf alvéoles observables.

Le nombre d'abcès s'échelonne entre un et sept selon les sujets. Cette dernière valeur, jugée extrême, concerne un adulte dont l'âge et le sexe n'ont pas pu être déterminés et quatre individus souffrent de six abcès. Ces cas sont associés à de nombreuses pertes *ante morte*, des caries sévères, voire des caries rampantes ayant détruit la majorité de la couronne des dents encore présentes dans les alvéoles.

Les individus présentant quatre à sept lésions ont été regroupés au sein d'une même classe afin de faciliter la lecture des résultats. On compte en tout 16 individus souffrant d'au moins quatre lésions périapicales. Il s'agit dans tous les cas d'adultes. À l'inverse, aucun immature n'est atteint de plus de deux abcès : ces derniers, déjà rarement atteints, présentent peu de lésions. Toutefois, il existe peu de différences avec les adultes (Figure 4.34 ; test exact de Fisher : p=0,071). En effet, la majorité d'entre eux (68 %) ne présente pas plus de deux lésions autour de l'apex des dents et le nombre moyen d'abcès par individu reste proche entre les individus âgés de plus et moins de 20 ans (Tableau 4.16).

En considérant les classes d'âge, les tendances décrites pour les individus immatures sont peu exploitables en raison des faibles effectifs (Figure 4.35).

Concernant les adultes, les prévalences indiquent peu de différence entre les catégories d'âge (Figure 4.36 ; test exact de Fisher : p=0,503). De manière générale, la majorité des sujets présente une lésion unique. On remarque néanmoins que les individus atteints de plus de trois lésions sont proportionnellement plus nombreux chez les adultes les plus âgés. Toutefois, le nombre moyen d'abcès par individu ne semble pas dépendre de l'âge des individus (test du coefficient de corrélation des rangs de Spearman : rho=0,112 ; p=0,317).

Enfin, le nombre d'abcès varie très peu selon le sexe (Test exact de Fisher : p=0,977) ou selon la phase d'inhumation (Test exact de Fisher : p=0,6839 pour les adultes et p=1,00 pour les immatures ; Figure 4.37 ; Figure 4.38 ; Tableau 4.16).

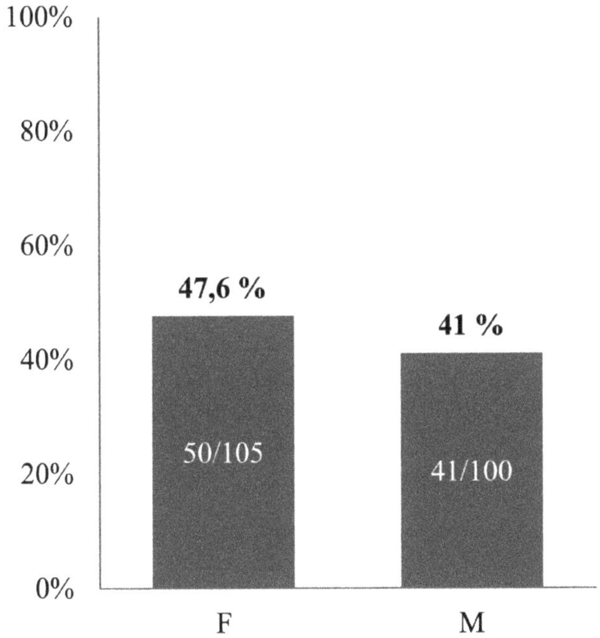

Figure 4.32 LC HOP, Prévalence des lésions périapicales selon le sexe.

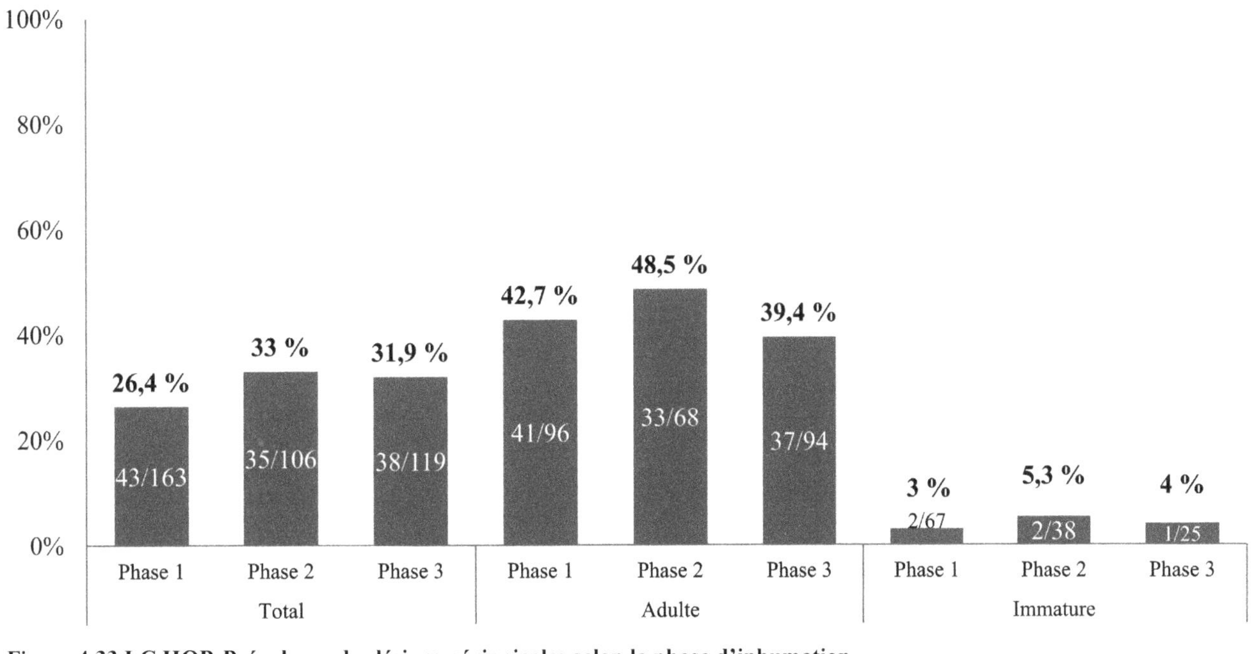

Figure 4.33 LC HOP, Prévalence des lésions périapicales selon la phase d'inhumation.

Le nombre d'abcès ne semble pas être lié à des paramètres biologiques tels que l'âge ou le sexe, ni aux paramètres historiques ou archéologiques tels que la phase d'inhumation. Il dépend certainement de paramètres pathologiques tels que les caries ou l'usure et il sera intéressant de croiser les divers marqueurs de l'état sanitaire bucco-dentaire (4.7).

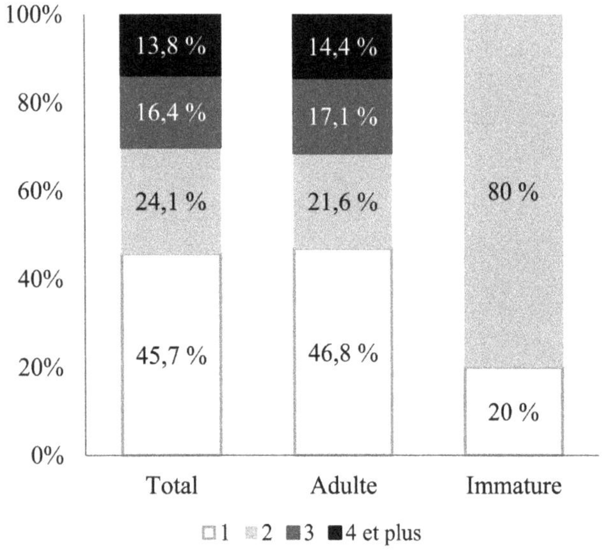

Figure 4.34 : LC HOP, Répartition des individus selon le nombre d'abcès et suivant la maturation.

4.4.3. Synthèse

- Lésion rare en particulier au niveau des dents lactéales (3,6 % des localisations permanentes contre 0,5 % des localisations lactéales ; p<0,001).
- Touchent surtout le maxillaire pour les dents permanentes.
- Majoritairement causées par des caries.
- Dans plus d'un tiers des cas, développement d'une fistule.
- Prévalence plutôt élevée : un tiers de la population présente une lésion périapicale : près de la moitié des adultes et 4 % immatures (p<0,001).
- Généralement, une seule lésion périapicale par individu, mais 13,8 % des individus présente au moins 4 abcès dentaires.
- Cinq individus sont atteints d'au moins 6 abcès et sont associés à de nombreuses caries sévères et pertes *ante mortem*.
- Prévalences stables entre les trois phases d'inhumation.

4.5. Le tartre

4.5.1. Analyse par dent

L'étude du tartre dentaire pour la population du cimetière Saint-Jacques s'appuie sur 5 417 dents fonctionnelles présentes *in situ* sur arcade, ou de manière isolée. Le dépôt de tartre a été constaté sur un tiers des dents observées

Tableau 4.16 : LC HOP, Nombre moyen d'abcès par individu selon la maturité, la classe d'âge, le sexe et la phase d'inhumation.

	N	Nb moyen	Médiane	Test statistique	p		
Total	116	**2,14** (1,44)	2,00 [1,00 ; 3,00]				
Adulte	111	**2,15** (1,46)	2,00 [1,00 ; 3,00]	Wilcoxon bi-varié	0,948		
Immature	5	**1,80** (0,45)	2,00 [1,00 ; 2,00]				
[1-4]	1	**2,00** -	2,00 [2,00 ; 2,00]	Kruskal-Wallis	0,682	Kruskal-Wallis	0,632
[5-9]	1	**2,00** -	2,00 [2,00 ; 2,00]				
[10-14]	1	**2,00** -	2,00 [2,00 ; 2,00]				
[15-19]	2	**1,50** (0,71)	1,50 [1,00 ; 1,75]				
[20-29]	6	**2,33** (1,97)	1,50 [1,00 ; 2,75]	Kruskal-Wallis	0,259		
[30-39]	14	**1,78** (1,12)	1,50 [1,00 ; 2,00]				
[40-49]	27	**1,74** (1,02)	1,00 [1,00 ; 2,00]				
[50-59]	10	**2,80** (1,62)	2,50 [1,00 ; 3,00]				
> 60	19	**2,05** (1,13)	2,00 [1,00 ; 3,00]				
Femme	50	**2,08**(1,44)	2,00 [1,00 ; 3,00]	t-test de Student	0,777		
Homme	41	**2,00** (1,20)	2,00 [1,00 ; 3,00]				
Phase 1	43	**2,28** (1,55)	2,00 [1,00 ; 3,00]	ANOVA à un facteur (Welsh)	0,515		
Phase 2	35	**2,20** (1,51)	2,00 [1,00 ; 3,00]				
Phase 3	38	**1,92** (1,24)	1,00 [1,00 ; 3,00]				

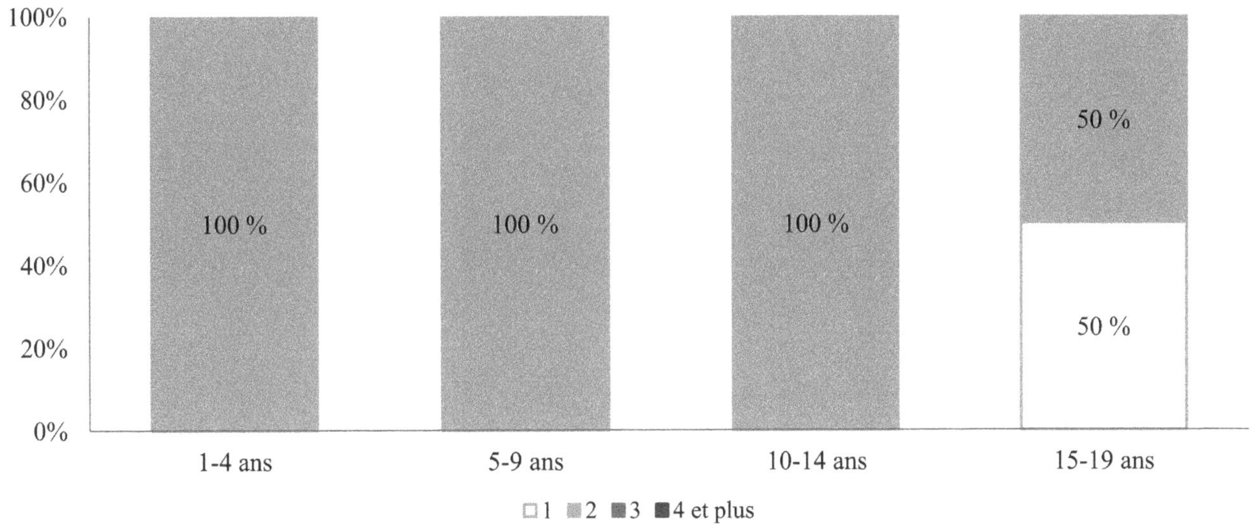

Figure 4.35 : LC HOP, Répartition des individus immatures selon le nombre d'abcès et suivant la classe d'âge.

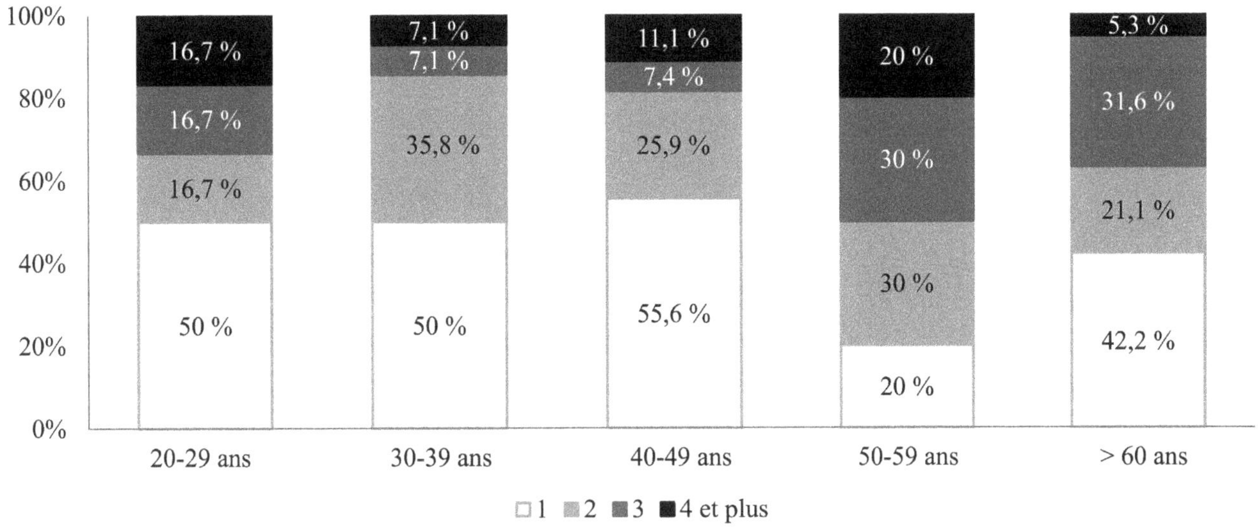

Figure 4.36 : LC HOP, Répartition des individus adultes selon le nombre d'abcès et suivant la classe d'âge.

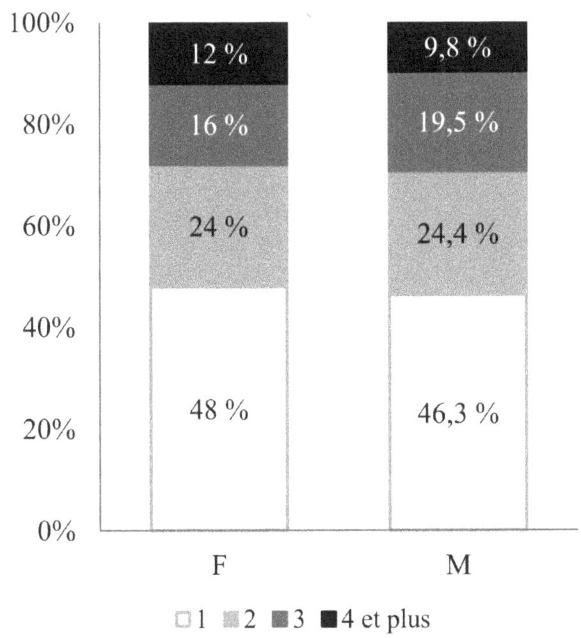

Figure 4.37 : LC HOP, Répartition des individus selon le nombre d'abcès et suivant le sexe.

(Figure 4.39). On note une réelle différence selon le type de denture : les dents définitives sont bien plus atteintes que les dents lactéales (Chi²d'indépendance : $p<0,001$). Elles seront alors traitées de manière indépendante. De plus, le tartre se développe bien plus fréquemment sur les dents appartenant aux adultes que sur celles des immatures (Chi²d'indépendance : $p<0,001$).

4.5.1.1. Les dents permanentes

4.5.1.1.1. Dénombrement

Si le tartre est plutôt courant sur les dents définitives, les résultats révèlent qu'il se dépose bien plus fréquemment sur les dents appartenant aux adultes (Chi² d'indépendance : $p<0,001$).

L'analyse du tartre par arcade révèle que les dents mandibulaires sont nettement plus concernées que celles situées sur le maxillaire (Tableau 4.17 ; Chi² d'indépendance : $p<0,001$). Cela tient particulièrement aux très fortes fréquences de dépôt de tartre constaté au

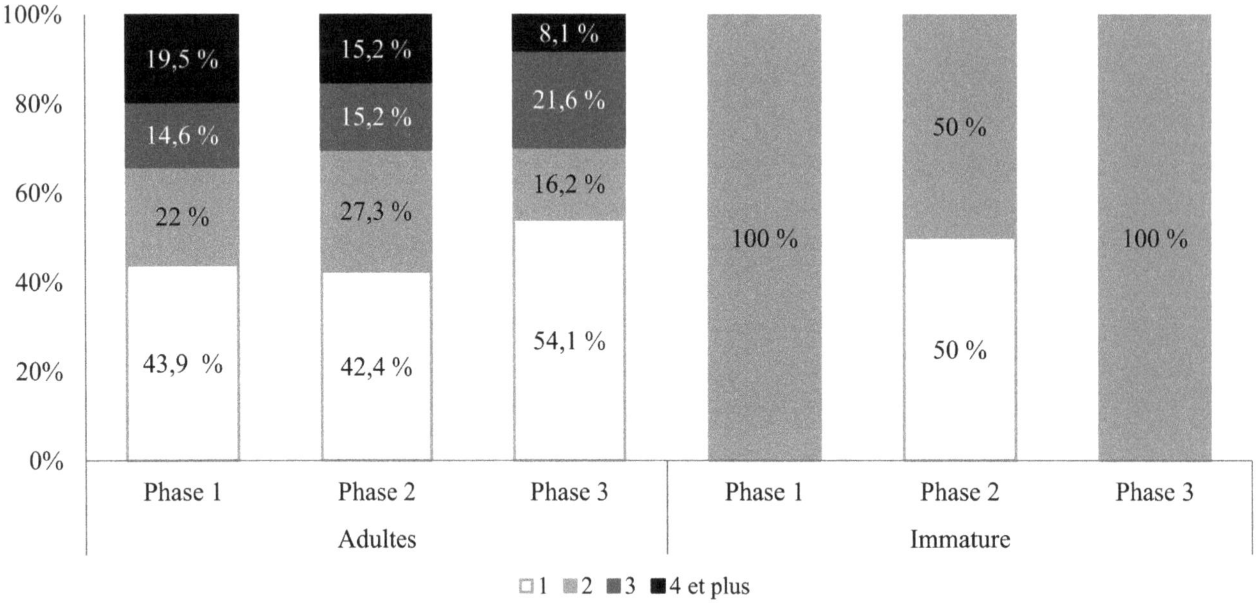

Figure 4.38 : LC HOP, Répartition des individus selon le nombre d'abcès et suivant la phase d'inhumation.

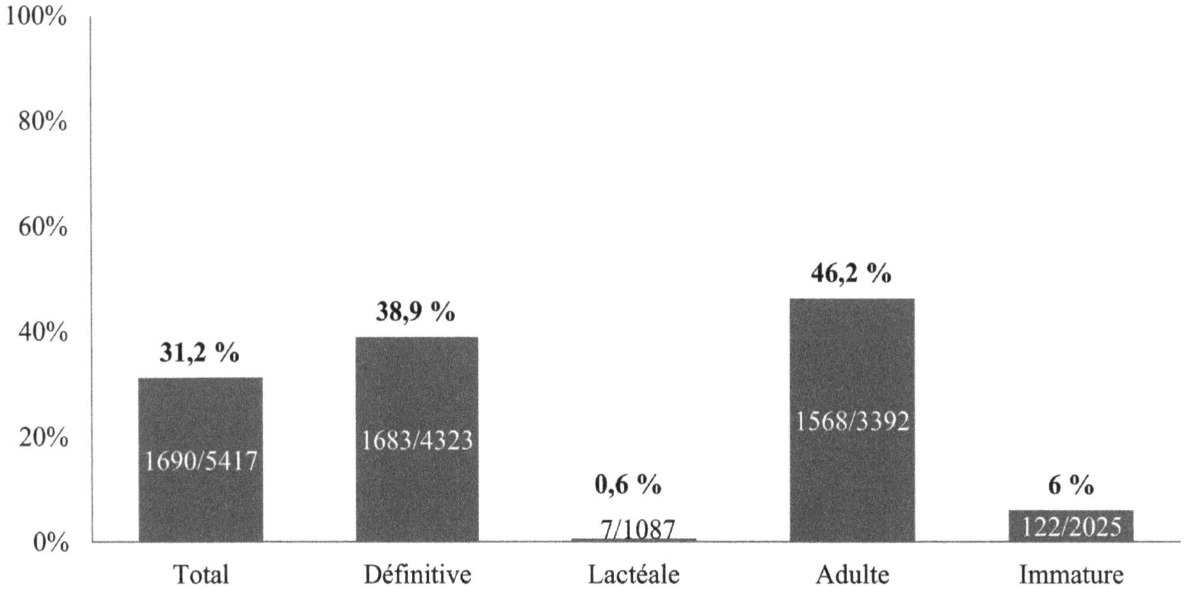

Figure 4.39 : LC HOP, Fréquence du tartre selon le type de dentition et la maturation des sujets.

Tableau 4.17: LC HOP, Fréquence des dépôts de tartre selon l'arcade, le type et la catégorie de dent permanente.

	Maxillaire									
	Total	**Labiale**	**Jugale**	**I1**	**I2**	**C**	**P1**	**P2**	**M1**	**M2**	**M3**
N	1860	728	1132	234	229	265	263	253	259	216	141
% dents atteintes	**29,2 %**	**27,7 %**	**30,1 %**	**25,6 %**	**25,8 %**	**31,3 %**	**30,8 %**	**32,4 %**	**32 %**	**27,3 %**	**25,5 %**
	46,3 %	**62,4 %**	**35,5 %**	**70,4 %**	**66,1 %**	**52,1 %**	**42,2 %**	**32,0 %**	**27,6 %**	**36,6 %**	**40,8 %**
N	2463	987	1476	294	342	351	334	309	323	309	201
	Total	**Labiale**	**Jugale**	**I1**	**I2**	**C**	**P1**	**P2**	**M1**	**M2**	**M3**
	Mandibule										

niveau des incisives inférieures, situées à proximité des glandes salivaires. Il existe alors, sur la mandibule, une différence significative entre les dents labiales et jugales, mais également entre les incisives et les autres types de dents (Chi² d'indépendance : $p<0{,}001$ dans les deux cas). En revanche, sur le maxillaire, les taux d'atteintes sont plus homogènes selon la catégorie (Chi² d'indépendance : $p=0{,}271$) ou le type de dent (Chi² d'indépendance : $p=0{,}407$). Les molaires supérieures, placées également à proximité de glandes salivaires ne semblent pas préférentiellement affectées.

4.5.1.1.2. Caractérisation des dépôts de tartre

Face aux limites énoncées (3.2.5.2) quant à la distinction entre les deux types de tartre décrits dans la littérature, seules les 1 570 dents fonctionnelles présentes *in situ* sur les arcades dentaires ont été retenues. L'ensemble des dépôts de tartre est de type supra gingival : il se dépose au-dessus de la gencive.

La localisation préférentielle se situe au niveau des collets dentaires (Tableau 4.18) sur les dents permanentes des adultes, comme sur celles des immatures. Toutefois, on observe des distinctions significatives concernant les localisations secondaires (test exact de Fisher : $p<0{,}001$). En effet, la proportion de tartre au niveau des couronnes est bien plus importante chez les immatures. À l'inverse, le tartre s'installe au niveau des racines bien plus fréquemment chez les adultes. Seules trois dents chez les sujets immatures sont concernées. Il s'agit de trois incisives inférieures appartenant au même adolescent issu de la sépulture SP243. Enfin, notons l'absence de tartre invasif, qui se développe à la fois sur la couronne, le collet et la racine de la dent chez les moins de 20 ans, et qui demeure rare chez les adultes.

Tableau 4.18 : LC HOP, Distribution des dépôts de tartre selon leur localisation et suivant la maturation des sujets.

	Total	Adulte	Immature
N	1683	1568	115
Couronne	**11 %**	**9,1 %**	**36,5 %**
Collet	**71,9 %**	**72,7 %**	**60,9 %**
Racine	**15,6 %**	**16,5 %**	**2,6 %**
Couronne collet racine	**1,5 %**	**1,7 %**	**0,0 %**

Cette différence doit être plus précisément évaluée, puisque l'âge joue un rôle important dans l'évolution de la localisation des dépôts de tartre. Cette notion constitue une donnée qualitative, qu'il est difficile de synthétiser à l'échelle de l'individu. Ainsi, nous avons fait le choix de procéder au comptage par dent pour cette analyse.

La région située au niveau de la jonction émail-cément est toujours majoritairement atteinte, quelle que soit la classe d'âge et les changements concernent principalement les zones coronaires et radiculaires de la dent (Figure 4.40). La proportion de couronnes affectées décroît graduellement avec l'âge, au profit des dépôts situés au niveau du collet et de la racine dentaire. Ces derniers apparaissent chez les adolescents et leur proportion augmente très progressivement à l'âge adulte. Parmi les dents appartenant aux adultes les plus âgés, 43,3 % présentent du tartre au niveau des racines dentaires et seul 0,6 % des dents atteintes présentent du tartre au niveau de la couronne. Les résultats présentés soutiennent donc l'idée d'un changement de localisation des dépôts de tartre en fonction de l'âge.

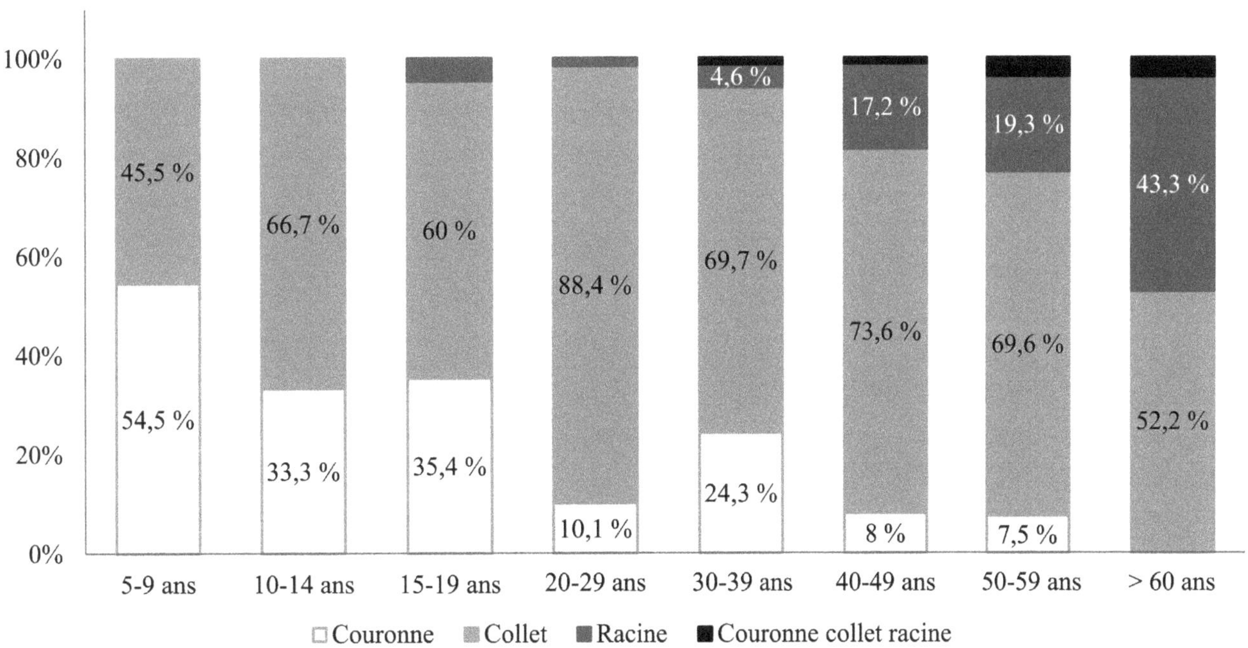

Figure 4.40 : LC HOP, Distribution des différentes localisations des dépôts de tartre sur les dents permanentes selon la classe d'âge (fréquence par dent).

De manière générale, les dépôts de tartre sont plutôt légers et se bornent à une fine ligne à la surface de la dent (stade 1), alors que les dépôts envahissants (stade 3) sont rares. Les stades débutants sont plus importants chez les immatures et le stade 3 n'est constaté que dans 1,7 % des cas. En revanche, sur les dents des adultes, cette proportion est plus forte et atteint 7,5 %. Les différences de proportion observées entre les dents permanentes des adultes et immatures sont significatives (Chi² d'indépendance : p=0,004).

Le stade 1 constitue presque toujours le degré le plus représenté, quels que soient l'arcade considérée, le type ou la catégorie de dent (Tableau 4.19). Toutefois, des différences apparaissent, notamment entre les dents supérieures et inférieures (Chi² d'indépendance : p=0,013). Le stade 3 est légèrement plus important sur les dents mandibulaires. Cela tient principalement aux incisives inférieures, dont l'ampleur des dépôts est considérable (Chi² d'indépendance : p<0,001). Sur les incisives mandibulaires, le tartre est donc plus fréquent et plus envahissant. Sur le maxillaire, on observe des tendances opposées. Les dents jugales sont les plus concernées par le stade 3 (Chi² d'indépendance : p=0,001) et en particulier les molaires (Chi² d'indépendance : p<0,001). Si la fréquence de tartre par dent n'a pas mis en évidence de différence significative sur les molaires, l'intensité des dépôts permet de les distinguer. Ainsi, la proximité avec des dents avec glandes salivaires s'illustre sur la mandibule par une fréquence et une sévérité des dépôts plus forte au niveau des incisives, et sur le maxillaire, par leur ampleur des dépôts plus importante sur les molaires.

4.5.1.2. Les dents lactéales

4.5.1.2.1. Dénombrement

Le tartre est particulièrement rare sur les dents lactéales : seules sept dents sont affectées, soit 0,6 %. Ces sept dents appartiennent au même individu : un enfant âgé entre 5 et 9 ans, issu de la sépulture SP833. Les dépôts concernent les canines gauches et toutes les molaires observables à l'exception d'une seule.

4.5.1.2.2. Caractérisation des dépôts de tartre

Lorsque cela était possible, le type de dépôt a été enregistré : le tartre se dépose au-dessus de la gencive dans tous les cas. Il forme une fine ligne (stade 1) au niveau du collet, sauf pour la première molaire supérieure gauche, où le dépôt atteint le stade 2. Ainsi, le tartre est rare sur les dents lactéales, il ne concerne qu'un seul sujet et les dépôts sont de faible ampleur.

4.5.2. Analyse par individu

4.5.2.1. Prévalence des individus atteints de tartre

Parmi les sujets issus de la fouille du cimetière Saint-Jacques, 398 possèdent une dent fonctionnelle où la présence de tartre a pu être cotée. Les adultes sont largement plus concernés que les immatures (Figure 4.41 ; Chi² d'indépendance ; p<0,001). Ainsi, le tartre, qui concernait presque exclusivement les dents définitives, est une affliction qui touche prioritairement les adultes.

Tableau 4.19 : LC HOP, Distribution des stades de sévérité du tartre et score moyen de sévérité par arcade, type et catégorie de dent permanente.

	Maxillaire										
	Total	**Labiale**	**Jugale**	**I1**	**I2**	**C**	**P1**	**P2**	**M1**	**M2**	**M3**
N	543	202	341	60	59	83	81	82	83	59	36
Stade 1	**72,9 %**	**80,7 %**	**68,3 %**	**80 %**	**84,7 %**	**78,3 %**	**84,0 %**	**73,2 %**	**43,4 %**	**69,5 %**	**77,8 %**
Stade 2	**21,9 %**	**17,8 %**	**24,3 %**	**20,0 %**	**13,6 %**	**19,3 %**	**16,0 %**	**22,0 %**	**44,6 %**	**15,3 %**	**16,7 %**
Stade 3	**5,2 %**	**1,5 %**	**7,3 %**	**0,0 %**	**1,7 %**	**2,4 %**	**0,0 %**	**4,9 %**	**12,0 %**	**15,3 %**	**5,6 %**
Score moyen	1,32	1,21	1,39	1,20	1,17	1,24	1,16	1,32	1,69	1,46	1,28
	1,42	1,55	1,27	1,68	1,53	1,42	1,33	1,20	1,25	1,28	1,22
Stade 3	**8,1 %**	**12,3 %**	**3,1 %**	**17,4 %**	**11,9 %**	**7,1 %**	**4,3 %**	**2,0 %**	**3,4 %**	**3,5 %**	**1,2 %**
Stade 2	**25,5 %**	**29,9 %**	**20,4 %**	**32,9 %**	**29,2 %**	**27,3 %**	**24,8 %**	**16,2 %**	**18 %**	**21,2 %**	**19,5 %**
Stade 1	**66,4 %**	**57,8 %**	**76,5 %**	**49,8 %**	**58,8 %**	**65,6 %**	**70,9 %**	**81,8 %**	**78,7 %**	**75,2 %**	**79,3 %**
N	1140	616	524	207	226	183	141	99	89	113	82
	Total	**Labiale**	**Jugale**	**I1**	**I2**	**C**	**P1**	**P2**	**M1**	**M2**	**M3**
	Mandibule										

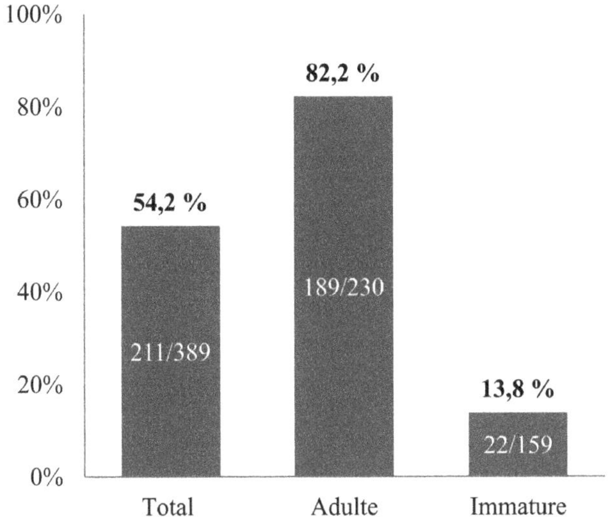

Figure 4.41 : LC HOP, Prévalence du tartre dentaire selon la maturation.

En s'intéressant aux classes d'âge, il est possible de mieux comprendre cette différence. Le tartre apparaît à partir de la classe des 5-9 ans, c'est-à-dire avec l'émergence des dents définitives (Figure 4.42). Toutefois, les individus atteints restent peu nombreux (quatre dénombrés). En effet, le tartre se dépose rarement sur les dents lactéales et sur les dents définitives nouvellement émergées sur arcade. À partir de la classe suivante, les individus atteints progressent radicalement. Il existe alors une différence significative entre les sujets immatures selon la classe d'âge : on compte seulement 3,2 % d'enfants atteints chez les moins de 9 ans, contre 54,5 % des enfants de plus de 9 ans (test exact de Fisher : $p<0,001$).

Chez les adultes, les prévalences sont élevées, quelle que soit la classe d'âge (Chi² d'indépendance : $p=0,075$; Figure 4.43). Cependant, le nombre d'individus atteints augmente à partir de 30 ans, jusqu'à représenter la quasi-totalité des individus (Chi² d'indépendance : $p=0,009$). Puis, les prévalences sont nettement plus stables (test de Cochran Armitage : $p= 0,07$).

Ainsi, la progression du tartre s'illustre bien plus nettement chez les individus les plus jeunes. Cette tendance est

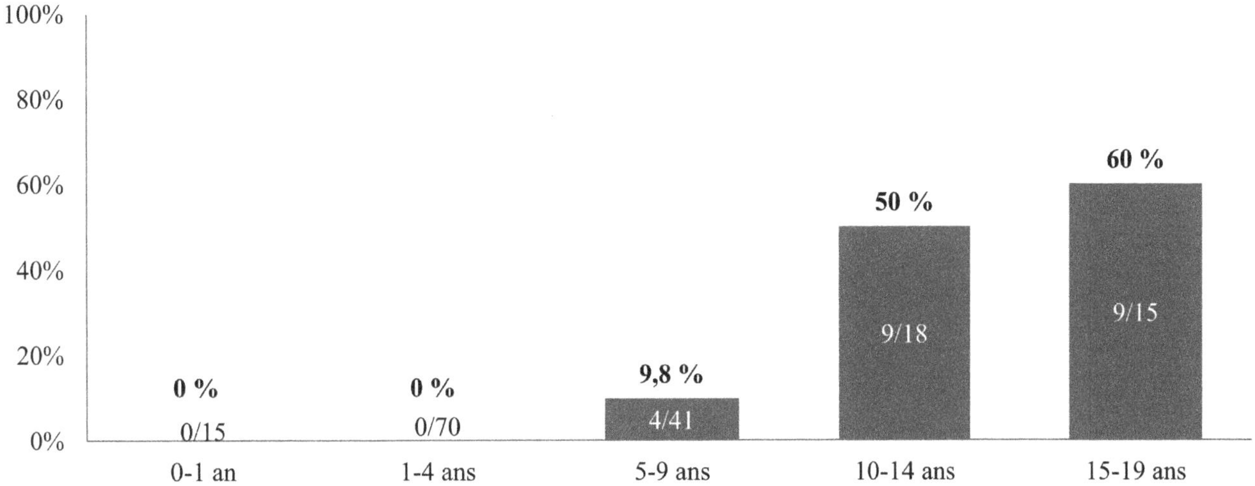

Figure 4.42 : LC HOP, Prévalence du tartre dentaire chez les individus immatures selon la classe d'âge.

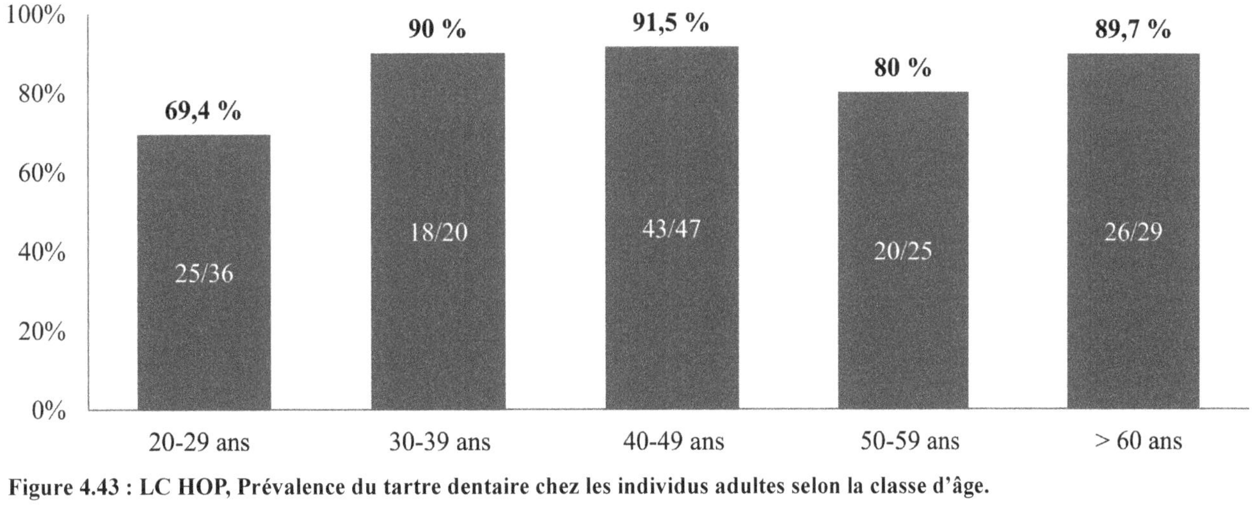

Figure 4.43 : LC HOP, Prévalence du tartre dentaire chez les individus adultes selon la classe d'âge.

appuyée par le test de Cochran Armitage (p>0,001), en considérant l'ensemble des classes d'âge des sujets immatures et adultes.

Chez les hommes, comme chez les femmes, les individus atteints sont très largement majoritaires et les proportions d'individus atteints restent très proches (Chi² d'indépendance : p=0,924 ; Figure 4.44)

En considérant les phases d'inhumation, on observe une baisse conséquente d'enfants ayant développé du tartre dentaire (Figure 4.45). En effet, les prévalences restent constantes entre les phases 1 et 2, mais elles chutent drastiquement en phase 3. Cela pourrait être la conséquence du plus faible effectif d'individus enregistrés pour cette ultime phase et la différence n'apparaît pas significative (Chi² d'indépendance : p=0,057). En revanche, aucun changement n'a été perçu chez les adultes et la prévalence

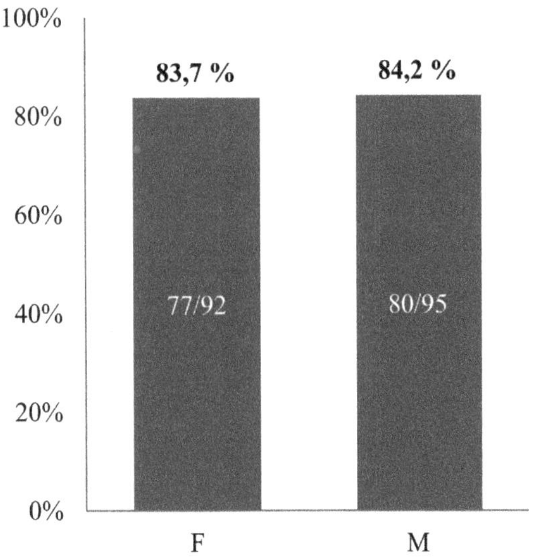

Figure 4.44 : LC HOP, Prévalence du tartre dentaire selon le sexe.

s'apparente à celle observée de manière générale (Chi² d'indépendance : p=0,756).

4.5.2.2. Sévérité des dépôts de tartre par individu

En tenant compte du stade le plus sévère pour chaque individu, les résultats indiquent une répartition très équilibrée entre les trois stades créés, représentant chacun près d'un tiers de la population (Figure 4.46). Notons toutefois que les individus présentant uniquement de fins dépôts de tartre (stade 1) sont les plus courants.

En comparant les individus selon leur maturation, on observe immédiatement une différence significative (Chi² d'indépendance : p=0,002 ; Figure 4.46 ; Tableau 4.20). En effet, les dépôts sont majoritairement faibles et limités à une fine ligne autour de la dent chez les immatures.

En considérant l'ensemble des classes d'âge, les dépôts de tartre tendent à devenir plus envahissant avec l'âge (test du coefficient de corrélation des rangs de Spearman : rho=0,189 ; p=0,019 ; Figure 4.47 ; Figure 4.48).

Chez les enfants, les stades 1 et 2 sont abondamment représentés (Figure 4.47). Il faut remarquer l'importante progression des dépôts de stade 1 à partir de 5 ans, certainement en lien avec l'exfoliation des dents de lait et l'arrivée des dents définitives. Cependant face à un faible échantillon, le test exact de Fisher n'a pas pu mettre en évidence de différence significative (p=0,056).

Pour les adultes, les tendances sont inversées (Figure 4.48). Les dépôts de stade 3 augmentent légèrement et progressivement avec l'âge. Malgré cela, le test du Chi² d'indépendance n'a pas mis en évidence de différence significative entre les cinq classes d'âge (p=0,386) : de manière générale, les dépôts de tartre restent peu envahissants.

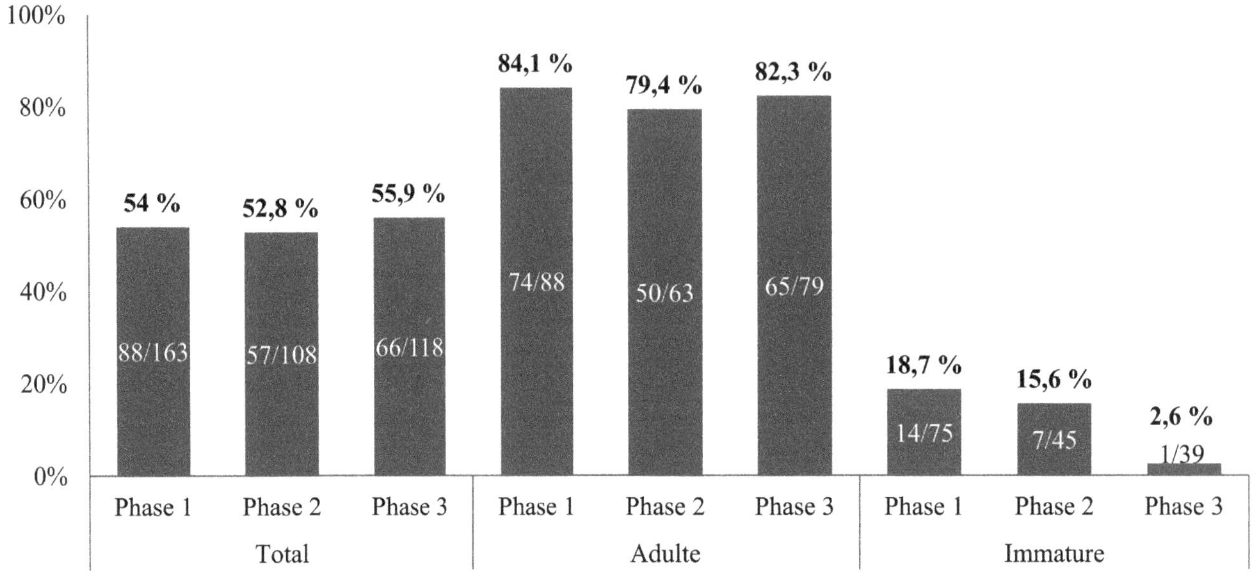

Figure 4.45 : LC HOP, Prévalence du tartre dentaire selon la phase d'inhumation.

Il semblerait que les dépôts de tartre soient plus envahissants chez les femmes (Figure 4.49), sans pour autant que cette différence soit significative (Chi² d'indépendance : p=0,099).

La distribution des stades de sévérité apparaît homogène dans chacune des phases d'inhumation et aucune différence n'a pu être mise en avant (Chi² d'indépendance : p=0,868 pour les adultes ; test exact de Fisher : p=0,391 pour les immatures ; Figure 4.50).

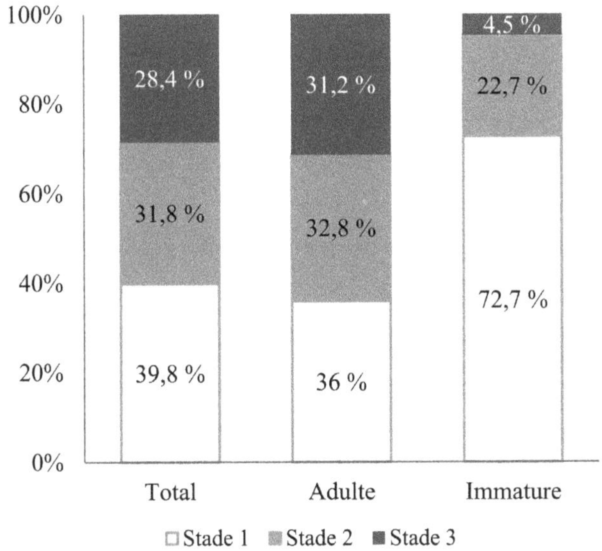

Figure 4.46 : LC HOP, Répartition des individus selon le stade de sévérité maximale des dépôts de tartre et suivant la maturation.

De manière générale, les dépôts de tartre sont assez faibles, quels que soient l'âge des individus, le sexe ou encore la phase d'inhumation dont ils sont issus.

4.5.3. Synthèse

- Tartre assez courant (31,2 % des dents atteintes) et concerne presque exclusivement les dents définitives (sept dents lactéales atteintes, soit 0,6 % contre 38,9 % des dents permanentes ; p<0,001).
- Localisation préférentielle : incisives inférieures (autour de 70 %).
- Dépôts majoritairement localisés autour des collets et changement de localisation avec l'âge.
- Sévérité des dépôts reste faible : le stade 1 domine.
- Le tartre est très fréquent chez les adultes (82,2 %, contre 13,8 % des enfants ; p<0,001) mais semble se généraliser dès l'adolescence.
- Légère augmentation de la sévérité du tartre avec l'âge (p=0,019 : rho=0,189).
- Prévalences stables entre les trois phases d'inhumation.

4.6. La parodontose et l'alvéolyse

4.6.1. Analyse par dent

La régression de l'os alvéolaire a pu être cotée sur 4 081 dents fonctionnelles présentes *in situ :* 3 444 définitives et 637 lactéales. Elle a été observée principalement au niveau des dents définitives (Chi² d'indépendance : p<0,001) et la

Tableau 4.20 : LC HOP, Score moyen de la sévérité des dépôts de tartre par individu selon la maturité, la classe d'âge, le sexe et la phase d'inhumation.

	N	Score moyen	Médiane	Test statistique	p		
Total	211	**1,31** (0,34)	1,21 [1,00 ; 1,50]				
Adulte	189	**1,33** (0,34)	1,26 [1,00 ; 1,53]	Wilcoxon bi-varié	0,016		
Immature	22	**1,19** (0,35)	1,00 [1,00 ; 1,11]				
[5-9]	4	**1,45** (0,46)	1,41 [1,11 ; 1,75]	Kuskall Wallis	0,075	Kuskall Wallis	0,075
[10-14]	9	**1,20** (0,40)	1,00 [1,00; 1,00]				
[15-19]	9	**1,05** (0,17)	1,00 [1,00 ; 1,00]				
[20-29]	25	**1,29** (0,31)	1,17 [1,00 ; 1,57]	Kuskall Wallis	0,675		
[30-39]	18	**1,44** (0,42)	1,38 [1,00; 1,81]				
[40-49]	43	**1,37** (0,30)	1,40 [1,00 ; 1,60]				
[50-59]	20	**1,34** (0,35)	1,22 [1,00 ; 1,60]				
> 60	26	**1,29** (0,31)	1,12 [1,00 ; 1,48]				
F	77	**1,37** (0,37)	1,29 [1,00 ; 1,67]	t-test de Student	0,252		
M	80	**1,30** (0,32)	1,23 [1,00 ; 1,50]				
Phase 1	88	**1,34** (0,36)	1,23 [1,00 ; 1,61]	ANOVA à 1 facteur	0,527		
Phase 2	57	**1,27** (0,34)	1,09 [1,00 ; 1,50]				
Phase 3	66	**1,31** (0,31)	1,25 [1,00 ; 1,50]				

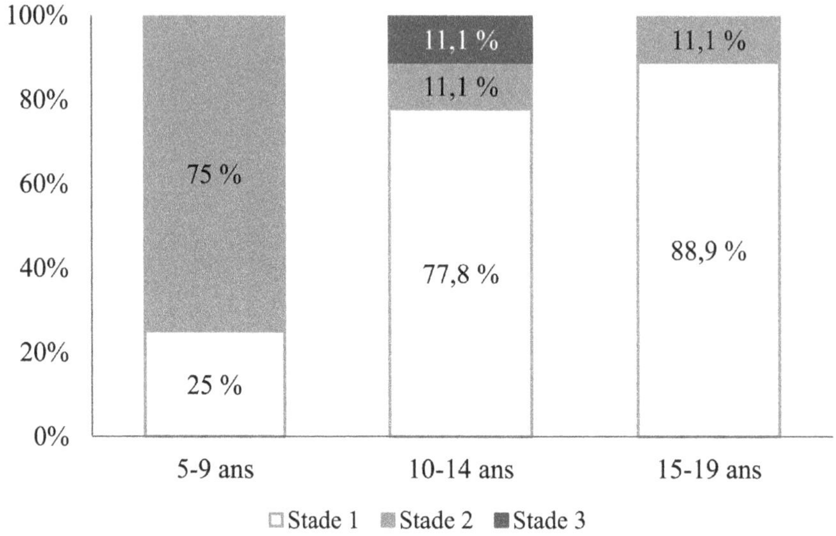

Figure 4.47 : LC HOP, Répartition des individus immatures selon le stade de sévérité maximale des dépôts de tartre et suivant la classe d'âge.

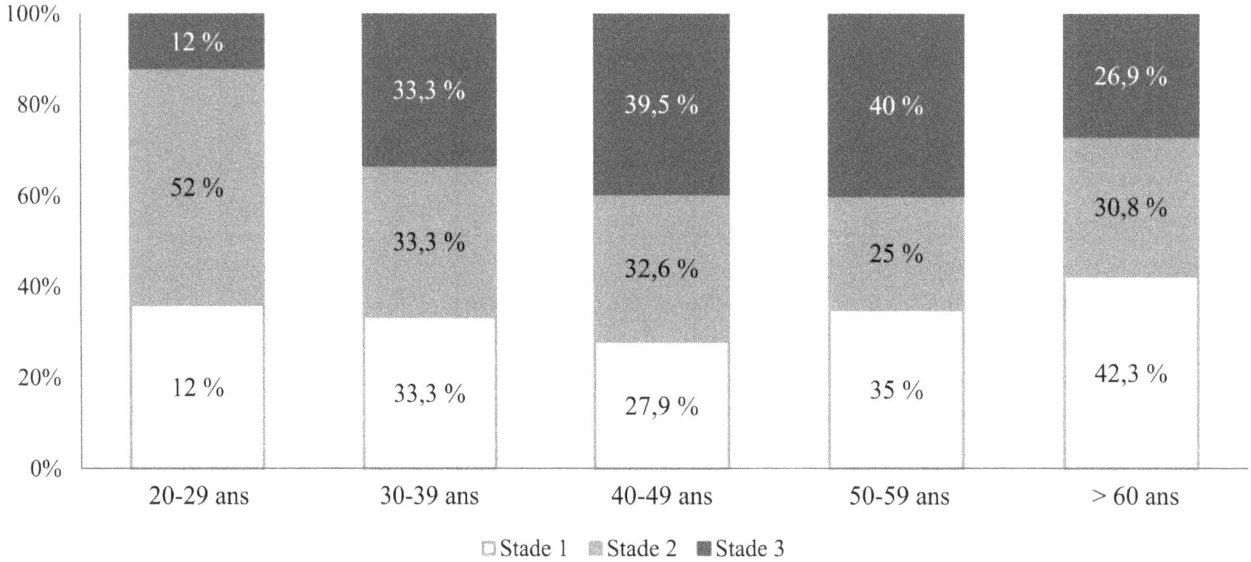

Figure 4.48 : LC HOP, Répartition des individus adultes selon le stade de sévérité maximale des dépôts de tartre et suivant la classe d'âge.

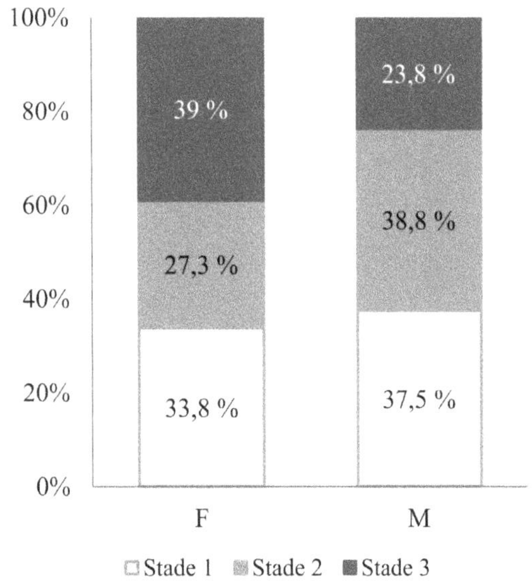

Figure 4.49 : LC HOP, Répartition des individus selon le stade de sévérité maximale des dépôts de tartre et suivant le sexe.

fréquence est assez élevée : il s'agit d'une pathologie très commune dans la population à l'étude. De plus, les dents appartenant aux adultes sont principalement impliquées dans ce phénomène (Chi² d'indépendance : $p<0,001$; Figure 4.51).

4.6.1.1. Les dents permanentes

4.6.1.1.1. Dénombrement

Si la régression osseuse est plutôt courante sur les dents définitives, ce sont particulièrement les dents des adultes qui en souffrent (Chi² d'indépendance : $p<0,001$).

Les deux arcades et les divers types de dents définitives se distinguent peu (Tableau 4.21). Elles sont à l'image de la fréquence globale de la régression de l'os alvéolaire. Les tests statistiques du Chi² d'indépendance n'ont mis évidence aucune différence significative entre les dents

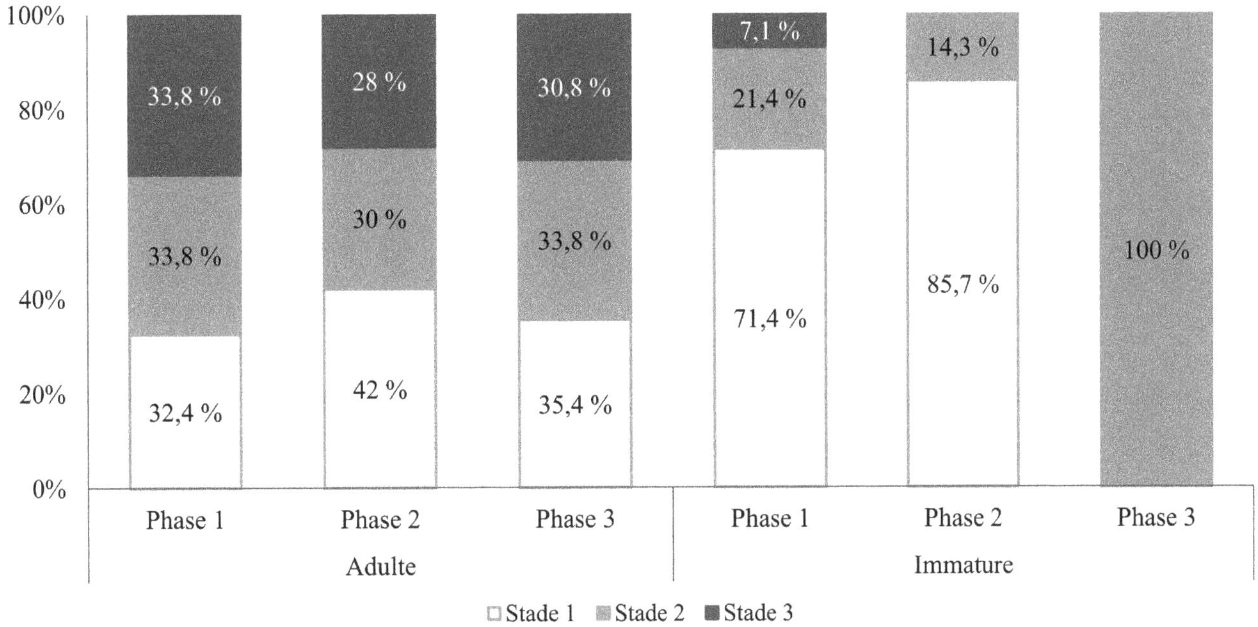

Figure 4.50 : LC HOP, Répartition des individus selon le stade de sévérité maximale des dépôts de tartre et suivant la phase d'inhumation

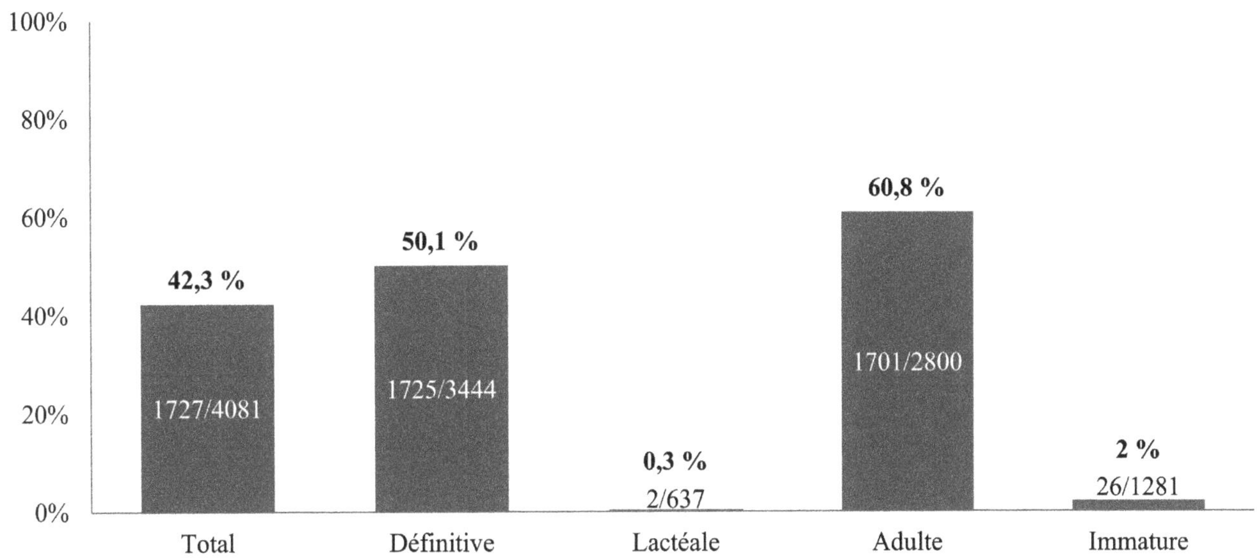

Figure 4.51 : LC HOP, Fréquence de la parodontose selon le type de dentition et la maturation des sujets.

Tableau 4.21 : LC HOP, Fréquence de la résorption alvéolaire selon l'arcade, le type et la catégorie de dent permanente.

	Maxillaire										
	Total	**Labiale**	**Jugale**	**I1**	**I2**	**C**	**P1**	**P2**	**M1**	**M2**	**M3**
N	1369	555	814	159	174	222	219	207	169	133	86
% dents atteintes	**50,5 %**	**48,3 %**	**52,1 %**	**42,1 %**	**47,1 %**	**53,6 %**	**57,1 %**	**56,5 %**	**47,9 %**	**46,6 %**	**45,3 %**
	49,8 %	**52,1 %**	**48,3 %**	**48,1 %**	**55,0 %**	**52,8 %**	**57,1 %**	**55,7 %**	**41,0 %**	**44,3 %**	**40,9 %**
N	2075	794	1281	235	269	290	287	264	278	271	181
	Total	**Labiale**	**Jugale**	**I1**	**I2**	**C**	**P1**	**P2**	**M1**	**M2**	**M3**
	Mandibule										

maxillaires et mandibulaires (p=0,661), ni entre les dents labiales et jugales (pour la maxillaire : p=0,091 et pour la mandibule : p=0,167). Par ailleurs, les fréquences offrent un peu plus de diversité en tenant compte des diverses catégories de dents.

4.5.1.1.2. Caractérisation des atteintes

Parmi les 1 719 dents dont le type a pu être déterminé, la régression suit un plan horizontal dans 97,8 % des cas. Il s'agit alors d'atteintes chroniques, qui atteignent un grand ensemble de dents, où la régression est progressive. La parodontose est très rarement agressive, matérialisée par une régression alvéolaire localisée et verticale. Seules 38 dents semblent concernées, en particulier des dents jugales et exclusivement des dents appartenant à des sujets adultes.

Puisque le type de régression dépendrait de l'âge des individus, nous avons voulu constater l'existence d'une relation entre le type vertical et la classe d'âge (Tableau 4.22). Cette donnée concernant le type de régression est d'ordre qualitatif, donc difficile à résumer à l'échelle d'un individu, pour chacune de ses dents. Ainsi, afin de rendre compte d'un éventuel effet de l'âge sur les types d'atteintes, nous avons procédé au comptage par dent. Cependant, face au faible nombre de dents montrant une régression de type agressif (N=38), les résultats sont peu probants et les différences non significatives (test exact de Fisher : p=0,505). Il semble malgré cela que les fréquences soient sensiblement moins fortes chez les adultes les plus âgés.

Si la régression de l'os alvéolaire est très fréquente, son intensité est plutôt limitée : le stade 1, exposant moins de la moitié de la racine dentaire s'observe sur 51,9 % des dents appartenant aux adultes et sur les trois quarts des dents des sujets immatures (test exact de Fisher : p=0,085).

Les stades 1 sont largement majoritaires, quels que soient l'arcade concernée, le type ou la catégorie de dent (Tableau 4.23). La résorption alvéolaire sévère (stade 3) reste rare. Toutefois, quelques distinctions apparaissent. En effet, la distribution des stades de sévérité diffère quelque peu entre le maxillaire et la mandibule, où l'alvéolyse apparaît plus intense (p<0,001). De plus, sur la mandibule, la distribution des stades de sévérité est assez équilibrée selon la position antérieure ou postérieure de la dent sur l'arcade dentaire (Chi^2 d'indépendance : p=0,658) ou encore selon les diverses catégories de dent. À l'inverse, sur le maxillaire, les résultats distinguent les dents jugales des labiales (Chi^2 d'indépendance ; p<0,001), avec une fréquence de stade 3 plus élevée chez les dents postérieures. Cela tient

Tableau 4.22 : LC HOP, Nombre et fréquence des dents atteintes de régression de l'os alvéolaire de type vertical selon la classe d'âge.

	[10-14]	**[15-19]**	**[20-29]**	**[30-39]**	**[40-49]**	**[50-59]**	**> 60**
Type vertical (n/N)	0/1	0/23	3/103	6/156	12/467	2/214	4/217
%	**0,0 %**	**0,0 %**	**2,8 %**	**3,8 %**	**2,6 %**	**0,9 %**	**1,8 %**

Tableau 4.23 : LC HOP, Distribution des stades de sévérité de la résorption alvéolaire et score moyen de sévérité par arcade, type et catégorie de dent permanente.

	Maxillaire										
	Total	**Labiale**	**Jugale**	**I1**	**I2**	**C**	**P1**	**P2**	**M1**	**M2**	**M3**
N	692	268	424	67	82	119	125	117	81	62	39
Stade 1	**60,0 %**	**70,5 %**	**53,3 %**	**65,7 %**	**72,0 %**	**72,3 %**	**60,0 %**	**59,8 %**	**44,4 %**	**41,9 %**	**48,7 %**
Stade 2	**25,9 %**	**21,3 %**	**28,8 %**	**26,9 %**	**17,1 %**	**21,0 %**	**30,4 %**	**26,5 %**	**30,9 %**	**30,6 %**	**23,1 %**
Stade 3	**14,2 %**	**8,2 %**	**17,9 %**	**7,5 %**	**11,0 %**	**6,7 %**	**9,6 %**	**13,7 %**	**24,7 %**	**27,4 %**	**28,2 %**
Score moyen	1,54	1,38	1,65	1,42	1,39	1,34	1,50	1,54	1,80	1,85	1,79
	1,70	1,70	1,70	1,73	1,77	1,59	1,60	1,62	1,75	1,85	1,73
Stade 3	**16,7 %**	**17,4 %**	**16,2 %**	**19,5 %**	**19,6 %**	**13,7 %**	**13,4 %**	**14,3 %**	**14,0 %**	**22,5 %**	**18,9 %**
Stade 2	**36,4 %**	**34,8 %**	**37,5 %**	**34,5 %**	**37,8 %**	**32,0 %**	**33,5 %**	**33,3 %**	**47,4 %**	**40,0 %**	**35,1 %**
Stade 1	**47,0 %**	**47,8 %**	**46,4 %**	**46,0 %**	**42,6 %**	**54,2 %**	**53,0 %**	**52,4 %**	**38,6 %**	**37,5 %**	**45,9 %**
N	1033	414	619	113	148	153	164	147	114	120	74
	Total	**Labiale**	**Jugale**	**I1**	**I2**	**C**	**P1**	**P2**	**M1**	**M2**	**M3**
	Mandibule										

particulièrement aux molaires, sur lesquelles l'exposition des racines est plus fréquemment considérable.

Enfin, il semble intéressant de croiser le type de résorption alvéolaire avec sa sévérité. En effet, ce premier paramètre distingue des formes physiologiques de formes considérées plus agressives, qui pourraient se traduire par une sévérité accrue. Malgré un effectif réduit pour le type agressif, il apparaît bien plus sévère que lorsque l'atteinte est chronique, avec un développement plus lent (Figure 4.52 ; Chi² d'indépendance ; p<0,001). Il semble alors exister un lien entre le type et la sévérité de la régression de l'os alvéolaire.

4.6.1.2. Les dents lactéales

L'exposition de la racine dentaire n'a été observée qu'à deux occasions sur la dentition lactéale. Les deux dents concernées appartiennent au même individu. Il s'agit des deux premières molaires inférieures du sujet de la SP887, âgé entre 1 et 4 ans. Il s'agit d'une atteinte localisée, uniquement au niveau des premières molaires inférieures, et de type agressif, plutôt caractéristique des individus les plus jeunes. De plus, dans les deux cas, la moitié de la racine a été mise à nue (stade 2).

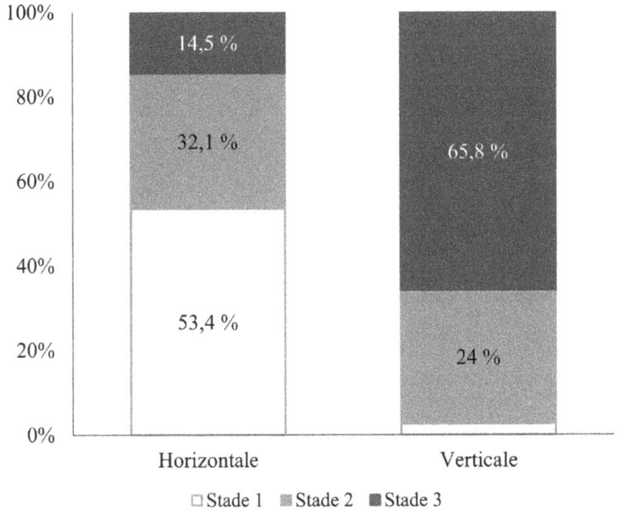

Figure 4.52 : LC HOP, Distribution des stades de sévérité de la régression alvéolaire selon le type de dent permanente.

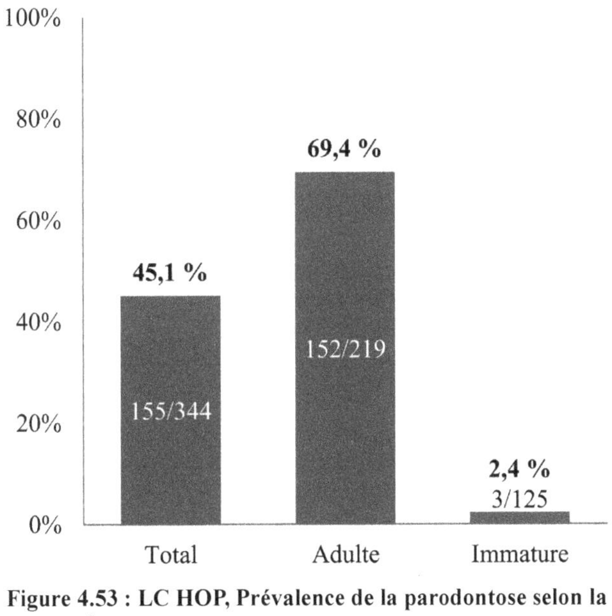

Figure 4.53 : LC HOP, Prévalence de la parodontose selon la maturation.

4.6.2. Analyse par individu

4.6.2.1. Prévalence des individus atteints de parodontose

De manière générale, près d'un individu sur deux est atteint de parodontose (Figure 4.53). Elle concerne particulièrement les adultes (Chi² d'indépendance : p<0,001).

Chez les moins de 20 ans, un cas de régression de l'os alvéolaire a été constaté chez un enfant âgé entre 1 et 4 ans (SP887). Toutefois, ce cas est particulier, puisque la résorption est certainement liée à la présence d'un abcès périapical au niveau de chacune des premières molaires inférieures. Les atteintes y sont agressives et plutôt sévères. On compte également un individu atteint chez les 10-14 ans (SP908) et chez les adolescents (SP243). Dans ce dernier cas, et à l'inverse de l'individu de la tombe SP887, la régression de l'os alvéolaire est diffuse : elle s'étend à près des trois quarts des dents observables sur arcade. La parodontose reste donc anecdotique chez les enfants (Figure 4.54).

Les adultes les plus jeunes s'apparentent aux adolescents: peu d'individus sont atteints (Figure 4.55). Ensuite, les proportions d'individus atteints augmentent progressivement avec l'âge, jusqu'à atteindre plus de 95 % des individus les plus âgés (Figure 4.55 ; Cochran Armitage : p<0,001).

La parodontose touche les hommes et les femmes de manière équivalente (Figure 4.56 ; Chi² d'indépendance : p=0,99).

L'évolution, entre la phase 1 et phase 4, indique une augmentation graduelle des individus atteints de parodontose avec le temps (Figure 4.57 ; Cochran Armitage : p<0,001).

4.6.2.2. Sévérité de la parodontose par individu

Le degré de sévérité maximal de la parodontose ne permet pas réellement de distinguer les sujets adultes des immatures (test exact de Fisher : p=0,58 ; Figure 4.58). Si les moins de 20 ans sont bien moins concernés par la parodontose que les adultes, en moyenne l'atteinte y est au moins aussi sévère (Tableau 4.24). Rappelons que l'effectif des individus âgés de moins de 20 est particulièrement faible (N=3). Seul un enfant âgé entre 10 et 14 ans présente un stade de sévérité équivalent à l'exposition de plus de la moitié de la racine (stade 3 ; Figure 4.59).

En regardant de plus près les classes d'âge des adultes, il apparaît que la parodontose s'aggrave avec l'âge (test

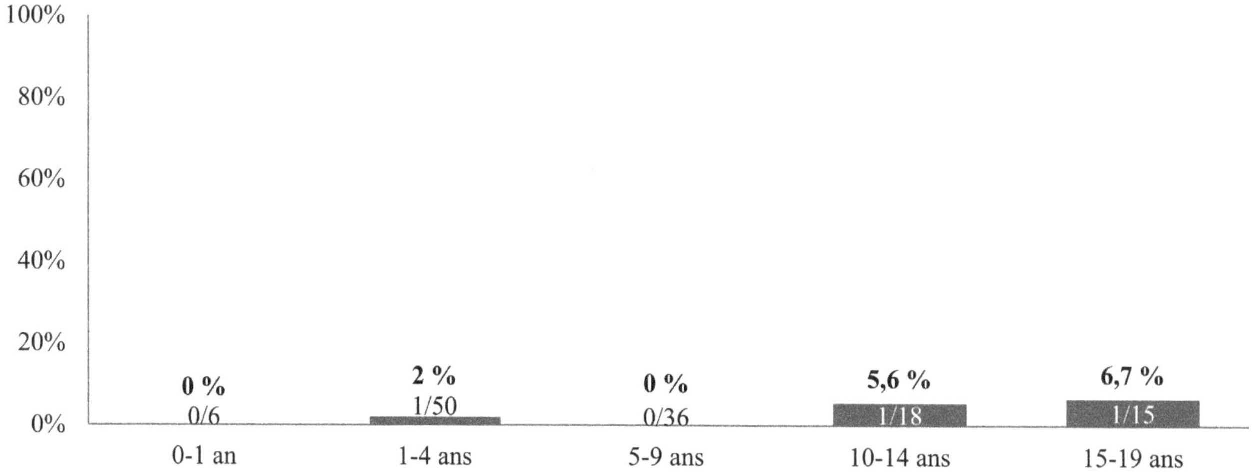

Figure 4.54 : LC HOP, Prévalence de la parodontose chez les individus immatures selon la classe d'âge.

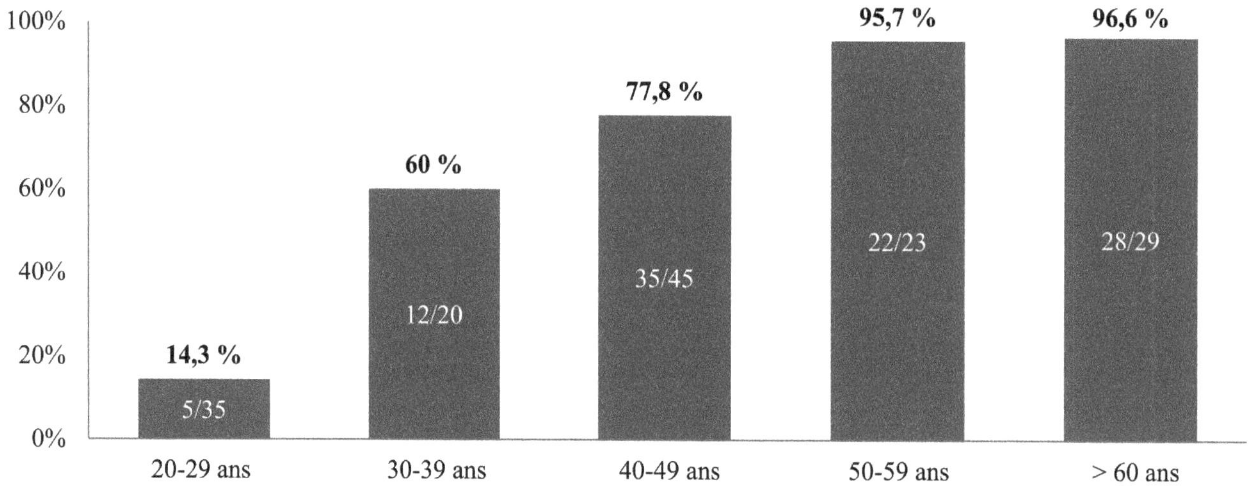

Figure 4.55 : LC HOP, Prévalence de la parodontose chez les individus adultes selon la classe d'âge.

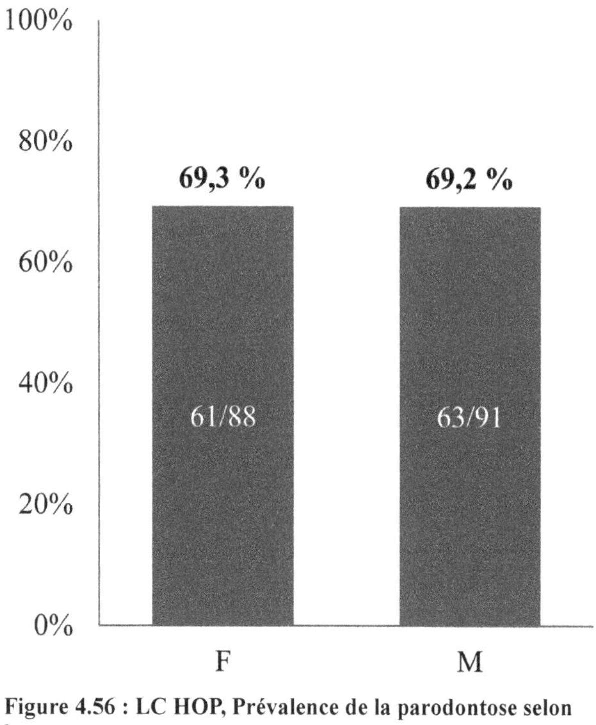

Figure 4.56 : LC HOP, Prévalence de la parodontose selon le sexe.

du coefficient de corrélation des rangs de Spearman : rho=0,215 ; p=0,027 ; Figure 4.59 ; Figure 4.60). En effet, la proportion d'individus présentant au moins une dent dont plus de la moitié de la racine est exposée augmente d'une classe à l'autre (test exact de Fisher : p=0,042). Le risque de parodontose est accru avec l'âge, tout comme la sévérité de l'atteinte. Ainsi, l'effet de l'âge est double concernant le développement de la parodontose. Il joue sur la prévalence d'individus atteints et sur la sévérité.

Il semble que la sévérité de la parodontose soit légèrement plus forte chez les femmes que chez les hommes. Les stades 3 se retrouvent, en plus forte proportion chez les femmes, bien que cela soit non significatif (Chi² d'indépendance : p=0,139 ; Figure 4.58). De même, le score moyen de sévérité apparaît plus élevé chez les individus de sexe féminin (Tableau 4.24).

Si le degré maximal n'a pas permet d'établir des différences entre les phases d'inhumation (Figure 4.58 ; Chi² d'indépendance : p=0,701), le score moyen indique que la sévérité diffère d'une phase à l'autre. Non seulement

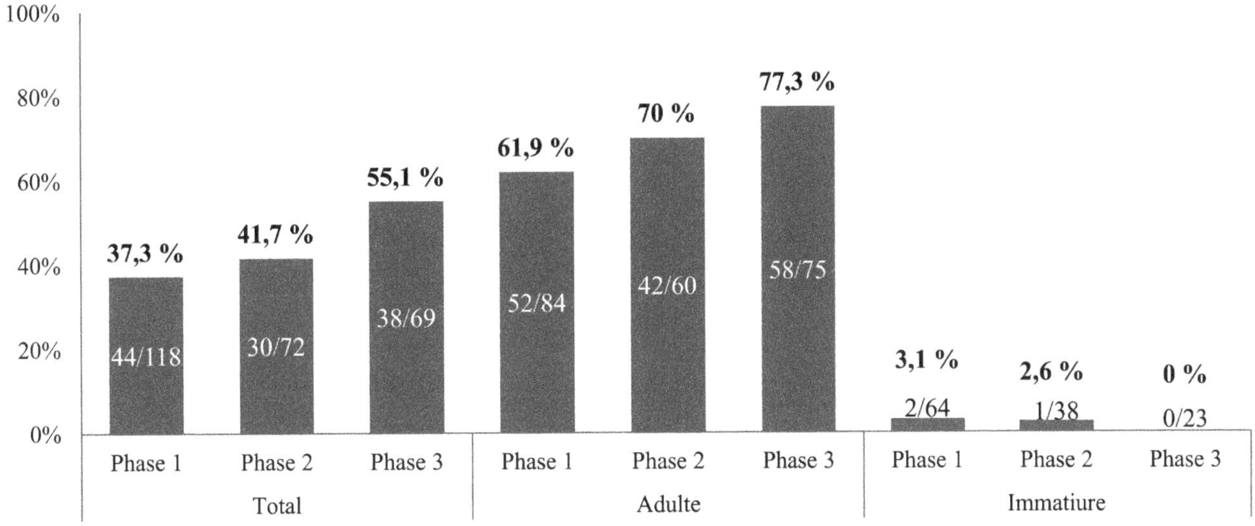

Figure 4.57 : LC HOP, Prévalence de la parodontose selon la phase d'inhumation.

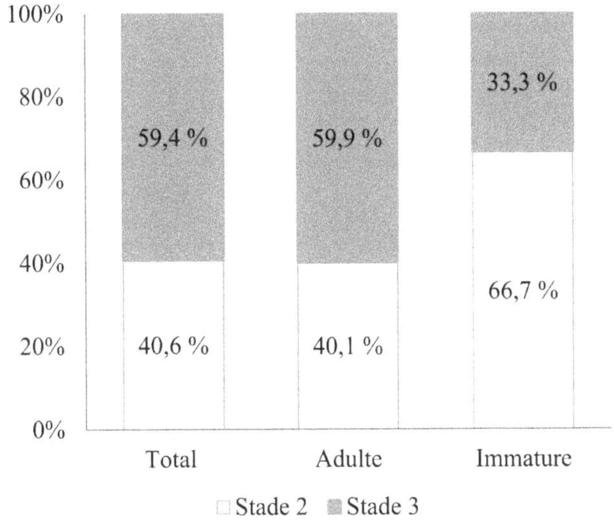

Figure 4.58: LC HOP, Répartition des individus selon le stade de sévérité maximale de la parodontose et suivant la maturation.

le risque de parodontose augmente au cours du temps, mais elle tend à devenir légèrement plus sévère au cours du temps (Tableau 4.24).

4.6.3. Synthèse

- Alvéolyse fréquente et touche quasi exclusivement les dents permanentes (50,1 % contre 0,3 %, soit deux dents lactéales ; p<0,01).
- Alvéolyse généralement peu sévère : les stades 1 et 2 dominent.
- Alvéolyse très présente chez les adultes (69,4 % d'individus atteints) et les prévalences augmentent nettement avec l'âge (p<0,001) et au cours du temps (p<0,001).
- Augmentation de la prévalence et de la sévérité au cours des trois phases d'inhumation.

4.7. Analyses croisées des différentes pathologies dentaires

Les pathologies dentaires entretiennent des relations proches et complexes les unes avec les autres (cooccurrence, lien de cause à effet, facteur déclenchant, facteur aggravant, etc.) S'il est important d'enregistrer l'ensemble des pathologies de la sphère buccale, il apparaît également essentiel d'appréhender les corrélations qu'il existe entre ces divers marqueurs. Ces analyses s'appuient sur l'étude des individus, en croisant les données en termes d'absence/présence, sévérité et/ou proportion de dents atteintes. Les résultats sont présentés sur l'ensemble de la population, puis pour les adultes et les immatures. Pour la parodontose, seuls les adultes seront pris en compte, tant elle est négligeable chez les moins de 20 ans.

Les résultats précédents ont mis en évidence la carie et sa sévérité comme facteur principal dans l'apparition des abcès périapicaux (4.4). Nous avons alors voulu vérifier ce lien de manière statistique en confrontant les sujets atteints de caries et d'abcès. Il existe alors une corrélation significative entre ces deux pathologies : les individus atteints d'abcès ont plus fréquemment développé des caries dentaires (Tableau 4.26). De plus, leur présence, mais également leur nombre, apparaît liée à la sévérité des lésions carieuses (Tableau 4.27 ; Tableau 4.28). Ces deux relations n'ont pas pu être établies pour les sujets immatures, chez qui les atteintes périapicales restent très rares. Il existe alors une cooccurrence non aléatoire de ces deux pathologies, en particulier chez les adultes.

La perte d'une dent *ante mortem* peut également être considérée comme le stade ultime d'une carie. Toutefois, une fois la dent tombée, il est presque toujours impossible de remonter à la cause exacte. En confrontant les sujets atteints de caries et de pertes *ante mortem*, il semble que ces deux pathologies apparaissent fréquemment de manière conjointe chez les sujets issus du cimetière Saint-Jacques (Tableau 4.25). Toutefois, la sévérité moyenne des

Tableau 4.24 : LC HOP, Score moyen de la sévérité de la parodontose par individu selon la maturité, la classe d'âge, le sexe et la phase d'inhumation.

	N	Score moyen	Médiane	Test statistique	p		
Total	155	**1,94** (0,63)	1,87 [1,37 ; 2,50]				
Adulte	152	**1,94** (0,63)	1,87 [1,37 ; 2,50]	Wilcoxon bi-varié	0,667		
Immature	3	**2,10** (2,10)	2,00 [1,66 ; 2,50]				
[1-4]	1	**2,00** -	2,00 [2,00 ; 2,00]	-		Kruskall Wallis	**<0,001**
[10-14]	1	**3,00** -	3,00 [3,00 ; 3,00]				
[15-19]	1	**1,31** -	1,31 [1,31 ; 1,31]				
[20-29]	5	**1,23** (0,21)	1,14 [1,10 ; 1,26]	Kruskall Wallis	**<0,001**		
[30-39]	12	**1,78** (0,50)	1,63 [1,49 ; 2,01]				
[40-49]	35	**1,84** (0,64)	1,60 [1,35 ; 2,35]				
[50-59]	22	**1,95** (0,65)	1,93 [1,34 ; 2,19]				
> 60	28	**2,38** (0,52)	2,36 [2,00 ; 3,00]				
Femmes	61	**1,97** (0,66)	1,95 [1,36 ; 2,50]	t-test de Student	0,458		
Hommes	63	**1,88** (0,62)	1,75 [1,33 ; 2,28]				
Phase 1	54	**1,79** (0,55)	1,67 [1,35 ; 2,00]	ANOVA à un facteur	0,046		
Phase 2	43	**1,92** (0,55)	1,89 [1,45 ; 2,82]				
Phase 3	58	**2,10** (0,73)	2,04 [1,30 ; 2,84]				

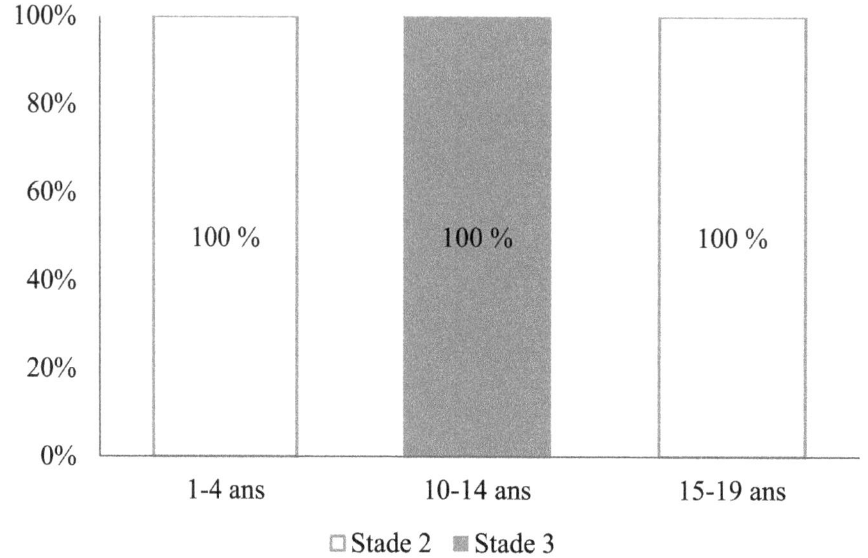

Figure 4.59 : LC HOP, Répartition des individus immatures selon le stade de sévérité maximale de la parodontose et suivant la classe d'âge.

caries est plus forte chez les sujets atteints de pertes *ante mortem* chez les adultes (Tableau 4.27). La parodontose est également jugée comme un facteur important dans la perte d'une dent, en rompant notamment le ligament parodontal, qui assure le bon maintien de la dent au sein de son alvéole. Pour la population à l'étude, le lien est clairement établi entre ces deux pathologies chez les adultes, à l'exception des plus jeunes, âgés en 20 et 29 ans (Tableau 4.26). Cela pourrait provenir du fait que l'échantillon des jeunes adultes est quelque peu plus faible (N=39), ou encore du fait que chez ces sujets, la régression de l'os alvéolaire y est bien plus rare. La sévérité de cette régression joue également sur la perte des dents de manière prématurée, mais aussi sur la proportion de dents perdues (Tableau 4.27 ; Tableau 4.28). Ainsi, on retrouve dans ces résultats les deux facteurs principaux de la perte des dents *ante mortem* : les caries et la parodontose, qui lorsqu'elles s'aggravent entraînent davantage de dents perdues.

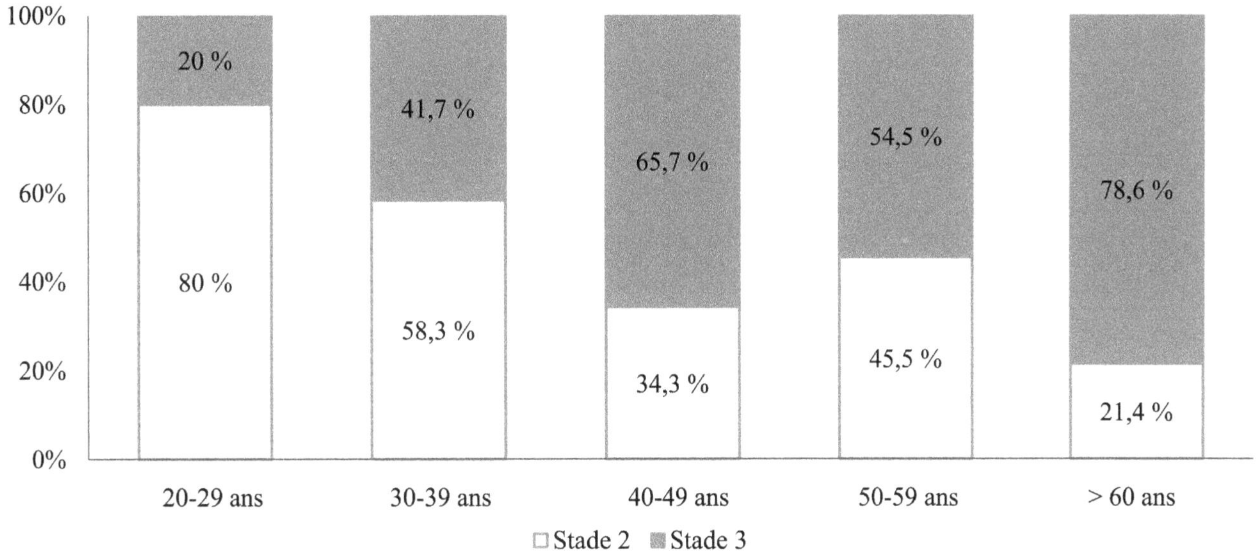

Figure 4.60 : LC HOP, Répartition des individus adultes selon le stade de sévérité maximale de la parodontose et suivant la classe d'âge.

Tableau 4.25 : LC HOP, Association des pathologies dentaires deux à deux sur la population totale, adulte et immature.

		Total	Adulte	Immature
Carie-Abcès	N	357	228	129
	Test	Chi²	Chi²	Exact de Fisher
	p	**< 0,001**	**< 0,001**	**0,009**
Carie-AMTL	N	392	233	159
	Test	Chi²	Chi²	Exact de Fisher
	p	**< 0,001**	**0,032**	**0,026**
Carie-Tartre	N	389	230	159
	Test	Chi²	Chi²	Exact de Fisher
	p	**< 0,001**	**0,001**	**< 0,001**

Le tartre constitue un facteur aggravant dans l'irritation des gencives et de l'ensemble du parodonte, qui favorise alors la parodontose. Pourtant, aucun lien n'a pu être mis en évidence entre ces deux marqueurs. La présence ou la quantité de tartre chez les individus de La Ciotat ne semble pas favoriser le recul (ou l'ampleur du recul) de l'os alvéolaire (Tableau 4.26 ; Tableau 4.28). Par contre, le tartre a souvent tendance à se déposer chez les individus présentant des caries dentaires (Tableau 4.25). Pourtant, aucune association n'apparaît dans la sévérité de ces deux marqueurs. Rappelons qu'il s'agit d'indicateur de l'état sanitaire extrêmement fréquent dans cet échantillon, en particulier chez les adultes : leur distribution conjointe pourrait alors être aléatoire.

Enfin, en raison du processus d'égression continue de la dent, l'usure augmente la distance entre le collet de la dent et l'os alvéolaire. Le test du coefficient de corrélation des rangs de Spearman a pu mettre en évidence une association significative entre la sévérité de l'usure et celle de la parodontose (Tableau 4.28). Quand l'usure se fait plus sévère, la parodontose a tendance à s'aggraver. Toutefois, ces deux pathologies sont fortement liées à l'âge et cette corrélation pourrait en fait refléter l'âge des

Tableau 4.26 : LC HOP, Association des pathologies dentaires deux à deux sur la population adulte uniquement.

		Adulte				
		Total adulte	**20-39 ans**	**> 40 ans**	**20-29 ans**	**> 30 ans**
Parodontose -AMTL	N	219	56	105	39	117
	Test	Chi²	Chi²	Exact de Fisher	Exact de Fisher	Exact de Fisher
	p	**< 0,001**	**0,002**	**0,010**	0,095	**0,001**
Tartre -Parodontose	N	219	56	105	35	117
	Test	Exact de Fisher	Chi²	Exact de Fisher	Exact de Fisher	Exact de Fisher
	p	0,073	0,082	1,000	0,157	1,000

Tableau 4.27 : LC HOP, Comparaison du score moyen de sévérité d'une atteinte suivant la présence ou l'absence d'une autre pathologie.

			Total	Adulte	Immature
Carie-Abcès	Sévérité moyenne VS absent/présent	test	t-test de Student	t-test de Student	Wilcoxon bi-varié
		p	**<0,001**	**<0,001**	0,522
Carie-AMTL	Sévérité moyenne VS absent/présent	test	t-test de Student	t-test de Student	Wilcoxon bi-varié
		p	**<0,001**	**0,002**	0,2797
Parodontose-AMTL	Sévérité moyenne VS absent/présent	test	Wilcoxon bi-varié	Wilcoxon bi-varié	-
		p	**<0,001**	**0,002**	-

Tableau 4.28 : LCHOP, Corrélations entre les pathologies dentaires, testant les relations entre les scores moyens de sévérité, le nombre d'atteintes ou les proportions de dents atteintes (test du coefficient de corrélation des rangs de Spearman).

			Total	Adulte	Immature
Carie-Abcès	Sévérité moyenne VS nombre d'abcès	p	**< 0,001**	**< 0,001**	0,522
		rho	0,453	0,452	0,121
Carie-AMTL	Sévérité moyenne VS proportion	p	0,898	0,497	0,462
		rho	-0,010	-0,056	-0,265
Carie-Tartre	Sévérités moyennes	p	0,898	0,497	0,462
		rho	-0,010	-0,056	-0,265
Parodontose-AMTL	Sévérité moyenne VS proportion	p	**< 0,001**	**< 0,001**	-
		rho	0,653	0,650	-
Tartre - Parodontose	Sévérités moyennes	p	0,144	0,071	-
		rho	-0,127	-0,158	-
Usure - Parodontose	Sévérités moyennes	p	**0,006**	**0,003**	-
		rho	0,220	0,239	-

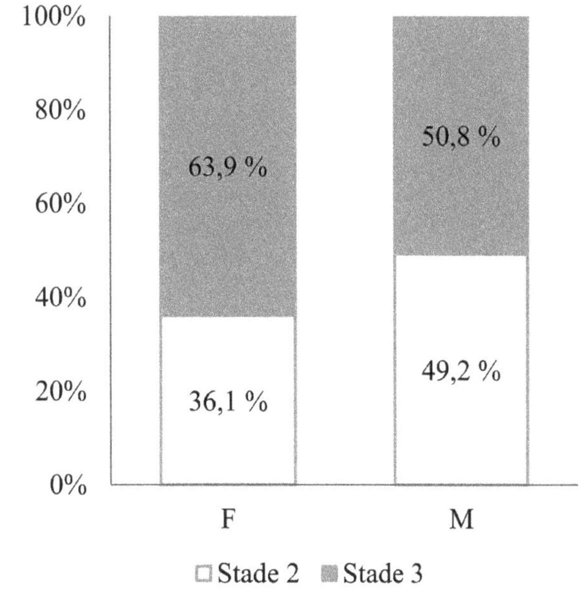

Figure 4.61 : LC HOP, Répartition des individus selon le stade de sévérité maximale de la parodontose et suivant le sexe.

individus adultes. Cependant, ces deux interprétations ne sont pas contradictoires, puisque l'usure va jouer sur la parodontose plus l'âge avance.

4.8. Les hypoplasies de l'émail dentaire

4.8.1. Analyse par dent

4.8.1.1. Dénombrement

Un cinquième des dents appartenant aux individus de la collection du cimetière Saint-Jacques présente au moins un défaut de minéralisation de l'émail (Figure 4.63). Cela concerne exclusivement les dents permanentes, puisqu'aucune hypoplasie n'a été détectée sur les dents déciduales (Chi² d'indépendance : p<0,001). Les hypoplasies se sont développées sur plus d'un quart des dents permanentes et les dents appartenant aux sujets immatures sont de deux fois moins touchées que celles des adultes (Chi² d'indépendance : p<0,001). Cette différence s'explique certainement par l'absence d'hypoplasie sur les

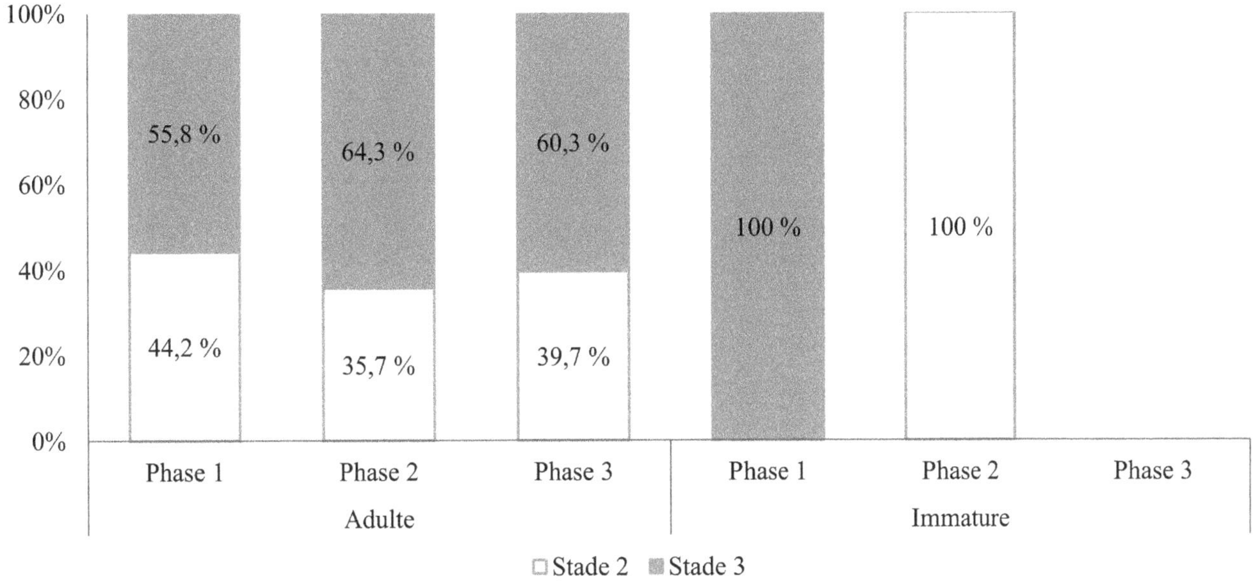

Figure 4.62 : LC HOP, Répartition des individus selon le stade de sévérité maximale de la parodontose et suivant la phase d'inhumation.

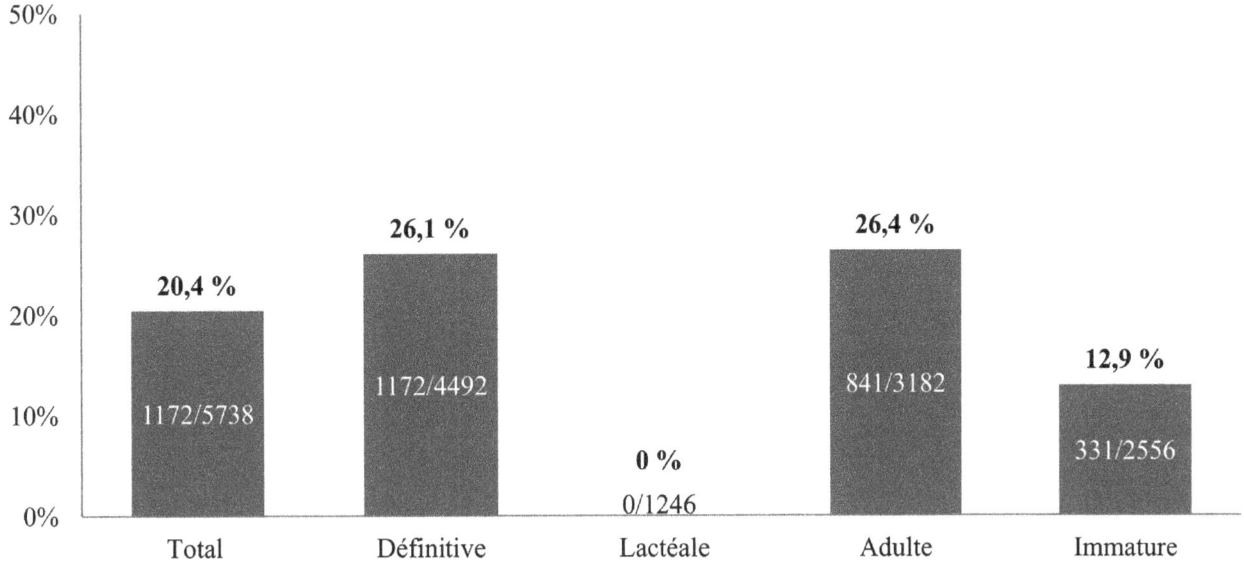

Figure 4.63 : LC HOP, Fréquence de l'hypoplasie de l'émail dentaire selon le type de dentition et la maturation des individus.

dents déciduales. En effet, en tenant compte uniquement des dents définitives, les proportions de dents atteintes d'hypoplasies sont tout à fait équivalentes entre les sujets adultes et immatures : respectivement 26,4 et 25,2 % (Chi² d'indépendance : p=0,398). Nous traiterons alors uniquement des dents permanentes dans les comptages par dent, puis les deux types de dentitions seront réunis pour procéder aux décomptes par individu.

Sur les dents définitives, les hypoplasies semblent davantage se développer lors de la croissance des dents inférieures (Chi² d'indépendance : p<0,001 ; Tableau 4.29). De plus, ce sont les dents labiales qui présentent les plus fortes fréquences, quelle que soit l'arcade concernée (Chi² d'indépendance : p<0,001 pour le maxillaire et la mandibule).

En considérant maintenant la catégorie de dent, les canines atteignent les proportions les plus élevées (Chi² d'indépendance : p<0,001 pour le maxillaire et la mandibule ; Tableau 4.29). Les incisives montrent également des fréquences plutôt élevées, mais un net écart se creuse par rapport aux canines. Enfin, les fréquences chutent de manière drastique pour les molaires.

À partir des dents hypoplasiques, nous avons dénombré jusqu'à quatre défauts de minéralisation par dent. Près de la moitié d'entre elles ne présentent qu'un seul défaut (49,8 %), et la grande majorité des dents présentent moins de trois hypoplasies. Pourtant, pour 10 % des dents, la présence de trois hypoplasies a été mise en évidence et enfin, pour 14 dents, quatre défauts ont été comptés. Si les dents appartenant aux adultes et aux immatures ne

Tableau 4.29 : LC HOP, Fréquence des hypoplasies de l'émail dentaire et nombre moyen d'hypoplasies par dent atteinte, selon l'arcade, le type et la catégorie de dent permanente (Nb = Nombre).

	Maxillaire										
	Total	**Labiale**	**Jugale**	**I1**	**I2**	**C**	**P1**	**P2**	**M1**	**M2**	**M3**
N	1976	744	1232	243	228	273	276	264	297	243	152
% Hypoplasie	**22,8 %**	**41,5 %**	**11,5 %**	**32,9 %**	**38,2 %**	**52,0 %**	**27,5 %**	**12,5 %**	**4,4 %**	**5,8 %**	**3,9 %**
Nb moyen de défauts	1,56	1,71	1,23	1,60	1,77	1,73	1,33	1,21	1,00	1,00	1,00
	1,70	1,85	1,27	1,55	1,64	2,13	1,51	1,02	1,00	1,00	1,00
% Hypoplasie	**28,7 %**	**52,6 %**	**12,4 %**	**41,5 %**	**47,0 %**	**66,4 %**	**28,4 %**	**16,0 %**	**6,8 %**	**4,5 %**	**0,5 %**
N	2516	1019	1497	294	347	378	342	313	337	311	194
	Total	**Labiale**	**Jugale**	**I1**	**I2**	**C**	**P1**	**P2**	**M1**	**M2**	**M3**
	Mandibule										

se démarquent pas en fonction du nombre de défauts par dent (Chi² d'indépendance : p=0,224) ou du nombre moyen de défauts par dent (t-test de Student : p=0,061), les résultats mettent en avant des distinctions selon le type et la catégorie de dent.

Les dents les plus fréquemment atteintes affichent les moyennes les plus élevées (Tableau 4.29). En effet, les hypoplasies sont plus nombreuses sur les dents inférieures (test de de Welch : p<0,001), mais aussi sur les dents labiales, quelle que soit l'arcade considérée (tests de Welch : p<0,001). De plus, les résultats mettent en évidence de nettes différences selon la catégorie de dent prise en compte (test de Kruskal-Wallis : p<0,001). Les molaires ne sont jamais atteintes de plus d'une seule hypoplasie de l'émail. À l'inverse, la moyenne est particulièrement élevée pour les canines inférieures (2,13) et supérieures (1,73) ou encore pour les incisives maxillaires.

4.8.1.2. Caractérisation des hypoplasies de l'émail dentaire

Lors de l'enregistrement des hypoplasies de l'émail dentaire, quatre types ont été distingués parmi les 1 928 défauts répertoriés. L'écrasante majorité de ces défauts de minéralisation de l'émail concerne des hypoplasies de type linéaire, soit LEH (98,5 % des hypoplasies). Cette proportion, fort élevée, se retrouve aussi bien sur les dents des adultes que sur celles de immatures (test exact de Fisher : p=0,387).

Ainsi, les hypoplasies en fosses, dites *plane* ou des cuspides sont particulièrement rares et ont été découvertes sur 29 dents. Parmi ces types rares, les hypoplasies qui se développent au niveau des cuspides sont les plus représentées et se développent sur 14 dents. Peu de différences apparaissent selon la catégorie ou le type de dent. Toutefois, ces défauts rares se développent plutôt sur les molaires (Tableau 4.30).

4.8.1.3. Caractérisation des épisodes de stress : les hypoplasies linéaires de l'émail dentaire

En considérant uniquement les LEH, il apparaît que les désordres de l'amélogénèse se développent rarement au début de la phase d'imbrication de la minéralisation de la couronne dentaire : les stries situées sur le tiers occlusal de la dent sont très rares (Tableau 4.31). Les deux tiers suivants se répartissent la majorité des hypoplasies linéaires de manière assez homogène. De plus, il n'existe aucune différence entre les dents des adultes et celles des immatures dans la répartition des lignes sur les divers tiers de la couronne (Chi² d'indépendance : p=0,135). La répartition des LEH selon les tiers de la couronne dentaire indique des tendances similaires pour chaque type de dent (Tableau 4.31). Il n'existe alors aucune différence entre les dents supérieures et inférieures (Chi² d'indépendance : p=0,242) ou encore entre les dents labiales et jugales pour le maxillaire (Chi² d'indépendance : p=0,165). Quelques distinctions apparaissent au niveau de la mandibule. En effet, les tendances diffèrent légèrement (Chi² d'indépendance : p=0,037). Cela tient en grande partie aux résultats obtenus pour les premières et troisièmes molaires, pour lesquels les effectifs sont réduits.

L'âge de formation des LEH a été évalué à partir de leur situation sur la hauteur des couronnes, permettant de définir quatre fourchettes d'âge (Bocquentin 2003 ; Tableau 4.31).

En corrélant la localisation des LEH avec l'âge de formation des couronnes dentaires, les résultats indiquent que les épisodes de stress surviennent le plus couramment entre 2,5 et 5 ans (Figure 4.64). Ils concentrent plus de la moitié des épisodes enregistrés par les différentes dents. Ensuite, près d'un quart des hypoplasies linéaires se forment entre 4 et 7 ans. Par contre, au-delà de 10 ans, très peu de périodes de stress ont été consignées dans

Tableau 4.30 : LC HOP, Distribution des différents types d'hypoplasie de l'émail dentaire selon l'arcade, le type ou la catégorie de dent permanente.

	Maxillaire										
	Total	**Labiale**	**Jugale**	**I1**	**I2**	**C**	**P1**	**P2**	**M1**	**M2**	**M3**
N	702	528	174	128	154	246	101	40	13	14	6
Ligne	**98,7 %**	**99,4 %**	**96,6 %**	**99,2 %**	**100 %**	**99,2 %**	**98 %**	**100 %**	**76,9 %**	**92,9 %**	**100 %**
Cuspide	**0,6 %**	**0,2 %**	**1,7 %**	**0,0 %**	**0,0 %**	**0,4 %**	**0,0 %**	**0,0 %**	**15,4 %**	**7,1 %**	**0,0 %**
Fosse	**0,3 %**	**0,2 %**	**0,6 %**	**0,0 %**	**0,0 %**	**0,4 %**	**0,0 %**	**0,0 %**	**7,7 %**	**0,0 %**	**0,0 %**
Plane	**0,4 %**	**0,2 %**	**1,1 %**	**0,8 %**	**0,0 %**	**0,0 %**	**2,0 %**	**0,0 %**	**0,0 %**	**0,0 %**	**0,0 %**
Plane	**0,3 %**	**0,3 %**	**0,4 %**	**0,0 %**	**0,4 %**	**0,4 %**	**0,7 %**	**0,0 %**	**0,0 %**	**0,0 %**	**0,0 %**
Fosse	**0,5 %**	**0,4 %**	**0,9 %**	**0,5 %**	**0,7 %**	**0,2 %**	**0,0 %**	**0,0 %**	**8,7 %**	**0,0 %**	**0,0 %**
Cuspide	**0,8 %**	**0,8 %**	**0,9 %**	**1,1 %**	**0,7 %**	**0,7 %**	**0,0 %**	**0,0 %**	**8,7 %**	**0,0 %**	**0,0 %**
Ligne	**98,4 %**	**98,5 %**	**97,9 %**	**98,4 %**	**98,1 %**	**98,7 %**	**99,3 %**	**100 %**	**82,6 %**	**100 %**	**100 %**
N	1226	991	235	189	268	534	146	51	23	14	1
	Total	**Labiale**	**Jugale**	**I1**	**I2**	**C**	**P1**	**P2**	**M1**	**M2**	**M3**
	Mandibule										

Tableau 4.31 : LC HOP, Répartition des LEH selon leur localisation sur la couronne des dents permanentes et correspondance avec l'âge chronologique de leur formation (d'après Bocquentin 2003).

	Maxillaire							
	I1	**I2**	**C**	**P1**	**P2**	**M1**	**M2**	**M3**
N	127	154	244	99	40	10	13	6
1/3 cervical	44,9 %	43,5 %	47,5 %	44,4 %	37,5 %	50,0 %	7,7 %	66,7 %
1/3 intermédiaire	54,3 %	50,6 %	44,7 %	52,5 %	60,0 %	50,0 %	84,6 %	33,3 %
1/3 occlusal	0,8 %	5,8 %	7,8 %	3,0 %	2,5 %	0,0 %	7,7 %	0,0 %
1/3 occlusal	1,1 %	3,4 %	7,8 %	1,4 %	2,0 %	0,0 %	7,1 %	0,0 %
1/3 intermédiaire	41,9 %	43,3 %	48,2 %	59,3 %	43,1 %	21,1 %	42,9 %	0,0 %
1/3 cervical	57,0 %	53,2 %	44,0 %	39,3 %	54,9 %	78,9 %	50,0 %	100 %
N	186	263	527	145	51	19	14	1
	I1	**I2**	**C**	**P1**	**P2**	**M1**	**M2**	**M3**
	Mandibule							

Légende			
< 3 ans	2,5-5 ans	4-7 ans	> 10 ans

les couronnes dentaires des troisièmes molaires : moins de 1 %.

Enfin, cette distribution des périodes de stress selon l'âge auquel elles surviennent ne diffère guère entre les adultes et les immatures (test exact de Fisher : p=0,995 ; Figure 4.64). De plus, cette tendance reste stable au cours de la période d'utilisation du cimetière (test exact de Fisher : p=0,696 ; Figure 4.65).

4.8.2. Analyse par individu

4.8.2.1. Prévalence des individus atteints d'hypoplasies de l'émail dentaire

Parmi les 287 individus répondant au protocole de sélection mis au point pour l'analyse des hypoplasies de l'émail dentaire, près de 70 % présentent au moins un défaut de minéralisation (Figure 4.66). Cette prévalence,

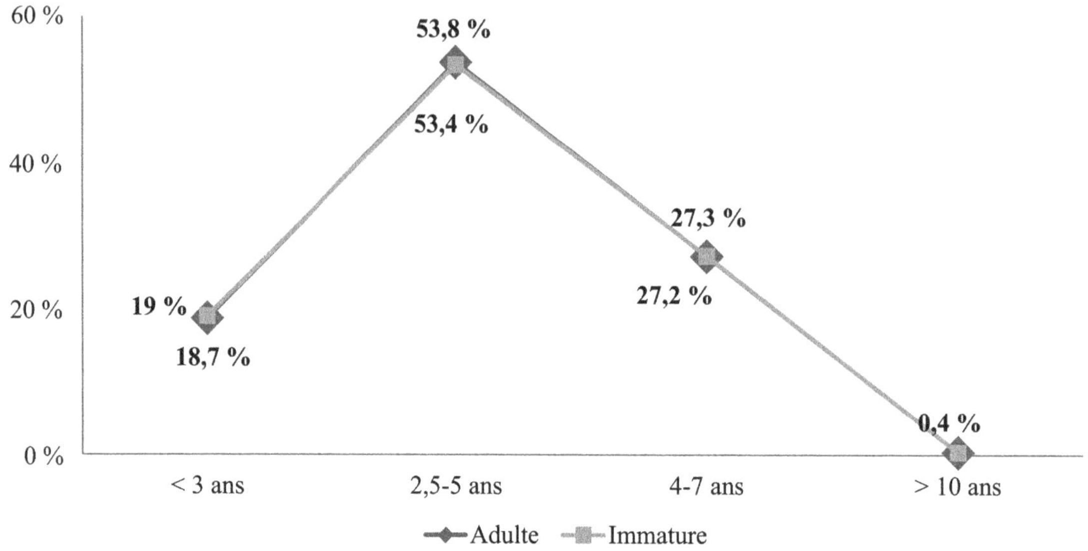

Figure 4.64 : LC HOP, Répartition des épisodes de stress en fonction de la classe d'âge à laquelle ils surviennent chez les individus adultes et immatures.

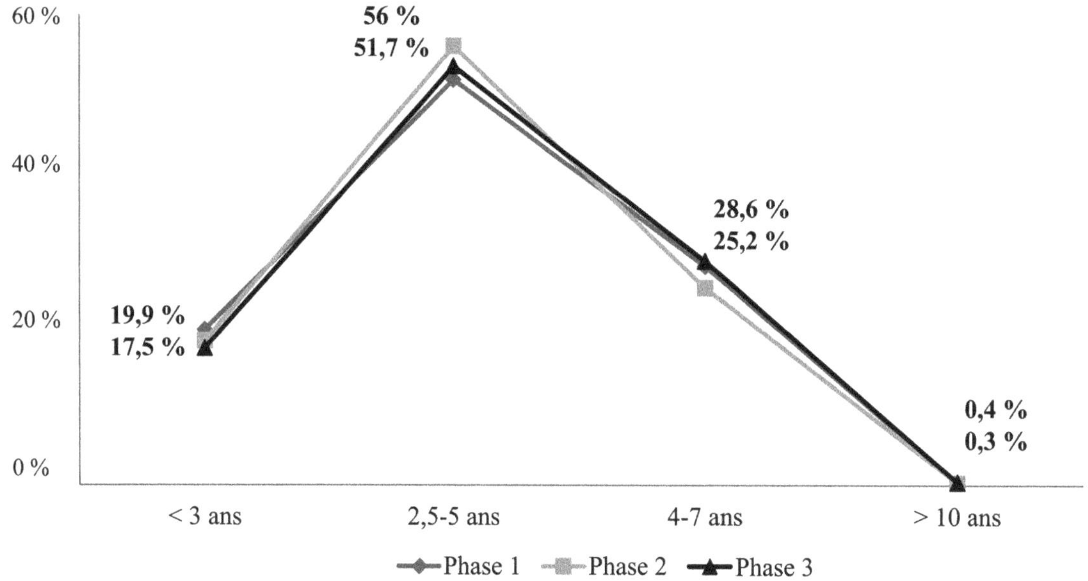

Figure 4.65 : LC HOP, Répartition des épisodes de stress en fonction de la classe d'âge à laquelle ils surviennent au sein de chaque phase d'inhumation.

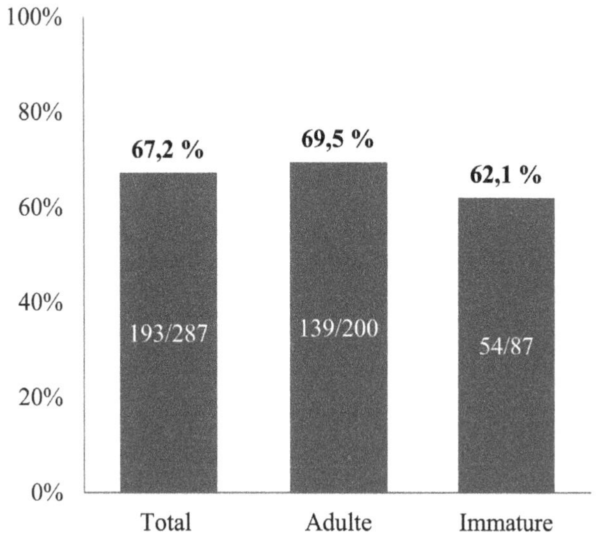

Figure 4.66 : LC HOP, Prévalence de l'hypoplasie de l'émail dentaire selon la maturation (prévalences pondérées).

particulièrement élevée, se constate aussi bien chez les individus âgés de plus de 20 ans que chez les sujets immatures (Chi² d'indépendance : p=0,218). Elle permet de mettre en évidence le caractère fréquent des stress vécus pendant l'enfance.

Des distinctions commencent à émerger en analysant les classes d'âge (Figure 4.67 ; Figure 4.68 ; test exact de Fisher : p=0,01). Aucune hypoplasie n'a été constatée chez les enfants de moins d'un an (Figure 4.67). Elles apparaissent chez les 1-4 ans et la proportion augmente progressivement l'âge: les individus atteints deviennent alors majoritaires. Cette différence de proportion entre les différentes classes d'âge des individus immatures s'avère significative (test exact de Fisher : p=0,027). À l'inverse, chez les sujets âgés de plus de 20 ans, les prévalences restent très élevées et plus stables (Chi² d'indépendance : p=0,07 ; Figure 4.68). On constate néanmoins une tendance

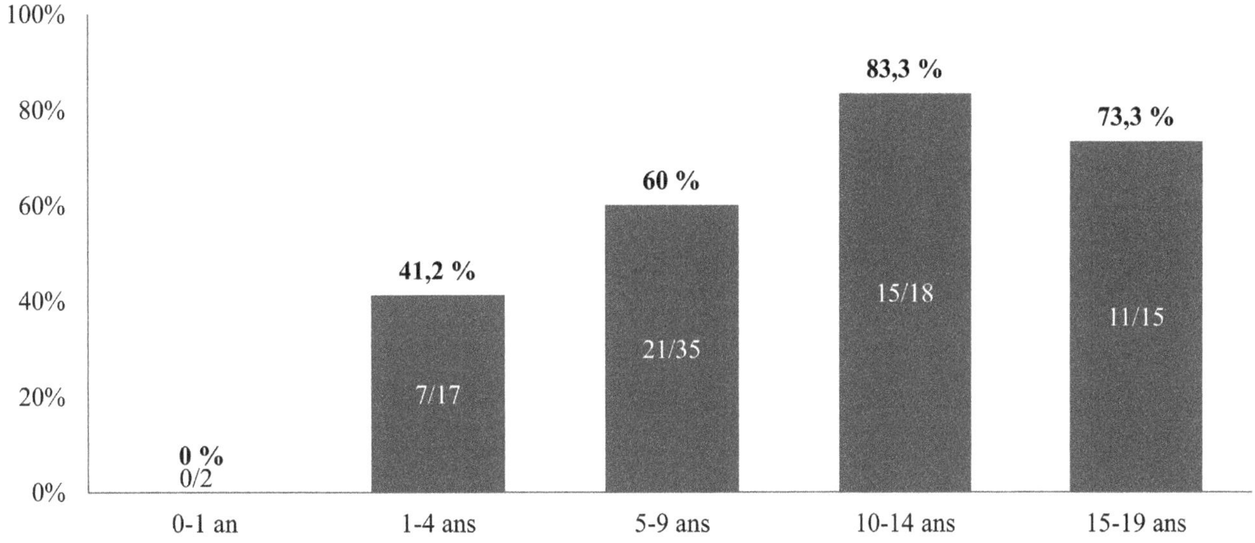

Figure 4.67 : LC HOP, Prévalence de l'hypoplasie de l'émail dentaire chez les individus immatures selon la classe d'âge (prévalences pondérées).

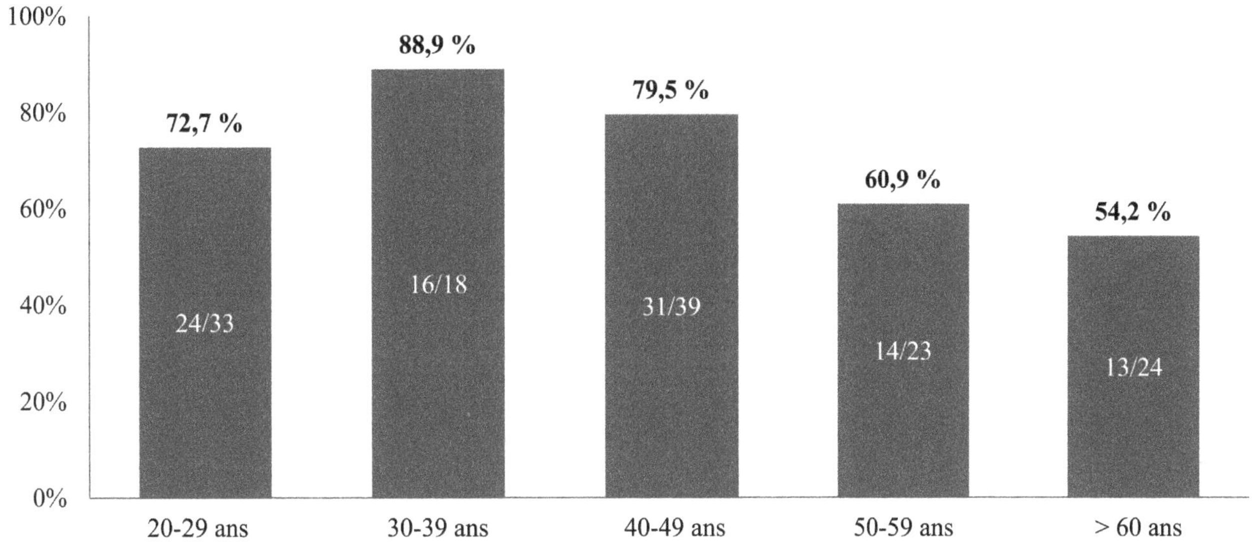

Figure 4.68 : LC HOP, Prévalence de l'hypoplasie de l'émail dentaire chez les individus adultes selon la classe d'âge (prévalences pondérées).

générale contraire à celle des immatures, qui penche vers une diminution graduelle des proportions d'individus atteints avec l'âge.

En revanche, aucune différence n'a pu être mise en évidence selon le sexe des sujets adultes, malgré un taux d'atteinte légèrement plus élevé pour les femmes (Figure 4.69 ; Chi² d'indépendance : p=0,353).

De même, les prévalences demeurent élevées, quelle que soit la phase d'inhumation prise en compte (Figure 4.70 ; Chi² d'indépendance : p=268).

Ainsi, les individus de La Ciotat ne se distinguent pas réellement selon la maturation, le sexe ou la phase d'inhumation. Par contre, on observe des différences concernant les enfants les plus jeunes, plus rarement atteints d'hypoplasies de l'émail dentaire.

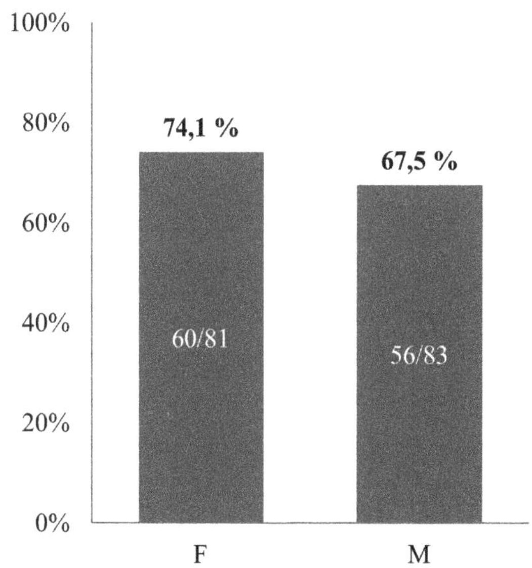

Figure 4.69 : LC HOP, Prévalence de l'hypoplasie de l'émail dentaire selon le sexe (prévalences pondérées).

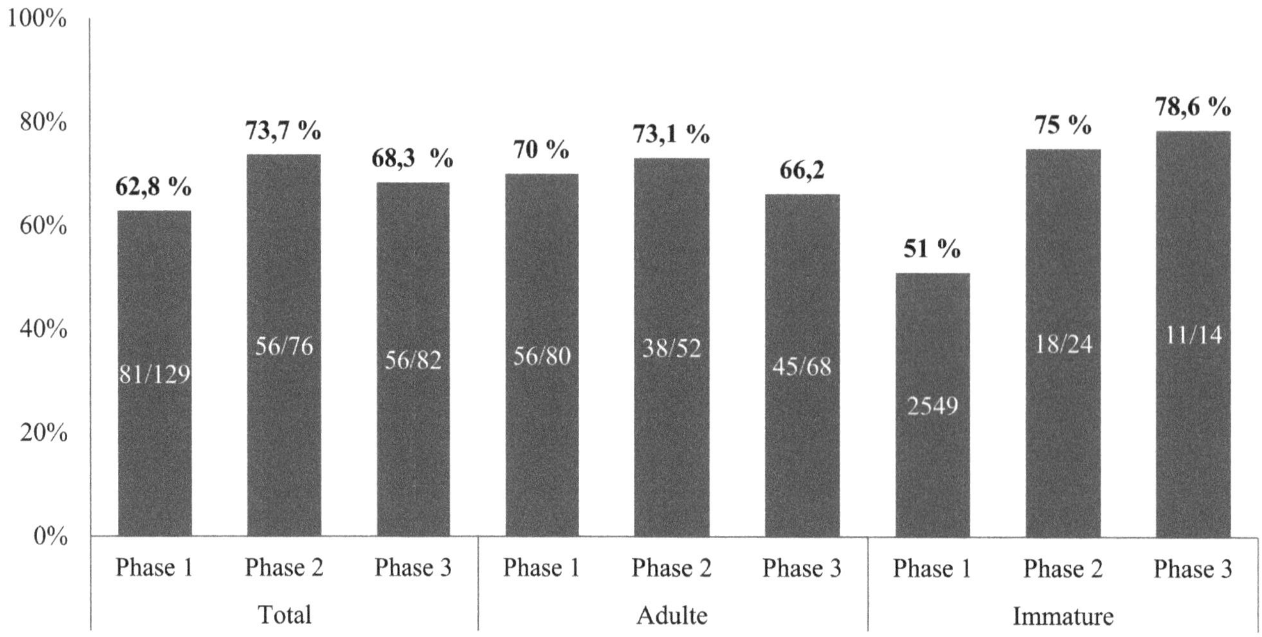

Figure 4.70 : LC HOP, Prévalence de l'hypoplasie de l'émail dentaire selon la phase d'inhumation (prévalences pondérées).

4.8.2.2. Caractéristiques des atteintes par individu

Les lésions de type linéaire (LEH) ont été enregistrées sur plus de 98 % des individus ayant vécu des stress durant leur enfance. Treize individus se démarquent par des stigmates plus rares : des hypoplasies en fosse, « plane » ou des cupides. Il s'agit de huit sujets adultes et cinq individus immatures. Les types rares sont très souvent associés chez un même individu à des LEH. Seuls trois individus font alors figure d'exceptions : ceux issus des SP182, SP1138 et SP330. Chez le premier individu, une seule lésion en fosse a été constatée au niveau de la canine permanente inférieure droite. Des hypoplasies en fosses uniquement ont aussi été enregistrées sur trois M1 permanentes chez le deuxième sujet. Enfin, chez le dernier individu, des hypoplasies des cuspides uniquement ont été observées sur les quatre premières molaires permanentes. Il faut alors souligner que ces individus possèdent peu de dents permanentes observables : une seule pour SP182, six pour SP1138 et quatre pour SP330. Ainsi, ces individus peuvent avoir développé des LEH, mais le nombre de dents observables pourrait être trop restreint pour en constater les stigmates.

4.8.2.3. Les hypoplasies linéaires de l'émail dentaire et épisodes de stress

En corrélant les diverses stries dénombrées sur l'ensemble des dents d'un individu selon leur âge de formation, aucun individu n'a vécu plus de quatre épisodes de stress.

Le nombre d'épisodes de stress apparaît indépendant de la maturation des individus (test exact de Fisher : p=0,509 ; Figure 4.71). La majorité des individus a survécu à deux ou trois épisodes de stress (en moyenne : 2,19 ; Tableau 4.32). Enfin, ceux ayant connu quatre épisodes de stress

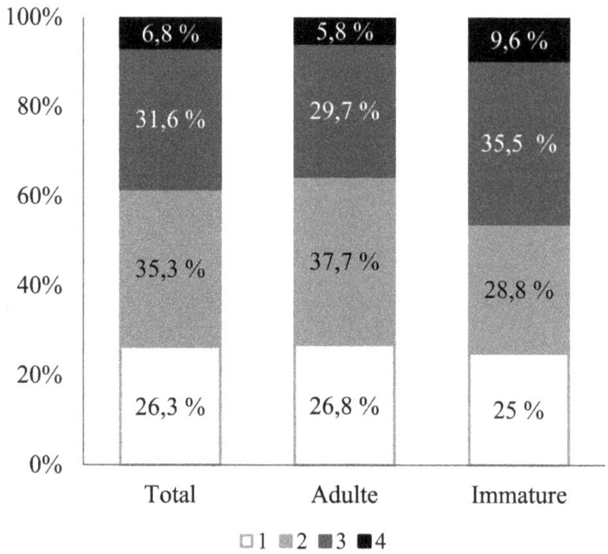

Figure 4.71 : LC HOP, Répartition des individus selon le nombre d'épisodes de stress enregistrés sur la denture et suivant la maturation.

sont particulièrement rares et représentent moins de 7 % de l'effectif.

La distribution du nombre d'épisodes de stress selon la classe d'âge offre plus de diversité, bien que les proportions soient proches chez les immatures (test exact de Fisher : p=0,401 ; Figure 4.72) comme chez les adultes (test exact de Fisher : p=0,514 ; Figure 4.73). Le nombre moyen est le plus élevé chez les enfants décédés entre 10 et 14 ans (Tableau 4.32). De manière générale, il apparaît que seuls les individus les plus jeunes ont connu jusqu'à quatre épisodes de stress : les enfants entre 4 et 19 ans et les adultes les plus jeunes (jusqu'à 39 ans). Il semble alors

Tableau 4.32 : LC HOP, Nombre moyen d'épisodes de stress enregistrés sur les dentures des individus selon la maturité, la classe d'âge, le sexe et la phase d'inhumation.

	N	Nb moyen	Médiane		Test	p		
Total	190	**2,19** (0,91)	2,00	[1,00 ; 3,00]				
Adulte	138	**2,14** (0,88)	2,00	[1,00 ; 3,00]	t-test de Student	0,271		
Immature	52	**2,31** (0,96)	2,00	[1,75 ; 3,00]				
[1-4]	6	**1,50** (0,84)	1,00	[1,00 ; 1,75]	Kruskal Waliis	0,042	Kruskal-Wallis	0,117
[5-9]	20	**2,20** (0,89)	2,00	[1,75 ; 3,00]				
[10-14]	15	**2,80** (0,86)	3,00	[2,00 ; 3,00]				
[15-19]	11	**2,27** (1,01)	2,00	[1,50 ; 3,00]				
[20-29]	24	**2,25** (0,99)	2,00	[1,00 ; 3,00]	Kruskal Waliis	0,593		
[30-39]	16	**2,19** (1,11)	2,00	[1,00 ; 3,00]				
[40-49]	31	**2,19** (0,83)	2,00	[2,00 ; 3,00]				
[50-59]	14	**2,00** (0,88)	2,00	[1,00 ; 3,00]				
> 60	13	**1,77** (0,72)	2,00	[1,00 ; 2,00]				
Femme	59	**2,07** (0,83)	2,00	[1,00 ; 3,00]	t-test de Student	0,497		
Homme	56	**2,18** (0,92)	2,00	[1,00 ; 3,00]				
Phase 1	81	**2,19** (0,98)	2,00	[1,00 ; 3,00]	ANOVA à 1 facteur	0,615		
Phase 2	55	**2,27** (0,83)	2,00	[2,00 ; 3,00]				
Phase 3	54	**2,11** (0,88)	2,00	[1,00 ; 3,00]				

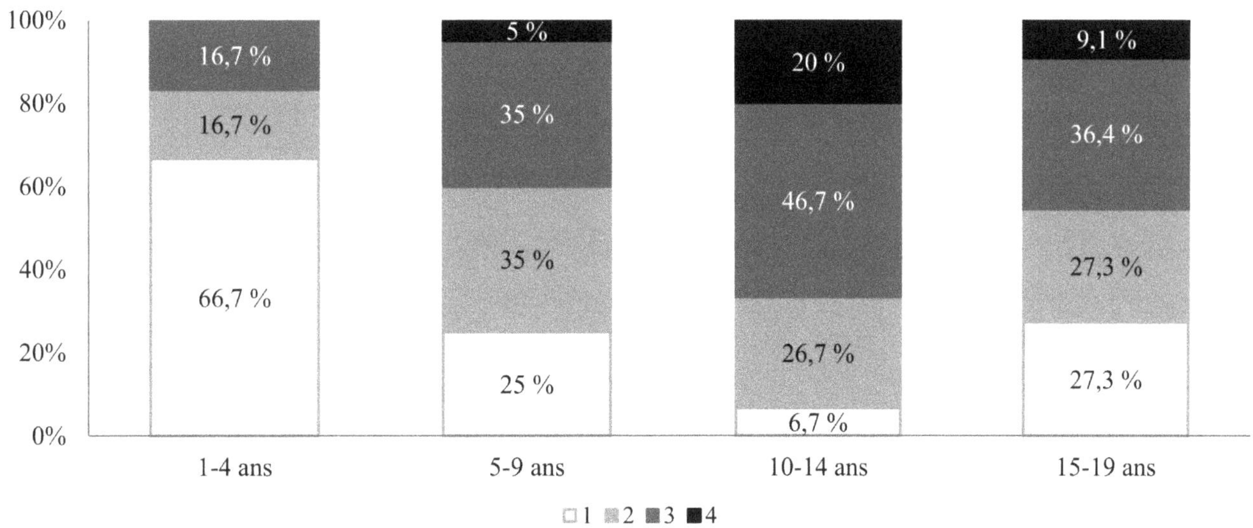

Figure 4.72 : Répartition des individus immatures selon le nombre d'épisodes de stress enregistrés sur la denture et suivant la classe d'âge.

que les individus ayant connu le plus d'épisodes de stress ne survivent pas jusqu'à un âge avancé.

Aucune distinction n'apparaît dans la distribution du nombre d'épisodes de stress en fonction du sexe des individus (test exact de Fisher : p=0,744 ; Figure 4.74).

Enfin, l'analyse par phase d'inhumation offre des résultats plus contrastés. Aucune différence n'a été mise en évidence chez les adultes (test exact de Fisher : p=0,914 ; Figure 4.75). En revanche, il semble que seuls les enfants décédés pendant la phase 1 aient connu jusqu'à quatre épisodes de stress (test exact de Fisher : p=0,041 ; Figure 4.75).

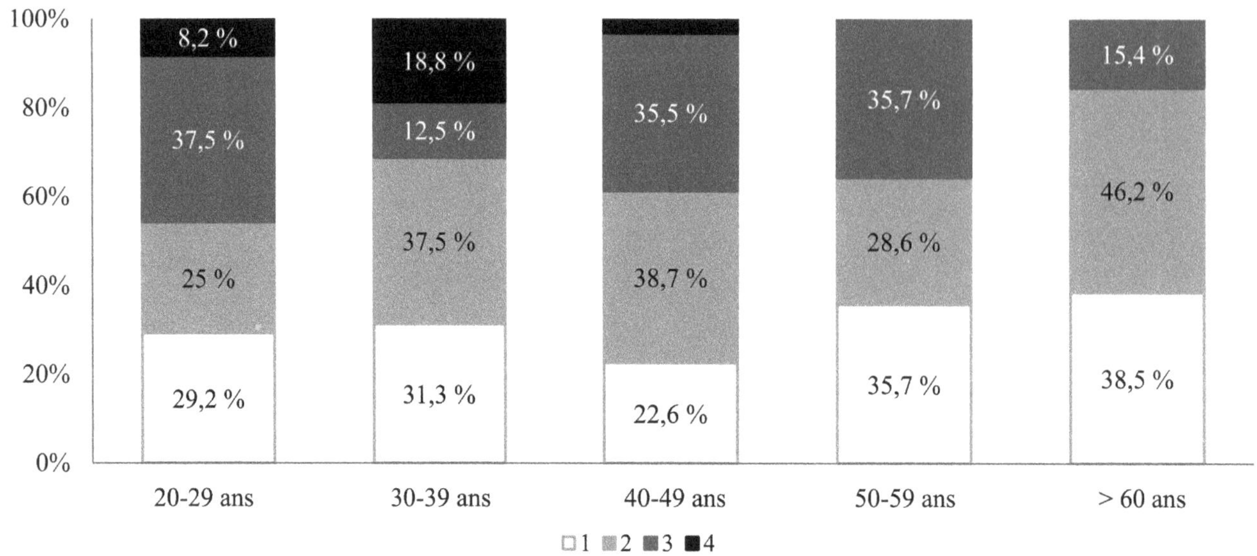

Figure 4.73 : Répartition des individus adultes selon le nombre d'épisodes de stress enregistrés sur la denture et suivant la classe d'âge.

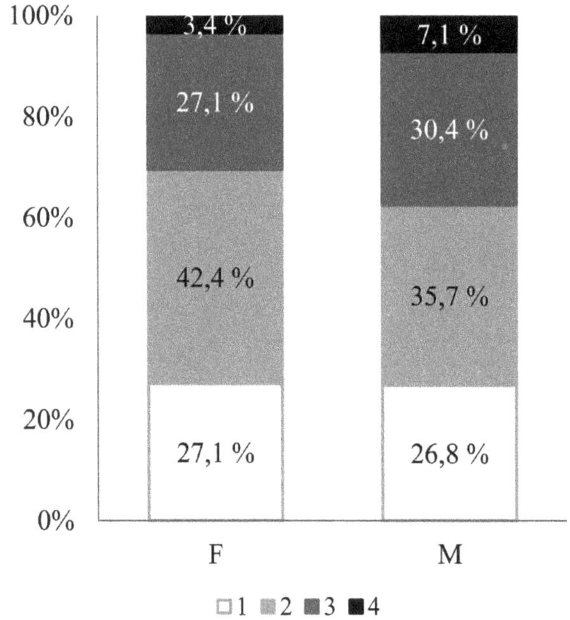

Figure 4.74: LC HOP, Répartition des individus selon le nombre d'épisodes de stress enregistrés sur la denture et suivant le sexe.

4.8.3. Synthèse

- Se développent uniquement sur les dents permanentes.
- Défauts assez courants, retrouvés sur 20,4 % des dents permanentes.
- Se développent principalement sur les canines et les incisives.
- En moyenne, plus d'une hypoplasie par dent atteinte (1,65).
- Hypoplasies linéaires dominent très largement (98,5 % des défauts).
- Les hypoplasies ont été reconnues sur 67,2 % des individus et atteignent autant les enfants que les adultes (p<0,218).
- Aucune différence de prévalence selon l'âge au décès, la majorité des individus sont atteints à partir de 1 an.
- Les individus ont connu jusqu'à quatre épisodes de stress et en moyenne ils ont survécu à plus de deux épisodes de stress (2,19) au cours de leur enfance.
- Pas de différence selon les phases d'inhumation.
- Aucune différence en fonction de l'âge auquel surviennent les épisodes de stress entre adultes et immatures (p=0,995).
- Plus de la moitié de ces épisodes ont été vécu entre 2,5 et 5 ans.
- Les épisodes de stress survenus après 10 ans sont rares.

4.9. L'hyperostose poreuse du crâne

4.9.1. Analyse par os

4.9.1.1. Dénombrement

L'hyperostose poreuse du crâne reste rare et a été détectée uniquement au niveau de 39 éléments, soit moins de 3 % des os de la calvaria (Figure 4.76). Il existe une nette différence entre les os appartenant aux adultes et aux immatures. En effet, chez les adultes, la fréquence est plus forte (Chi² d'indépendance : p=0,009).

Les résultats mettent également en évidence une susceptibilité différentielle selon le type d'os (Chi² d'indépendance : p=0,033). En effet, les os pariétaux sont nettement plus atteints que ceux du frontal ou de l'occipital, bien que les fréquences demeurent faibles (Figure 4.77). Notons également que les atteintes des pariétaux sont tout à fait semblables entre le côté droit et le côté gauche (Chi² d'indépendance : p=0,987). En revanche, chez les enfants les quatre os de la voute sont encore plus rarement atteints et dans des proportions tout à fait équivalentes (test exact de Fisher : p=0,702). De plus, ce sont les os pariétaux qui présentent les fréquences les plus élevées.

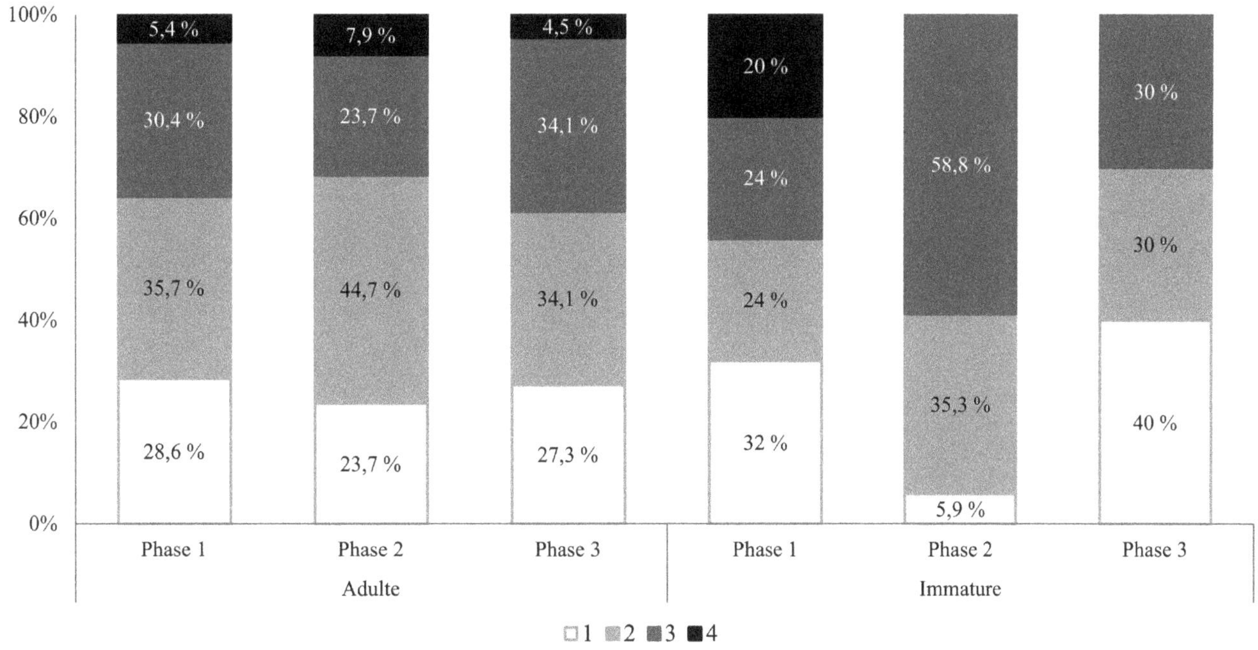

Figure 4.75 : LC HOP, Répartition des individus selon le nombre d'épisodes de stress enregistrés sur la denture et suivant la phase d'inhumation.

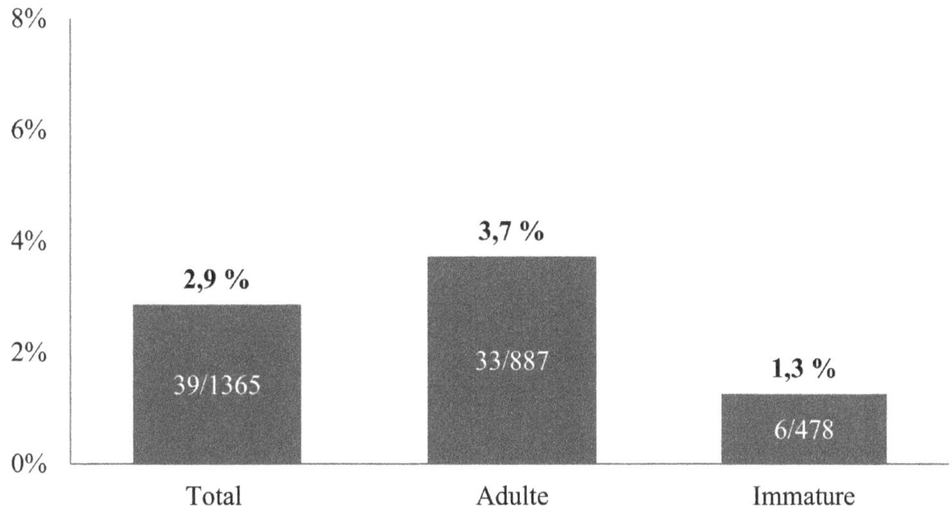

Figure 4.76 : LC HOP, Fréquence de l'hyperostose poreuse sur les os de la voute crânienne selon la maturation des individus.

4.9.1.2. Caractérisation des lésions

L'hyperostose s'exprime dans la plupart des cas par une plage de fines microporosités (stade 1), quel que soit l'os considéré (Figure 4.78). Notons uniquement trois atteintes qui se distinguent par des macroporosités. Ainsi, si les os se distinguent dans la prévalence des atteintes d'hyperostose poreuse, il n'existe aucune différence dans la forme que prennent ces lésions (test exact de Fisher : p=0,532).

4.9.2. Analyse par individu

Les 39 os atteints précédemment présentés impliquent 17 individus seulement (Figure 4.79). À l'image de la fréquence par os, la prévalence par individu de l'hyperostose poreuse est particulièrement faible.

Il semble exister une sensible différence entre les individus adultes et immatures. En effet, la majorité des individus atteints sont des adultes : seuls deux sujets immatures présentent ce type de lésion (Figure 4.79 ; Chi² d'indépendance : p=0,02).

L'effectif réduit empêche de mettre en évidence de réelles tendances fiables, quant à l'expression de l'hyperostose poreuse au sein des différentes classes d'âge. Il faut alors souligner que les deux seuls enfants atteints appartiennent à la catégorie des 5-9 ans (Figure 4.80). Concernant les adultes, presque toutes les classes d'âge sont représentées (Figure 4.81). On compte entre deux et quatre individus touchés selon la classe d'âge sans qu'une réelle distinction puisse être établie (test exact de Fisher : p=0,341).

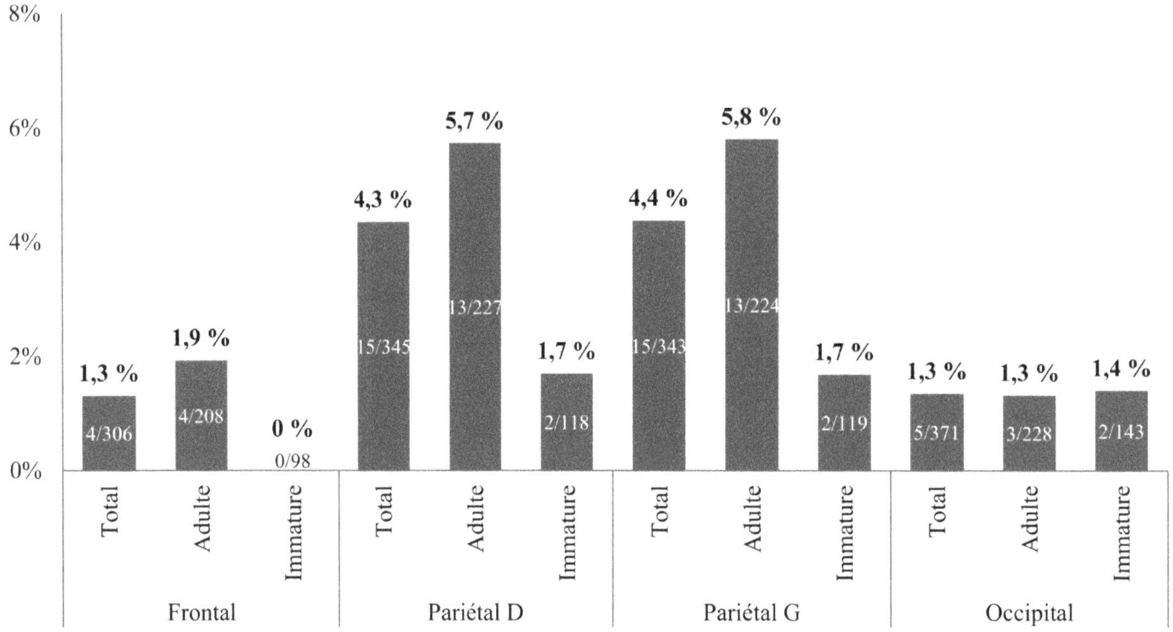

Figure 4.77 : LC HOP, Fréquence de l'hyperostose poreuse selon le type d'os de la voute crânienne.

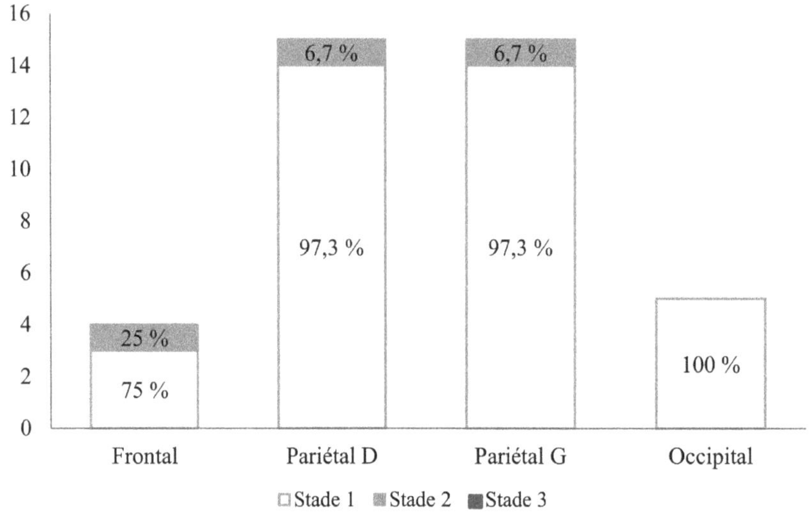

Figure 4.78 : LC HOP, Distribution des formes de l'hyperostose poreuse du crâne sur les divers os de la voute crânienne.

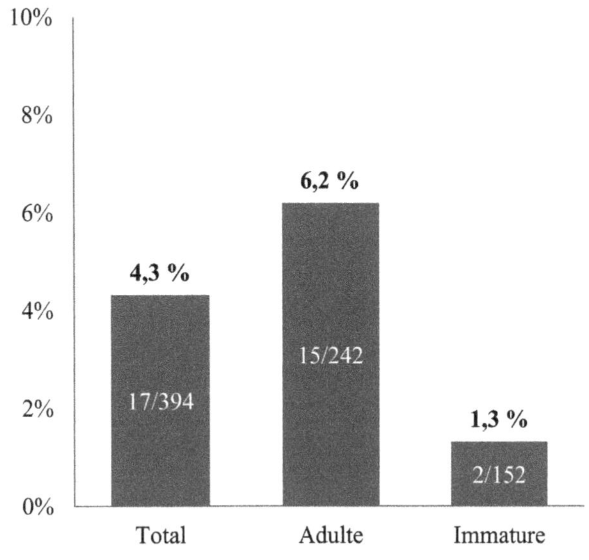

Figure 4.79 : LC HOP, Prévalence de l'hyperostose poreuse du crâne selon la maturation.

Les adultes atteints sont répartis de manière très équitable entre les hommes et les femmes (Figure 4.82 ; Chi² d'indépendance : p=0,757).

Enfin, les résultats selon la phase d'inhumation indiquent une augmentation progressive des individus atteints au cours du temps (Figure 4.83 ; test exact de Fisher : p=0,013).

4.9.3. Synthèse

- Lésion rare : seuls 2,9 % des os de la voute sont atteints.
- Lésion plus fréquente sur les pariétaux (4,3 % à droite et 4,4 % à gauche ; p=0,033).
- 17 cas ont été référencés.
- Lésion rare (4,3 %), mais ce type d'atteinte a été observé majoritairement chez les adultes (p=0,02).
- Très peu de cas pour la phase 1 en comparaison des phases 2 et 3 (p=0,013).

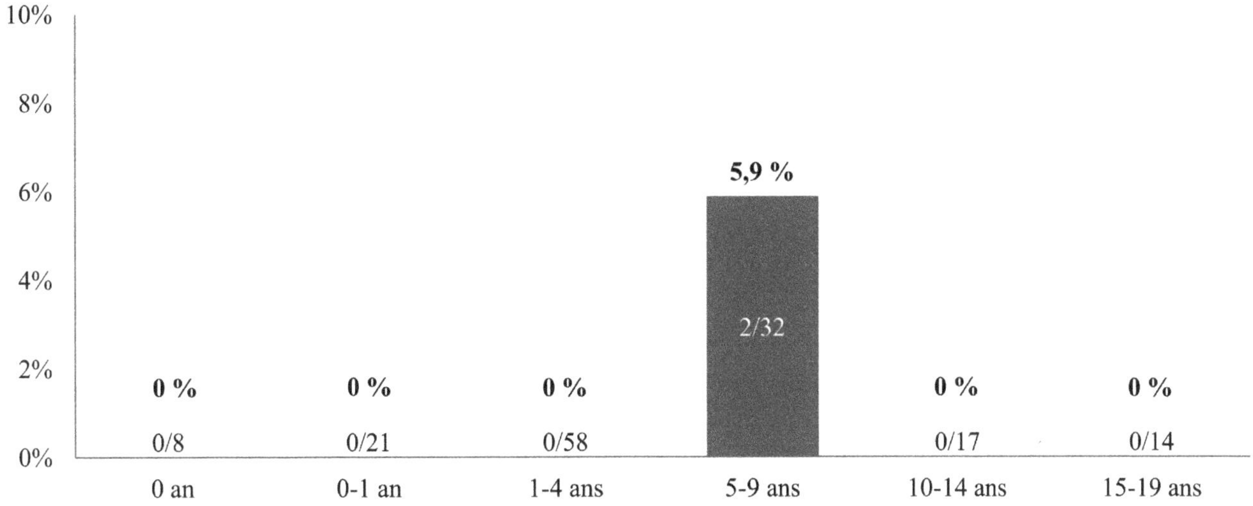

Figure 4.80 : LC HOP, Prévalence de l'hyperostose poreuse du crâne chez les individus immatures selon la classe d'âge.

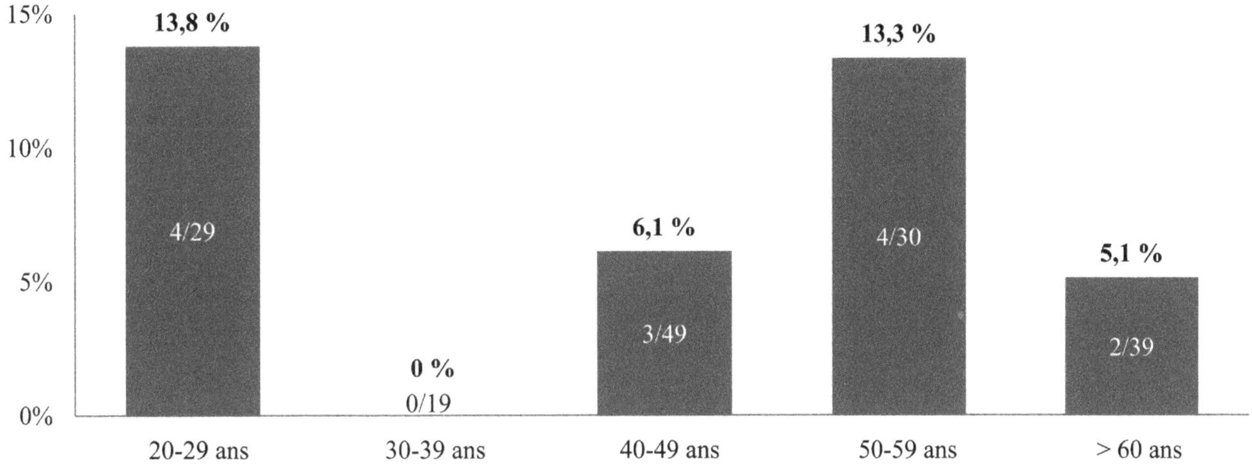

Figure 4.81 : LC HOP, Prévalence de l'hyperostose poreuse du crâne chez les individus adultes selon la classe d'âge.

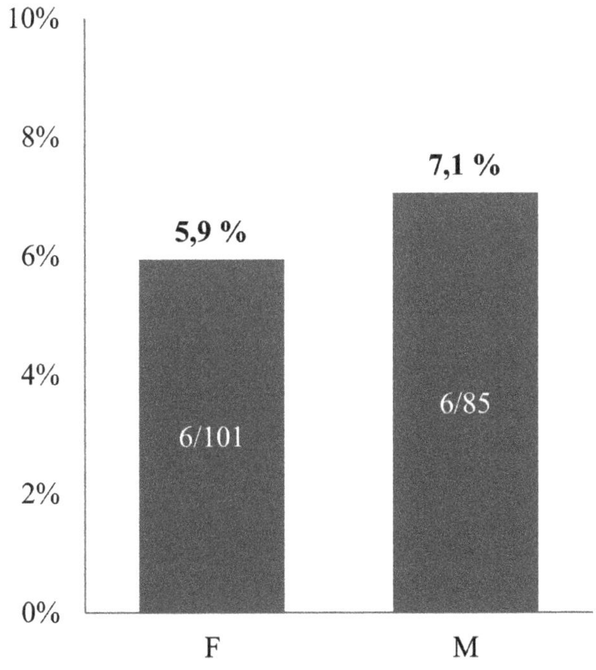

Figure 4.82 : LC HOP, Prévalence de l'hyperostose poreuse du crâne selon le sexe.

4.10. La cribra orbitalia

4.10.1. Analyse par orbite

4.10.1.1. Dénombrement

La fréquence des *cribra orbitalia* est faible, seuls 6,3 % sont atteintes (Figure 4.84). Les résultats n'indiquent aucune différence selon la latéralité : les côtés droit et gauche sont affectés dans les proportions équivalentes (Chi² d'indépendance : p=0,339).

On note une différence entre les orbites appartenant aux adultes et celles des immatures. Ces dernières sont près de quatre fois plus touchées que les orbites des adultes (Chi² d'indépendance : p<0,001).

4.10.1.2. Caractérisation des atteintes

Plus de 60 % des *cribra orbitalia* présentent un stade 1, caractérisé par l'apparition de petites porosités dans la corticale (Figure 4.85) et aucune différence n'apparaît selon la latéralité (test exact de Fisher : p=1).

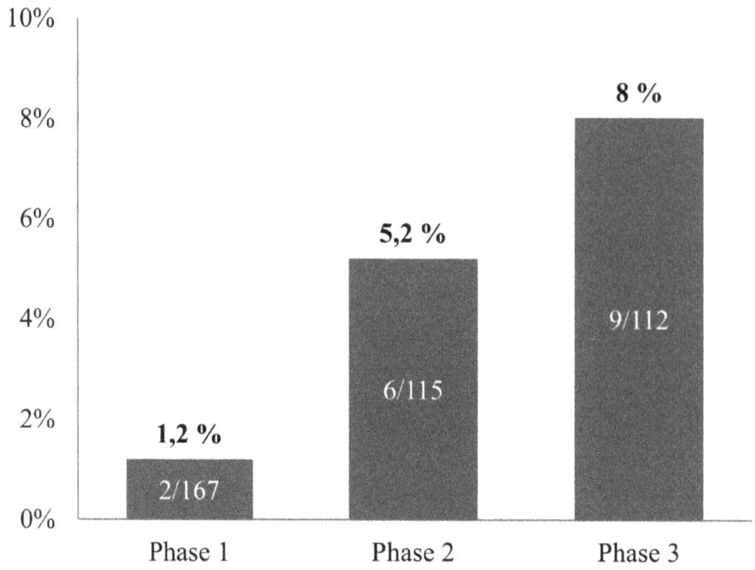

Figure 4.83 : LC HOP, Prévalence de l'hyperostose poreuse du crâne selon la phase d'inhumation.

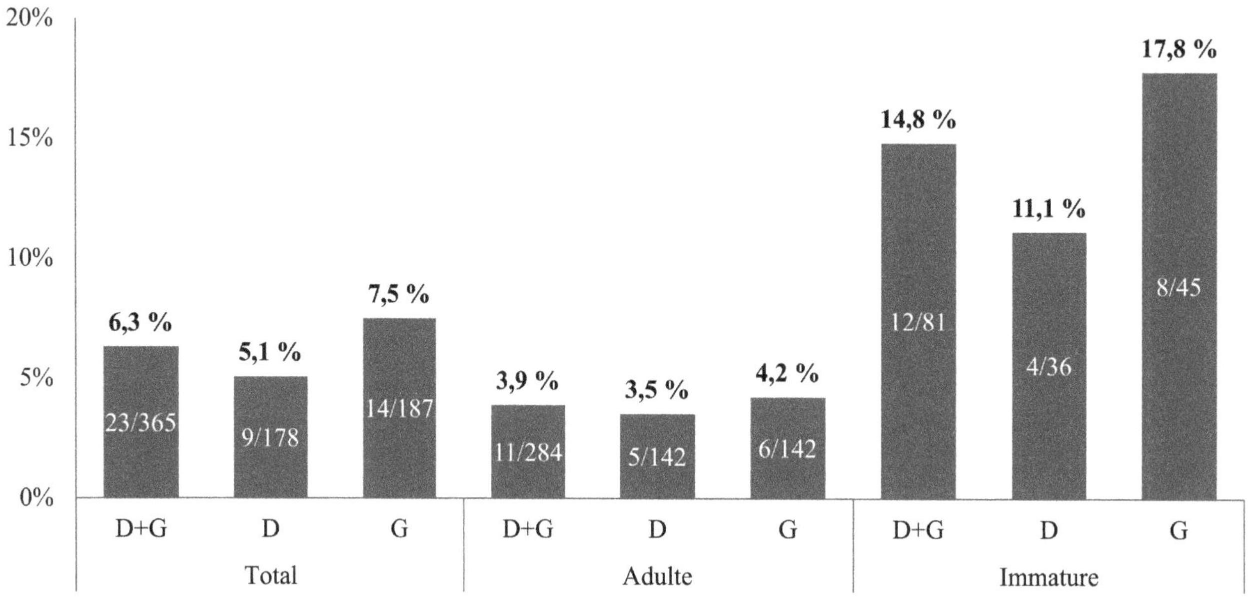

Figure 4.84 : LC HOP, Fréquence de la *cribra orbitalia* selon la latéralité et la maturation des sujets.

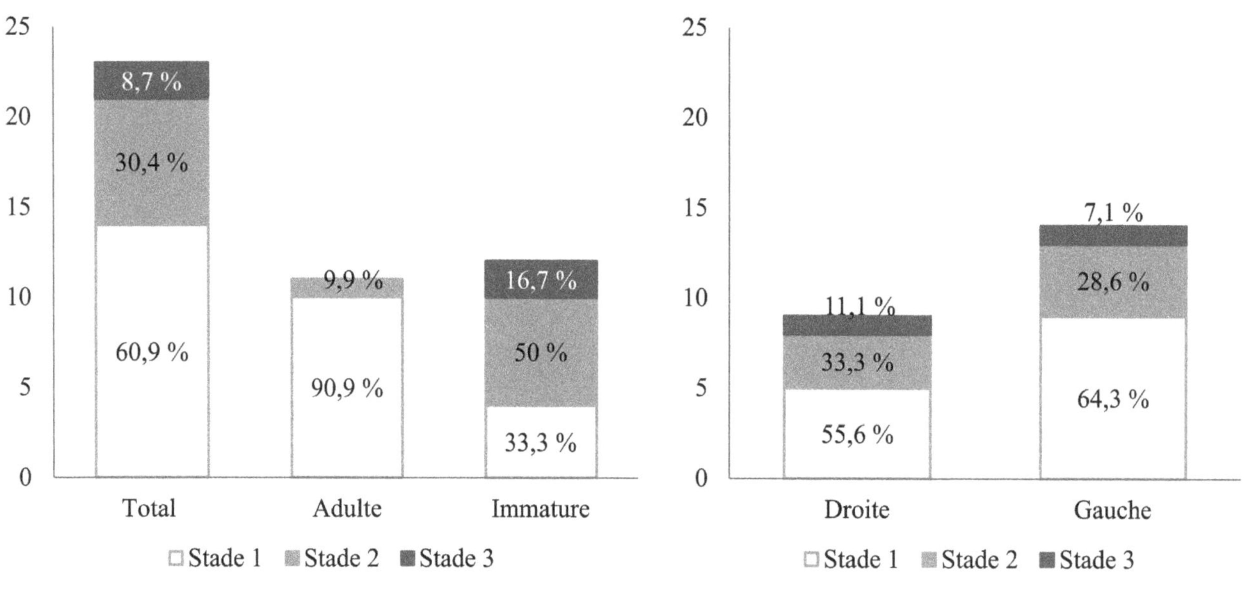

Figure 4.85 : LC HOP, Distribution des différentes formes de *cribra orbitalia* selon la latéralité et la maturation des sujets.

Néanmoins, une nette différence se creuse entre les orbites appartenant aux adultes et celles appartenant aux immatures. Les *cribra orbitalia* ne prennent jamais l'apparence du stade 3 chez les adultes et la quasi-totalité des atteintes concerne uniquement des lésions de stade 1 (Figure 4.85). À l'inverse, chez les immatures, seul un tiers de ces marqueurs de stress demeure à l'état de microporosités et deux cas se distinguent par un stade 3 (test exact de Fisher : p=0,012).

4.10.2. Analyse par individu

Parmi les 227 individus possédant au moins une orbite observable, seuls 14 individus sont atteints de *cribra orbitalia* (Figure 4.86). Ainsi, la prévalence est particulièrement faible.

Parmi les 14 individus atteints, seuls neuf présentent les deux orbites préservées et observables. Face à la faiblesse de cet effectif, il apparaît peu pertinent de tester le caractère bilatéral de la lésion, même en utilisant des tests non paramétriques. Pourtant, il faut souligner que pour ces neuf individus, les deux orbites sont atteintes. Cela pourrait jouer en faveur d'une atteinte souvent bilatérale, tout comme l'absence de différence entre les côtés droit et gauche dans le comptage par orbite (Figure 4.84). Ainsi, le calcul des prévalences s'appuie sur le nombre d'individus dont au moins une orbite est présente ou partiellement représentée et parfaitement lisible.

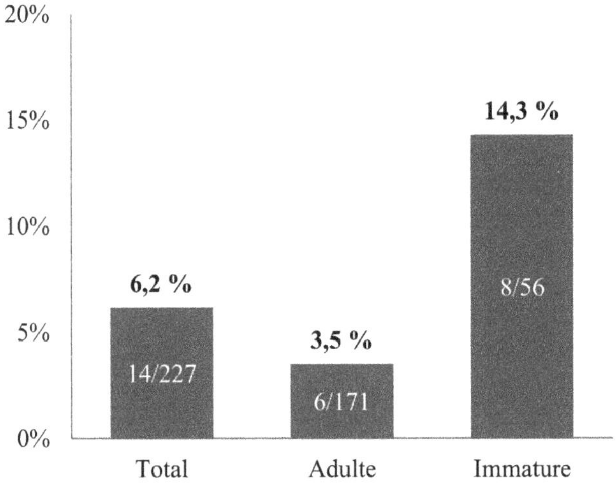

Figure 4.86 : LC HOP, Prévalence de la *cribra orbitalia* selon la maturation.

Un net écart se creuse selon la maturité des individus. En effet, les sujets âgés de moins de 20 ans sont clairement plus fréquemment concernés par ce type de lésion (Figure 4.86 ; test exact de Fisher : p=0,007).

La faiblesse des effectifs nous empêche de procéder à une réelle analyse des taux d'atteintes par classe d'âge. Toutefois, il faut souligner que la plupart des immatures affectés (six individus sur huit) sont décédés à la fin de l'enfance, c'est-à-dire entre 10 et 19 ans (Figure 4.87). Cette distinction entre les enfants de plus et moins de 10 ans semble significative (test exact de Fisher : p=0,016). Chez les adultes, au contraire, aucune réelle tendance ne semble se dégager (Figure 4.88).

Aucune différence ne semble apparaître entre les hommes et les femmes (Figure 4.89 ; test exact de Fisher : p=0,664).

Cependant, les résultats concernant les phases d'inhumation indiquent que la quasi-totalité des individus appartient à la phase initiale d'utilisation du cimetière (Figure 4.90). On ne compte plus qu'un seul individu pour la deuxième phase et ils disparaissent totalement en phase 3. On assiste alors à une diminution très brutale de la *cribra orbitalia* entre la fin du XVIe et le début du XIXe siècle (test exact de Fisher : p<0,001).

4.10.3. Synthèse

- Lésion rare : seuls 6,3 % des orbites présentent de type d'atteinte.
- Seuls 14 cas ont été référencés.
- Lésion rare chez les adultes : 3,5 % et prévalence plus élevée chez les enfants : 14,3 % (p=0,007).

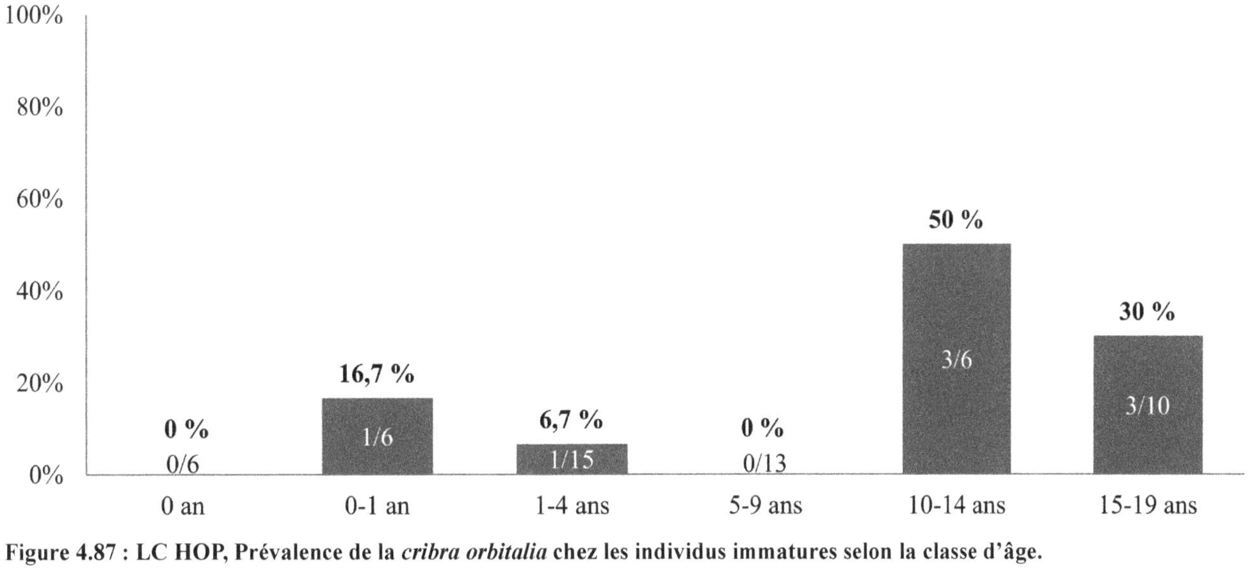

Figure 4.87 : LC HOP, Prévalence de la *cribra orbitalia* chez les individus immatures selon la classe d'âge.

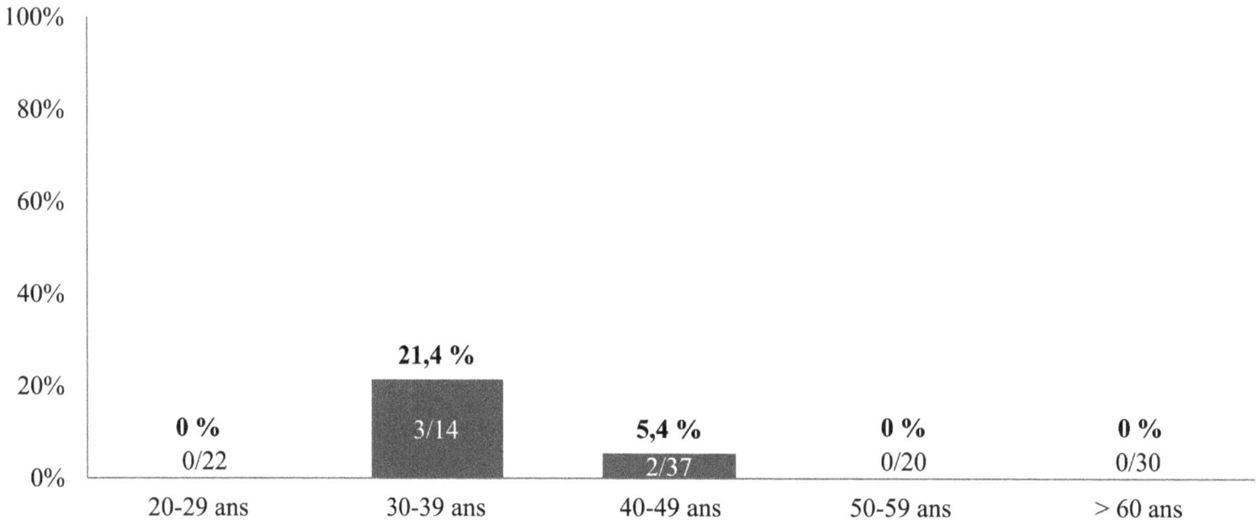

Figure 4.88 : LC HOP, Prévalence de la *cribra orbitalia* chez les individus adultes selon la classe d'âge.

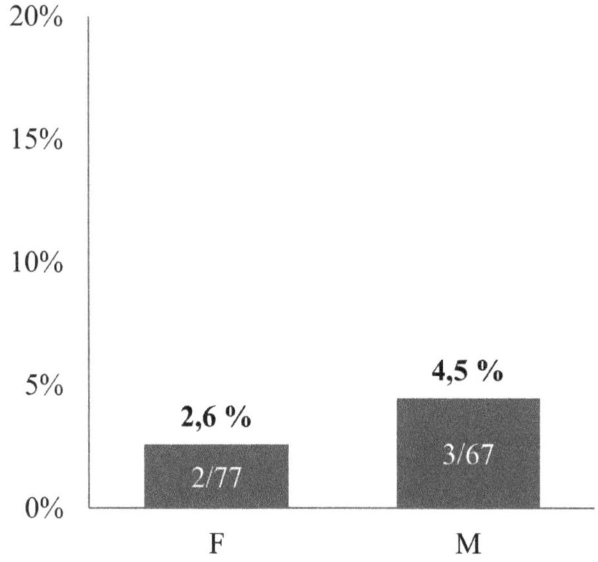

Figure 4.89 : LC HOP, Prévalence de la *cribra orbitalia* selon le sexe.

- Les cas de *cribra orbitalia* concernent presque exclusivement la phase 1.

4.11. Le rachitisme

Deux méthodes de calcul des prévalences ont été retenues afin de rendre compte de la présence du rachitisme au sein de la série. Nous avons présenté la prévalence brute, qui s'appuie sur l'ensemble des 757 individus qui composent l'échantillon. Puis, nous présentons la prévalence pondérée, qui s'appuie sur l'ensemble des individus que nous considérons observable, à partir des critères définis en méthodologie (3.3.2.1.1). La prévalence pondérée servira de socle aux analyses que nous avons conduites par la suite.

Au sein de l'échantillon du cimetière Saint-Jacques, l'analyse systématique des critères pathologiques a permis l'identification de 12 cas de rachitisme, pour une prévalence plutôt faible, qu'elle soit brute ou pondérée (Figure 4.91). Il

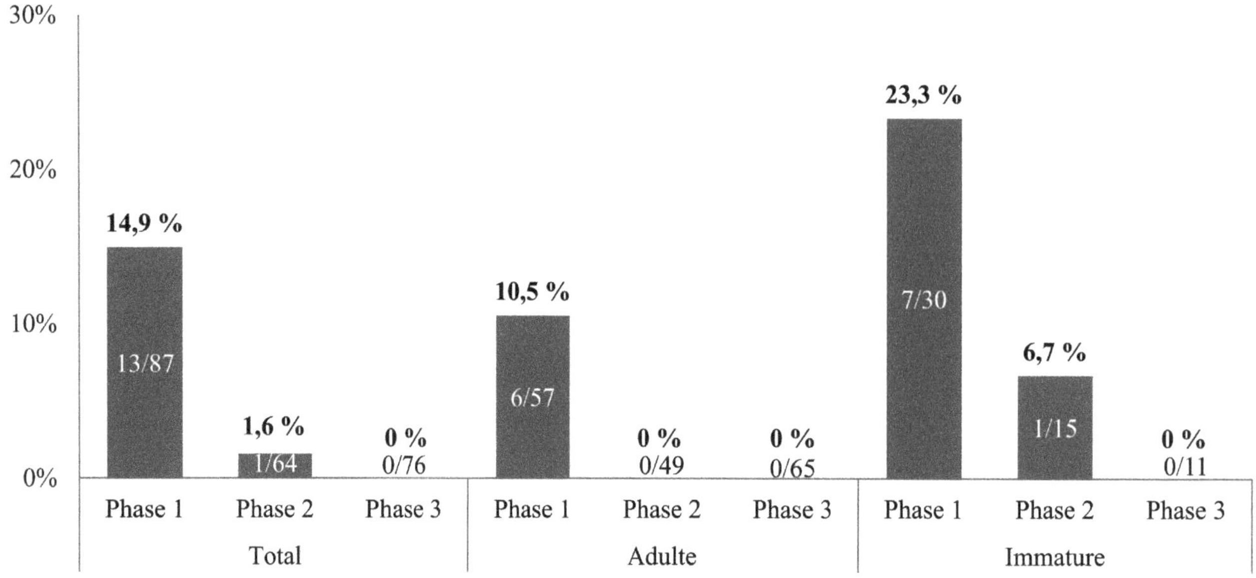

Figure 4.90 : LC HOP, Prévalence de la *cribra orbitalia* selon la phase d'inhumation.

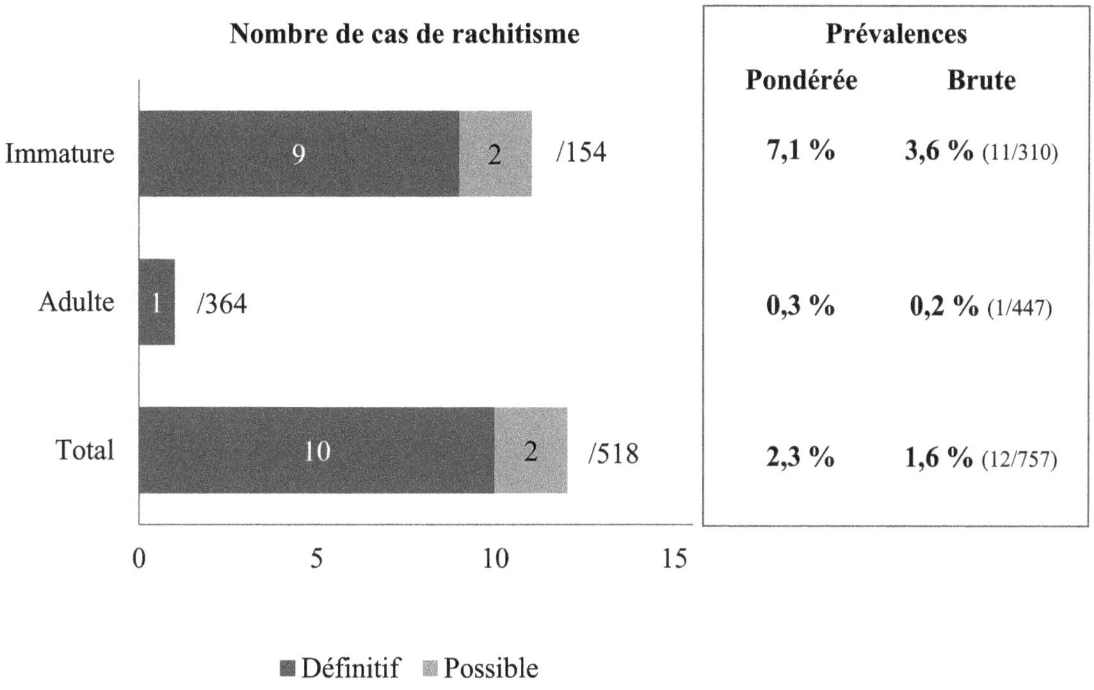

Figure 4.91 : LC HOP, Nombre de cas de rachitisme et prévalence.

existe une importante différence selon l'état de maturation des sujets (test exact de Fisher p<0,001), puisque la grande majorité de ces cas concernent des enfants.

4.11.1. Les individus immatures

4.11.1.1. Les critères diagnostiques

L'échantillon du cimetière Saint-Jacques a livré 11 cas de rachitisme constatés chez des individus immatures (Figure 4.91). Le tableau 4.33 résume, pour chacun des sujets retenus, les critères qui ont mené à ce diagnostic.

Parmi les cas identifiés, les lésions situées au niveau du squelette crânien ont rarement pu être observées en raison d'altérations taphonomiques (éléments absents ou non observables) : moins de 40 % de ces localisations ont pu bénéficier d'une cotation en absent/présent. Notons seulement que les déformations des branches de la mandibule n'ont jamais été reconnues parmi les quatre individus où cette lésion a pu être enregistrée.

Le rachitisme a très peu été identifié au travers des courbures des os longs, pourtant caractéristiques au niveau des membres inférieurs et supérieurs : respectivement deux occurrences et une seule (Tableau 4.33). Ce sont principalement les déformations des métaphyses qui ont permis l'établissement des diagnostics. Il s'agit des gonflements, évasements et « *cupping*», en particulier au niveau des métaphyses distales des fémurs et tibias. Ces lésions ont été observées chez tous les individus dont le diagnostic s'avère positif. De même, tous les cas identifiés se caractérisent par une bascule médiale des métaphyses distales des tibias (Tableau 4.33). Parallèlement, la coxa vara a été distinguée dans 77 % des cas et le rosaire costal dans plus de la moitié des individus atteints (Tableau 4.33).

Enfin, trois autres individus (SP534, SP663, SP745) se distinguent par des déformations des os longs du membre inférieur, classées comme évocatrices du rachitisme. Cependant, l'état de conservation de ces squelettes ne nous a pas permis de les intégrer au sein des diagnostics positifs. En effet, ces lésions sont isolées : les déformations ont pu être observées uniquement sur un seul os[8]. L'individu SP534 est un fœtus, âgé d'environ 33 semaines d'aménorrhée, sur lequel nous avons constaté une bascule médiale de l'extrémité distale du tibia droit uniquement. Le membre inférieur gauche étant particulièrement mal préservé. L'individu SP663 est âgé entre 1 et 4 ans. Le fémur gauche, tronqué au niveau de la moitié de la diaphyse, montre une coxa vara et un gonflement de la métaphyse proximale. Cependant, aucun autre os des membres inférieurs n'est préservé. Les membres inférieurs de l'individu SP745, âgé entre 5 et 9 ans, sont seulement représentés par le fémur gauche. Ce dernier présente gonflement, évasement et « *cupping* » de l'extrémité distale.

4.11.1.2. Prévalence des individus atteints de rachitisme

Le rachitisme s'avère plutôt rare chez les sujets immatures : la prévalence pondérée atteint 7,1 % (Figure 4.91). En considérant en détail l'âge des enfants atteints, il apparaît qu'aucun enfant de plus de 9 ans ne présente de séquelles osseuses actives ou guéries de carence en vitamine D

[8] Les déformations (courbures des diaphyses ou déformations des métaphyses) doivent être observées sur au moins deux os pour permettre l'établissement du diagnostic (3.3.2.1.2).

Tableau 4.33 : LC HOP, Critères diagnostiques du rachitisme dans les cas identifiés chez les individus immatures (x=Présent ; - =Absent ; Ø=Non observable ; Déf.=Définitif ; Poss.= Possible)

	Cas de rachitisme chez les enfants de LC HOP											% critères diag.
	SP588	**SP624**	**SP669**	**SP806**	**SP1131**	**SP330**	**SP400**	**SP415**	**SP418**	**SP978**	**SP120**	
Classe d'âge	0-1	0-1	0-1	0-1	0-1	1-4	1-4	1-4	1-4	1-4	5-9	
Courbure : os longs, membres supérieurs	-	-	-	-	-	-	-	-	x	-	-	**9,1 %**
Courbure : os longs, membres inférieurs	x	Ø	-	-	x	-	-	-	-	-	-	**20,0 %**
Coxa vara	-	Ø	x	x	x	x	x	Ø	x	x	-	**77,8 %**
Humérus varus	-	x	x	x	Ø	x	Ø	x	Ø	-	Ø	**71,4 %**
Aplatissement de la tête fémorale	x	Ø	-	-	-	x	-	Ø	-	-	Ø	**25,0 %**
Rosaire costal	-	x	x	x	x	x	-	-	x	-	-	**54,5 %**
Bascule médiale des épiphyses distales des tibias	Ø	Ø	x	x	Ø	x	Ø	x	Ø	x	x	**100,0 %**
Déformations : zones métaphysaires	x	x	x	x	x	x	x	x	x	x	x	**100,0 %**
Déformation : branches montantes, mandibule	-	Ø	Ø	-	Ø	Ø	-	Ø	Ø	-	Ø	**0,0 %**
Déformation : ilium	-	Ø	-	-	-	-	-	-	-	-	-	**0,0 %**
Porosité : zones métaphysaires	-	Ø	-	-	x	x	-	x	-	-	-	**30,0 %**
Porosité : voute crânienne	x	-	Ø	Ø	Ø	Ø	Ø	Ø	Ø	x	Ø	**66,7 %**
Porosité : plafonds orbitaires	Ø	-	Ø	Ø	Ø	-	Ø	Ø	Ø	Ø	Ø	**0,0 %**
Nb de critères déterminants	3	3	5	5	6	7	2	4	4	3	2	
Diagnostic	**Déf.**	**Déf.**	**Déf.**	**Déf.**	**Déf.**	**Déf.**	**Poss.**	**Déf.**	**Déf.**	**Déf.**	**Poss.**	
Etat	Guéri	Ø	Guéri	Guéri	Actif	Actif	Guéri	Actif	Guéri	Guéri	Guéri	

(Tableau 4.33 ; Figure 4.92). En effet, cette maladie se retrouve surtout chez les enfants âgés de moins de 5 ans : 11,5 % de cas contre 1,5 % chez les plus de 5 ans (test exact de Fisher : p=0,028). De plus, cette maladie affecte particulièrement les plus jeunes : 31,3 % des 0-1 an.

Enfin, pour quatre sujets (30 %), la maladie est encore active au moment de la mort et se distinguent par des porosités généralement situées sur les métaphyses des os longs. La maladie est active uniquement chez les individus les plus jeunes (moins de 5 ans).

4.11.2. Les adultes

Peu de différences apparaissent entre la prévalence brute et pondérée, tant le rachitisme résiduel est rare chez l'adulte (Figure 4.91). En effet, un seul cas a pu être identifié. Il s'agit de l'individu de la sépulture SP1093, une femme âgée entre 50-59 ans. Elle présente des courbures caractéristiques au niveau de la diaphyse des fémurs et tibias. Enfin, un autre cas aurait pu être évoqué, concernant l'individu de la sépulture SP214. Toutefois, les déformations caractéristiques ont été identifiées uniquement sur le fémur gauche, le droit n'étant pas préservé.

4.11.3. Les phases d'inhumation

L'ensemble des cas de rachitisme provient des phases tardives du cimetière (test exact de Fisher : p=0,001 ; Figure 4.93). De plus, on note une sensible augmentation des prévalences entre ces deux phases, bien qu'elle ne soit pas significative (Chi² d'indépendance : p=0,588). En revanche, chez les immatures, l'augmentation des prévalences apparaît bien plus nettement, bien que cette différence reste non significative (Chi² d'indépendance p=0,376).

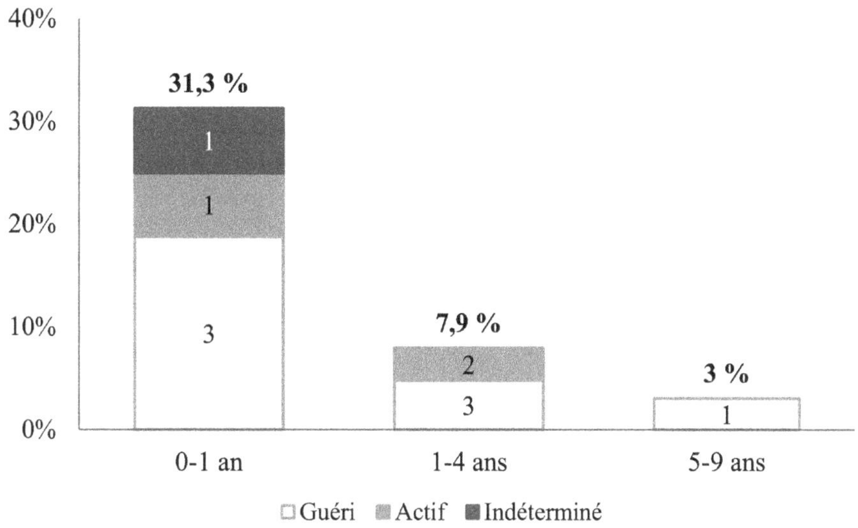

Figure 4.92 : LC HOP, Prévalence et état du rachitisme selon les classes d'âge des individus immatures.

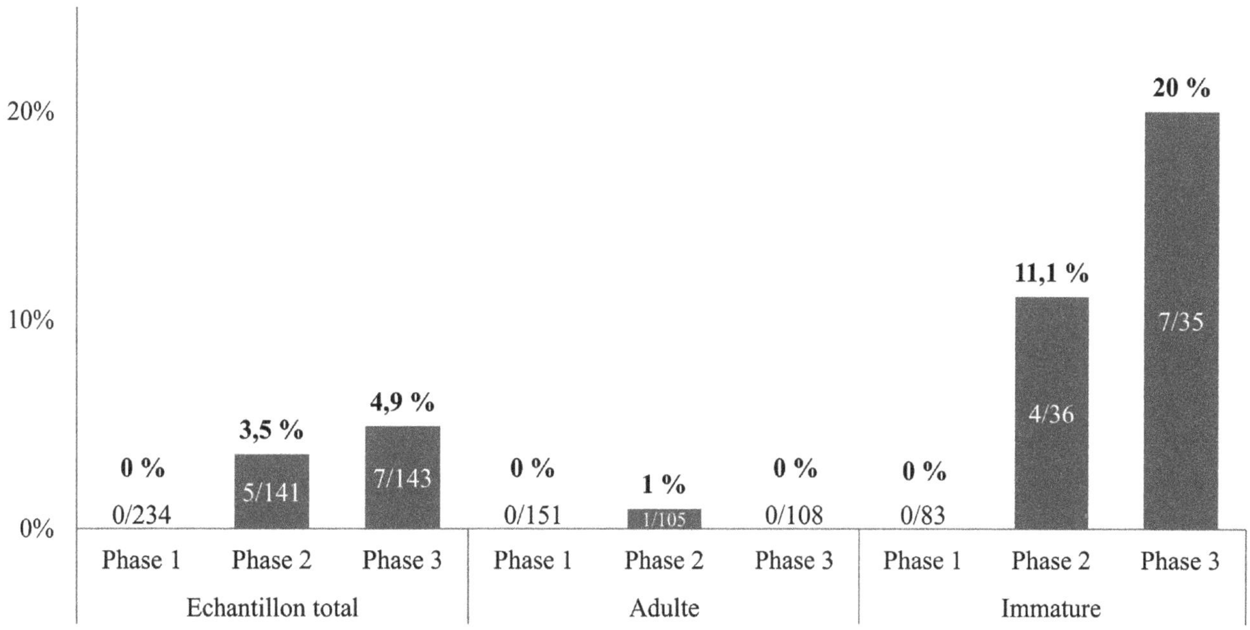

Figure 4.93 : LC HOP, Prévalence du rachitisme selon la phase d'inhumation.

Tableau 4.34 : LC HOP, Critères diagnostiques du scorbut dans les cas identifiés chez les individus immatures (x=Présent ; - =Absent ; Ø=Non observable ; Sphéno=Sphénoïde ; Max=Maxillaire ; Zygo=Os zygomatique ; PA=porosité anormale ; AP=appositions périostées ; En noir : les critères déterminants ; en gris : critères indicatifs ; en banc : les critères suggestifs). Pour chaque critère, la première entrée correspond au côté droit et la seconde au côté gauche.

		Les immatures							Les fœtus		% critères diag.
		SP220	SP588	SP728	SP869	SP775	SP791	SP1229	SP258	SP478	
	Classe d'âge	0-1	0-1	0-1	0-1	1-4	1-4	5-9	0	0	
Crâne	Sphéno : Grandes ailes	x x	x Ø	x x	x x	Ø Ø	- -	x x	Ø Ø	Ø x	**100,0 %**
	Pars basilaris	x	x	x	-	Ø	Ø	x	Ø	x	**83,3 %**
	Max : postérieur	Ø Ø	x x	Ø Ø	Ø Ø	x Ø	x x	x Ø	Ø Ø	Ø Ø	**100,0 %**
	Max : alvéoles	Ø Ø	x x	Ø Ø	x x	x Ø	x x	x Ø	Ø Ø	Ø Ø	**100,0 %**
	Mx : infra-orbitaire	Ø Ø	x x	Ø Ø	Ø -	- Ø	x x	x Ø	Ø Ø	Ø Ø	**60,0 %**
	Palais	Ø	x	Ø	x	x	x	x	Ø	Ø	**100,0 %**
	Zygo : interne	Ø Ø	x x	- -	Ø x	Ø Ø	- -	x x	Ø Ø	Ø Ø	**60,0 %**
	Zygo : latéral	Ø Ø	- -	- -	Ø x	Ø Ø	- -	x x	Ø Ø	Ø Ø	**40,0 %**
	Orbite : plafond	Ø x	Ø Ø	Ø -	Ø x	Ø Ø	Ø -	- -	Ø Ø	Ø -	**33,3 %**
	Voute	x	Ø	-	-	-	-	-	x	Ø	**28,6 %**
Mandibule	Processus coronoïde	x x	x x	x x	Ø Ø	x x	x x	x x	x Ø	Ø -	**87,5 %**
	Alvéoles	x x	x x	x x	Ø Ø	x x	x x	- -	x Ø	- -	**75,0 %**
Infra-crânien	Scapula : fosse supra	x Ø	x x	- -	Ø Ø	Ø Ø	- Ø	Ø Ø	x x	Ø Ø	**75,0 %**
	Scapula : fosse infra	x Ø	x x	- -	Ø Ø	Ø x	Ø Ø	Ø Ø	Ø -	Ø Ø	**60,0 %**
	Rosaire costal	x x	- -	- -	- -	Ø Ø	- -	- Ø	- -	Ø Ø	**14,3 %**
	Métaphyses os longs	x	-	-	Ø	-	-	-	x	Ø	**28,6 %**
Autres		PA : corps sphénoïde, os pétreux, AP illium	PA: occipital, face endo.	PA corps sphénoïde					PA: pars lateralis	HP, PA la pars lateralis	
NB critères déterminants		3	6	3	3	5	5	5	2	1	
Diagnostic		**Définitif**	**Définitif**	**Définitif**	**Définitif**	**Définitif**	**Définitif**	**Définitif**	**Possible**	**Suspecté**	

4.12. L'ostéomalacie

Aucun cas de carence en vitamine D survenu à l'âge adulte n'a été identifié au sein de la série du cimetière Saint-Jacques.

4.13. Le scorbut

Les séquelles du scorbut ont été systématiquement recherchées sur les 757 individus composant notre échantillon. À l'image des analyses du rachitisme, l'étude du scorbut s'appuie principalement sur le calcul de la prévalence pondérée selon les paramètres de représentation et conservation des restes squelettiques (3.3.2.2).

Neuf cas de scorbut ont été identifiés, pour une prévalence totale particulièrement faible, qu'elle soit brute ou pondérée (Figure 4.94). Il existe un fort contraste entre les sujets de plus et moins de 20 ans (test exact de Fisher : $p<0,001$). En effet, ces cas concernent exclusivement des enfants et aucune lésion évocatrice de carence en vitamine C n'a été repérée chez les sujets adultes.

4.13.1. Les individus immatures

Les cas retenus et les critères diagnostiques sont présentés dans le. Parmi ces cas, sept sont considérés comme définitifs et deux paraissent moins convaincants, puisque moins de trois critères déterminants ont été identifiés. Cela concerne uniquement les fœtus : les individus SP258 et SP478, respectivement âgés d'environ 30,68 (I.C. = 3,81) semaines d'aménorrhée et 7 mois (plus ou moins deux mois) in utéro.

4.13.1.1. Les critères diagnostiques

Deux critères diagnostiques se distinguent par une observabilité plutôt médiocre : ils ont pu être cotés (absent/présent) dans moins de la moitié des cas (Figure 4.34). Il s'agit des porosités anormales localisées au niveau de la face postérieure du maxillaire et de celles situées au niveau de la fosse supra épineuse de la scapula.

Les porosités anormales au niveau des grandes ailes du sphénoïde ont été repérées dans tous les cas où ces localisations sont bien conservées (Figure 4.34). Cela pourrait confirmer leur statut de « critère primaire » mis en évidence par Ortner et ses collaborateurs (1997, 1999, 2001). Des scores aussi élevés ont également été perçus au niveau du maxillaire (face postérieure, malgré une mauvaise préservation et au niveau des alvéoles dentaires et du palais) et de manière générale, l'ensemble des critères retenus ont été constatés dans la grande majorité des cas. Notons toutefois des scores faibles pour les atteintes au niveau de la voute crânienne, les plafonds orbitaires et les métaphyses des os longs. Enfin, l'élargissement des extrémités sternales des côtes est rarement rencontré dans les cas de scorbut.

4.13.1.2. Prévalences des individus atteints de scorbut

Les deux méthodes de calcul de la prévalence indiquent de fortes disparités. En considérant l'ensemble des sujets immatures qui composent la série, les cas de scorbut représentent 2,9 % de la population. En tenant compte des paramètres d'observabilité, on dénombre 65 sujets seulement pour lesquels les éléments du crâne sont assez bien préservés, ce qui représente 21,4 % du total des individus immatures. De ce fait, la prévalence pondérée est bien plus élevée et atteint 13,8 %.

Par ailleurs, la répartition des individus atteints de scorbut selon la classe d'âge révèle un net écart entre les enfants les plus jeunes et les plus âgés (Figure 4.95). En effet, seuls les enfants de moins de 9 ans présentent des lésions associées au scorbut et en particulier ceux de moins de 5 ans. Cependant, les effectifs par classe d'âge sont relativement faibles et ces prévalences doivent être prises avec précaution. Il faut alors retenir une atteinte préférentielle chez les sujets les plus jeunes.

Enfin, les deux fœtus déjà évoqués doivent être considérés avec beaucoup de prudence. D'une part, ces cas ne sont pas jugés définitifs et d'autre part, ces sujets apparaissent très jeunes pour souffrir de carences aussi sévères. Ces

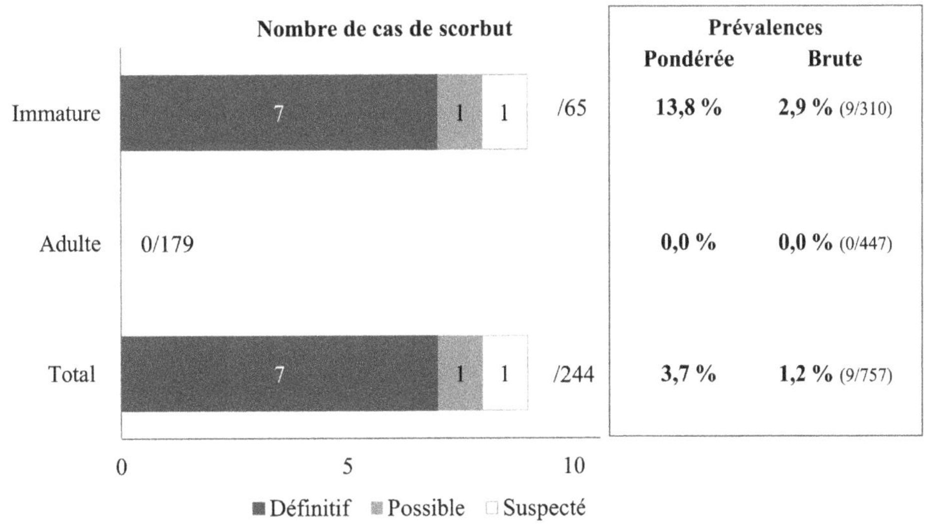

Figure 4.94 : LC HOP, Nombre de cas de scorbut et prévalence.

individus seront discutés plus en détail ultérieurement. En éliminant ces deux sujets, la prévalence reste assez proche de celle présentée précédemment (Figure 4.94) et s'élève à 10,8 %.

4.13.2. Les adultes

Aucun cas de scorbut n'a été détecté chez les adultes. Notons seulement que deux individus présentaient des plages de porosités anormales qui entrent dans le diagnostic du scorbut. Cependant, elles sont associées à d'autres lésions qui pourraient orienter le diagnostic vers une atteinte d'origine infectieuse.

Cela a été le cas de l'individu SP181, pour lequel des porosités ont été identifiées au niveau de la pars basilaris et de la mandibule. Ces dernières s'accompagnent de réactions périostées en face endocrânienne des pariétaux, qui pourraient s'apparenter à une infection méningée. De même, l'adulte SP918 a été considéré non observable, car les porosités sur les grandes ailes du sphénoïde pourraient être mises en relation avec les lésions de type infectieux retrouvées au niveau de la base du crâne. De plus, celles perçues sur le palais sont à associer au mauvais état bucco-dentaire, qui se caractérise par de nombreux abcès sévères au niveau du maxillaire.

4.13.3. Les phases d'inhumation

L'examen de l'évolution du nombre de cas du scorbut avec le temps se heurte également aux écueils liés à la faiblesse des effectifs. Notons que le nombre d'individus atteints est similaire entre les trois périodes chronologiques, avec une prévalence globale stable : entre 3,5 et 4 % des sujets (Figure 4.96). Pourtant chez les immatures, les prévalences sont bien plus fortes et augmentent drastiquement, principalement entre la phase 2 et 3, où elle est doublée. Cependant, le test exact de Fisher n'a pas pu mettre en évidence de différence significative entre ces trois phases (p=0,726).

4.14. Synthèse générale

Le tableau 4.35 et le tableau 4.36 récapitulent l'ensemble des résultats obtenus à partir des analyses par individu des marqueurs de l'état sanitaire et des marqueurs de stress et maladies métaboliques.

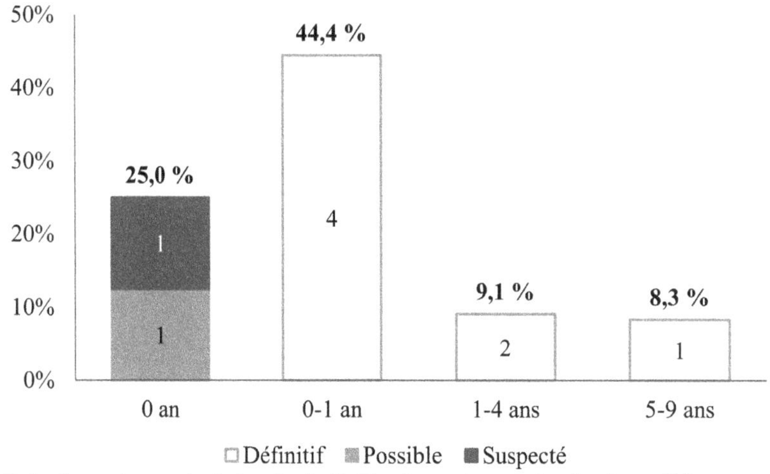

Figure 4.95 : LC HOP, Prévalence du scorbut chez les individus immatures selon la classe d'âge.

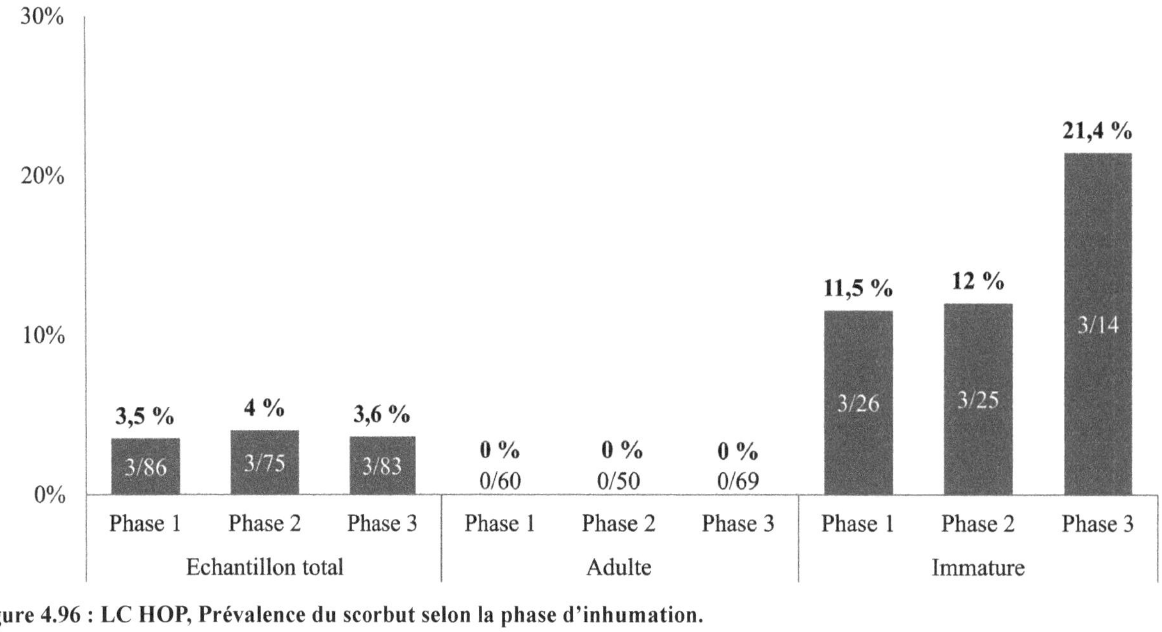

Figure 4.96 : LC HOP, Prévalence du scorbut selon la phase d'inhumation.

Tableau 4.35 : LC HOP, Récapitulatif des résultats obtenus à partir des analyses par individu des marqueurs de l'état sanitaire bucco-dentaires.

	Analyse par individu										
		Maturation				Relation à l'âge	Relation au sexe				Évolution selon les phases
Indicateur	Caractéristique	Adulte		Immature	p		Femme		Homme	p	
Usure	Prévalence	100%	>	91.3%	<0,001	Généralisation dès 1 an.	100%	=	100%	1.000	Aucune évolution
	Sévérité moyenne	3.92	>	1.72	<0,001	Augmentation significative avec l'âge.	3.53	<	4.15	0.001	
AMTL	Prévalence	74.1%	>	2.5%	<0,001	Apparition dès l'adolescence, augmentation significative avec l'âge, généralisation à partir des jeunes-mâtures.	70.1%	=	77.2%	0.244	Augmentation
	Proportion moyenne	43.76	>	4.26	-	Adultes : augmentation significative avec l'âge.	F	>	H	0.017	
Caries	Prévalence	74.2%	>	20.1%	<0,001	Apparition dès 1 ans, augmentation avec l'âge chez les immatures et généralisation à l'âge adulte.	74.2%	=	70.5%	0,574	Aucune évolution
	Sévérité moyenne	2.38	>	1.93	<0,001	Augmentation significative avec l'âge, évolution rapide des caries chez les adultes : stades débutants rares (9%).	2.32	=	2.36	0.806	
Atteintes péri-apicales	Prévalence	43.0%	>	3.8%	<0,001	Apparition à partir de 1 an, courant à partir de 30 ans.	47.6%	=	41%	0.340	Aucune évolution
	Nombre	2.15	=	1.80	0.948	Nombre d'abcès élevé uniquement chez les adultes, mais ils restent rares.	2.08	=	2.00	0.777	
Tartre	Prévalence	82.2%	>	13.8%	<0,001	Apparition à partir de 5 ans, généralisation dès 10 ans, augmentation significative avec l'âge.	83.7%	=	84.2%	0,924	Aucune évolution
	Sévérité moyenne	1.33	>	1.19	0.016	Augmentation significative avec l'âge.	1.37	=	1.30	0.252	
Parodontose	Prévalence	69.40%	>	2.40%	<0,001	Très rare chez les immatures, augmentation significative avec l'âge chez les adultes.	69.30%	=	69.20%	0.990	Aucune évolution
	Sévérité moyenne	1.94	=	2.10	0.667	Augmentation significative avec l'âge chez les adultes.	1.97	=	1.88	0.458	

Tableau 4.36 : LC HOP, Récapitulatif des résultats obtenus à partir des analyses par individu des marqueurs de stress et maladies métaboliques.

	Analyse par individu										
		Maturation				Relation à l'âge	Relation au sexe				Évolution selon les phases
Indicateur	**Caractéristique**	**Adulte**		**Immature**	**p**		**Femme**		**Homme**	**p**	
Hypoplasie de l'émail dentaire	**Prévalence**	69.50%	=	62.10%	0.218	Absence de différence selon l'âge : prévalences élevées dans toutes les classes à partir de 1 an. Pic de formation des LEH entre 2,5 et 5 ans.	74.10%	=	67.50%	0.353	Aucune évolution
	LEH : Nb épisodes de stress	2.14	=	2.31	0.271	Pas de différence significative selon la classe d'âge. Tous les individus avec 4 épisodes ont moins de 40 ans.	2.07	=	2.18	0.497	
Cribra Orbitalia	**Prévalence**	3.50%	<	14.70%	0.007	Les enfants les plus âgés sont préférentiellement atteints (<10 ans).	2.60%	=	4.50%	0.664	Les cas concernent quasi exclusivement la phase 1
Hyperostose poreuse	**Prévalence**	6.20%	>	1.30%	0.020	-	5.90%	=	7.10%	0.757	Augmentation progressive
Rachitisme	**Prévalence**	0.30%	<	7.10%	<0,001	Atteinte préférentielle avant 5 ans. Un seul cas actif chez un 0-1 an.	-				Tous les cas concernent les phases 2 et 3
Scorbut	**Prévalence**	0%	<	13.80%	<0,001	Atteinte préférentielle avant 5 ans. Deux cas détectés chez les fœtus ?	-				Augmentation (non significative)

5

Caractérisation de la série du cimetière des Crottes à Marseille : 1784-1905

5.1. L'usure dentaire

5.1.1. Analyse par dent

L'usure dentaire est très répandue puisque plus des trois quarts des dents présentent de l'usure en face occlusale (Figure 5.1). Cela concerne plus de 80 % des dents permanentes contre la moitié des dents lactéales (Chi^2 d'indépendance : $p<0,001$).

Si l'usure est courante, son intensité est plutôt modérée, voire faible, quels que soient le type ou la catégorie de dent permanente ou lactéale (Tableau 5.1 ; Tableau 5.2).

5.1.2. Analyse par individu

Les individus n'ayant pas développé d'usure dentaire sont rares et représentent seulement 8 % de l'échantillon (Figure 5.2). Une nette différence apparaît selon la maturité des sujets, concernant les proportions d'individus atteints (test exact de Fisher : $p<0,001$). Parmi les adultes, seul un individu en est exempt, SP594, une femme d'âge indéterminé, pour laquelle quatre dents seulement sont observables.

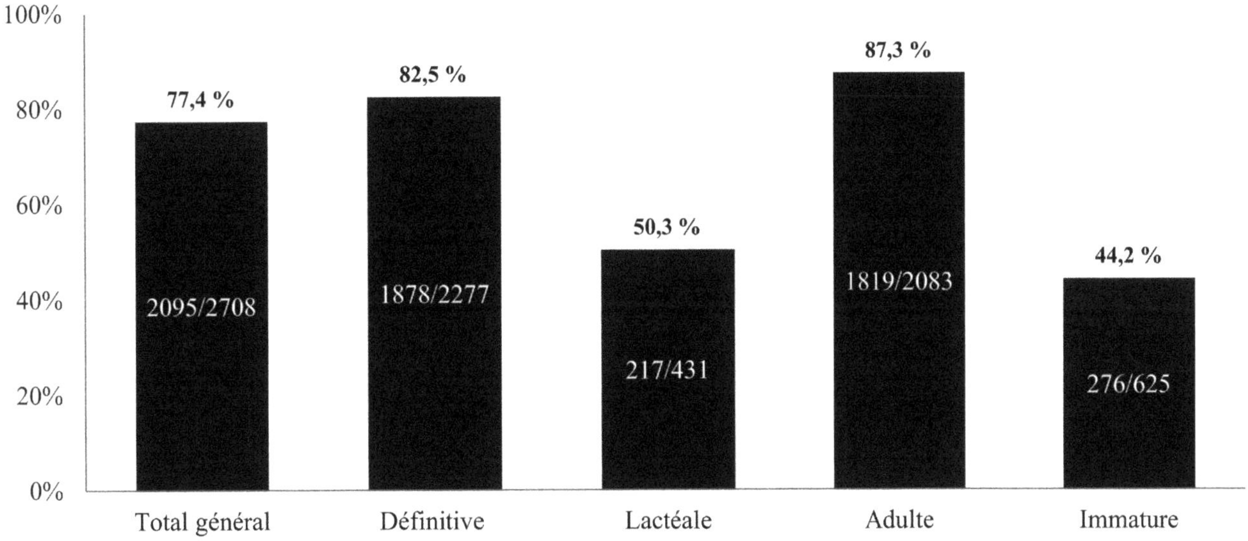

Figure 5.1 : MPC, Fréquence de l'usure dentaire selon le type de dentition et la maturation des sujets.

Tableau 5.1 : MPC, Fréquence des dents présentant de l'usure et score moyen d'usure par arcade, catégorie et type de dent permanente.

	Maxillaire										
	Total	**Labiales**	**Jugales**	**I1**	**I2**	**C**	**P1**	**P2**	**M1**	**M2**	**M3**
N	964	395	569	124	117	154	126	122	119	125	77
% dents usées	**77,7 %**	**87,8 %**	**70,6 %**	**95,2 %**	**84,6 %**	**84,4 %**	**72,2 %**	**76,2 %**	**75,6 %**	**72 %**	**49,4 %**
Score moyen	2,61	2,98	2,35	3,26	2,91	2,81	2,44	2,42	2,53	2,30	1,88
	2,79	3,02	2,63	3,30	2,88	2,91	2,67	2,72	2,89	2,52	2,15
% dents usées	**86 %**	**93,9 %**	**80,2 %**	**95,2 %**	**93,9 %**	**92,8 %**	**79,8 %**	**85,6 %**	**86,1 %**	**81 %**	**60,6 %**
N	1313	555	758	166	182	207	193	174	144	153	94
	Total	**Labiales**	**Jugales**	**I1**	**I2**	**C**	**P1**	**P2**	**M1**	**M2**	**M3**
	Mandibule										

Tableau 5.2 : MPC, Fréquence et score moyen d'usure par arcade, type et catégorie de dent lactéale.

	Maxillaire							
	Total	**Labiales**	**Jugale**	**i1**	**i2**	**c**	**m1**	**m2**
N	217	126	91	46	41	39	49	42
% dents usées	**47,5 %**	**51,6 %**	**41,8 %**	**54,3 %**	**46,3 %**	**53,8 %**	**46,9 %**	**35,7 %**
Score moyen	1,71	1,89	1,46	2,07	1,73	1,85	1,49	1,43
	1,72	1,86	1,55	2,15	1,83	1,63	1,53	1,58
% dents usées	**52,6 %**	**58,8 %**	**45,4 %**	**70,6 %**	**59,5 %**	**47,4 %**	**49,1 %**	**40 %**
N	211	114	97	34	42	38	57	40
	Total	**Labiales**	**Jugale**	**i1**	**i2**	**c**	**m1**	**m2**
	Mandibule							

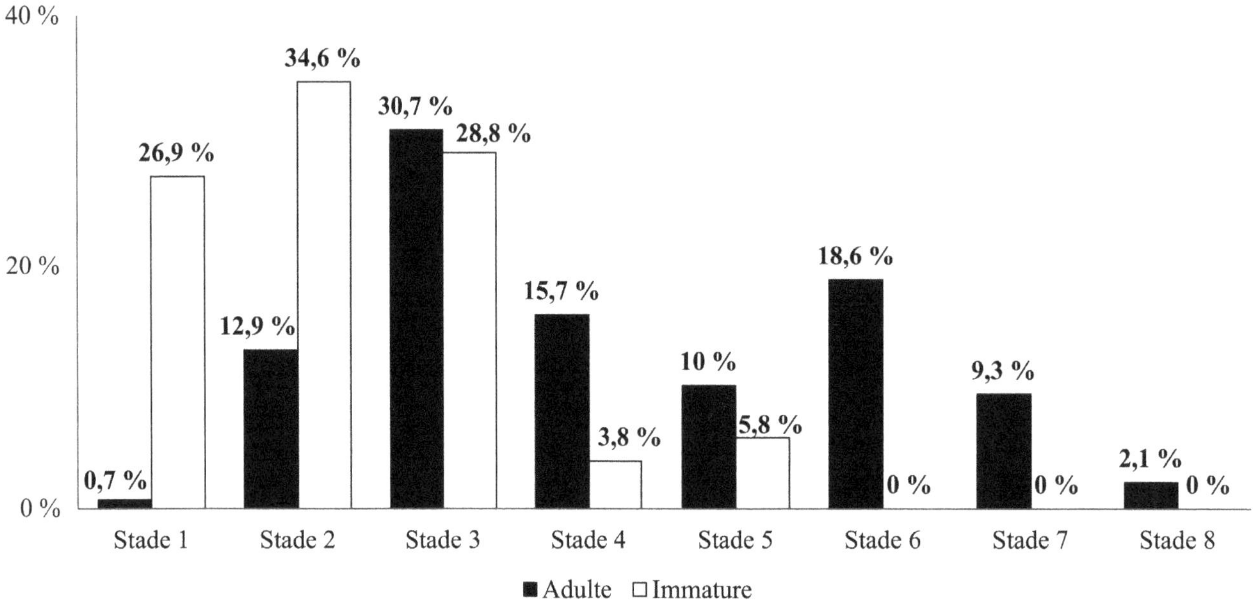

Figure 5.2 : MPC, Prévalence de l'usure dentaire et répartition des individus adultes selon le score maximal d'usure dentaire suivant la maturation.

Les individus présentant une sévérité maximale forte à extrême (stades 6 à 8) sont peu nombreux (22 %) et complètement absents chez les moins de 20 ans (Figure 5.2). L'usure est faible, voire absente (stades 1 à 3), chez près de 60 % des individus. La moyenne générale est peu élevée, en particulier chez les immatures : 1,5 contre 3,14 chez les adultes, où elle demeure très modérée (Tableau 5.3).

La répartition par classe d'âge nous apprend que les enfants exempts d'usure dentaire ne se retrouvent que chez les moins de 4 ans (Figure 5.3). Ainsi, la différence observée précédemment ne distingue pas véritablement les adultes des immatures, mais les individus de plus et moins de 4 ans. Il y a donc un fort effet de l'âge dans le développement de l'usure dentaire.

De plus, l'intensité de l'usure dentaire est clairement liée à l'âge. Celle-ci augmente en fonction de la classe d'âge de manière significative (test du coefficient de corrélation des rangs de Spearman : rho = 0,78 : $p<0,001$; Figure 5.3 ; Figure 5.4).

Chez les enfants, les individus dont le degré d'intensité maximal est faible (stades 1 à 3) prédominent dans toutes les classes d'âge (Figure 5.3). Pourtant des distinctions commencent à apparaître (test exact de Fisher : $p<0,001$), notamment à partir de 5 ans où l'on note l'apparition de stades plus sévères (stades 4 et 5). Chez les adolescents, l'usure redevient moins sévère et ne dépasse pas le stade 3. Cela s'explique certainement par le fait que les dents lactéales n'ont pas encore été complètement exfoliées chez les 5-9 ans et les 10-14 ans. Il s'agit des individus dont la denture lactéale connaît le temps d'exposition le plus long.

Chez les adultes, les proportions de stades faibles et modérés diminuent de manière graduelle, au profit de stades plus forts (stade 6 et 7) qui apparaissent à partir de 30 ans (Figure 5.4). Enfin, les stades extrêmes (stade

Tableau 5.3 : MPC, Score moyen de l'usure dentaire par individu selon la maturité, la classe d'âge, le sexe et la phase d'inhumation.

	N	Score moyen	Médiane	Test statistique	p	Test statistique	p
Total	192	**2,70** (2,24)	2,24 [1,71 ; 3,65]				
Adulte	140	**3,14** (1,32)	2,82 [2,09 ; 4,00]	t-test de Welsh	**<0,001**		
Immature	52	**1,50** (0,48)	1,38 [1,00 ; 1,84]				
[0-1]	9	**1,09** (0,28)	1,00 [1,00 ; 1,00]	Kruskal-Wallis	**<0,001**	Kruskal-Wallis	**<0,001**
[1-4]	24	**1,41** (0,41)	1,32 [1,08 ; 1,58]				
[5-9]	10	**2,08** (0,38)	2,16 [1,77 ; 2,28]				
[10-14]	4	**1,70** (0,40)	1,71 [1,48 ; 1,93]				
[15-19]	5	**1,37** (0,31)	1,21 [1,25 ; 1,63]				
[20-29]	10	**1,96** (0,88)	1,68 [1,39 ; 2,04]	Kruskal-Wallis	**<0,001**		
[30-39]	27	**2,80** (0,92)	2,40 [2,08 ; 3,66]				
[40-49]	22	**3,22** (1,30)	2,87 [2,12 ; 4,25]				
[50-59]	5	**3,93** (1,05)	3,81 [3,05 ; 4,57]				
> 60	14	**4,14** (1,23)	4,00 [3,15 ; 5,07]				
Femme	50	**2,66** (1,19)	2,15 [1,79 ; 3,65]	t-test de Student	**0,002**		
Homme	45	**3,52** (1,34)	3,44 [2,34 ; 4,24]				
Phase 1	23	**3,01** (1,67)	2,63 [1,49 ; 4,06]	Kruskal-Wallis	0,565		
Phase 2	33	**2,99** (1,60)	2,31 [1,76 ; 4,00]				
Phase 3	113	**2,58** (1,26)	2,20 [1,71 ; 3,50]				
Phase 4	23	**2,59** (1,06)	2,14 [2,00 ; 2,87]				

8) ne se retrouvent que chez les plus adultes les plus âgés et ne concernent en réalité que deux individus. Ces changements, qui se développent selon les catégories d'âge sont significatifs (test exact de Fisher : p<0,001). En revanche s'ils sont également très bien illustrés par la comparaison des scores moyens de sévérité, ceux-ci nous apprennent qu'en moyenne, l'usure reste tout de même très modérée et dépasse le stade 4 exclusivement chez les plus âgés(Tableau 5.3).

Il n'existe aucune différence entre hommes et femmes, en considérant la prévalence de l'usure dentaire (test exact de Fisher : p=1 ; Figure 5.5). Toutefois, des différences apparaissent en tenant compte de sa sévérité. Plus de la moitié des hommes (51,1 %) affichent une usure maximale forte à extrême (stades 6 à 8), contre un quart seulement des femmes. Aucune femme ne présente d'usure équivalente à un stade 8. Chez plus de la moitié d'entre elles, l'usure est restée faible, avec un stade maximal inférieur ou équivalent à 3. Le nombre d'individus âgés est à peu près équivalent, quel que soit le sexe. Ainsi, l'usure dentaire semble moins sévère chez les femmes et cela se reflète également dans les scores moyens d'usure attribués à chaque sexe (Tableau 5.3).

Les individus exempts d'usure dentaire sont très rares, quelle que soit la phase d'inhumation prise en compte (Tableau 5.4). Ils sont même totalement absents en phase 4. Cela tient certainement à la structure de l'échantillon disponible et reflète l'absence des sujets de moins de 4 ans, possédant des arcades dentaires, pour cette ultime phase d'inhumation. Ainsi, l'intensité maximale n'apparaît pas corrélée à la phase d'inhumation (test du coefficient de corrélation des rangs de Spearman : rho=0,07 ; p=0,315). Pourtant, quelques distinctions se dessinent en considérant de manière isolée les adultes et les immatures. Pour ces derniers, la distribution des stades de sévérité maximale reste constante tout au long de la durée d'utilisation du cimetière (test du coefficient de corrélation des rangs de Spearman : rho=0,118 ; p=0,398). En revanche, la sévérité maximale semble s'atténuer avec le temps pour les adultes (Tableau 5.4). Ainsi, chez les adultes, l'usure dentaire tend à s'atténuer entre la fin du XVIIe siècle et le début du XXe siècle (test du coefficient de corrélation des rangs de Spearman : rho= -0,233 ; p=0,006).

5.1.3. Synthèse

- Presque toutes les dents permanentes présentent de l'usure dentaire (82,5 %), contre 50,3 % des dents lactéales (p<0,001).
- Sévérité faible à la fois sur les dents permanentes (score moyen = 2,8) et déciduales (score moyen = 1,71).

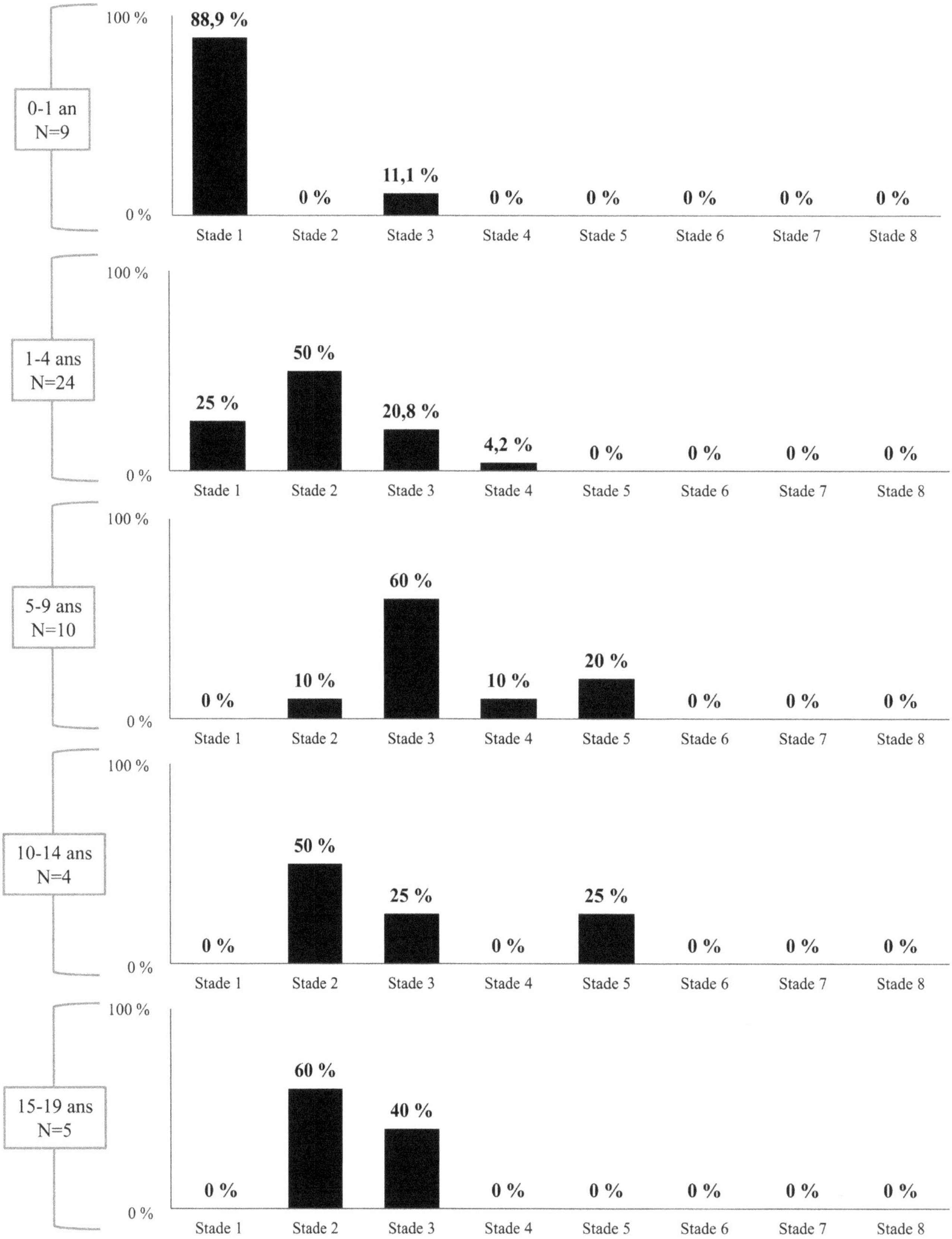

Figure 5.3 : MPC, Prévalence de l'usure dentaire et répartition des individus immatures selon le score maximal d'usure dentaire suivant la classe d'âge.

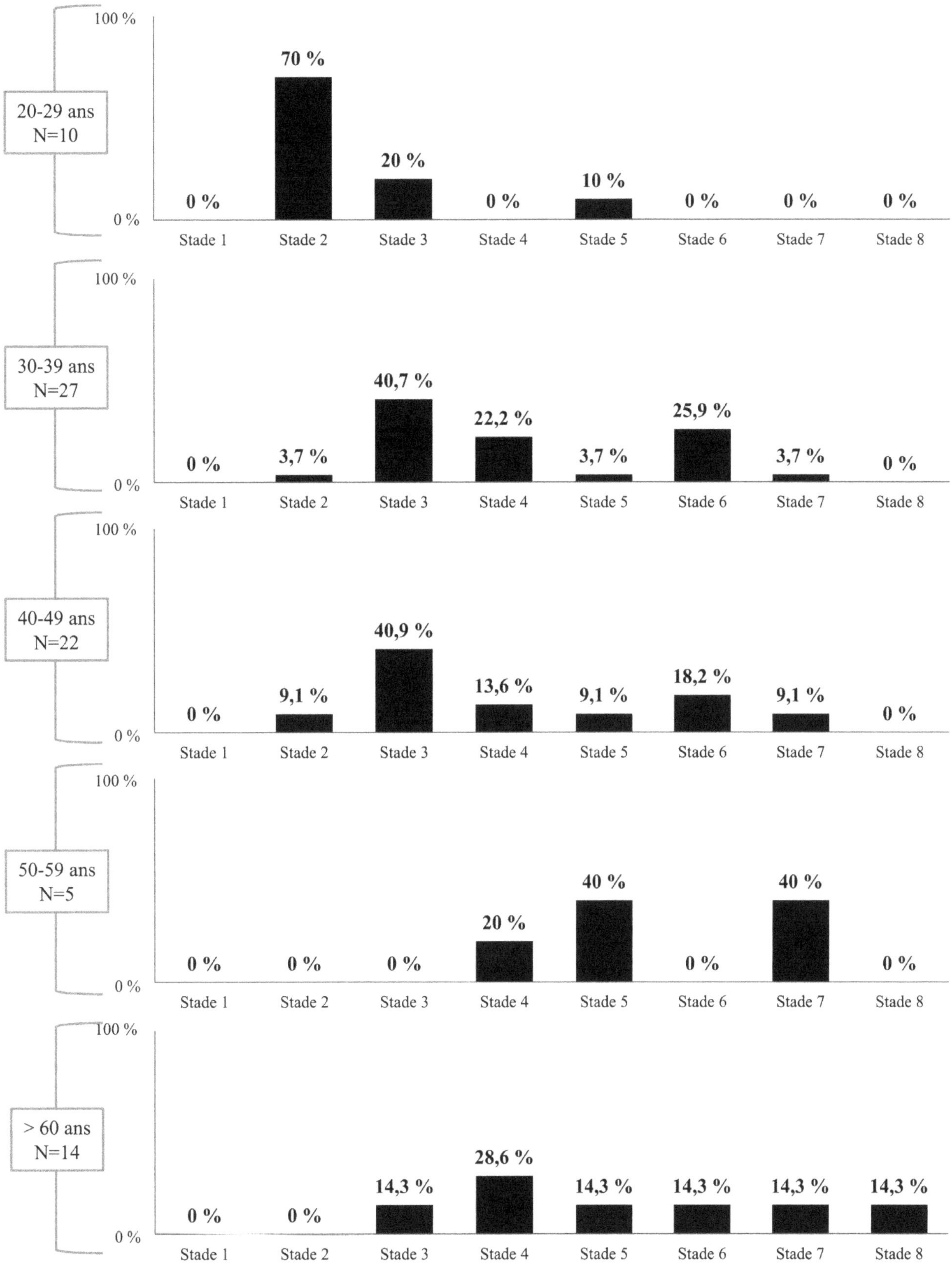

Figure 5.4 : MPC, Prévalence de l'usure dentaire et répartition des individus adultes selon le score maximal d'usure dentaire suivant la classe d'âge.

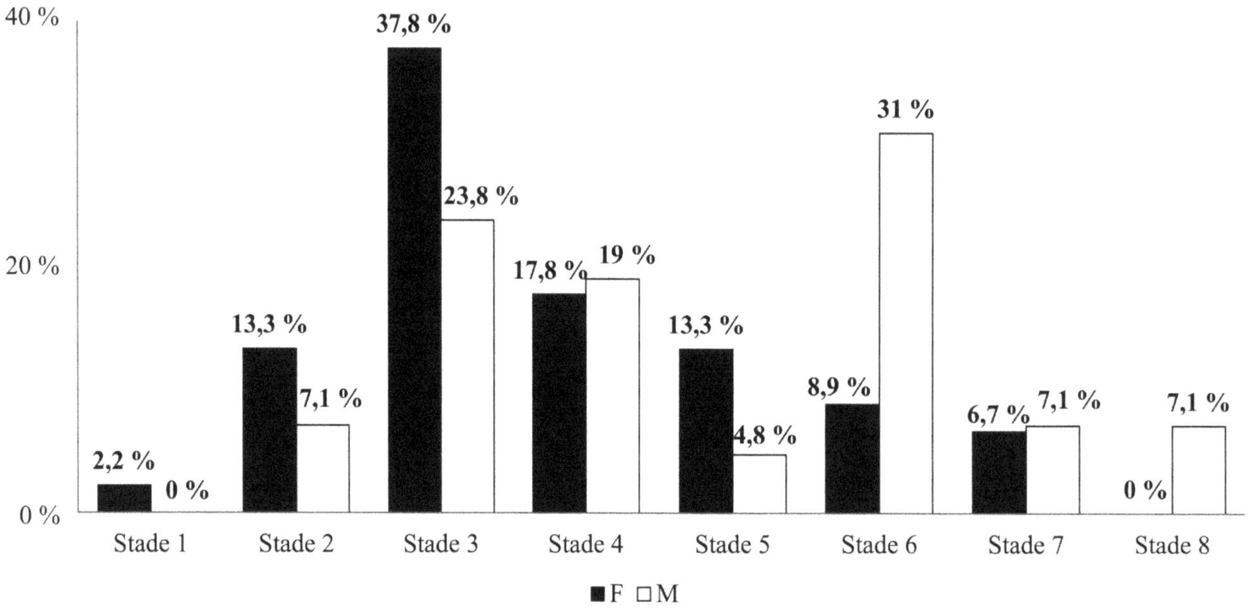

Figure 5.5 : MPC, Prévalence de l'usure dentaire et répartition des individus selon le score maximal d'usure dentaire suivant le sexe.

Tableau 5.4 ; MPC, Prévalence de l'usure dentaire et répartition des individus selon le score maximal d'usure dentaire suivant la phase d'inhumation.

	Adulte				Immature			
	Phase 1	Phase 2	Phase 3	Phase 4	Phase 1	Phase 2	Phase 3	Phase 4
N	16	23	82	19	7	10	31	4
Stade 1	0,0 %	4,3 %	0,0 %	0,0 %	14,3 %	40,0 %	29,0 %	0,0 %
Stade 2	12,5 %	0,0 %	15,9 %	15,8 %	57,1 %	20,0 %	35,5 %	25,0 %
Stade 3	25,0 %	30,4 %	29,3 %	42,1 %	14,3 %	40,0 %	25,8 %	50,0 %
Stade 4	12,5 %	13,0 %	15,9 %	21,1 %	0,0 %	0,0 %	6,5 %	0,0 %
Stade 5	0,0 %	4,3 %	13,4 %	10,5 %	14,3 %	0,0 %	3,2 %	25,0 %
Stade 6	18,8 %	30,4 %	18,3 %	5,3 %	0,0 %	0,0 %	0,0 %	0,0 %
Stade 7	25,0 %	13,0 %	6,1 %	5,3 %	0,0 %	0,0 %	0,0 %	0,0 %
Stade 8	6,3 %	4,3 %	1,2 %	0,0 %	0,0 %	0,0 %	0,0 %	0,0 %

- Usure dentaire chez presque tous les individus (92 % de l'échantillon : 99 % des adultes et 73 % des immatures ; p<0,001).
- La sévérité de l'usure (p<0,001 ; rho=0,78) augmente avec l'âge.
- La sévérité de l'usure plus faible chez les femmes.
- Chez les adultes, la sévérité de l'usure s'atténue légèrement de la phase 1 à 4 (p=0,006 ; rho=0,233).

5.2. Les pertes *ante mortem*

5.2.1. Analyse par dent

L'analyse des dents perdues *ante mortem* révèle une fréquence globale plutôt forte, ainsi qu'une importante différence en fonction du type dentition (Figure 5.6). Une seule dent lactéale a été perdue *ante mortem,* soit 0,2 %. En revanche, sur les dents permanentes, la fréquence est considérable, puisque 29,3 % des dents sont tombées (Chi² d'indépendance : p<0,001). Ce sont principalement les dents appartenant aux sujets adultes qui sont concernées (Chi² d'indépendance : p<0,001).

5.2.1.1. Les dents permanentes

Chez les sujets de plus de 20 ans, 30 % des dents ont été perdues *ante mortem.* À l'inverse, cette pathologie affecte seulement trois dents définitives appartenant aux arcades dentaires des sujets immatures, soit 1,3 % (Chi² d'indépendance : p<0,001).

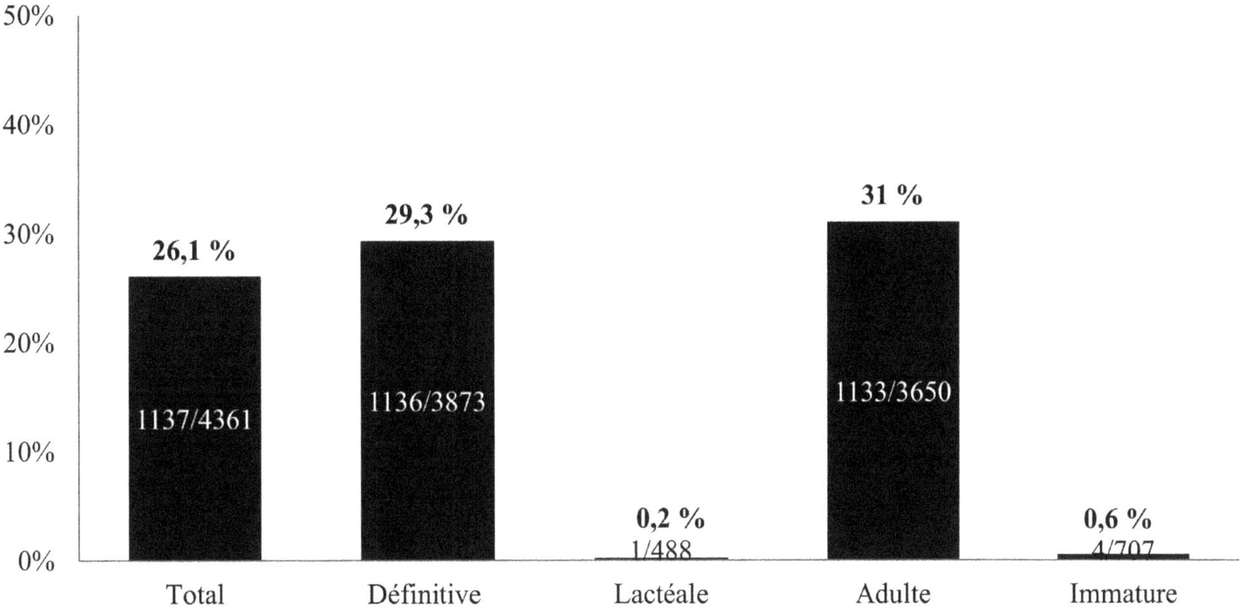

Figure 5.6 : MPC, Fréquence des dents perdues *ante mortem* selon le type de dentition et la maturation des sujets.

En mêlant l'ensemble des dents permanentes, il apparaît que les arcades inférieures et supérieures présentent des taux d'atteintes tout à fait similaires (Chi² d'indépendance : p=0,482 ; Tableau 5.5). Par contre, les dents jugales sont plus concernées que les dents labiales, sur le maxillaire comme sur la mandibule (Chi² d'indépendance : p<0,001). Ce sont principalement les molaires inférieures qui sont préférentiellement affectées (Chi² d'indépendance ; p<0,001). À l'inverse, les canines montrent les taux les plus faibles.

5.2.1.2. Les dents lactéales

Les dents lactéales sont très rarement touchées par cette pathologie : une seule dent est concernée. Il s'agit d'une seconde molaire droite, sur la mandibule d'un enfant âgé entre 5 et 9 ans (SP287). Il est intéressant de constater que cette dent appartient au type (molaire inférieure) le plus fréquemment perdu chez les dents permanentes.

5.2.2. Analyse par individu

5.2.2.1. Prévalence des individus atteints de pertes ante mortem

La grande majorité des individus a perdu au moins une dent au cours de sa vie : cela implique plus de 60 % du corpus total (Figure 5.7). Une distinction s'opère selon la maturité des sujets (Chi² d'indépendance : p<0,001).

Le découpage par classe d'âge permet de mieux appréhender cette différence. Si les pertes *ante mortem* apparaissent dès la classe des 5-9 ans, cette pathologie reste très anecdotique tout au long de l'enfance (Figure 5.8). Le premier enfant atteint est âgé entre 5 et 9 ans (SP67), le second est un adolescent (SP602), qui comptabilise l'ensemble des pertes *ante mortem* sur la denture permanente des immatures.

Tableau 5.5 : MPC, Fréquences des pertes *ante mortem* selon l'arcade, le type et la catégorie de dent permanente.

	Maxillaire										
	Total	**Labiale**	**Jugale**	**I1**	**I2**	**C**	**P1**	**P2**	**M1**	**M2**	**M3**
N	1659	688	971	234	227	227	228	211	218	185	129
%AMTL	**28,6 %**	**23,7 %**	**32,1 %**	**25,2 %**	**27,8 %**	**18,1 %**	**31,1 %**	**31,8 %**	**38,1 %**	**26,5 %**	**32,6 %**
	29,7 %	**18,2 %**	**36,8 %**	**22,2 %**	**18,0 %**	**14,5 %**	**21,3 %**	**29,2 %**	**46,7 %**	**40,4 %**	**48,6 %**
N	2228	852	1376	279	284	289	287	281	302	292	214
	Total	**Labiale**	**Jugale**	**I1**	**I2**	**C**	**P1**	**P2**	**M1**	**M2**	**M3**
	Mandibule										

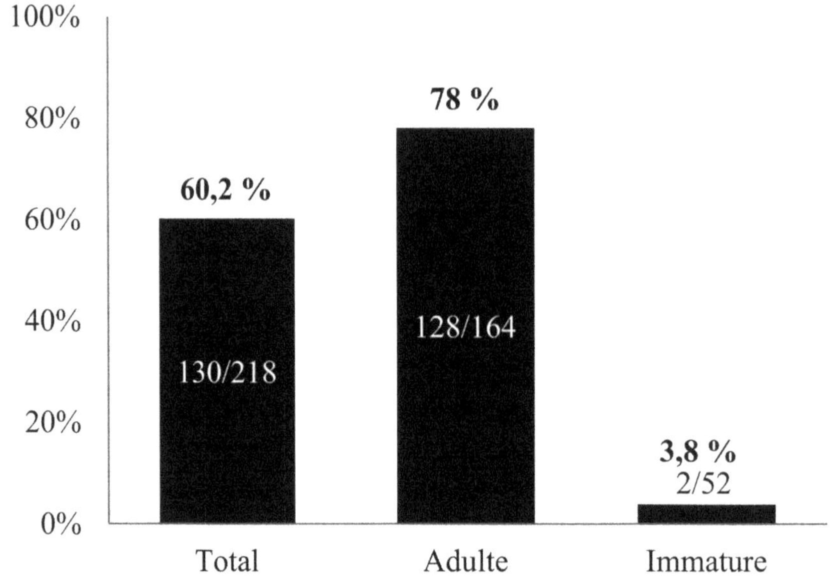

Figure 5.7 : MPC, Prévalence des AMTL selon la maturation.

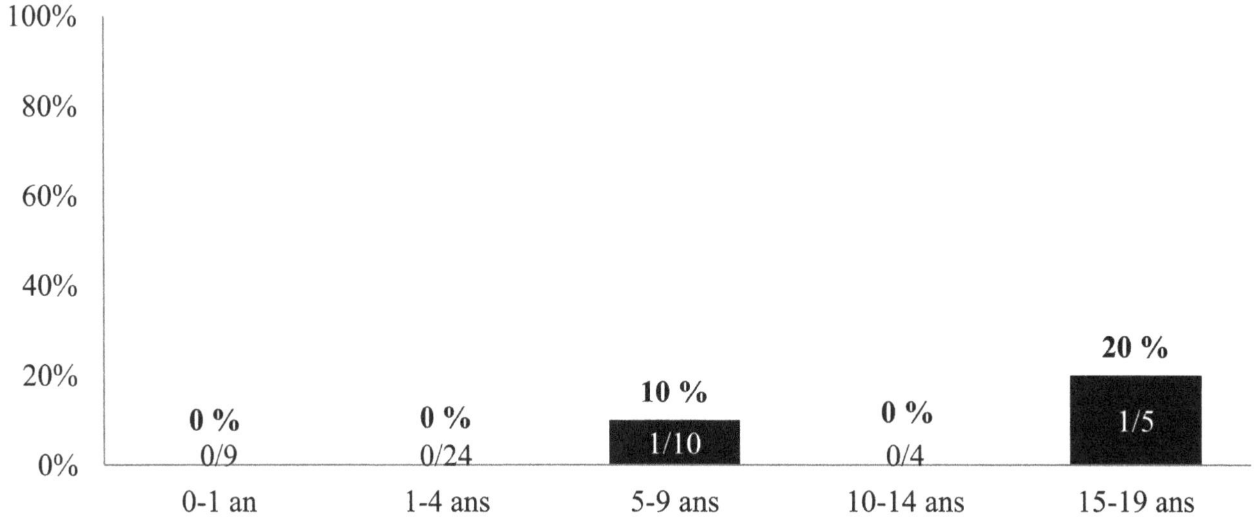

Figure 5.8 : MPC, Prévalence AMTL chez les individus immatures selon la classe d'âge.

À l'âge adulte, les prévalences d'individus affectés semblent augmenter progressivement avec l'âge (Figure 5.9 ; test exact de Fisher : p=0,009). En effet, seule la moitié environ des plus jeunes est concernée. Les sujets pathologiques deviennent ensuite prédominants, jusqu'à atteindre près de 90 % des adultes les plus âgés.

Les taux sont tout à fait similaires entre hommes et femmes (Chi² d'indépendance : p=0,849), ce qui tend à prouver une absence de différence selon le sexe pour ce paramètre (Figure 5.10).

Il existe peu de variations dans les proportions d'individus affectés selon la phase d'inhumation dont ils sont issus (Figure 5.11). Chez les immatures, les proportions d'individus affectés ont tendance à augmenter, notamment en phase 4. Toutefois, les effectifs y sont particulièrement faibles (N=4) et nous n'avons pas mis en évidence de différence significative selon la phase (test exact de Fisher : p=0,2519). Chez les adultes, malgré une légère basse de la prévalence au cours du temps, plus des trois quarts des sujets a perdu au moins une dent au cours de sa vie, quelle que soit la phase à laquelle il appartient (test exact de Fisher : p=0,226).

5.2.2.2. Proportion de dents perdues ante mortem par individu

Selon l'individu considéré, entre une et 32 dents sont perdues *ante mortem*. Chez les moins de 20 ans, le nombre de dents tombées n'excède jamais trois, alors que 10,1 % des adultes en ont perdu plus de 20. Nous avons voulu rendre compte de la proportion de dents perdues *ante mortem* en intégrant exclusivement ceux qui possèdent au moins cinq localisations observables, afin d'éviter un trop fort effet de la conservation dentaire. Puis, l'échantillon est divisé en quatre classes d'amplitude égale.

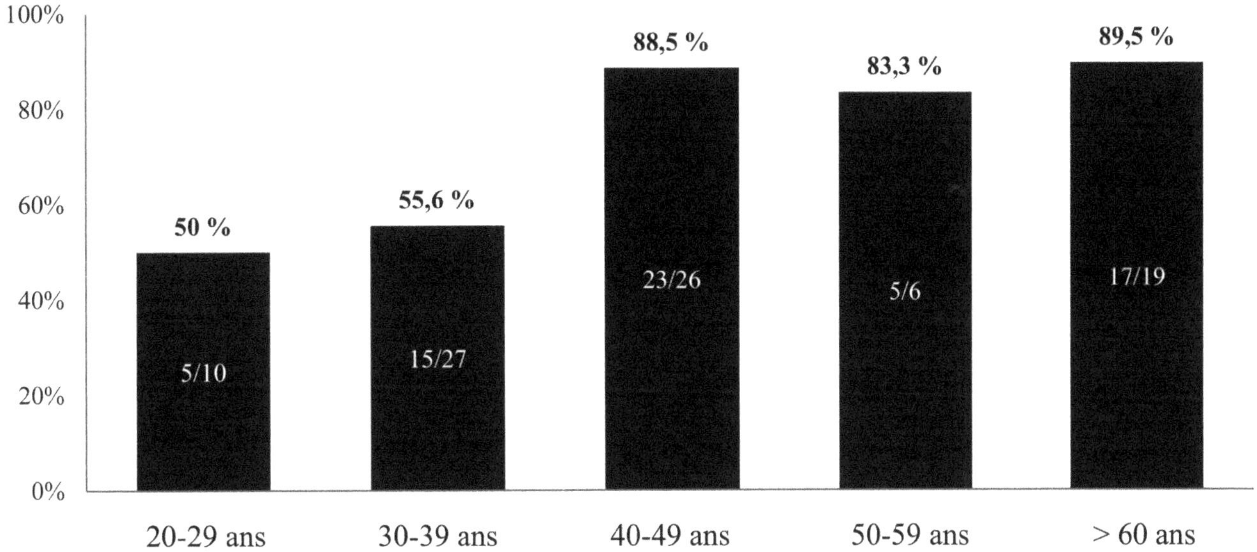

Figure 5.9 : MPC, Prévalence des AMTL chez les individus adultes selon la classe d'âge.

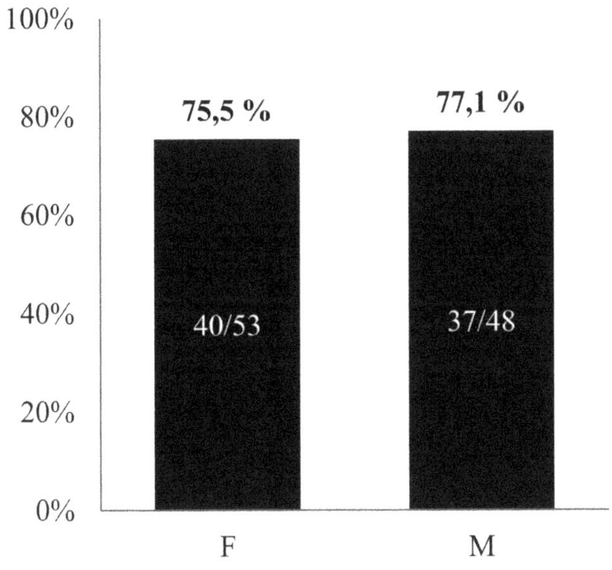

Figure 5.10 : MPC, Prévalence des AMTL selon le sexe.

La moitié environ des individus n'a perdu qu'un nombre restreint de dents (moins de 25 % des dents tombées ; Figure 5.12). Notons que les deux immatures ayant perdu des dents appartiennent à cette catégorie. Néanmoins, plus de 20 % des adultes sont presque ou entièrement édentés et plus largement, la moitié des dents sont tombées pour près de 40 % des adultes.

Les proportions de dents perdues *ante mortem* augmentent nettement avec l'âge (test du coefficient de corrélation des rangs de Spearman : rho=0,303 ; p=0,001 ; Figure 5.13). On ne compte aucun sujet édenté chez les adultes de moins de 30 ans. La présence d'individus édentés -ou presque- apparaît avant 40 ans et la prévalence augmente progressivement, jusqu'à atteindre plus de 35 % des adultes les plus âgés. Plus généralement, dans cette catégorie d'âge, les individus ayant perdu plus de la moitié de leurs dents représentent plus de 70 % des sujets. Cependant, avec les effectifs présentés, le test exact de Fisher n'a pas

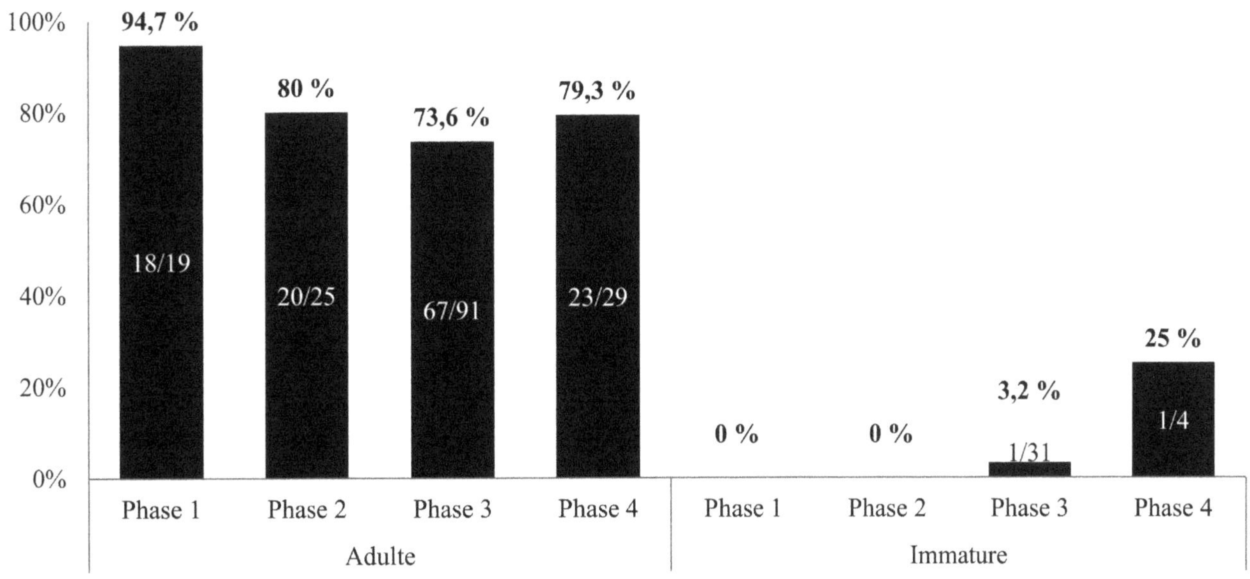

Figure 5.11 : MPC, Prévalence des AMTL selon la phase d'inhumation

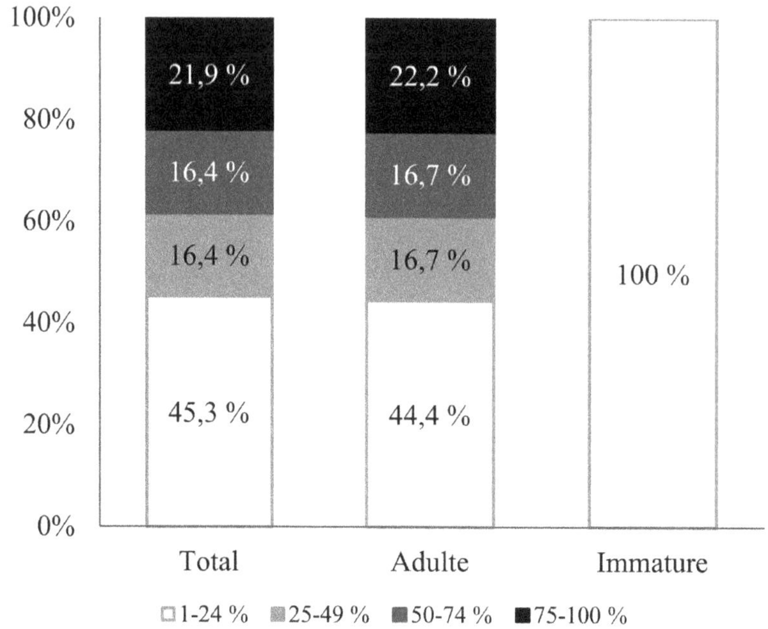

Figure 5.12 : MPC, Répartition des individus selon la proportion d'AMTL et suivant la maturation (au moins 5 localisations observables).

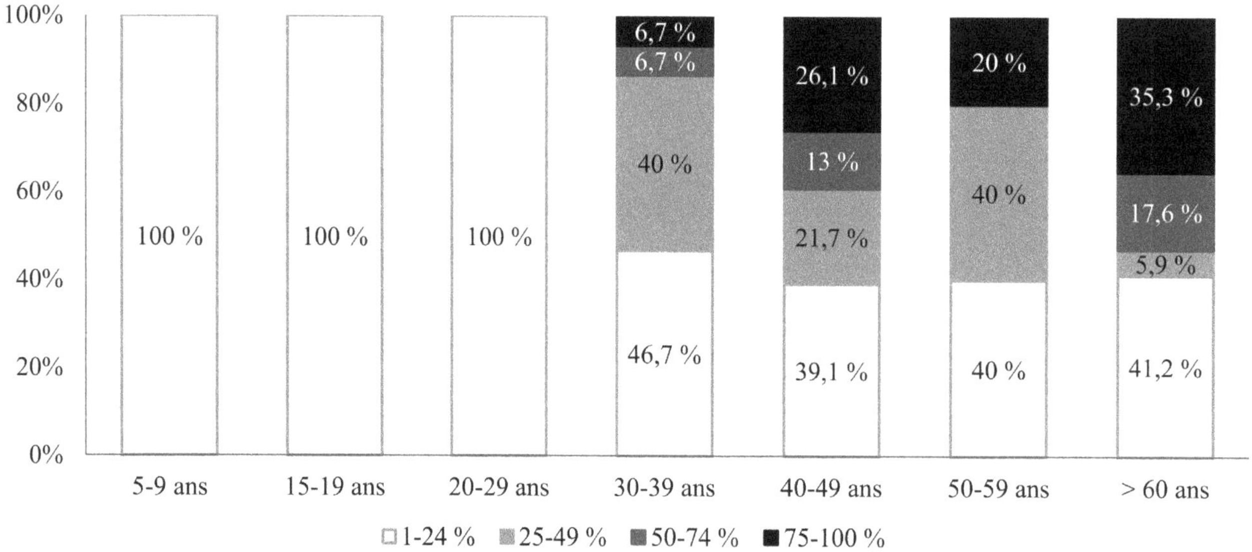

Figure 5.13 : MPC, Répartition des individus selon la proportion d'AMTL et suivant la classe d'âge (au moins 5 localisations observables).

permis de mettre en évidence de différence significative entre les diverses catégories d'âge (p=0,38 ; Figure 5.13). Ainsi, les pertes *ante mortem* peuvent apparaître tôt pendant l'enfance, leur prévalence augmente avec l'âge et il existe un risque d'être édenté avant 40 ans, même si cela reste anecdotique.

Les proportions de dents perdues varient très peu en fonction du sexe (test exact de Fisher : p=0,734 ; Figure 5.14).

Concernant les phases d'inhumation, adultes et immatures (N=2) ont été réunis (Figure 5.15). Il semble que le nombre d'individus ayant perdu beaucoup de dents soit bien plus fort pour la dernière phase d'inhumation. Cela pourrait signifier que si le nombre d'individus affectés de pertes *ante mortem* semble diminuer de la fin du XVIIIe au début du XXe, la proportion de dents perdues augmente avec le temps, favorisant la prévalence des sujets édentés. Pourtant, ces distinctions ne sont pas significatives (test exact de Fisher : p=0,144) et le test du coefficient de corrélation des rangs de Spearman n'a pas pu mettre en évidence de corrélation entre la proportion de dents perdues *ante mortem* et la phase d'inhumation (rho=0,115 ; p=0,196).

5.2.3. Synthèse

- Une seule dent lactéale perdue *ante mortem* (une molaire).
- Forte fréquence des dents permanentes perdues *ante mortem* (29,3 %).
- Les dents jugales sont les plus atteintes, en particulier les molaires.

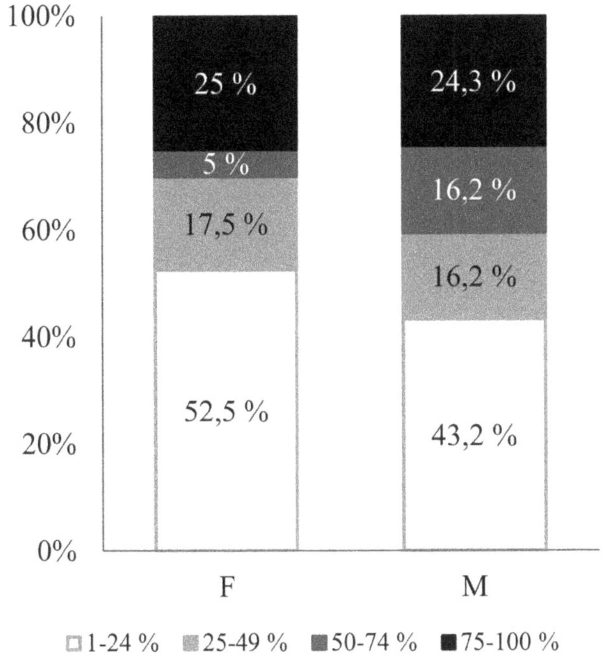

Figure 5.14 : MPC, Répartition des individus selon la proportion d'AMTL et suivant le sexe (au moins 5 localisations observables).

- Forte prévalence des AMTL : 60 % de l'échantillon (78 % des adultes et 3,8 % des immatures ; p<0,001).
- Chez les adultes, augmentation progressive des prévalences selon l'âge au décès.
- Généralement peu de dents perdues par individu, mais les proportions de dents perdues *ante mortem* augmentent avec l'âge.
- 22,2 % d'individus (quasi) édentés et ce phénomène débute chez les 30-39 ans.
- Les prévalences et proportions d'AMTL restent stables de la phase 1 à 4.

5.3. Les caries dentaires

5.3.1. Analyse par dent

Les lésions carieuses ont été reconnues sur 21,4 % des 2 789 dents fonctionnelles observables (Figure 5.16). Cela correspond à 23,2 % des dents permanentes et 11,2 % des dents lactéales (Chi² d'indépendance ; p<0,001). Les dents permanentes et lactéales seront traitées séparément afin de présenter les fréquences par dent, puis regroupées dans les décomptes par individu. Les dents des individus adultes sont près de deux fois plus cariées que celles des enfants (Chi² d'indépendance ; p<0,001).

5.3.1.1. Les dents permanentes

5.3.1.1.1. Dénombrement

Concernant les dents permanentes, la première correction appliquée indique un résultat tout à fait similaire à la fréquence brute, voire légèrement supérieure (Tableau 5.6). Elle est à considérer comme un taux minimal d'atteintes carieuses. Avec la seconde correction, la fréquence atteint près de 48 %. Elle est à considérer comme une prévalence maximale : la maladie carieuse est un des facteurs importants des pertes *ante mortem*, mais pas unique. La prévalence réelle devrait alors se situer entre 23,7 % et 47,8 %.

On note une différence importante entre les dents appartenant aux adultes et celle appartenant aux immatures, malgré des fréquences totales brutes équivalentes (Chi² d'indépendance : p=0,212 ; Tableau 5.6). Les taux bruts et calibrés fluctuent peu pour les dents des immatures et tournent autour de 20,5 %. En revanche, les fréquences des dents des adultes montrent une forte variation et le taux maximal dépasse les 70 %. Cela s'explique par la

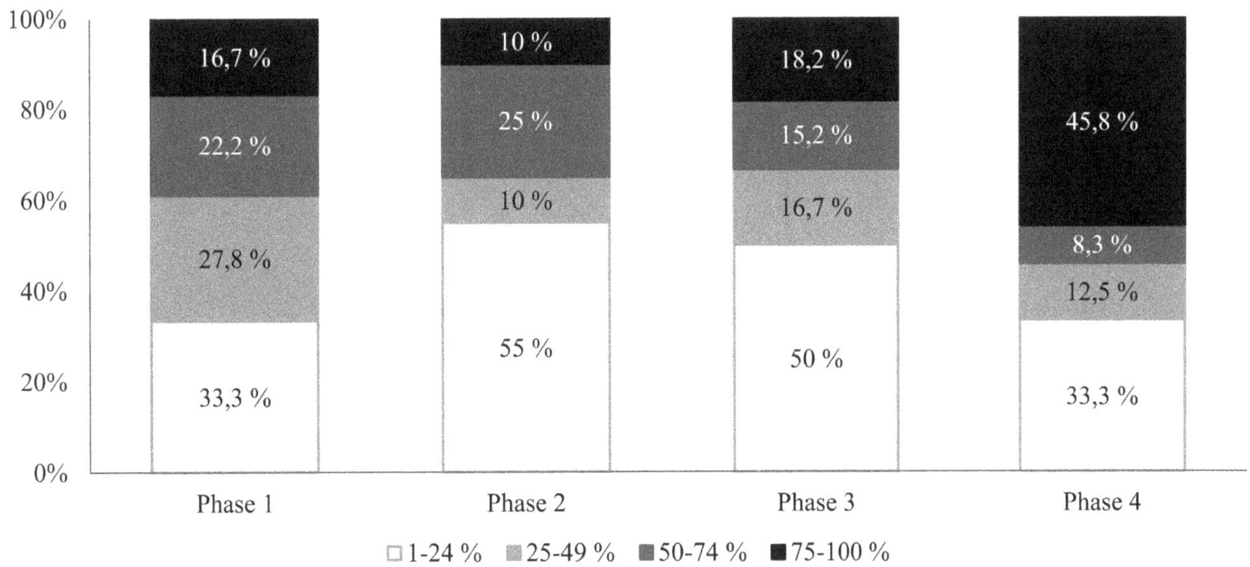

Figure 5.15 : MPC, Répartition des individus selon la proportion d'AMTL et suivant la phase d'inhumation (au moins 5 localisations observables).

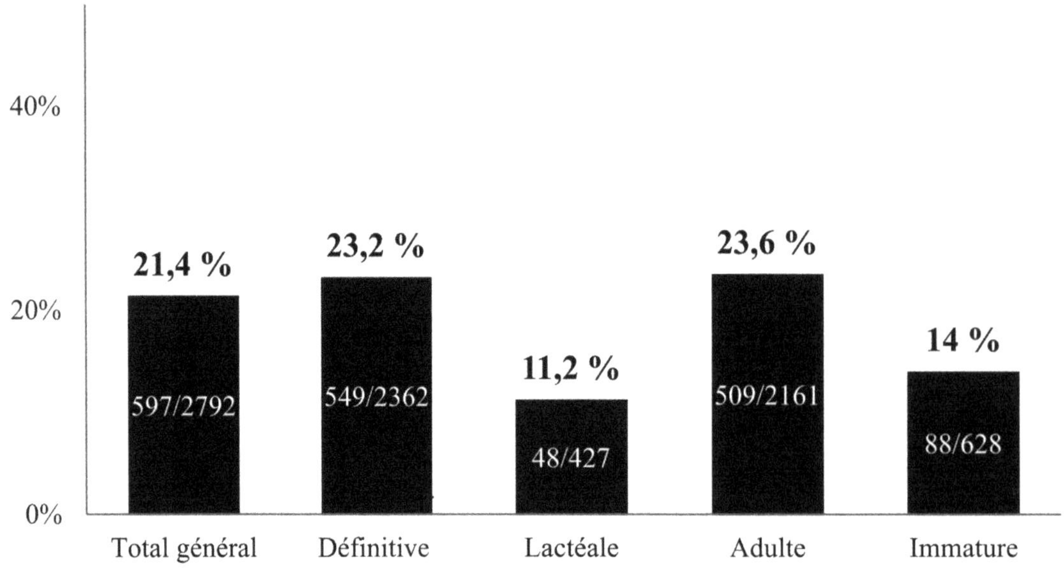

Figure 5.16 : MPC, Fréquence des caries dentaires selon le type de dentition et la maturation des sujets.

proportion considérable de dents perdues *ante mortem* chez les adultes. Toutefois, le taux de dents cariées apparaît considérable chez les adultes, comme chez les immatures.

En considérant les divers types de dents, certaines distinctions apparaissent dans les fréquences de dents cariées. Tout d'abord, les caries ont plus tendance à se développer sur les dents supérieures (Chi² d'indépendance : $p<0,001$; Tableau 5.7). Ensuite, sur chacun des cadrans, les dents labiales sont nettement moins atteintes que les dents jugales (Chi² d'indépendance ; pour le maxillaire : $p=0,002$, pour la mandibule : $p<0,001$). Enfin, ce sont les molaires qui affichent les taux d'atteintes les plus élevés. De manière générale, elles comptabilisent 40,8% d'atteintes, contre 15,5% pour les autres types de dents (Chi² d'indépendance : $p<0,001$). À l'inverse, les fréquences sont particulièrement faibles pour les incisives inférieures.

5.3.1.1.2. Caractérisation des caries

Au total, 736 caries ont été renseignées sur les 756 dénombrées. Notons tout d'abord que pour 12 % des caries, le type réel n'a pas pu être déterminé, en raison de l'ampleur de l'atteinte (type « *gross* » ; Tableau 5.8). Le site initial d'attaque des lésions se situe majoritairement au niveau des couronnes dentaires : elles constituent près des trois quarts des caries renseignées. Ces caries se développent principalement au niveau des faces occlusales et interproximales. Ensuite, plus de 15 % des caries se sont développées au niveau du collet de la dent, en particulier sur les faces interproximales et plus rarement sur les faces vestibulaires. Les caries radiculaires sont quasi inexistantes et touchent exclusivement les adultes. Les divers types de dents suivent cette même tendance, avec une nette prédominance des caries coronaires, à l'exception des incisives inférieures, où les lésions apparaissent plutôt au niveau du collet.

Tableau 5.6 : MPC, Fréquences brutes et corrigées des dents permanentes cariées (Ad=Adultes ; Imm=Immatures).

		N caries	N dents fonctionnelles	Fréquence brute	Calibration 1	Calibration 2		
						N caries estimées	N dents + ag + AMTL	Fréquence corrigée 2
TOTAL	Labiale	144	968	**14,9 %**	**5,6 %**	462	1295	**13,4 %**
	Jugale	405	1394	**29,1 %**	**18,2 %**	1224	2223	**34,4 %**
	Total	549	2362	**23,2 %**	**23,7 %**	1686	3518	**47,8 %**
AD	Labiale	134	884	**15,2 %**	**5,7 %**	452	1211	**14,0 %**
	Jugale	375	1275	**29,4 %**	**18,4 %**	1191	1276	**58,3 %**
	Total	509	2159	**23,6 %**	**24,1 %**	1643	2487	**72,3 %**
IMM	Labiale	10	84	**11,9 %**	**4,5 %**	10	84	**4,5 %**
	Jugale	30	119	**25,2 %**	**15,8 %**	33	122	**16,9 %**
	Total	40	203	**19,7 %**	**20,2 %**	43	206	**21,4 %**

Tableau 5.7 : MPC, Fréquence des caries selon l'arcade, le type et la catégorie de dent permanente et nombre moyen de caries par dent atteinte.

	Maxillaire										
	Total	**Labiale**	**Jugale**	**I1**	**I2**	**C**	**P1**	**P2**	**M1**	**M2**	**M3**
N	1007	408	599	126	123	159	134	130	129	127	79
% caries	**26,9 %**	**21,6 %**	**30,6 %**	**22,2 %**	**22,8 %**	**20,1 %**	**20,1 %**	**17,7 %**	**33,3 %**	**45,7 %**	**40,5 %**
	20,5 %	**10,0 %**	**27,9 %**	**5,4 %**	**9,3 %**	**14,2 %**	**14,1 %**	**12,0 %**	**45,8 %**	**38,6 %**	**40,0 %**
N	1355	560	795	166	182	212	199	183	155	158	100
	Total	**Labiale**	**Jugale**	**I1**	**I2**	**C**	**P1**	**P2**	**M1**	**M2**	**M3**
	Mandibule										

Tableau 5.8 : MPC, Distribution du type de caries sur les dents permanentes selon la localisation des lésions.

		Types de caries				N
		Coronaire	**Collet**	**Racine**	***Gross***	
	N	526	112	9	89	736
	%	**71,5 %**	**15,2 %**	**1,2 %**	**12,1 %**	
Localisation	Occlusale	**62,0 %**	**0,0 %**	**0,0 %**	**0 %**	326
	Interproximale	**26,8 %**	**77,7 %**	**11,1 %**	**1,1 %**	230
	Vestibulaire	**9,5 %**	**20,5 %**	**77,8 %**	**0,0 %**	80
	Linguale	**1,5 %**	**1,8 %**	**0,0 %**	**0,0 %**	10
	Gross	**0,2 %**	**0,0 %**	**11,1 %**	**98,9 %**	90

En croisant le type de carie avec la classe d'âge, il apparaît que les caries coronaires sont très nettement majoritaires jusqu'à 40 ans (Figure 5.17). Les caries situées au niveau de la jonction émail-cément se développent à partir de l'adolescence et leur proportion augmente graduellement jusqu'à représenter près d'un tiers des lésions constatées chez les adultes âgés. Les caries radiculaires restent très rares, quelle que soit la classe d'âge considérée (test exact de Fisher : p=0,3). Toutefois, il existe une différence significative entre les classes d'âge en considérant les caries radiculaires et celles du collet de manière conjointe. En effet, la proportion de ces types passe de 7,7 % chez les adolescents, à près de 40 % pour les adultes âgés. Elle semble donc augmenter largement avec l'âge, et de manière significative (test exact de Fisher : p<0,001).

La sévérité des caries est généralement assez faible, avec un score moyen équivalent à 1,9. En effet, près de la moitié (46 %) des caries recensées sont débutantes. Les stades 1 et 2 représentent à eux seuls les trois quarts des lésions enregistrées. Dans 11 % des cas seulement, la lésion a détruit la quasi-totalité de la couronne dentaire (stade 4).

Les proportions des divers stades de sévérité sont tout à fait équivalentes entre les dents inférieures et supérieures (Chi² d'indépendance : p=0,253 ; Tableau 5.9). De même, le score moyen de sévérité n'indique aucune différence entre le maxillaire et la mandibule (t-test de Student : p=0,133). Par contre, il existe une réelle distinction entre les dents labiales et jugales, quelle que soit l'arcade considérée. Celle-ci s'exprime à la fois dans la répartition des stades de sévérité (Chi² d'indépendance : p<0,001), mais également en comparant les scores moyens (pour le maxillaire, t-test de Student : p<0,001 ; pour la mandibule, test de Welch : p<0,001). En effet, la sévérité apparaît moindre sur les dents jugales où les stades débutants sont majoritaires. Ces proportions sont complètement inversées sur les dents antérieures. Ainsi, les caries qui atteignent les incisives et les canines ont tendance à évoluer plus facilement vers des stades plus sévères. Au sein de ces larges catégories, nous avons noté des différences significatives au niveau des scores moyens, entre les divers types de dents sur le maxillaire (test de Kruskal-Wallis : p<0,001), mais également sur la mandibule (test de Kruskal-Wallis : p<0,001). On remarque une très forte proportion de stades débutants chez les molaires, tandis que les lésions qui atteignent les prémolaires et les canines supérieures évoluent davantage vers le stade 4. Ainsi, les dents les plus fréquemment atteintes affichent une sévérité moindre.

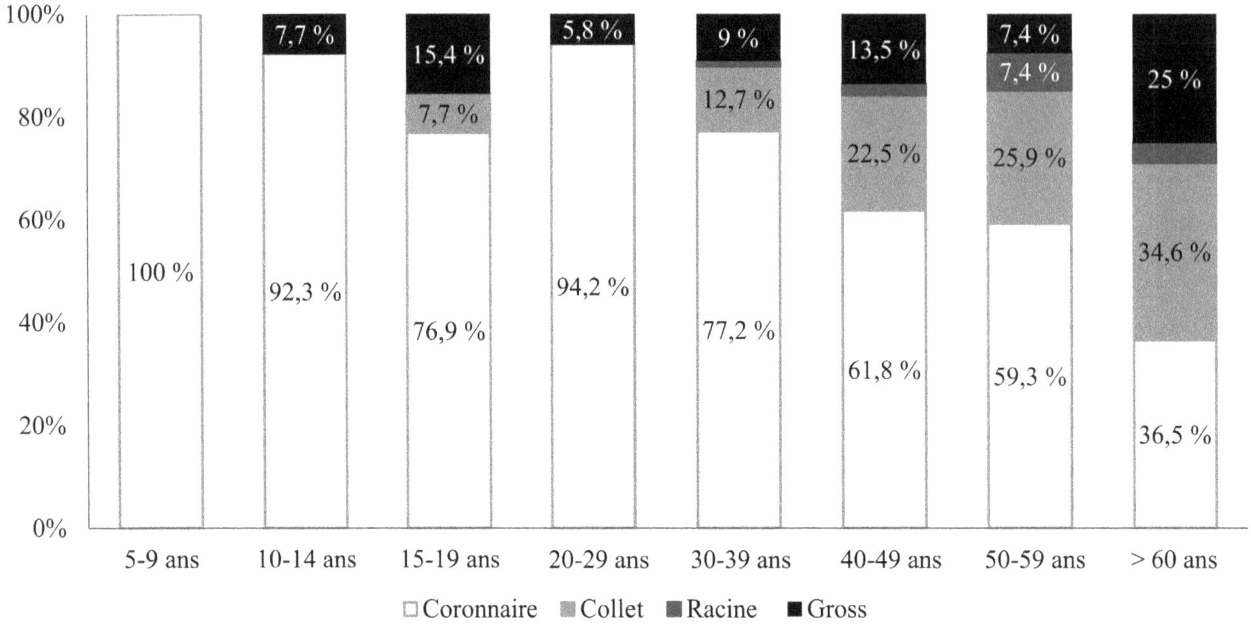

Figure 5.17 : Distribution des différents types de carie sur les dents permanentes suivant la classe d'âge (fréquence par dent).

Tableau 5.9 : MPC, Distribution des stades de sévérité des caries et score moyen de sévérité selon l'arcade, le type et la catégorie de dent permanente.

	Maxillaire										
	Total	**Labiale**	**Jugale**	**I1**	**I2**	**C**	**P1**	**P2**	**M1**	**M2**	**M3**
N	345	93	252	29	30	34	32	25	66	89	40
Stade 1	**45,2 %**	**19,4 %**	**54,8 %**	**6,9 %**	**6,7 %**	**41,2 %**	**34,4 %**	**32,0 %**	**63,6 %**	**60,7 %**	**57,5 %**
Stade 2	**26,7 %**	**45,2 %**	**19,8 %**	**58,6 %**	**46,7 %**	**32,4 %**	**23,3 %**	**12,0 %**	**12,1 %**	**36,3 %**	**22,5 %**
Stade 3	**14,8 %**	**19,4 %**	**13,1 %**	**20,7 %**	**30,0 %**	**8,8 %**	**17,2 %**	**24,0 %**	**10,6 %**	**27,6 %**	**15,0 %**
Stade 4	**13,3 %**	**16,1 %**	**12,3 %**	**13,8 %**	**16,7 %**	**17,6 %**	**52,4 %**	**32,0 %**	**13,6 %**	**10,9 %**	**5,0 %**
Score moyen	1,96	2,32	1,83	2,41	2,57	2,03	2,34	2,56	1,74	1,57	1,68
	1,85	2,34	1,75	2,42	2,33	2,31	2,47	2,72	1,54	1,64	1,59
Stade 4	**9,0 %**	**9,2 %**	**8,9 %**	**8,3 %**	**4,8 %**	**12,5 %**	**20,0 %**	**32,0 %**	**5,6 %**	**3,4 %**	**8,6 %**
Stade 3	**14,1 %**	**24,6 %**	**12,0 %**	**25,0 %**	**28,6 %**	**21,9 %**	**23,3 %**	**16,0 %**	**9,5 %**	**12,6 %**	**8,6 %**
Stade 2	**29,9 %**	**56,9 %**	**24,5 %**	**66,7 %**	**61,9 %**	**50,0 %**	**40,0 %**	**44,0 %**	**18,3 %**	**28,7 %**	**15,5 %**
Stade 1	**47,1 %**	**9,2 %**	**54,6 %**	**0,0 %**	**4,8 %**	**15,6 %**	**16,7 %**	**8,0 %**	**66,7 %**	**55,2 %**	**67,2 %**
N	391	65	326	12	21	32	30	25	126	87	58
	Total	**Labiale**	**Jugale**	**I1**	**I2**	**C**	**P1**	**P2**	**M1**	**M2**	**M3**
	Mandibule										

5.3.1.2. Les dents lactéales

5.3.1.2.1. Dénombrement

Deux dents déciduales persistantes ont été découvertes chez un adulte et ont été exclues de cette étude. Celle-ci s'appuie uniquement sur les 425 dents déciduales fonctionnelles, pour les individus âgés de 0 à 14 ans.

La calibration du taux de caries a eu tendance à réduire les fréquences brutes pour chaque catégorie de dent et en particulier pour les postérieures (Tableau 5.10). Pourtant, en tenant compte des fréquences générales, le taux brut est tout à fait similaire à celui corrigé et équivaut à 11 %.

Les arcades supérieures et inférieures montrent des fréquences analogues (Chi² d'indépendance : p=0,201 ;

Tableau 5.10 : Fréquences brutes et corrigées des dents lactéales cariées (sujets immatures uniquement).

	N dents	Fréquence brute	Calibration 1
Labiales	238	**8,8 %**	**5,3 %**
Jugales	187	**14,4 %**	**5,8 %**
Total	425	**11,3 %**	**11,1 %**

Tableau 5.11). Les dents jugales inférieures et supérieures sont plus couramment cariées que les dents antérieures, sans que cela ne soit significatif (Chi² d'indépendance pour le maxillaire : p=0,450 ; pour la mandibule : p=0,093). Enfin, les taux d'atteintes pour les molaires sont les plus élevés. Parmi ces tendances, la m1 supérieure fait figure d'exception : son taux d'atteinte est nettement plus faible, alors que l'effectif de dents observables est sensiblement similaire aux autres catégories.

5.3.1.2.2. Caractérisation des caries

Sur les dents lactéales, l'ensemble des caries s'est développé sur les couronnes et dans 75 % des cas, au niveau des faces interproximales (Tableau 5.12). Ensuite, pour près d'un quart des caries, la lésion se situe sur la phase occlusale. Enfin, les atteintes sur les phases vestibulaires sont rares, tout comme celles qualifiées comme « *gross* », et l'on ne compte aucune lésion sur la phase linguale.

Les caries évoluent rarement vers un stade ultime (stade 4) entraînant la destruction de plus des trois quarts de la couronne (Tableau 5.13). Seule une carie est concernée, constatée sur une seconde molaire inférieure. Pourtant, le stade précédent (stade 3), qui correspond à une phase assez avancée de la maladie, est plutôt courant (22 % des caries). Les stades 2 constituent plus de la moitié des lésions carieuses (56 %), alors que l'on retrouve seulement 20 % de stades débutants. Cela signifie peut-être qu'une fois la carie installée, elle évolue rapidement vers des stades plus sévères, mais les dents lactéales sont remplacées par leur homologue définitive avant la destruction quasi totale de la couronne.

Les caries des dents inférieures et supérieures ne se distinguent pas selon la sévérité de l'atteinte (test exact de Fisher : p=0,749 ; Tableau 5.13 ; test de Wilcoxon bi-varié : p=0,707). On remarque néanmoins que les caries des dents postérieures de la mandibule ont tendance à être plus sévères (test exact de Fisher : p<0,001). Le stade 2 est généralement le plus représenté et la seule carie de stade 4 se retrouve sur une seconde molaire inférieure. De manière générale, la sévérité des lésions carieuses n'a pas permis d'établir de réelles différences selon l'arcade, la catégorie ou encore le type de dent considéré.

5.3.2. Analyse par individu

En mêlant les dents lactéales et permanentes, il est alors possible d'intégrer l'ensemble de la population immature et adulte au sein d'une même analyse. Le corpus total s'élève à 191 sujets : 140 adultes et 51 immatures.

5.3.2.1. Prévalence des individus atteints de caries

La prévalence des individus atteints de caries dentaires est considérable, puisque cette pathologie se retrouve chez plus de 70 % des individus du cimetière des Crottes (Figure 5.18). La carie est quasi omniprésente dans la population adulte : elle atteint plus de 80 % des sujets, contre 43,1 % chez les immatures (Chi² d'indépendance ; p<0,001).

En divisant les individus en fonction de la classe d'âge à laquelle ils appartiennent, les résultats permettent de nuancer cette différence. Chez les moins de 20 ans, ceux souffrant de caries sont nettement prédominants (entre 80 % et 100 %) à partir de cinq ans (Figure 5.19). Avant cela, les tendances sont inversées : moins de 20 % possèdent au moins une dent cariée. La césure s'opère alors véritablement à partir de 5 ans (Chi² d'indépendance ; p<0,001). Notons toutefois les faibles effectifs (N ≤ 5) pour les 10-14 ans, les 15-19 ans. Enfin, il semble important de souligner que malgré cette distinction, les caries se retrouvent dans l'ensemble des classes d'âge immatures, même chez les plus jeunes enfants. On note par exemple la présence de caries dentaires chez un tout petit, âgé de moins d'un an. Le sujet de la SP468 présente alors des caries exclusivement sur la mandibule : les incisives

Tableau 5.11 : MPC, Fréquence des caries selon l'arcade, le type et la catégorie de dent lactéale.

	Maxillaire							
	Total	**Labiale**	**Jugale**	**i1**	**i2**	**c**	**m1**	**m2**
N	214	124	90	46	40	38	48	42
% caries	**9,3 %**	**8,1 %**	**11,1 %**	**8,7 %**	**7,5 %**	**7,9 %**	**6,2 %**	**16,7 %**
	13,3 %	**9,6 %**	**17,5 %**	**11,8 %**	**4,8 %**	**13,2 %**	**18,2 %**	**16,7 %**
N	211	114	97	34	42	38	55	42
	Total	**Labiale**	**Jugale**	**i1**	**i2**	**c**	**m1**	**m2**
	Mandibule							

Tableau 5.12 : MPC, Distribution du type de caries sur les dents lactéales selon la localisation des lésions.

		Type coronaire
	N	59
Localisation	Interproximale	74,6 %
	Occlusale	22,0 %
	Vestibulaire	1,7 %
	Gross	1,7 %

centrales et l'incisive latérale droite sont atteintes, ainsi que la première molaire droite. Cette pathologie peut donc se développer peu de temps après l'émergence de la dent sur arcade.

Par contre, chez les adultes, aucune différence n'apparaît selon la classe d'âge (Chi² d'indépendance : p=0,913 ; Figure 5.20).

Hommes et femmes présentent des taux très élevés, en particulier chez les sujets de sexe féminin (Figure 5.21). Pourtant, le test du Chi² n'a pu mettre en évidence de différence statistique (p= 0,318), ce qui joue en faveur d'une absence de différence selon sexe dans la prévalence des atteintes carieuses. Il est intéressant de constater que chez les femmes, l'usure était également moins sévère en moyenne (5.1.2).

Enfin, selon les phases d'inhumation, les prévalences restent tout à fait stables et très élevées pour les sujets adultes (test exact de Fisher : p=0,433 ; Figure 5.22). Par contre, chez les immatures, la proportion d'individus souffrant de caries dentaires semble augmenter entre la phase 1 et la phase 4. Pour cette ultime phase, l'ensemble des individus pris en compte présente au moins une lésion carieuse. Cependant, il faut rappeler l'effectif très réduit sur lequel cette proportion a été calculée (N=4). Ainsi, aucune véritable différence n'a pu être mise en évidence selon la phase (test exact de Fisher : p=0,12).

5.3.2.2. Sévérité des caries par individu

La sévérité des caries est plutôt faible, puisqu'elle équivaut à 1,97 (Tableau 5.14). Plus de 10 % des individus présentent uniquement des lésions débutantes (stade 1 ; Figure 5.23). À l'inverse, les lésions occasionnant la destruction complète de la couronne dentaire concernent moins d'un tiers des individus.

La distribution des stades de sévérité diffère quelque peu selon la maturité des sujets, sans que cela soit significatif (Chi² d'indépendance : p=0,939 ; Figure 5.23 ; Tableau 5.14).

Toutefois, les caries ont tendance à s'aggraver avec l'âge (test du coefficient de corrélation des rangs de Spearman : rho=0,29 ; p=0,006 ; Figure 5.24 ; Figure 5.25).

Chez les enfants, la répartition des scores maximaux montre l'apparition des caries très sévères (stade 4)

Tableau 5.13 : MPC, Distribution des stades de sévérité des caries et score moyen de sévérité selon l'arcade, le type et la catégorie de dent lactéale.

	Maxillaire							
	Total	**Labiale**	**Jugale**	**i1**	**i2**	**c**	**m1**	**m2**
N	25	13	12	5	3	5	3	9
Stade 1	**24,0 %**	**15,4 %**	**33,3 %**	**40,0 %**	**0,0 %**	**0,0 %**	**0,0 %**	**44,4 %**
Stade 2	**52,0 %**	**69,2 %**	**33,3 %**	**60,0 %**	**100 %**	**60 %**	**66,7 %**	**22,2 %**
Stade 3	**24,0 %**	**15,4 %**	**33,3 %**	**0,0 %**	**0,0 %**	**40 %**	**33,3 %**	**33,3 %**
Stade 4	**0,0 %**	**0,0 %**	**0,0 %**	**0,0 %**	**0,0 %**	**0,0 %**	**0,0 %**	**0,0 %**
Score moyen	2,00	2,00	2,00	1,60	2,00	2,40	2,33	1,89
	2,09	1,92	2,19	2,00	2,00	1,80	2,25	2,11
Stade 4	**2,9 %**	**0,0 %**	**4,8 %**	**0,0 %**	**0,0 %**	**0,0 %**	**0,0 %**	**11,1 %**
Stade 3	**20,6 %**	**0,0 %**	**33,3 %**	**0,0 %**	**0,0 %**	**0,0 %**	**41,7 %**	**22,2 %**
Stade 2	**58,8 %**	**92,3 %**	**38,1 %**	**100 %**	**100 %**	**80,0 %**	**41,7 %**	**33,3 %**
Stade 1	**17,6 %**	**7,7 %**	**23,8 %**	**0,0 %**	**0,0 %**	**20,0 %**	**16,7 %**	**33,3 %**
N	34	13	21	6	2	5	12	9
	Total	**Labiale**	**Jugale**	**i1**	**i2**	**c**	**m1**	**m2**
	Mandibule							

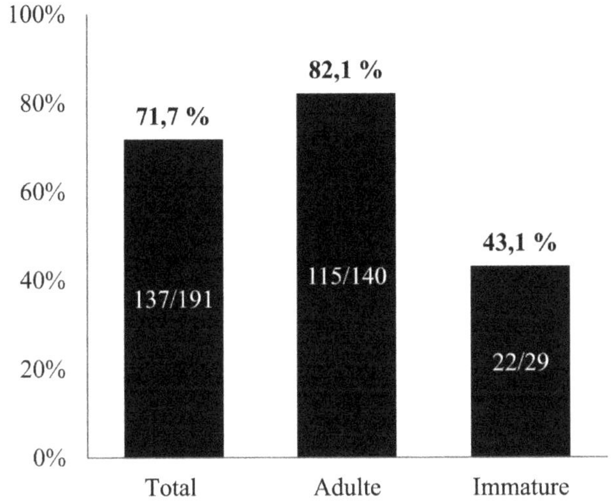

Figure 5.18 : MPC, Prévalence des caries dentaires selon la maturation.

chez les 5-9 ans, de manière anecdotique (Figure 5.24). La proportion du stade 4 augmente par la suite, jusqu'à atteindre la moitié des adolescents, au détriment des caries de stade 2. Le test exact de Fisher n'a pas pu mettre en évidence de différence significative dans la répartition des stades maximaux (p=0,846), certainement en raison d'effectifs peu élevés. Par contre, la sévérité moyenne par individu a permis de distinguer les cinq catégories d'âge et montre une augmentation graduelle des scores moyens (Tableau 5.14).

L'échantillon adulte montre bien plus de diversité dans la répartition des stades de sévérité (test exact de Fisher : p=0,045 ; Figure 5.25). Les individus, dont les caries sont restées à un stade débutant, sont très largement majoritaires chez les plus jeunes : ils représentent 62,5 % de cette catégorie. Puis, ils s'effacent presque complètement dès la classe suivante. Les scores 3 et 4 restent à peu près stables par la suite et concernent à peu près la moitié des adultes, sauf pour les plus âgés. Ces derniers ne sont représentés que par des degrés maximaux équivalents à des stades 3 et 4. De manière générale, la proportion de sujets dont les caries ont atteint le stade 4 augmente graduellement

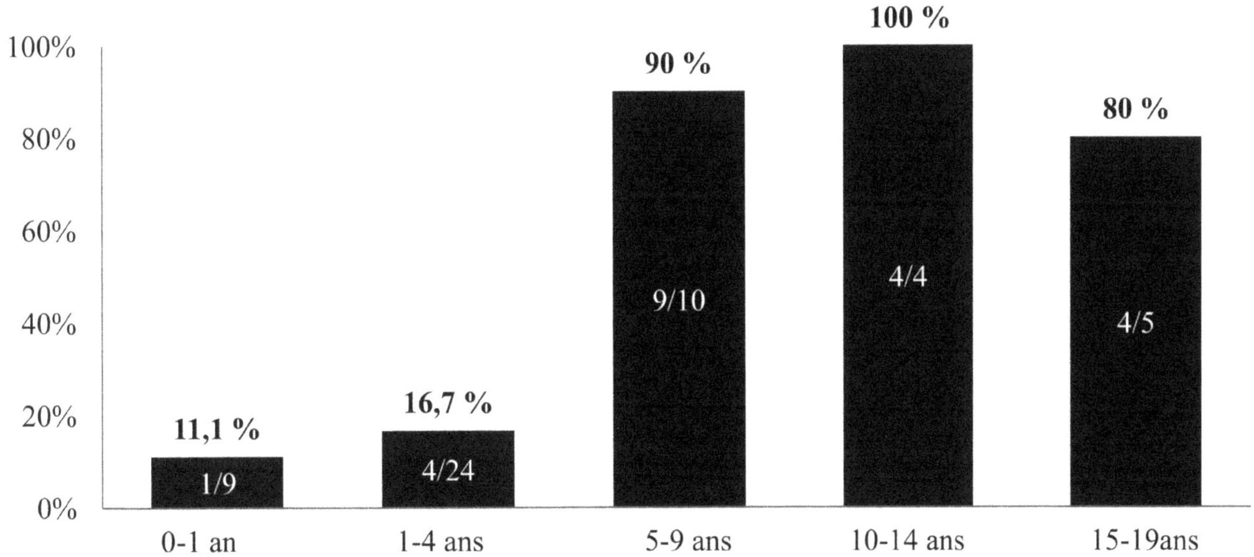

Figure 5.19 : MPC, Prévalence des caries dentaires chez les individus immatures selon la classe d'âge.

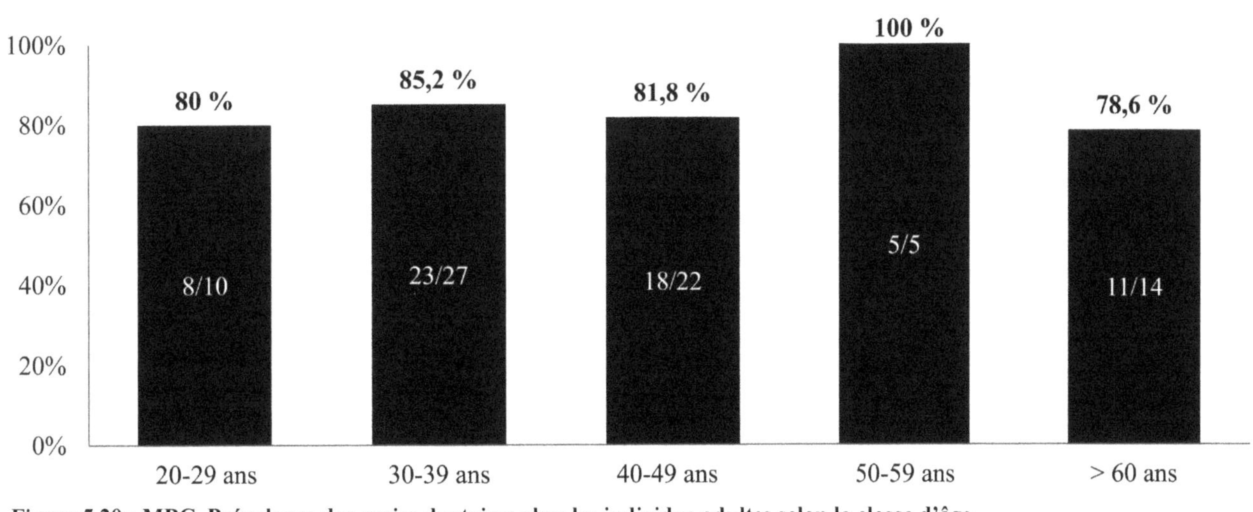

Figure 5.20 : MPC, Prévalence des caries dentaires chez les individus adultes selon la classe d'âge.

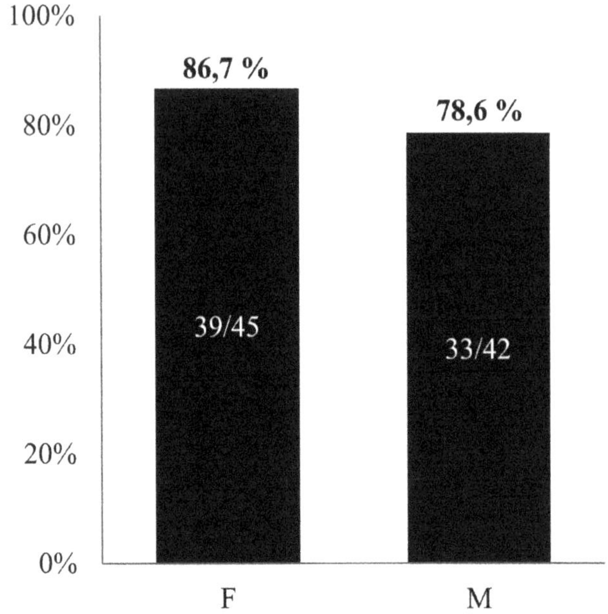

Figure 5.21 : MPC, Prévalence des caries dentaires selon le sexe.

d'une classe à l'autre et ces sujets apparaissent dès 5 ans. À l'inverse, les individus dont les caries sont restées au stade débutant figurent en grand nombre uniquement chez les adultes les plus jeunes (Figure 5.25).

En tenant compte du sexe des sujets, il apparaît que les lésions qui touchent les femmes évoluent bien plus couramment vers un stade 4 (Figure 5.26). Cependant, comme précédemment, cette différence selon le sexe n'apparaît pas significative (test exact de Fisher : p=0,487).

Les scores moyens ont permis d'établir une différence entre les phases d'inhumation (Tableau 5.14). Pourtant la distribution des stades de sévérité maximale diffère très peu chez les adultes (test exact de Fisher : p=0,187) ou chez les immatures (test exact de Fisher : p=0,641 ; Figure 5.27). Notons simplement, chez les adultes, que la sévérité des caries est la plus forte pour la deuxième phase.

5.3.3. Synthèse

- Forte fréquence de dents cariées, en particulier sur les dents permanentes (23,2 % contre 11,2 % des dents déciduales ; p<0,001).
- Les dents jugales sont les plus atteintes, en particulier les molaires.
- En moyenne, 1,38 carie par dent sur les dents permanentes atteintes et 1,23 sur les dents lactéales.
- Les caries se développent principalement sur les couronnes dentaires (71,5 % sur les dents permanentes en particulier sur les faces occlusales et 100 % des dents lactéales).
- Sévérité des caries faible : prépondérance des stades débutants sur les dents permanentes et stades 1 et 2 sur les dents lactéales.
- Prévalences très élevées : 82,1 % des adultes et 43,1 % chez les immatures (p<0,001).
- Apparition chez les 0-1 an et explosion des prévalences à partir de 5 ans.
- Prévalence plus forte chez les femmes, mais différence non significative.
- Augmentation des immatures atteints selon les phases d'inhumation, mais non significative.
- La sévérité des caries s'aggrave légèrement avec l'âge (p=0,006 ; rho=0,29), mais de manière générale, le score moyen reste faible (1,97).

5.4. Les lésions périapicales

5.4.1. Analyse par dent

On ne compte que très peu de lésions autour de l'apex des dents, parmi les 3 756 alvéoles observées (Figure 5.28).

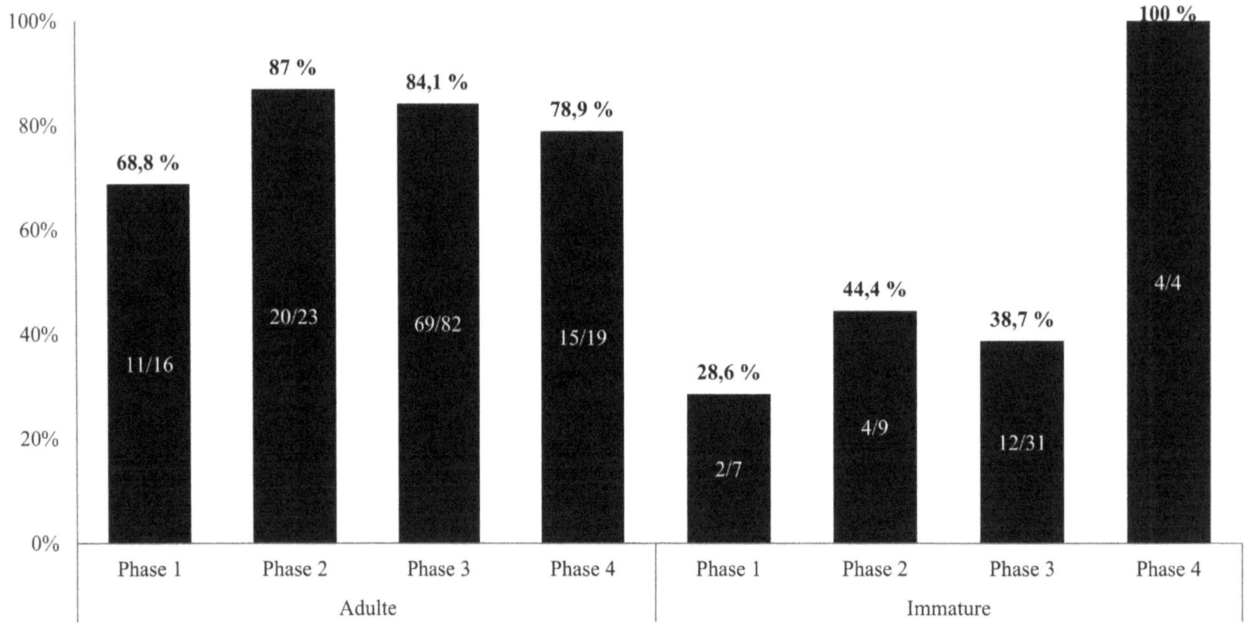

Figure 5.22 : MPC, Prévalence des caries dentaires selon la phase d'inhumation.

Tableau 5.14 : MPC, Score moyen de la sévérité des caries par individu selon la maturité, la classe d'âge, le sexe et la phase d'inhumation.

	N	Moyenne	Médiane	Test statistique	p		
Total	137	**1,97** (0,69)	2,00 [1,33 ; 2,50]				
Adulte	115	**1,96** (0,73)	2,00 [1,28 ; 2,50]	t-test de Welch	0,671		
Immature	22	**2,03** (0,48)	2,00 [1,74 ; 2,35]				
[0-1]	1	**1,83** -	1,83 [1,83 ; 1,83]	Kruskal-Wallis	**0,002**	Kruskal-Wallis	**<0,001**
[1-4]	4	**1,83** (0,58)	2,00 [1,75 ; 2,08]				
[5-9]	9	**1,95** (0,38)	2,00 [1,71 ; 2,00]				
[10-14]	4	**2,14** (0,69)	2,03 [1,62 ; 2,50]				
[15-19]	4	**2,34** (0,47)	2,18 [2,00 ; 2,51]				
[20-29]	8	**1,23** (0,44)	1,00 [1,00 ; 1,88]	Kruskal-Wallis	**<0,001**		
[30-39]	23	**1,74** (0,60)	1,82 [1,10 ; 2,18]				
[40-49]	18	**2,08** (0,63)	2,00 [1,70 ; 2,57]				
[50-59]	5	**1,97** (0,49)	2,00 [1,70 ; 2,00]				
> 60	11	**2,69** (0,61)	2,67 [2,33 ; 3,00]				
Femme	39	**2,00** (0,64)	2,00 (1,65 ; 2,50]	t-test de Student	0,752		
Homme	33	**1,95** (0,76)	2,00 [1,27 ; 2,37]				
Phase 1	13	**1,92** (0,56)	2,00 [1,60 ; 2,00]	Kruskall-Wallis	**0,039**		
Phase 2	24	**2,32** (0,80)	2,23 [1,90 ; 3,00]				
Phase 3	81	**1,94** (0,66)	2,00 [1,33 ; 2,37]				
Phase 4	19	**1,68** (0,64)	1,67 [1,23 ; 2,00]				

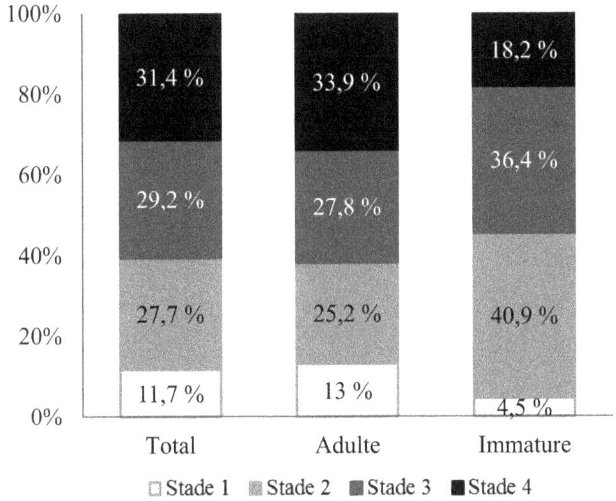

Figure 5.23 : MPC, Répartition des individus selon le stade de sévérité maximale des caries et suivant la maturation.

Moins de 4 % sont atteintes d'un granulome, kyste ou abcès. Les proportions sont très faibles, quel que soit le type de dentition, mais pour les dents déciduales, les lésions périapicales sont clairement anecdotiques et ne concernent que deux alvéoles (Chi² d'indépendance : p=0,007). Il existe également une différence significative entre les alvéoles appartenant aux adultes et celles appartenant aux immatures (Chi² d'indépendance : p=0,014).

5.4.1.1. Les dents permanentes

5.4.1.1.1. Dénombrement

Les fréquences d'alvéoles atteintes sont très faibles au niveau des dents définitives et restent assez similaires selon la maturité de l'individu sur lesquels elles ont été observées : 4,2 % chez les adultes et 3,1 % chez les immatures (Chi²d'indépendance : p= 0,466).

Selon l'arcade, le type ou la catégorie de dent, les proportions d'alvéoles lésées restent peu élevées (Tableau 5.15). Le maxillaire présente un taux d'atteinte plus fort (Ch² d'indépendance : p<0,001). De plus, les alvéoles accueillant les dents jugales sont plus atteintes que celle des dents labiales. Cela est particulièrement le cas sur le maxillaire (Chi² d'indépendance : p=0,007). Par contre, sur la mandibule, les taux sont bien plus stables (Chi² d'indépendance : p=0,5).

Chaque catégorie de dent présente une forte prédominance d'alvéoles saines (Tableau 5.15). Nous n'avons détecté aucune différence significative entre les deux arcades

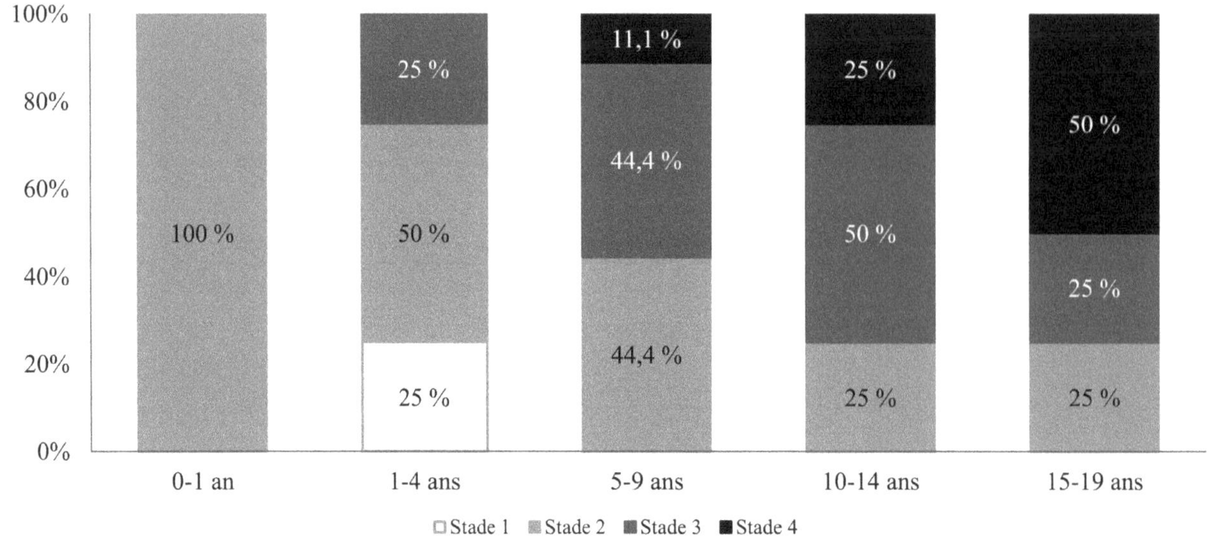

Figure 5.24 : MPC, Répartition des individus immatures selon le stade de sévérité maximale des caries et suivant la classe d'âge.

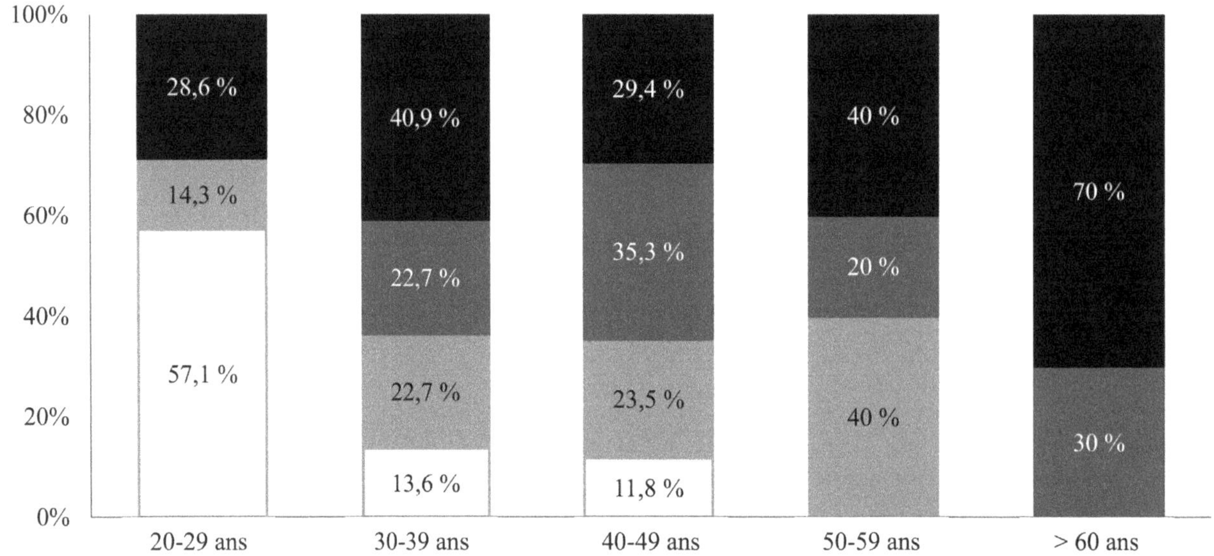

Figure 5.25 : MPC, Répartition des individus adultes selon le stade de sévérité maximale des caries et suivant la classe d'âge.

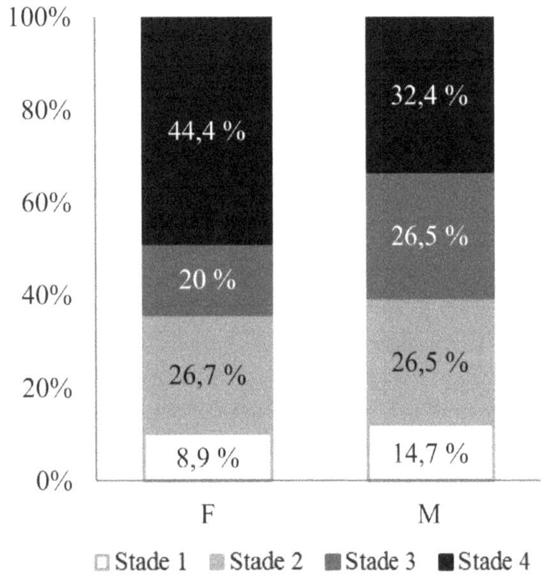

Figure 5.26 : MPC, Répartition des individus selon le stade de sévérité maximale des caries et suivant le sexe.

(Chi² d'indépendance : p=0,861) ou les diverses catégories de dents (Chi² d'indépendances : pour le maxillaire, p=0,701 ; pour la mandibule, p=0,705). Les incisives centrales inférieures semblent particulièrement épargnées avec 1,1 % seulement d'alvéoles atteintes. À l'inverse, les premières molaires du maxillaire sont les plus fréquemment affectées. Sur chacune des arcades, ce sont les premières molaires qui affichent les plus fortes proportions d'alvéoles atteintes.

5.4.1.1.2. Caractérisation des lésions

La cause de la lésion périapicale a pu être déterminée dans près de la moitié des cas (42,7 %). Trois causes principales ont pu être identifiées. Tout d'abord, les caries jouent un rôle prédominant : elles seraient responsables de plus de 80 % des abcès dont les causes sont identifiées. À ce propos, notons que les dents maxillaires présentent une plus forte proportion à la fois de caries et d'abcès. De plus, les dents labiales de la mandibule montrent le taux le

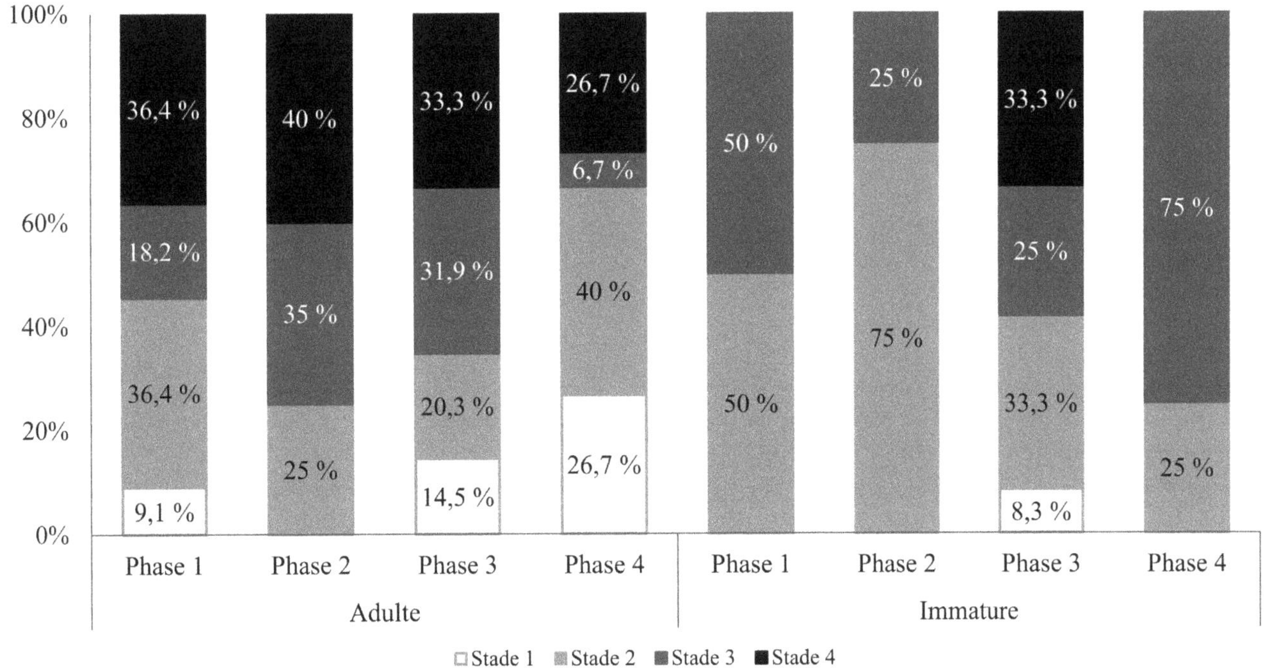

Figure 5.27 : MPC, Répartition des individus selon le stade de sévérité maximale des caries et suivant la phase d'inhumation.

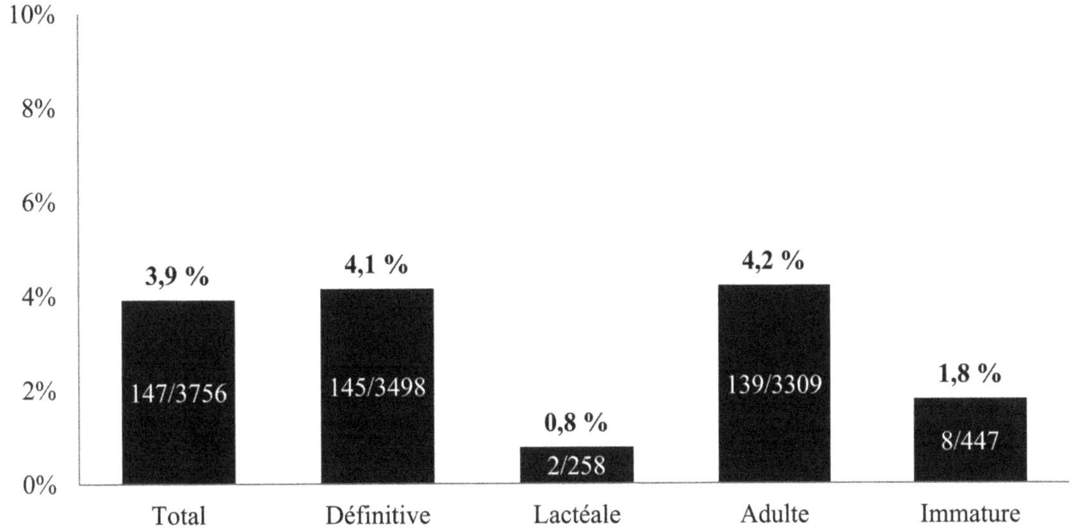

Figure 5.28 : MPC, Fréquence des atteintes périapicales selon le type de dentition et la maturation des sujets.

Tableau 5.15 : MPC, Fréquence des alvéoles atteintes de lésions périapicales selon l'arcade, le type et la catégorie de dent permanente.

	Maxillaire										
	Total	**Labiale**	**Jugale**	**I1**	**I2**	**C**	**P1**	**P2**	**M1**	**M2**	**M3**
N	1457	605	852	198	203	204	210	196	188	150	108
% atteintes	**5,8 %**	**3,8 %**	**7,2 %**	**2,5 %**	**3,9 %**	**4,9 %**	**8,6 %**	**4,6 %**	**10,6 %**	**7,3 %**	**2,8 %**
	3,0 %	**2,7 %**	**3,2 %**	**1,1 %**	**3,1 %**	**3,8 %**	**2,7 %**	**3,9 %**	**5,1 %**	**2,3 %**	**1,5 %**
N	2041	787	1254	262	262	263	260	255	277	266	196
	Total	**Labiale**	**Jugale**	**I1**	**I2**	**C**	**P1**	**P2**	**M1**	**M2**	**M3**
	Mandibule										

plus faible d'abcès, mais également de lésions carieuses. Il semble aussi exister un lien entre la sévérité de la carie et l'apparition d'un abcès. En effet, lorsque la carie est désignée comme la cause certaine, elle atteint le stade 4 dans près de 70 % des cas et l'on ne compte aucune carie débutante engendrant le développement d'un abcès. Chez les immatures, tous les abcès dont les causes ont été identifiées se sont développés en conséquence d'une carie. Ensuite, l'usure dentaire a provoqué la formation d'une lésion autour de l'apex de la dent dans 10 cas (soit 16,4 %). Enfin, des fractures dentaires ont engendré le développement d'un abcès périapical au niveau de deux alvéoles. Elles ont été observées chez un seul et même individu adulte (SP493) et concernent deux dents adjacentes : la quatrième prémolaire et la première molaire inférieures droites.

L'aspect chronique de la lésion est attesté dans 37 % des cas, par la présence d'une fistule (N=144). Ce chiffre paraît considérable relativement au peu d'alvéoles touchées. Les abcès se développent rarement, mais ils peuvent rapidement engendrer des complications par le développement d'une fistule. Les fréquences d'abcès avec fistules varient peu selon le type de dent correspondant et les taux sont compris entre 35 % et 40 %. Il n'existe aucune différence significative entre les alvéoles supérieures et inférieures (Chi² d'indépendance : p=0,861), ou entre celles supportant les dents antérieures ou postérieures (Chi² d'indépendance : p=0,711 pour le maxillaire et p= 0,715 pour la mandibule). Les fistules ne semblent donc pas corrélées à un type de dent particulier, mais semblent plutôt se développer de manière aléatoire. Aucune fistule ne s'est développée au niveau des sinus maxillaires. La grande majorité (plus de 95 %) aboutit sur la face vestibulaire de l'os alvéolaire. Notons également qu'un abcès a engendré le développement de deux fistules, en face linguale et vestibulaire.

5.4.1.2. Les dents lactéales

Seuls deux abcès ont été dénombrés au niveau des dents lactéales. Ces derniers concernent des molaires mandibulaires : une m1 droite et une m2 gauche, découverts respectivement sur les individus des SP123 et SP287. Il s'agit dans les deux cas d'individus âgés entre 5 et 9 ans. Ces deux lésions sont liées à des caries, ces dernières en étant la cause directe.

5.4.2. Analyse par individu

Cette analyse s'appuie sur 197 individus possédant au moins une alvéole observable : 158 adultes et 39 immatures.

5.4.2.1. Prévalence des individus atteints de lésions périapicales

Plus d'un tiers de la population du cimetière de Crottes est atteint d'au moins une lésion périapicale (Figure 5.29). Cela concerne principalement la population adulte, puisque seulement 12,8 % des immatures (soit cinq individus) présentent au moins une lésion, contre près de 42 % des adultes (Chi² d'indépendance : p<0 ,001).

Les immatures souffrant d'au moins un abcès se situent exclusivement au sein de deux classes d'âge : les 5-9 ans et les 15-19 ans (Figure 5.30). Ainsi, les abcès se développent à partir de 5 ans et la proportion augmente sévèrement chez les adolescents. Il faut toutefois noter les faibles effectifs par classe d'âge, qui entravent la lecture de tendances fiables.

Concernant les adultes, les plus jeunes affichent une proportion d'individus atteints relativement faible, en comparaison des sujets dont l'âge est plus avancé (Figure 5.31). En effet, seul un adulte de moins de 30 ans souffre d'abcès dentaire. Les classes d'âge suivantes présentent des taux assez proches : entre 44 et 60 %, indiquant que ces lésions ne semblent pas forcément se développer avec l'âge (test exact de Fisher : p=0,169).

Aucune différence n'apparaît selon le sexe des individus (Figure 5.32 ; Chi² d'indépendance : p=0,855).

Enfin, les sujets atteints de lésions périapicales semblent être de moins en moins nombreux tout au long du XIXe siècle (Figure 5.33). En effet, chez les adultes, on assiste à une diminution progressive du taux d'individus atteints entre les phases 1 et 4. Cependant, cette tendance n'est pas confirmée de manière statistique (test de Cochran Armitage : p=0,142) et le Chi² d'indépendance n'a pas permis de mettre en évidence de différence significative entre les phases (p=0,07). Les immatures affichent une tendance complètement opposée, avec l'augmentation des prévalences entre la phase 1 et 4. Toutefois, cette analyse se base sur peu d'individus, ce qui complique la lecture des résultats (test exact de Fisher : p=0,089).

5.4.2.2. Nombre de lésions périapicales par individu

L'écart observé entre la fréquence d'alvéoles atteintes (Figure 5.28) et la prévalence par individu, bien plus

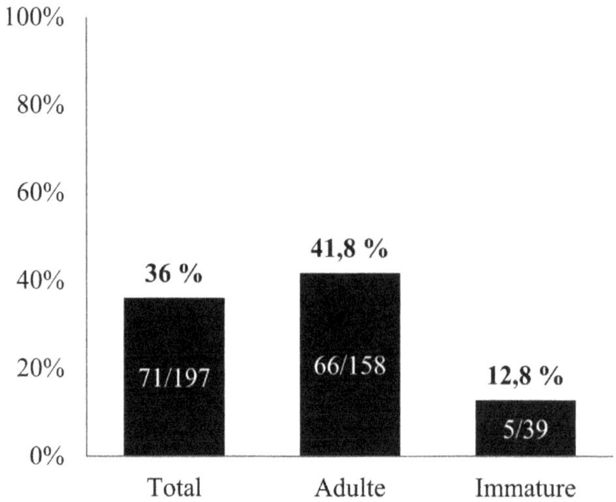

Figure 5.29 : MPC, Prévalence des lésions périapicales selon la maturation.

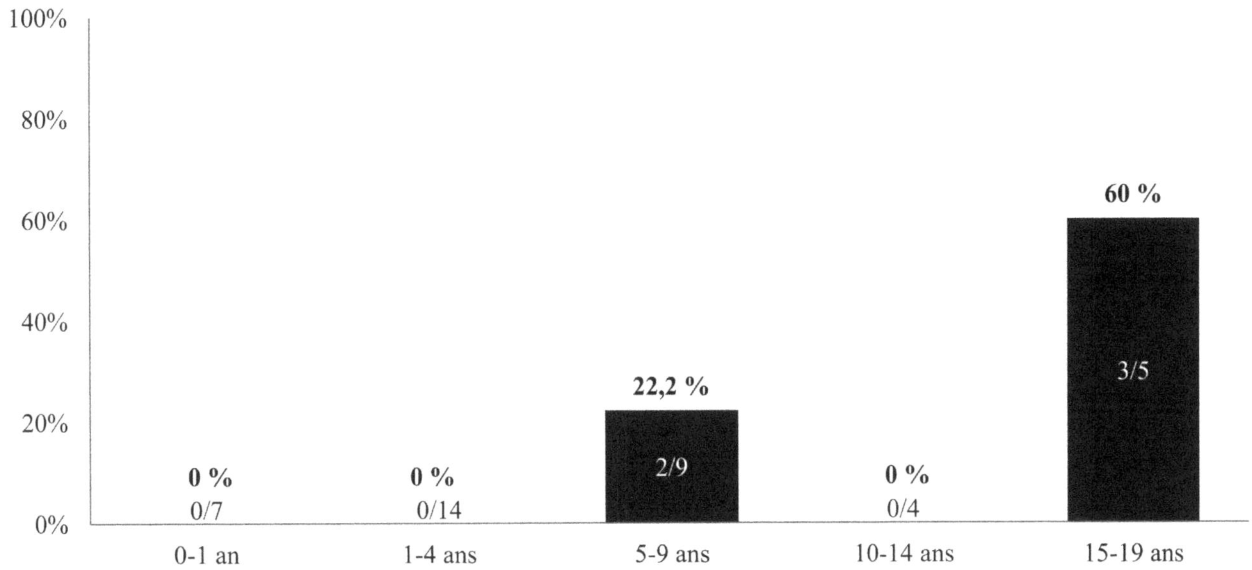

Figure 5.30 : MPC, Prévalence des lésions périapicales chez les individus immatures selon la classe d'âge.

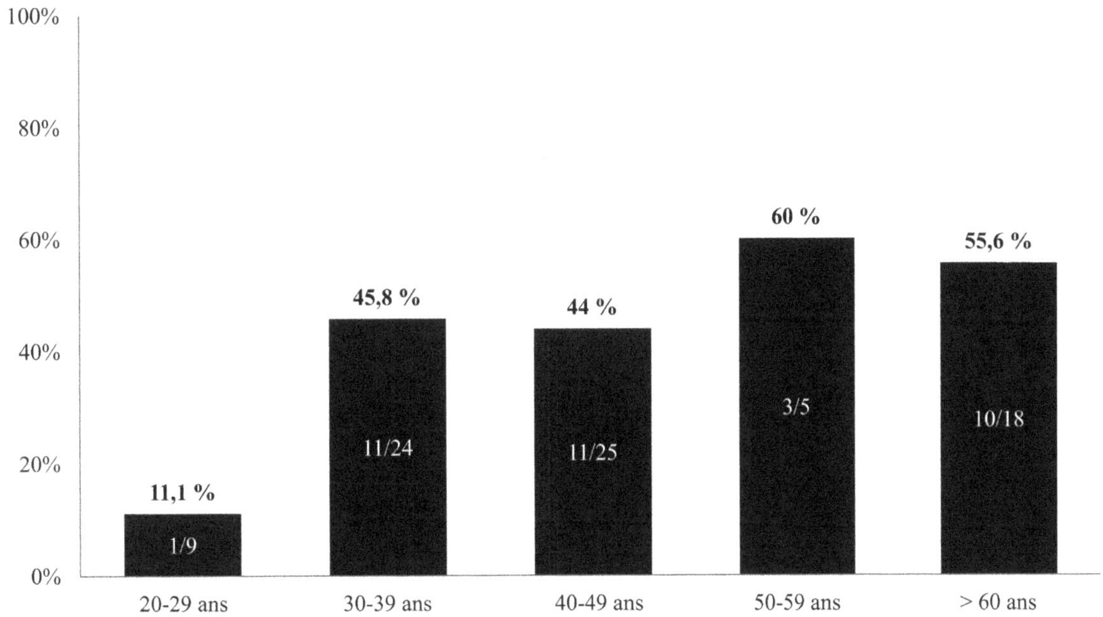

Figure 5.31 : MPC, Prévalence des lésions périapicales chez les individus adultes selon la classe d'âge.

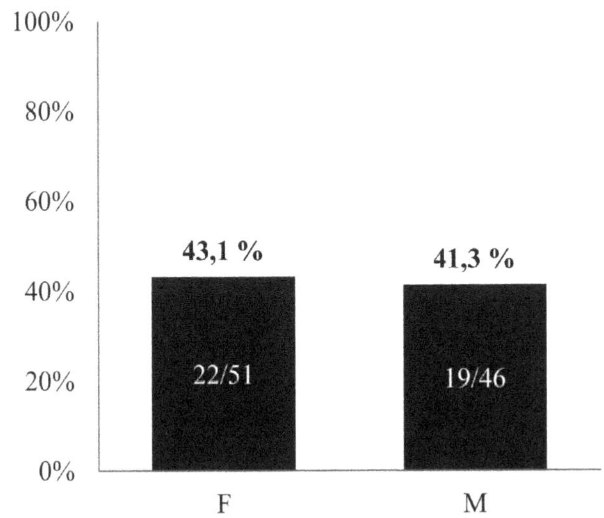

Figure 5.32 : MPC, Prévalence des lésions périapicales selon le sexe.

forte (Figure 5.29), pousse à nous intéresser au nombre d'atteintes pour chaque sujet. Parmi les 71 individus souffrant de lésions périapicales, tous possèdent au moins neuf alvéoles observables. Nous avons compté d'un à neuf abcès dentaires par individu. Les sujets présentant au moins quatre abcès ont été regroupés au sein d'une même catégorie afin de faciliter la lecture des résultats.

La majorité des individus, quelle que soit sa maturité, présente une lésion unique et les sujets immatures adoptent une tendance similaire à celle des adultes (test exact de Fisher : p=0,698 ; Figure 5.34). Notons toutefois qu'aucun sujet de moins de 20 ans ne montre plus de trois lésions. Chez les adultes, au contraire, 15 % des individus souffrent d'au moins quatre abcès dentaires.

Concernant les enfants, seuls cinq individus sont atteints d'abcès. Il devient alors difficile d'établir des tendances

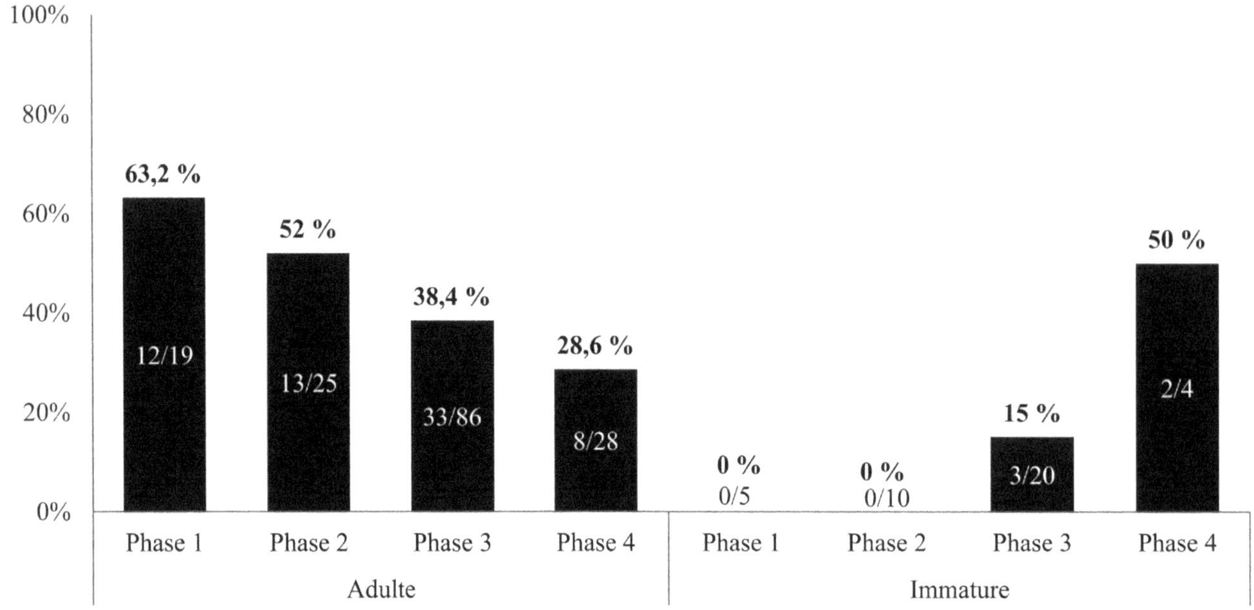

Figure 5.33 : MPC, Prévalence des lésions périapicales selon la phase d'inhumation.

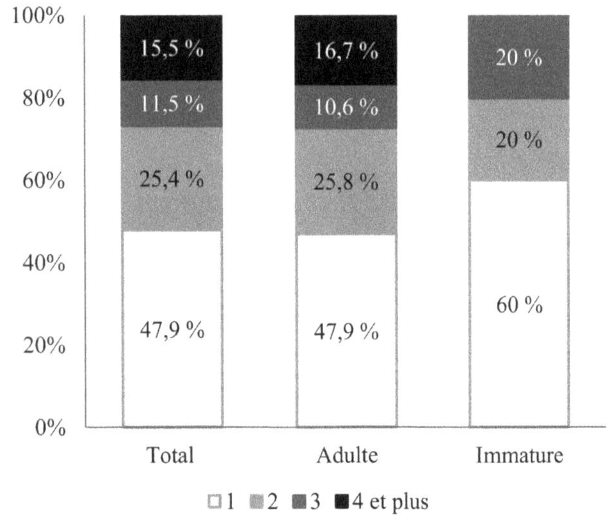

Figure 5.34 : MPC, Répartition des individus selon le nombre d'abcès et suivant la maturation.

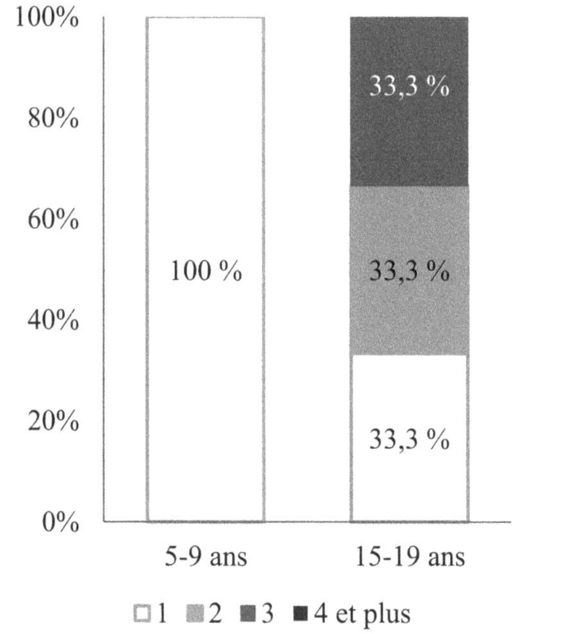

Figure 5.35 : MPC, Répartition des individus immatures selon le nombre d'abcès et suivant la classe d'âge.

fiables quant au nombre de lésions selon la classe d'âge. Il faut tout de même remarquer que les atteintes doubles ou triples sont réservées aux adolescents (Figure 5.35).

De même, les effectifs par classe d'âge chez les adultes sont assez faibles et aucune différence significative n'a pu être mise en évidence (test exact de Fisher : p=0,141 ; Figure 5.36). Pourtant, la majorité des individus présentant quatre lésions ou plus sont âgés. On assiste également à une augmentation du nombre moyen d'abcès entre les adultes les plus jeunes et les plus âgés (Tableau 5.16). Le nombre de lésions pourrait alors être lié à l'âge, comme semble l'indiquer le test du coefficient de corrélation des rangs de Spearman (rho=0,338 ; p<0,001).

Les femmes ont tendance à montrer moins d'abcès que les hommes (Figure 5.37 ; Tableau 5.16), sans que cette différence soit significative (test exact de Fisher : p=0, 448).

Selon la phase d'inhumation, des distinctions peuvent apparaître. Les individus ayant développé une seule voire deux lésions sont nettement majoritaires quelle que soit la phase. Par contre, ceux présentant une seule lésion passent de 33,3 % à 75 % entre la phase 1 et 4 (Figure 5.38). Parallèlement, les individus atteints d'au moins quatre lésions sont complètement absents en phase 4, alors qu'ils représentaient précédemment environ 18 % des sujets. Cependant, aucune différence significative n'a été mise en évidence par le test exact de Fisher (p=0,447) ou encore en comparant le nombre moyen d'abcès (Tableau 5.16).

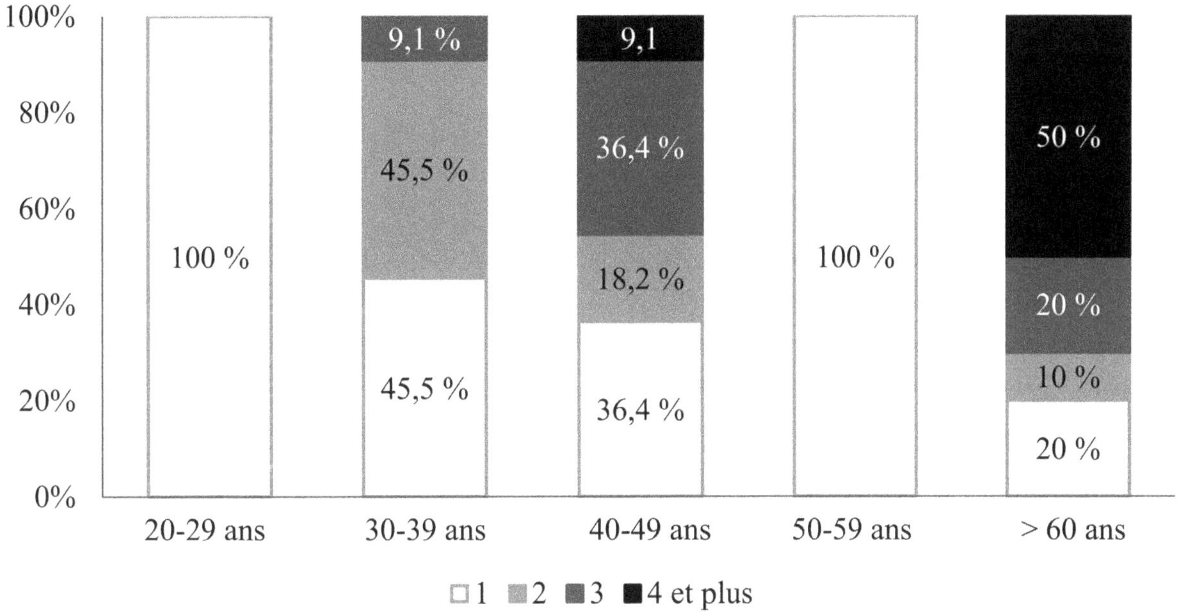

Figure 5.36 : MPC, Répartition des individus adultes selon le nombre d'abcès et suivant la classe d'âge.

Tableau 5.16 : MPC, Nombre moyen d'abcès par individu selon la maturité, la classe d'âge, le sexe et la phase d'inhumation.

	N	**Score moyen**	**Médiane**	**Test statistique**	**p**		
Total	71	**2,07** (1,48)	2,00 [1,00 ; 3,00]				
Adulte	66	**2,11** (1,51)	2,00 [1,00 ; 3,00]	Wilcoxon bi-varié	0,516		
Immature	5	**1,60** (0,89)	1,00 [1,00 ; 2,00]				
[5-9]	2	**1,00** (0,00)	1,00 [1,00 ; 1,00]	-		Kruskal-Wallis	0,408
[15-19]	3	**2,00** (1,00)	2,00 [1,00 ; 2,50]				
[20-29]	1	**1,00** -	-	Kruskal-Wallis	**0,031**		
[30-39]	11	**1,64** (0,67)	2,00 [1,00 ; 2,00]				
[40-49]	11	**2,64** (2,29)	2,00 [1,00 ; 3,00]				
[50-59]	3	**1,00** (0,00)	1,00 [1,00 ; 1,00]				
> 60	10	**3,20** (1,55)	3,50 [1,00 ; 4,00]				
Femme	22	**2,04** (1,13)	2,00 [1,00 ; 3,00]	Wilcoxon bi-varié	0,512		
Homme	19	**2,63** (2,09)	2,00 [1,00 ; 3,00]				
Phase 1	12	**2,08** (1,24)	2,00 [1,00 ; 2,00]	Kruskal-Wallis	0,408		
Phase 2	13	**2,23** (1,42)	2,00 [1,00 ; 2,00]				
Phase 3	36	**2,19** (1,70)	2,00 [1,00 ; 2,00]				
Phase 4	10	**1,40** (0,70)	1,00 [1,00 ; 1,75]				

Enfin, rappelons que la faiblesse des effectifs a pu jouer sur la puissance des tests statistiques utilisés dans ces analyses. Si le nombre d'abcès paraît sensiblement corrélé à l'âge, il peut aussi dépendre d'autres paramètres d'ordre pathologiques. En effet, nous avons recensé neuf abcès chez un homme âgé entre 40 et 49 ans (SP127) et six pour un homme de plus de 60 ans (SP372). Pour l'individu SP127, ces abcès sont associés à de nombreuses pertes *ante mortem* (et *post mortem*) et des caries plutôt sévères. De plus, certaines des dents restantes montent des stigmates d'usure paramasticatrice. On observe en effet des abrasions obliques sur les bords incisifs des canines droites. D'autres stigmates d'usure, incompatibles avec la simple mastication ont également été enregistrés pour l'individu SP372. Pour ce dernier, presque toutes les dents sont conservées et plusieurs types d'usure atypique ont été notés, parfois jusqu'à l'exposition de la chambre pulpaire.

5.4.3. Synthèse

- Lésion rare en particulier au niveau des dents lactéales (4,1 % des localisations permanentes contre 0,8 % des localisations lactéales ; p=0,014).
- Touchent surtout le maxillaire et en particulier les processus alvéolaires des dents jugales.
- Majoritairement causées par des caries.
- Dans plus d'un tiers des cas, développement d'une fistule.
- Prévalence plutôt élevée : un tiers de la population présente une lésion périapicale : près de la moitié des adultes et cinq immatures.
- Généralement, une seule lésion périapicale par individu, mais 15 % des individus présente au moins quatre abcès dentaires.
- Dans deux cas, six abcès ou plus ont été dénombrés : ces cas sont associés à des usures paramasticatrices.
- Les prévalences restent stables de la phase 1 à 4.

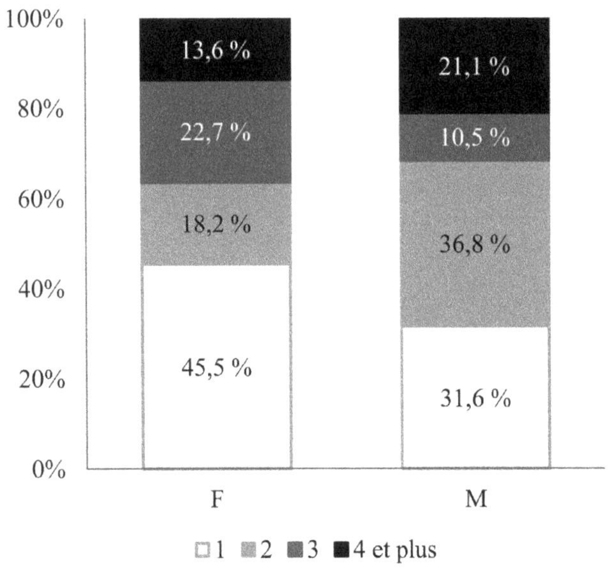

Figure 5.37 : MPC, Répartition des individus selon le nombre d'abcès et suivant le sexe.

5.5. Le tartre

5.5.1. Analyse par dent

L'analyse du tartre se base sur les 2 718 dents fonctionnelles présentes *in situ* sur arcade ou encore conservées de manière isolée. Le tartre est assez courant, puisque sa présence a été constatée sur 38 % des dents (Figure 5.39). Un net écart se creuse selon le type de dentition (Chi² d'indépendance : p<0,001). De plus, les dents des adultes sont bien plus concernées (Chi² d'indépendance : p<0,001).

5.5.1.1. Les dents permanentes

5.5.1.1.1. Dénombrement

La différence entre adultes et immature s'exprime également en tenant compte uniquement des dents définitives (Chi² d'indépendance : p<0,001).

En tenant compte des divers types de dents, les résultats mettent en avant des disparités dans les fréquences d'atteintes (Tableau 5.17). Le tartre a tendance à se déposer davantage sur les dents inférieures (Chi² d'indépendance : p<0,001). Les dents inférieures et supérieures présentent également des comportements antagonistes en fonction de leur position sur l'arcade. Sur le maxillaire, ce sont les dents jugales qui sont les plus concernées (Chi² d'indépendance : p<0,001) et en particulier les molaires : (Chi² d'indépendance : p<0,001). À l'inverse, sur la mandibule, les dents antérieures sont bien plus atteintes (Chi² d'indépendance : p<0,001) et la fréquence de tartre est la plus élevée sur les incisives inférieures (Chi² d'indépendance : p<0,001). Ainsi, le tartre se dépose préférentiellement sur les incisives inférieures et les molaires supérieures, placées au plus proches des glandes salivaires.

5.5.1.1.2. Caractérisation des dépôts de tartre

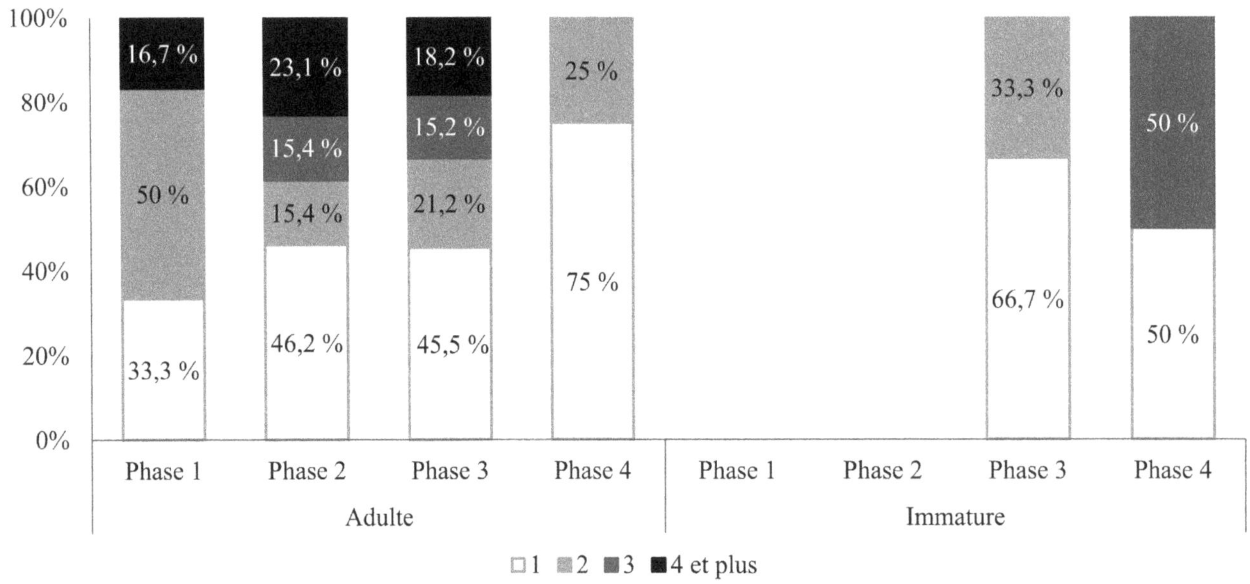

Figure 5.38 : MPC, Répartition des individus selon le nombre d'abcès et suivant la phase d'inhumation.

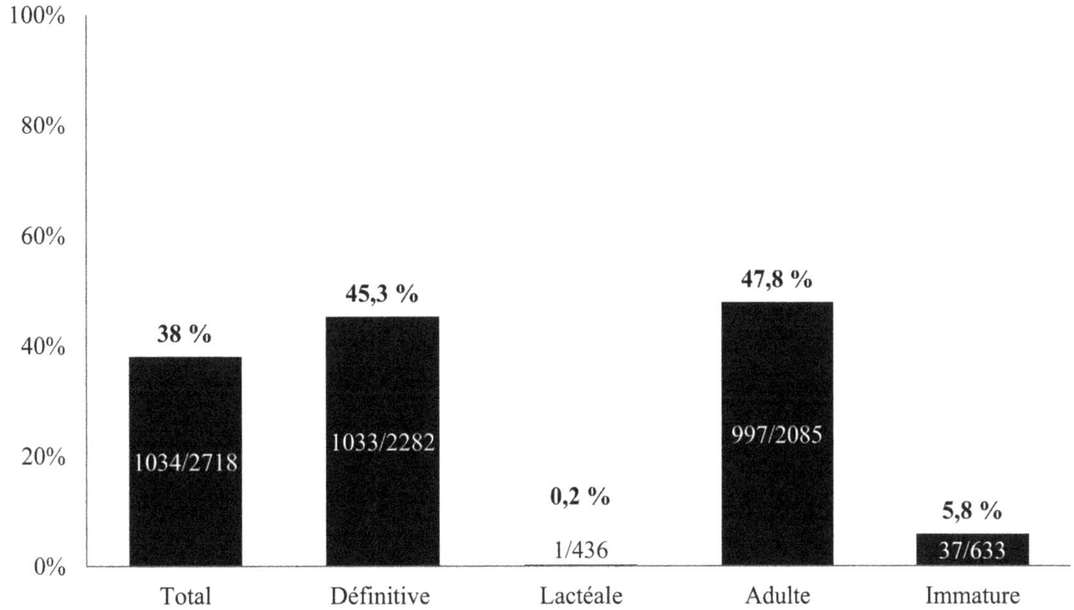

Figure 5.39 : MPC, Fréquence du tartre selon le type de dentition et la maturation des sujets.

Tableau 5.17 : MPC, Fréquence des dépôts de tartre selon l'arcade, le type et la catégorie de dent permanente.

	Maxillaire										
	Total	**Labiale**	**Jugale**	**I1**	**I2**	**C**	**P1**	**P2**	**M1**	**M2**	**M3**
N	969	396	573	122	120	154	126	124	121	126	76
% dents atteintes	**39,4 %**	**32,6 %**	**44,2 %**	**26,2 %**	**32,5 %**	**37,7 %**	**36,5 %**	**37,1 %**	**57 %**	**49,2 %**	**39,5 %**
	49,6 %	**60,0 %**	**42,2 %**	**65,0 %**	**62,5 %**	**53,9 %**	**47,7 %**	**43,1 %**	**41,5 %**	**37,3 %**	**38,5 %**
N	1313	545	768	163	176	206	193	174	147	158	96
	Total	**Labiale**	**Jugale**	**I1**	**I2**	**C**	**P1**	**P2**	**M1**	**M2**	**M3**
	Mandibule										

Parmi l'ensemble des dents permanentes présentant du tartre, 978 sont présentes *in situ* sur l'arcade et ont donc permis de documenter le type de dépôt. Le tartre ne se développe jamais dans une poche parodontale située sous la gencive : le tartre est constamment supra-gingival.

Il se dépose majoritairement au niveau du collet, à la jonction entre l'émail et le cément (Tableau 5.18). En revanche, les dépôts au niveau des racines dentaires sont deux fois plus courants sur les dents des adultes que sur celles des immatures. Enfin, le tartre accumulé à la fois sur la couronne, le collet et la racine est complètement absent chez les immatures et rare chez les adultes (5,3 %). Il existe alors une différence significative dans la localisation du tartre entre les dents permanentes des adultes et des immatures (test exact de Fisher : $p= 0{,}041$).

Tableau 5.18 : MPC, Distribution des dépôts de tartre selon leur localisation et suivant la maturation des sujets.

	Total	**Adulte**	**Immature**
N	1033	997	36
Couronne	**19,2 %**	**18,6 %**	**36,1 %**
Collet	**58,7 %**	**58,8 %**	**55,6 %**
Racine	**17,0 %**	**17,4 %**	**8,3 %**
Couronne collet racine	**5,1 %**	**5,3 %**	**0,0 %**

Puisque l'âge joue un rôle important dans la localisation du tartre, il est intéressant de renseigner cette relation plus précisément en confrontant cette donnée aux classes d'âge. Nous avons eu recours au comptage par dent dans cette analyse.

Sur les dents des enfants de moins de 14 ans, le tartre s'est déposé sur quatre dents uniquement et toujours au niveau de couronne dentaire (Figure 5.40). À partir de l'adolescence, la localisation préférentielle se déplace vers la jonction entre l'émail et le cément dentaire : la majorité des dents des adultes et adolescents présente du tartre au niveau du collet. De plus, on peut noter que les dépôts au

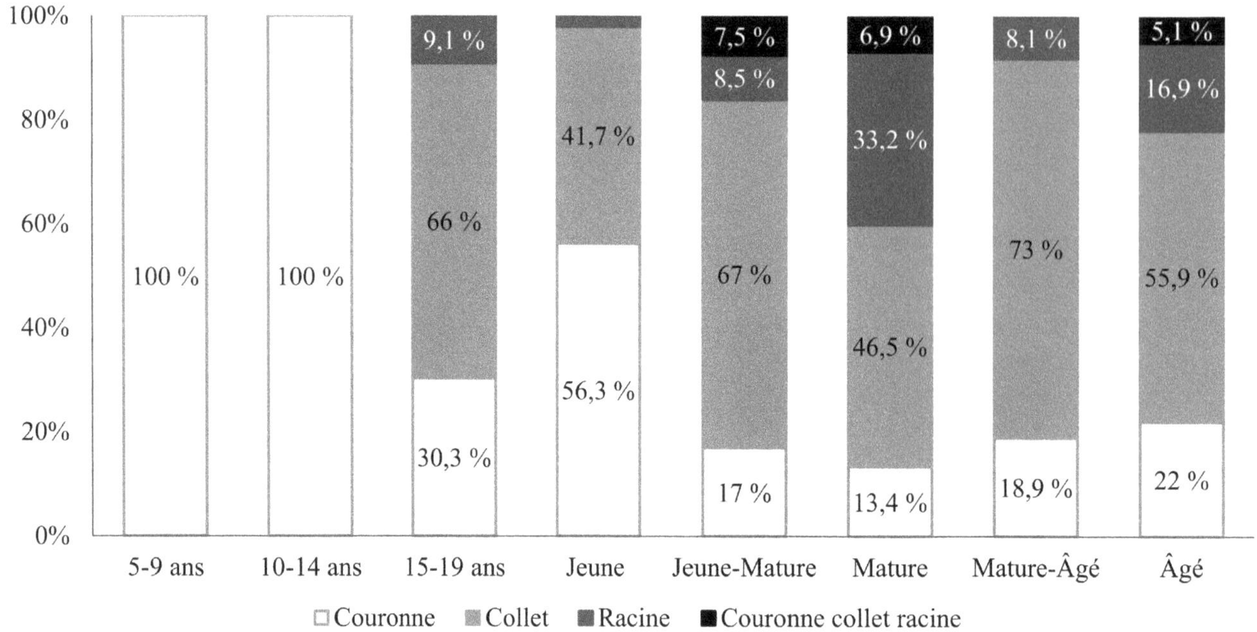

Figure 5.40 : MPC, Distribution des différentes localisations des dépôts de tartre sur les dents permanentes selon la classe d'âge (fréquence par dent).

niveau des racines se retrouvent dans toutes les classes d'âge. Parmi les adolescents, un seul individu (SP602) comptabilise l'ensemble des dents présentant un dépôt au niveau des racines. Chez les adultes à partir de 40 ans, la proportion de dents atteintes au niveau des couronnes et collet est plus faible, au profit des dépôts sur les racines et ceux envahissant l'ensemble de la dent. Ce changement de localisation des dépôts de tartre selon la classe d'âge s'avère significatif chez les adultes (Chi² d'indépendance : $p<0{,}001$).

Les dépôts de tartre sont plutôt faibles, se limitant à un fin liseré sur une seule face ou le périmètre complet de la dent. Cette proportion est tout à fait similaire entre les dents retrouvées sur les sujets adultes et celle des sujets immatures. Les dépôts envahissants (stade 3) sont plus ponctuels et ont été observés sur 139 dents, soit 13,5 % des dents permanentes atteintes. Ils sont toutefois plus courants chez les adultes : 13,7 % des dents atteintes, contre moins de 6 % pour les dents des immatures. Cela représente deux dents seulement. Pourtant, les quelques différences décrites entre adultes et immatures ne sont pas significatives (test exact de Fisher : $p=0{,}303$).

En tenant compte des divers types de dents, le stade 1 est toujours le plus représenté, sauf pour la première molaire supérieure (Tableau 5.19). L'ampleur des dépôts de tarte affiche peu de différence en fonction de l'arcade supérieure ou inférieure (Chi² d'indépendance : $p=0{,}08$; test de Student : $p=0{,}161$). Toutefois, à l'image des résultats livrés par les fréquences de dents tartrées, on remarque une différence d'attitude entre les dents maxillaires et mandibulaires. En effet, sur l'arcade supérieure, l'accumulation de tartre est généralement plus faible sur les dents labiales (Chi² d'indépendance : $p<0{,}001$; test de Student : $p<0{,}001$). Des tendances opposées ont été observées sur l'arcade inférieure : sur 20 % des dents labiales, le tartre a atteint le stade 3, pour seulement moins de 10 % sur les dents jugales (Chi² d'indépendance : $p<0{,}001$; test de Student : $p<0{,}001$). Ces stades les plus sévères s'observent particulièrement au niveau des molaires supérieures (M1 et M2 seulement) et au niveau des incisives inférieures. Cela correspond également aux dents les plus fréquemment atteintes par le tartre. Ainsi les dents proches des glandes salivaires sont non seulement plus susceptibles au tartre, mais le dépôt prend une ampleur plus sévère.

5.5.1.2. Les dents lactéales

Parmi les 437 dents lactéales présentes de manière isolée ou *in situ* sur les arcades dentaires, une seule a vu le dépôt de tartre. Il s'agit d'une première molaire mandibulaire droite, sur le sujet de la SP450, âgé entre 5 et 9 ans. Sur cette dent, le tartre s'est développé sur la couronne et la sévérité est faible.

5.5.2. Analyse par individu

5.5.2.1. Prévalence des individus atteints de tartre

Nous avons dénombré 192 individus présentant au moins une dent conservée et observable pour la cotation du tartre dentaire.

Parmi ces derniers, plus de moitié a développé du tartre sur au moins d'une de ses dents (Figure 5.41). Il existe une grande différence entre individus adultes et immatures, qui affichent des tendances diamétralement opposées (Chi² d'indépendance : $p<0{,}001$). Le tartre se forme communément chez les adultes, mais de manière bien plus rare sur les sujets âgés de moins de 20 ans.

Tableau 5.19 : MPC, Distribution des stades de sévérité du tartre et score moyen de sévérité par arcade, type et catégorie de dent permanente.

	Maxillaire										
	Total	**Labiale**	**Jugale**	**I1**	**I2**	**C**	**P1**	**P2**	**M1**	**M2**	**M3**
N	384	129	255	32	39	58	46	46	69	62	32
Stade 1	**63,3 %**	**76,7 %**	**56,5 %**	**87,5 %**	**82,1 %**	**67,2 %**	**76,1 %**	**60,9 %**	**36,2 %**	**48,4 %**	**81,3 %**
Stade 2	**26,3 %**	**18,6 %**	**30,2 %**	**9,4 %**	**12,8 %**	**27,6 %**	**17,4 %**	**32,6 %**	**42,0 %**	**30,6 %**	**18,8 %**
Stade 3	**10,4 %**	**4,7 %**	**13,3 %**	**3,1 %**	**5,1 %**	**5,2 %**	**6,5 %**	**6,5 %**	**21,7 %**	**21,0 %**	**0,0 %**
Score moyen	1,47	1,28	1,57	1,16	1,23	1,38	1,30	1,46	1,86	1,73	1,19
	1,57	1,69	1,44	1,94	1,64	1,50	1,49	1,53	1,38	1,31	1,43
Stade 3	**15,3 %**	**20,5 %**	**9,9 %**	**31,1 %**	**18,2 %**	**12,6 %**	**8,7 %**	**14,7 %**	**8,2 %**	**6,8 %**	**11,4 %**
Stade 2	**26,0 %**	**28,1 %**	**23,9 %**	**32,1 %**	**27,3 %**	**25,2 %**	**31,5 %**	**24,0 %**	**21,3 %**	**16,9 %**	**20,0 %**
Stade 1	**58,7 %**	**51,4 %**	**66,1 %**	**36,8 %**	**54,5 %**	**62,2 %**	**59,8 %**	**61,3 %**	**70,5 %**	**76,3 %**	**68,6 %**
N	649	327	322	106	110	111	92	75	61	59	35
	Total	**Labiale**	**Jugale**	**I1**	**I2**	**C**	**P1**	**P2**	**M1**	**M2**	**M3**
	Mandibule										

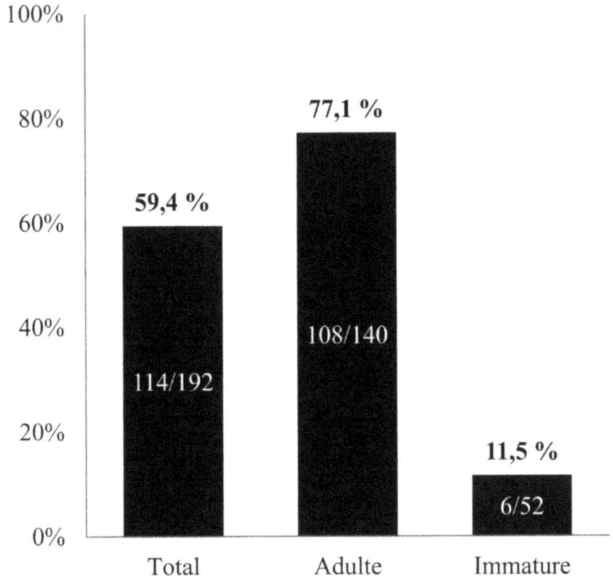

Figure 5.41 : MPC, Prévalence du tartre dentaire selon la maturation.

De plus, la formation du tartre est liée à l'âge : ce dernier se dépose en fonction du temps d'exposition de la dent. Le tartre est complètement absent chez les enfants les plus jeunes et demeure anecdotique chez ceux âgés entre 5 et 14 ans (Figure 5.42). Cela ne concerne, en effet, que deux immatures : l'individu dc la SP450, appartenant à la classe des 5-9 ans et celui de SP531, âgé entre 10 et 14 ans. Par contre, à partir de l'adolescence, la plupart des sujets présentent au moins une dent atteinte de tartre. Il existe alors une différence significative lorsque l'on confronte les résultats des diverses classes d'âge immatures (test exact de Fisher : p<0,001).

Les adolescents ont tendance à se comporter comme les adultes, où les individus atteints représentent entre 60 et 85 % des sujets (Figure 5.43). Pour les adultes, on observe alors peu de différence entre les classes d'âge (test exact de Fisher : p=0,531).

Il n'existe aucune différence entre homme et femme, concernant le dépôt de tartre (Figure 5.44 ; Chi² d'indépendance : p=0,514).

Enfin, aucune des quatre phases d'inhumation ne se démarque (Figure 5.45). Les prévalences d'individus présentant du tartre dentaire restent très élevées chez les adultes, quelle que soit la phase, et s'échelonnent entre 68,4 et 79,3 % (test exact de Fisher : p=0,741). On note, par ailleurs, une légère augmentation des sujets immatures, bien que la différence entre les phases ne soit pas significative (test exact de Fisher : p=0,669). Encore une fois, les effectifs pour les moins de 20 ans sont assez réduits.

5.5.2.2. Sévérité des dépôts de tartre par individu

Un quart des individus possèdent uniquement des dépôts d'ampleur limitée (stade 1 ; Figure 22). En tenant compte de l'ensemble des dents d'un même individu, les dépôts sont assez faibles, avec un score moyen équivalent à 1,52 (Tableau 5.20). En procédant au décompte par dent, les stades 3 ne représentaient que 13 % des dents atteintes de tartre (5.5.1). Pourtant en procédant au décompte par individu, ce stade semble réparti de manière plutôt homogène sur les différents individus, puisqu'il constitue le stade maximal pour 43,9 % des sujets. Ainsi, le tartre se développe fréquemment sur les individus du cimetière des Crottes et peut progresser rapidement vers un stade 3.

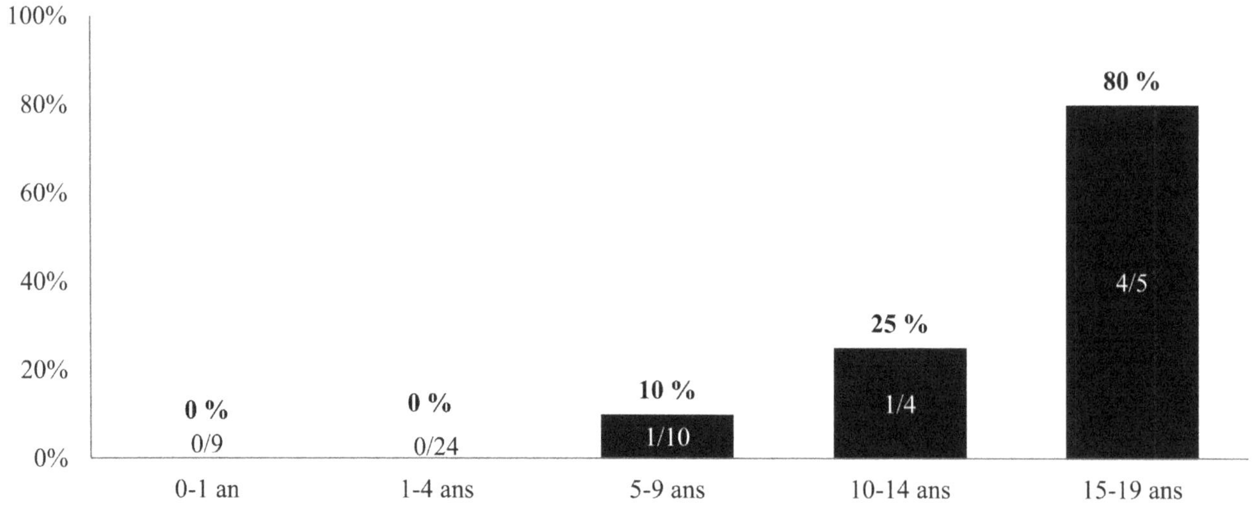

Figure 5.42 : MPC, Prévalence du tartre dentaire chez les individus immatures selon la classe d'âge.

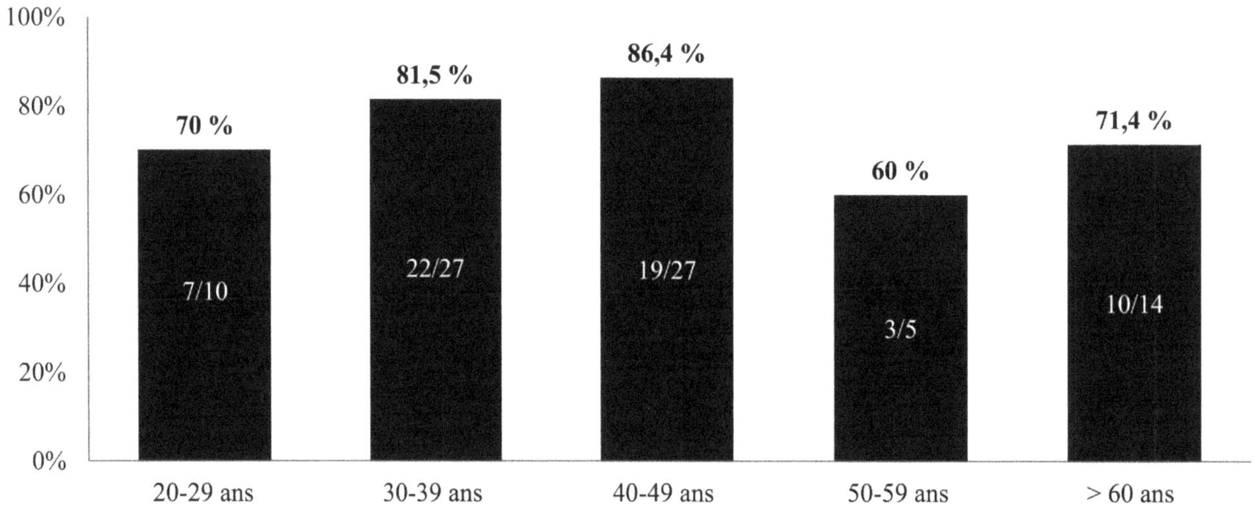

Figure 5.43 : MPC, Prévalence du tartre dentaire chez les individus adultes selon la classe d'âge.

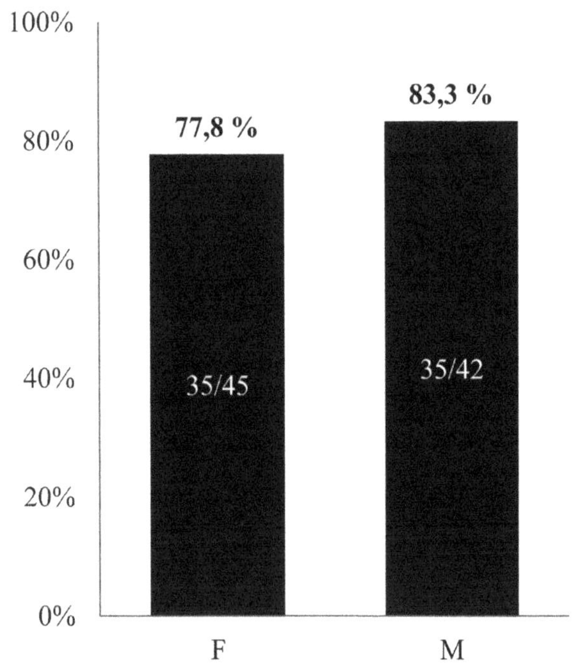

Figure 5.44 : MPC, Prévalence du tartre dentaire selon le sexe.

À l'image de la sévérité maximale, les scores moyens n'ont pas permis de distinguer les individus en fonction de leur maturité (Figure 5.46 ; test exact de Fisher : p=0,87; Tableau 5.20). Rappelons, toutefois, le faible effectif chez les sujets de moins de 20 ans (N=6).

En revanche, la répartition des sujets selon la classe d'âge permet d'observer des distinctions, qu'il était impossible d'appréhender précédemment. La sévérité des atteintes semble liée à l'âge, puisque les proportions des stades les plus sévères augmentent progressivement (test du coefficient de corrélation des rangs de Spearman : rho=0,278 ; p=0,02 ; Figure 5.47 ; Figure 5.48).

Chez les adultes, les dépôts dits envahissants, se retrouvent chez la plupart des adultes âgés (70 %), alors qu'il ne se retrouve que chez 14,3 % des moins de 30 ans (Figure 5.48). Cette tendance est très nette chez les adultes, mais peu claire chez les immatures dont l'effectif est très limité (Figure 5.47). Pourtant aucune différence statistique n'a été mise en évidence par le test exact de Fisher, en tenant compte de l'ensemble des classes d'âge adultes (p=0,502).

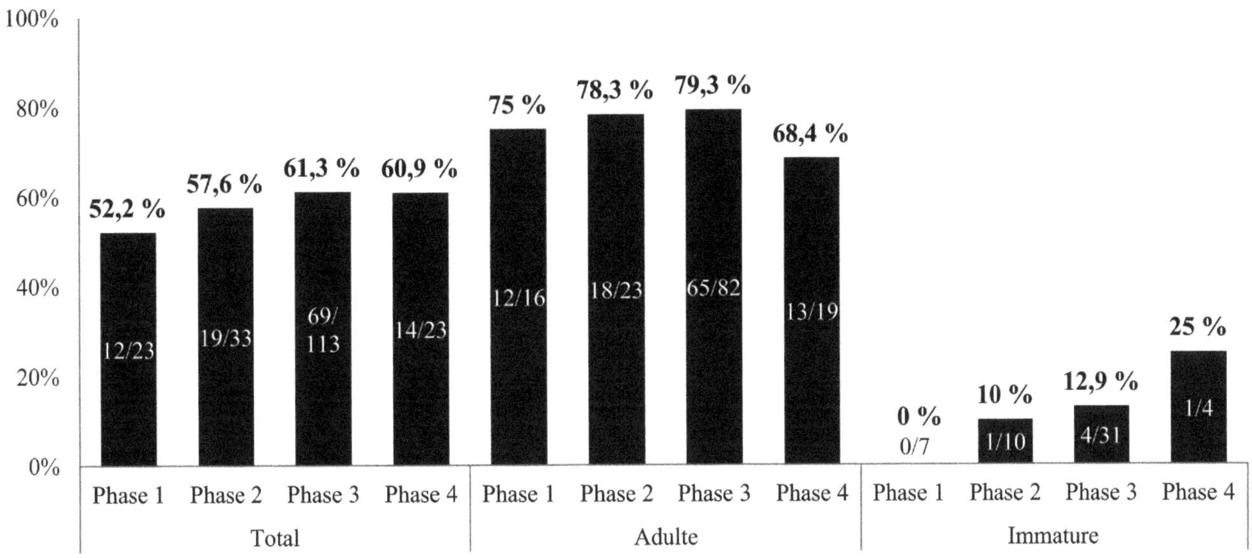

Figure 5.45 : Prévalence du tartre dentaire selon la phase d'inhumation.

Tableau 5.20 : MPC, Score moyen de la sévérité des dépôts de tartre par individu selon la maturité, la classe d'âge, le sexe et la phase d'inhumation.

	N	Score moyen	Médiane	Test statistique	p		
Total	114	**1,52** (0,48)	1,47 [1,00 ; 1,78]				
Adulte	108	**1,52** (0,49)	1,48 [1,00 ; 1,79]	Wilcoxon bi-varié	0,582		
Immature	6	**1,40** (0,40)	1,33 [1,00 ; 1,64]				
[5-9]	1	**1,34** (0,31)	1,00 [1,00 ; 1,00]	-		Kruskal-Wallis	0,305
[10-14]	1	**1,00** -	2,00 [2,00 ; 2,00]				
[15-19]	4	**2,00** -	1,33 [1,00 ; 1,52]				
[20-29]	7	**1,32** (0,37)	1,37 [1,00 ; 1,45]	Kruskal-Wallis	0,332		
[30-39]	22	**1,43** (0,35)	1,50 [1,00 ; 1,73]				
[40-49]	19	**1,63** (0,52)	1,64 [1,00 ; 2,63]				
[50-59]	3	**1,42** (0,12)	1,44 [1,28 ; 1,48]				
> 60	10	**1,62** (0,42)	1,55 [1,00 ; 1,72]				
Femme	35	**1,40** (0,35)	1,40 [1,00 ; 1,61]	t-test de Student	0,451		
Homme	35	**1,47** (0,32)	1,47 [1,00 ; 1,71]				
Phase 1	12	**1,55** (0,46)	1,46 [1,00 ; 2,00]	Kruskal-Wallis	0,11		
Phase 2	19	**1,31** (0,48)	1,14 [1,00 ; 1,48]				
Phase 3	69	**1,56** (0,49)	1,50 [1,00 ; 1,83]				
Phase 4	14	**1,56** (0,44)	1,50 [1,00 ; 1,93]				

En considérant les individus selon le sexe, peu de différences sont à noter entre hommes et femmes Figure 5.49 ; Chi² d'indépendance : p=0,114 ; Tableau 5.20).

Enfin, les diverses phases chronologiques ne montrent que peu de distinctions (test exact de Fisher : p=0,588), avec des prévalences assez équivalentes au cours du temps (Figure 5.50). Dans cette analyse statistique, les individus adultes et immatures ont été regroupés.

5.5.3. Synthèse

- Tartre assez courant (38 % des dents atteintes) et concerne presque exclusivement les dents définitives (une seule dent lactéale atteinte, soit 0,2 % contre 45,3 % des dents lactéales ; p<0,001).
- Localisation préférentielle : incisives inférieures (autour de 60 %) et les molaires supérieures (autour de 50 %), mais la fréquence reste plutôt modeste.

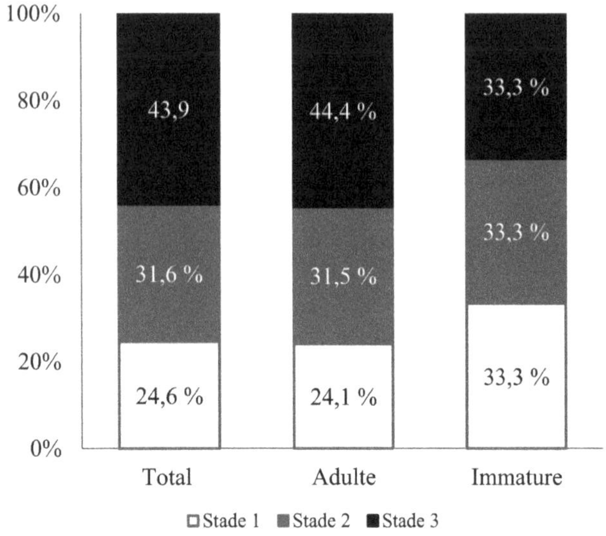

Figure 5.46 : MPC, Répartition des individus selon le stade de sévérité maximale des dépôts de tartre et suivant la maturation.

- Dépôts localisés autour des collets et changement de localisation avec l'âge.
- Sévérité des dépôts reste faible : le stade 1 domine.
- Le tartre est très rare chez les enfants et touche presque tous les individus adultes, quelle que soit la classe d'âge à laquelle ils appartiennent.
- Légère augmentation de la sévérité du tartre avec l'âge (p=0,02 : rho=0,278).
- Les prévalences et la sévérité des dépôts de tartre évoluent peu entre les phases 1 à 4.

5.6. La parodontose et l'alvéolyse

5.6.1. Analyse par dent

L'exposition de la racine dentaire par résorption de l'os alvéolaire est particulièrement courante, puisqu'elle concerne près de 70 % des dents et presque exclusivement des dents permanentes (Figure 5.51 ; Chi² d'indépendance :

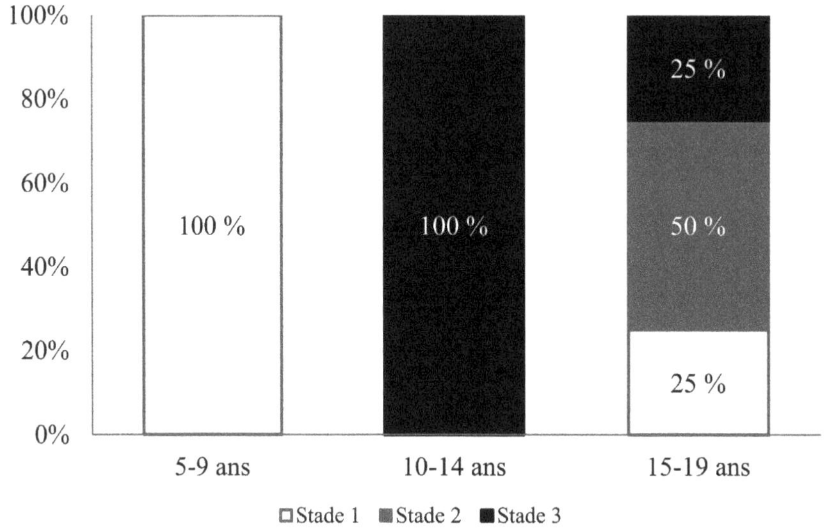

Figure 5.47 : MPC, Répartition des individus immatures selon le stade de sévérité maximale des dépôts de tartre et suivant la classe d'âge.

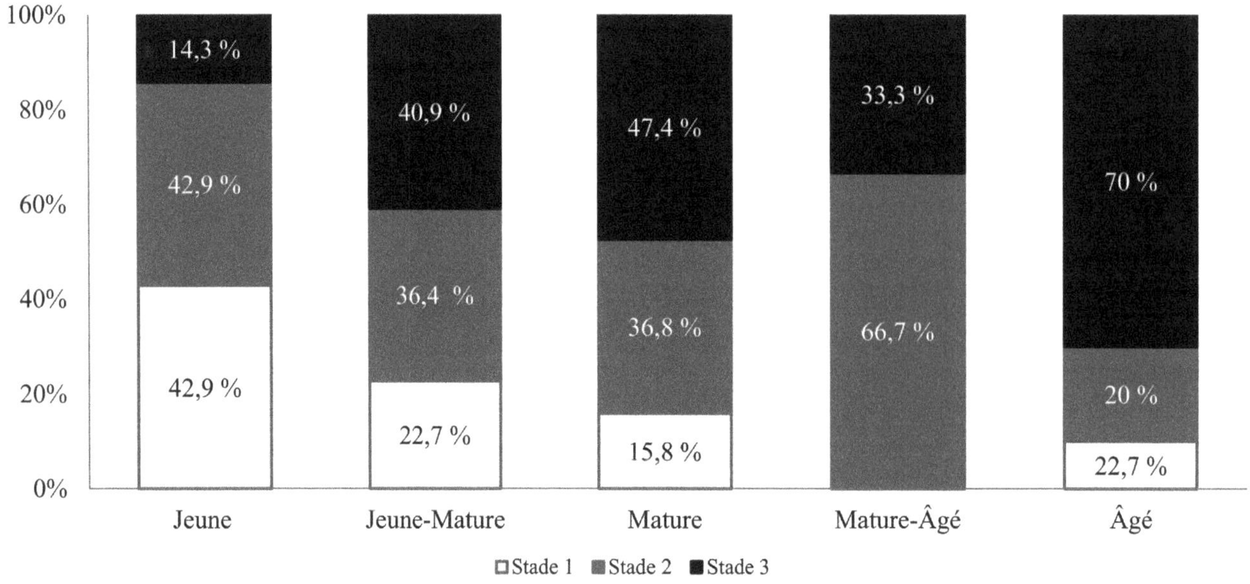

Figure 5.48 : MPC, Répartition des individus adultes selon le stade de sévérité maximale des dépôts de tartre et suivant la classe d'âge.

p<0,001). En effet, une seule dent lactéale est concernée. Il s'agit d'un cas particulier puisque la canine lactéale impliquée persiste chez un adulte (SP219). Ainsi, aucune dent de lait issue d'un sujet immature n'est atteinte de parodontose. Une nouvelle distinction s'opère entre les dents des adultes et celle appartenant aux individus âgés de moins de 20 ans (Chi² d'indépendance : p<0,001). La régression de l'os alvéolaire implique donc presque toujours des dents permanentes et en particulier celles des individus adultes.

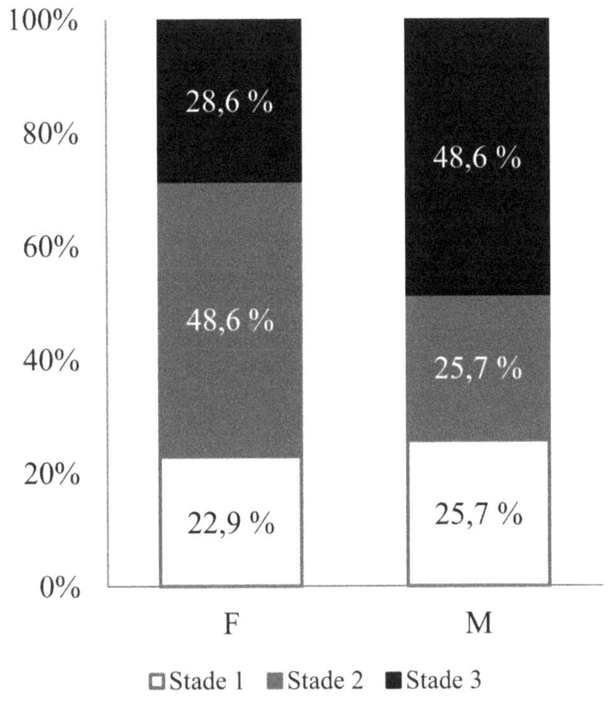

Figure 5.49 : MPC, Répartition des individus selon le stade de sévérité maximale des dépôts de tartre et suivant le sexe.

5.6.1.1. Les dents permanentes

5.6.1.1.1. Dénombrement

En tenant compte uniquement des dents définitives, l'écart entre les dents des adultes et celles des immatures est toujours nettement appréciable, bien qu'amoindri. En effet, la racine des dents des sujets adultes est exposée dans 81,4 % des cas, contre 11 % seulement pour les dents des immatures (Chi² d'indépendance : p<0,001).

La résorption de l'os alvéolaire semble atteindre les dents sans réelle distinction de sa position supérieure ou inférieure (Chi² d'indépendance : p=0,175 ; Tableau 5.21). Toutefois, les tendances des dents labiales et jugales divergent quelque peu entre l'arcade supérieure et inférieure. En effet, sur le maxillaire, ce sont les dents postérieures qui présentent un taux légèrement supérieur (Chi² d'indépendance p=0,049), tandis que sur la mandibule, les dents antérieures sont les plus impliquées (Chi² d'indépendance : p=0,001). Pourtant en mêlant les deux arcades, les fréquences sont tout à fait similaires selon la position antérieure (76,6 %) et postérieure (74,1 %) des dents (Chi² d'indépendance : p=0,252).

5.6.1.1.2. Caractérisation des atteintes

Le type de régression a été enregistré pour 1 311 dents permanentes fonctionnelles, dont 18 seulement appartiennent à des sujets âgés de moins de 20 ans. L'os alvéolaire a largement tendance à se résorber de manière horizontale : ce type représente plus de 90 % des atteintes. Les proportions de régression verticale sont similaires entre les dents des adultes et celles des immatures et tournent autour de 10 % (Chi² d'indépendance : p=0,695).

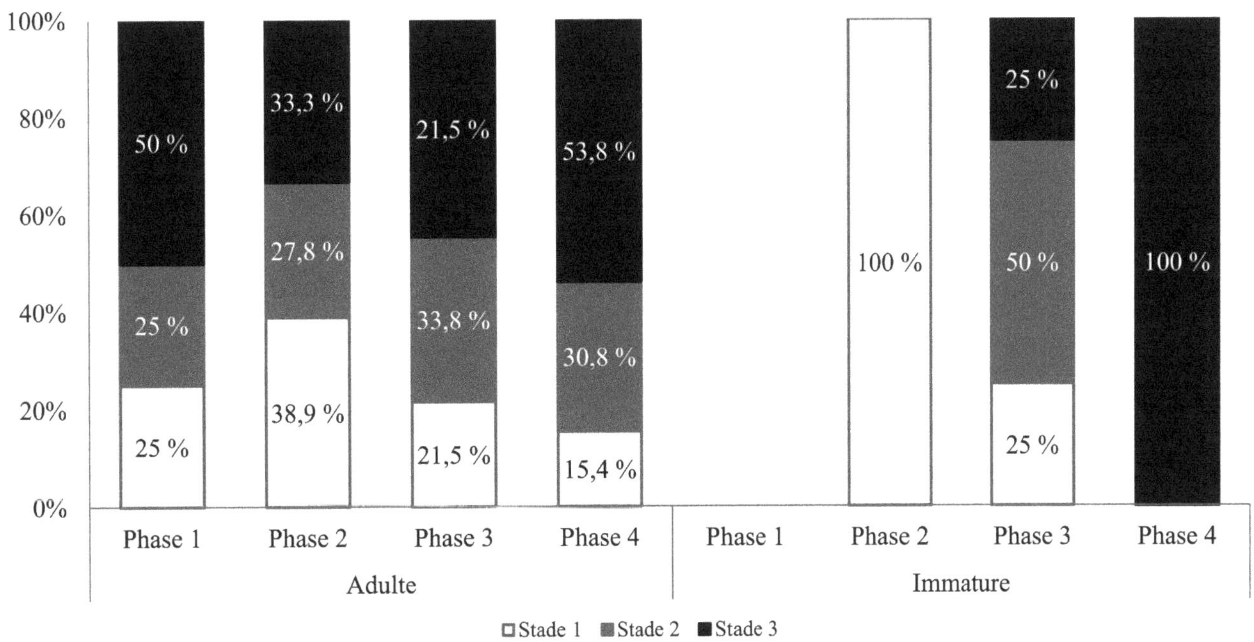

Figure 5.50 : MPC, Répartition des individus selon le stade de sévérité maximale des dépôts de tartre et suivant la phase d'inhumation.

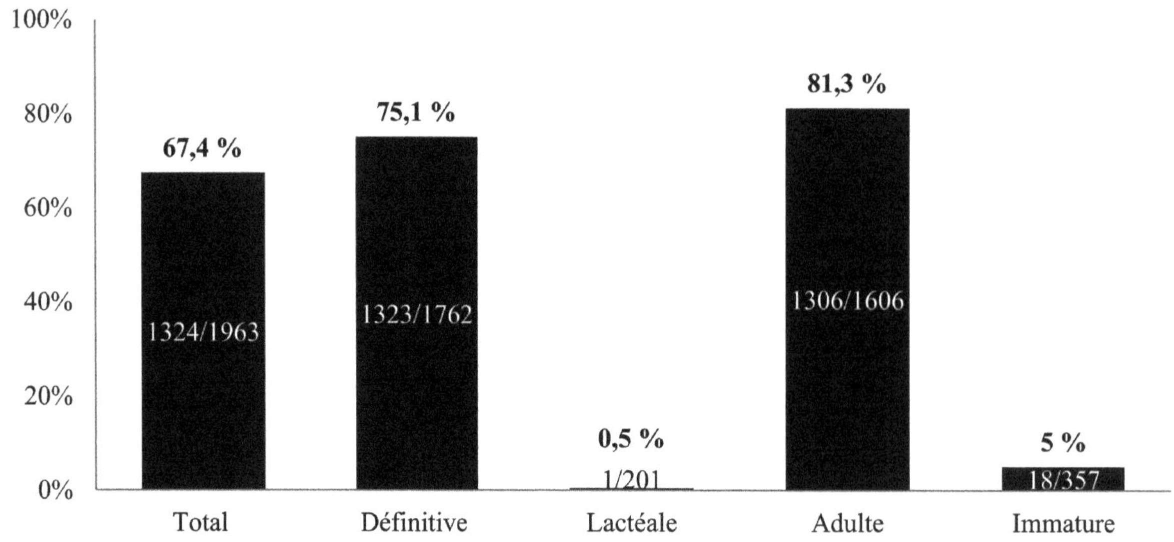

Figure 5.51 : MPC, Fréquence de la parodontose selon le type de dentition et la maturation des sujets.

Tableau 5.21 : MPC, Fréquence de la résorption alvéolaire selon l'arcade, le type et la catégorie de dent permanente.

	Maxillaire										
	Total	**Labiale**	**Jugale**	**I1**	**I2**	**C**	**P1**	**P2**	**M1**	**M2**	**M3**
N	734	288	446	78	92	118	106	100	92	92	56
% dents atteintes	**73,4 %**	**69,4 %**	**76,0 %**	**66,7 %**	**65,2 %**	**74,6 %**	**78,3 %**	**81,0 %**	**75,0 %**	**71,7 %**	**71,4 %**
	76,3 %	**81,6 %**	**72,8 %**	**78,2 %**	**82,4 %**	**83,9 %**	**81,9 %**	**80,4 %**	**68,9 %**	**67,7 %**	**55,3 %**
N	1028	403	625	124	136	143	149	148	122	130	76
	Total	**Labiale**	**Jugale**	**I1**	**I2**	**C**	**P1**	**P2**	**M1**	**M2**	**M3**
	Mandibule										

En confrontant les types d'atteintes avec l'âge des individus, les effectifs sont particulièrement réduits et aucune réelle tendance ne s'impose (Tableau 5.22). Les régressions verticales sont rares, quelle que soit la classe d'âge et le test exact de Fisher n'a pas mis en évidence de différence significative (p=0,323). Cependant, les fréquences sont les plus fortes chez les adolescents et les adultes âgés entre 30 et 39 ans.

Si la régression alvéolaire est très fréquente, elle affiche une ampleur faible, voire modérée. En effet, dans 53,2 % des cas, moins de la moitié de la racine est exposée. Le score moyen équivaut alors à 1,62. Les stades les plus forts (stade 3) concernent, quant à eux, 15 % des dents atteintes.

La répartition des degrés de sévérité selon la maturité des sujets n'indique aucune différence entre les adultes et les immatures. En effet, les proportions sont tout à fait similaires et à l'image des fréquences globales (test exact de Fisher : p=1). De même, les scores moyens, respectivement 1,62 pour les dents des adultes et 1,56 pour celles des immatures, ne diffèrent pas de manière significative (test de Wilcoxon bi-varié : p=0,756).

Chaque stade de sévérité se retrouve dans des proportions plutôt équivalentes selon le type ou la catégorie de dent considérée (Tableau 5.23). Le stade 1 est toujours le plus représenté et dépasse souvent les 50 %, tandis que le degré d'exposition de la racine le plus sévère est toujours le plus rare (Tableau 5.23). L'alvéolyse est légèrement plus sévère sur les dents mandibulaires (Chi² d'indépendance : p<0,001). De plus, la sévérité de la régression osseuse est plus forte sur les dents postérieures, quelle que soit l'arcade considérée (Chi² d'indépendance : pour le maxillaire, p=0,003 ; pour la mandibule, p=0,006). Bien que les diverses catégories de dent suivent des tendances proches, les premières molaires et les quatrièmes prémolaires se démarquent par une sévérité bien supérieure.

Enfin, concernant le lien entre le type et la sévérité de la régression de l'os alvéolaire, les résultats montrent que l'alvéolyse est plus prononcée lorsqu'elle est de type vertical (Figure 5.52). En effet, on compte seulement 13,7 % de stades 3 pour le type horizontal, alors le type vertical en réunit plus du double. À l'inverse, les stades débutants sont bien plus représentés pour la régression de type horizontal (Chi² d'indépendance : p<0,001).

Tableau 5.22 : MPC, Nombre et fréquence des dents atteintes de régression de l'os alvéolaire de type vertical selon la classe d'âge.

	[15-19]	[20-29]	[30-39]	[40-49]	[50-59]	> 60
Type vertical (n/N)	2/18	1/41	35/302	24/289	5/53	8/122
%	**11,1 %**	**2,4 %**	**11,6 %**	**8,3 %**	9,4 %	6,6 %

Tableau 5.23 : MPC, Distribution des stades de sévérité de la résorption alvéolaire et score moyen de sévérité par arcade, type et catégorie de dent permanente.

	Maxillaire										
	Total	**Labiale**	**Jugale**	**I1**	**I2**	**C**	**P1**	**P2**	**M1**	**M2**	**M3**
N	539	200	339	52	60	88	83	81	69	66	40
Stade 1	**58,3 %**	**62,0 %**	**56 %**	**61,5 %**	**61,7 %**	**62,5 %**	**54,2 %**	**54,3 %**	**56,5 %**	**56,1 %**	**62,5 %**
Stade 2	**30,8 %**	**33,0 %**	**29,5 %**	**34,6 %**	**33,3 %**	**31,8 %**	**34,9 %**	**35,8 %**	**23,2 %**	**27,3 %**	**20,0 %**
Stade 3	**10,9 %**	**5,0 %**	**14,5 %**	**3,8 %**	**5,0 %**	**5,7 %**	**10,8 %**	**9,9 %**	**20,3 %**	**16,7 %**	**17,5 %**
Score moyen	1,53	1,43	1,58	1,42	1,43	1,43	1,57	1,56	1,64	1,61	1,55
	1,68	1,58	1,75	1,54	1,56	1,63	1,66	1,82	1,93	1,64	1,74
Stade 3	**17,7 %**	**13,1 %**	**21,1 %**	**12,4 %**	**11,6 %**	**15,0 %**	**13,1 %**	**24,4 %**	**31,0 %**	**19,3 %**	**19,0 %**
Stade 2	**32,5 %**	**31,9 %**	**33 %**	**28,9 %**	**33,0 %**	**33,3 %**	**39,3 %**	**32,8 %**	**31,0 %**	**25 %**	**35,7 %**
Stade 1	**49,7 %**	**55,0 %**	**45,9 %**	**58,8 %**	**55,4 %**	**51,7 %**	**47,5 %**	**42,9 %**	**38,1 %**	**55,7 %**	**45,2 %**
N	784	329	455	97	112	120	122	119	84	88	42
	Total	**Labiale**	**Jugale**	**I1**	**I2**	**C**	**P1**	**P2**	**M1**	**M2**	**M3**
	Mandibule										

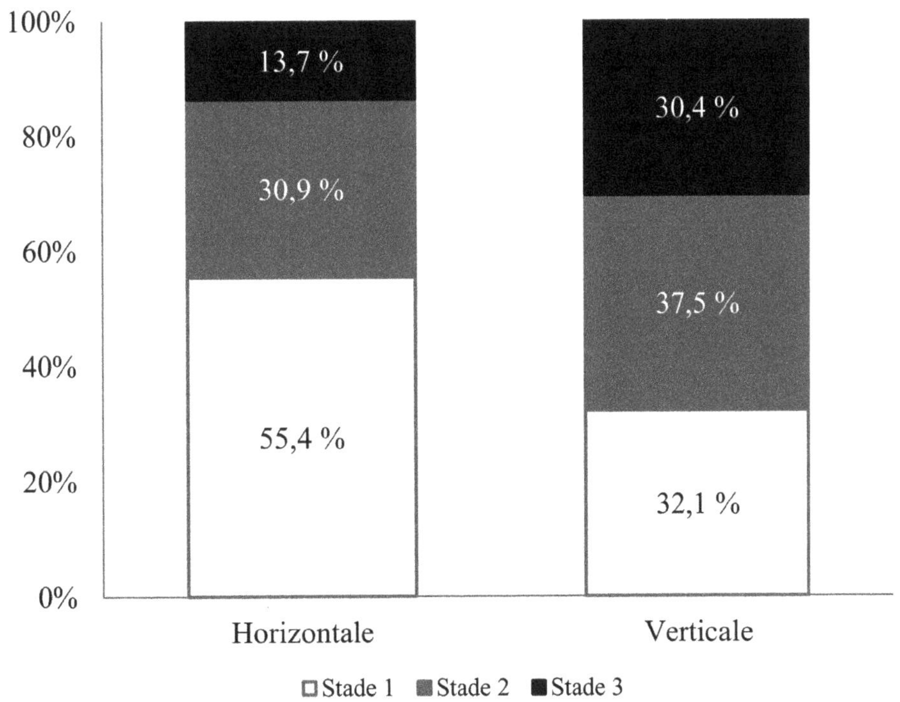

Figure 5.52 : MPC, Distribution des stades de sévérité de la régression alvéolaire selon le type de dent permanente.

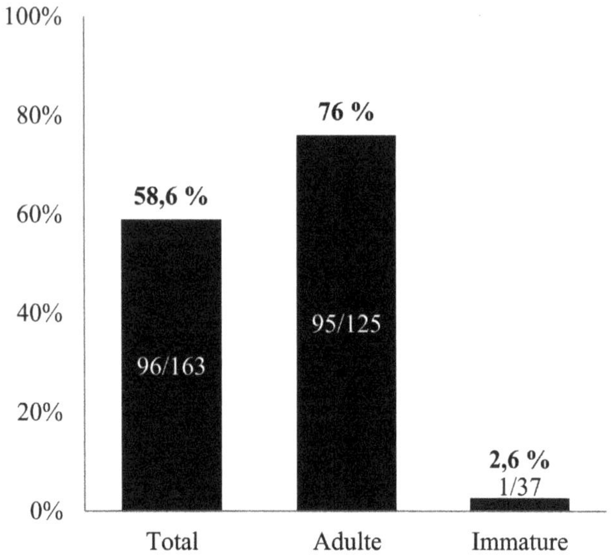

Figure 5.53 : MPC, Prévalence de la parodontose selon la maturation.

5.6.1.2. Les dents lactéales

Comme évoqué précédemment, la régression de l'os alvéolaire ne concerne qu'une seule dent lactéale. Celle-ci appartient à un adulte âgé entre 30 et 39 ans : il s'agit d'une canine supérieure droite, très usée. Nous avons constaté une résorption horizontale et particulièrement sévère, puisque la quasi-totalité de la racine dentaire est exposée.

5.6.2. Analyse par individu

5.6.2.1. Prévalence des individus atteints de parodontose

Parmi les 163 individus présentant au moins une localisation observable, près de 60 % sont atteints de parodontose exposant au moins la moitié de la racine dentaire (Figure 5.53). On note une différence flagrante selon la maturité des sujets : plus des trois quarts des adultes sont atteints contre seulement un immature (Chi² d'indépendance : p<0,001). Il s'agit d'un adolescent, issu de la sépulture SP602. L'ensemble de ses dents est touché par cette pathologie et l'exposition de la racine est considérable pour certaines d'entre elles. Parallèlement, trois dents ont été perdues *ante mortem*. Ainsi, aucun enfant de moins de 15 ans ne souffre de parodontose et les atteintes chez les adolescents restent anecdotiques (Figure 5.54).

Concernant les adultes, les plus jeunes font figure d'exceptions et leur comportement les rapproche des adolescents (Figure 5.55). En effet, pour la plupart de ces individus, aucune régression de l'os alvéolaire supérieure ou égale à la moitié de la racine n'a été constatée. À l'inverse, pour les autres classes d'âge, les proportions d'individus souffrant de parodontose dépassent systématiquement les 70 %. En outre, la proportion de sujets atteints s'accroît avec l'âge, pour atteindre plus de 90 % pour les adultes les plus âgés. Cette tendance apparaît clairement, mais n'a pas pu être testée par le test de Cochran Armittage, faute d'effectifs suffisants dans certaines classes. De plus, aucune différence significative n'a pu être mise en évidence entre les cinq classes d'âge (test exact de Fisher : p=0,122).

Les individus atteints de parodontose sont majoritaires, quel que soit le sexe concerné (Figure 5.56 ; Chi² d'indépendance : p=0,06).

Les quatre phases d'inhumation affichent des résultats tout à fait similaires, où près des trois quarts des individus adultes souffrent de maladie parodontale (Figure 5.57 ; test de Cochran Armitage : p=0,5).

5.6.2.2. Sévérité de la parodontose par individu

La parodontose est plutôt sévère, puisque l'exposition considérable de la racine (stade 3) a été constatée sur près de 60 % des individus (Figure 5.58).

La comparaison des scores moyens n'indique aucune différence selon la maturité des sujets, mais rappelons que les sujets de moins de 20 ans ne sont représentés que par un seul individu adolescent (Tableau 5.24).

En considérant les catégories d'âge, le stade 3 se retrouve sur la majorité des individus, sauf chez les 30-39 ans et les

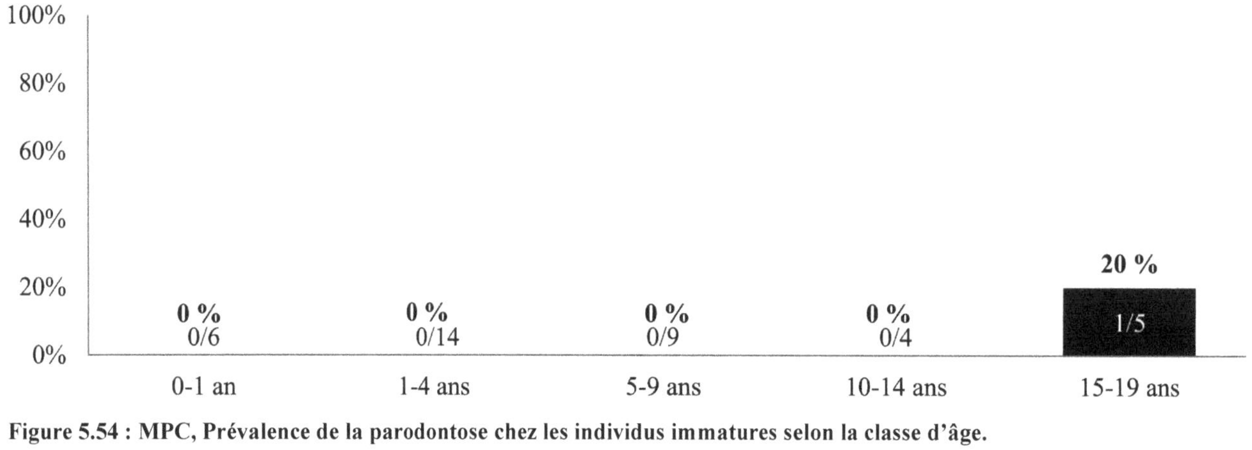

Figure 5.54 : MPC, Prévalence de la parodontose chez les individus immatures selon la classe d'âge.

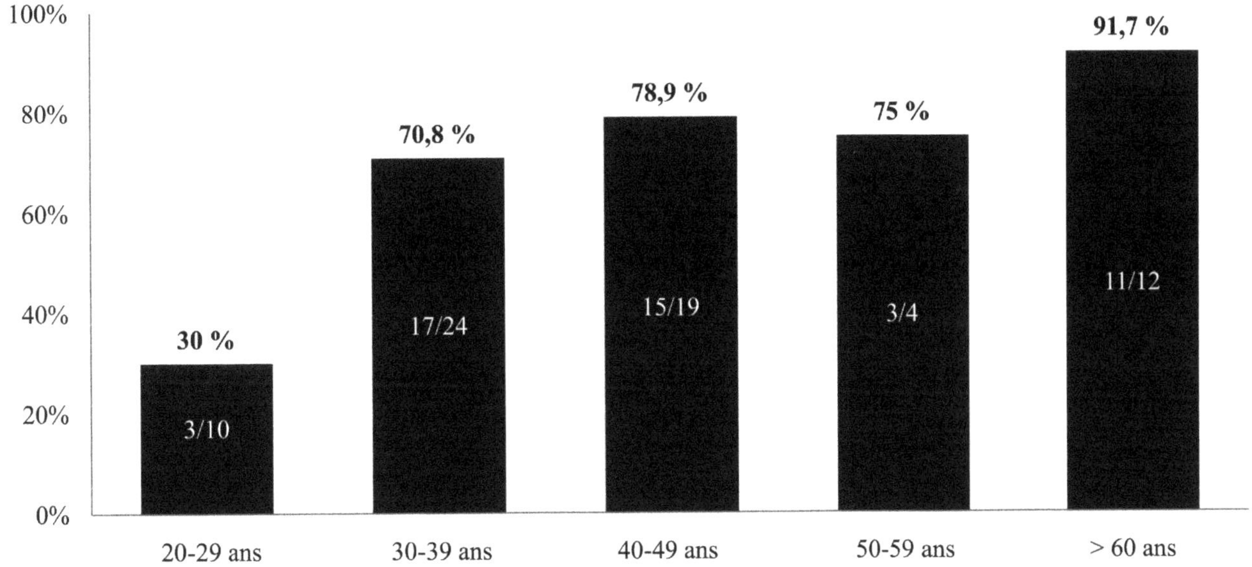

Figure 5.55 : MPC, Prévalence de la parodontose chez les individus adultes selon la classe d'âge.

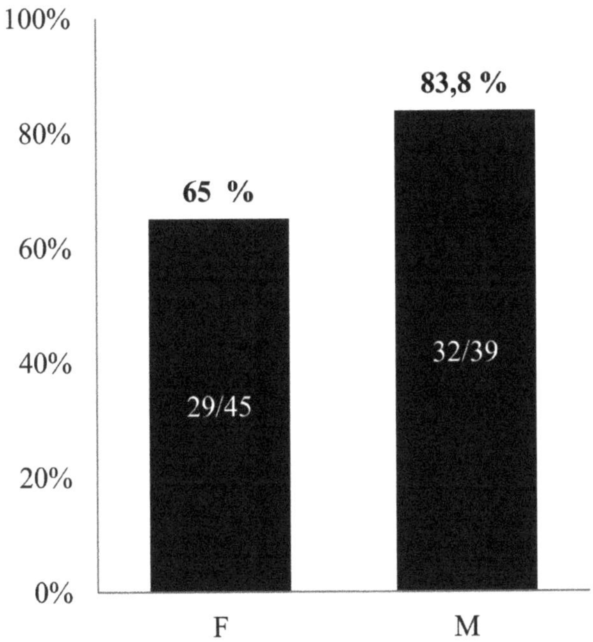

Figure 5.56 : MPC, Prévalence de la parodontose selon le sexe.

50-59 ans (Figure 5.59). Pour ces derniers, les proportions sont inversées. Il faut toutefois, signaler que chacune de ces classes est uniquement représentée par trois individus. Une tendance semble pourtant émerger : la sévérité de la parodontose s'intensifie avec l'âge. Le test exact de Fisher ne soutient pas cette hypothèse et n'a pas pu mettre en évidence de différence significative entre les diverses classes d'âge (p=0,153 ; Figure 5.59). De même, les scores moyens tendent à augmenter entre les adultes les plus jeunes et les plus âgés (Tableau 5.24), sans que ces différences soient significatives.

S'il n'existait précédemment aucune différence dans la prévalence entre hommes et femmes, la sévérité maximale a permis d'établir une distinction selon le sexe des sujets (Figure 5.60). En effet, chez les hommes, le stade 3 est bien plus fréquent que chez les femmes (Chi² d'indépendance : p=0,029 ; Tableau 5.24). Il apparaît alors que la parodontose est généralement plus sévère chez les hommes, que l'on considère le degré maximal ou le score moyen.

La sévérité maximale de la parodontose montre des fluctuations selon les phases d'inhumation. Le stade 3 est nettement majoritaire en phase 4, alors que le découpage entre les stades 2 et 3 sont bien plus équilibrés pour les phases 1 à 3 (Figure 5.61). Cela pourrait signifier une sévérité accrue dans cette ultime phase. Cette tendance n'est pas soutenue par le test de Cochran Armitage (p=0,67). De plus, ces variations ne sont pas significatives (test du Chi² d'indépendance : p=0,445 ; Tableau 5.24). La parodontose ne semble alors pas s'intensifier au cours du XIXe siècle.

5.6.3. Synthèse

- Alvéolyse très fréquente et touche quasi exclusivement les dents permanentes (75,1 % contre 0,5 %, soit une dent lactéale, persistante chez un adulte ; p<0,01).
- Alvéolyse généralement peu sévère : stade 1 domine.
- Augmentation progressive des prévalences avec l'âge et 76 % des adultes souffrent de parodontose.
- Atteintes plus sévères chez les femmes.
- Aucune différence selon les phases d'inhumation.

5.7. Analyses croisées des différentes pathologies dentaires

Les abcès et les pertes *ante mortem* sont souvent perçus comme deux conséquences majeures liées à une lésion carieuse particulièrement sévère. Si l'étude individuelle des alvéoles a montré que lorsque la cause est identifiée, plus de 80 % des abcès sont dus à des caries (5.4.1), l'association est plus ténue en se basant sur les individus. En effet, la corrélation est significative en tenant compte

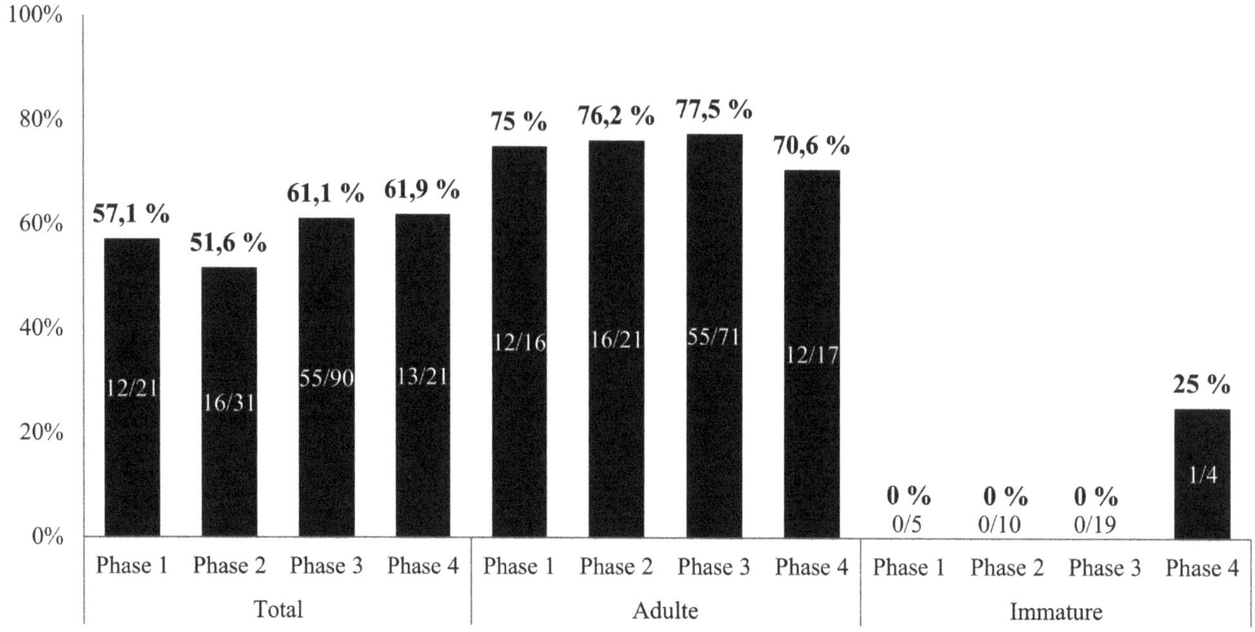

Figure 5.57 : MPC, Prévalence de la parodontose selon la phase d'inhumation.

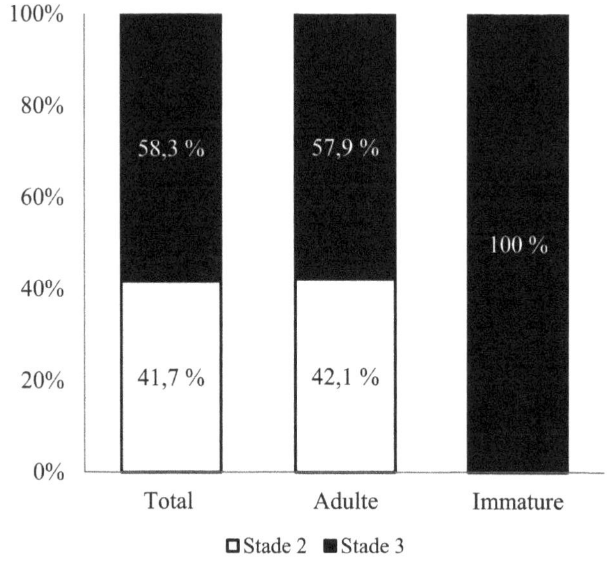

Figure 5.58 : MPC, Répartition des individus selon le stade de sévérité maximale de la parodontose et suivant la maturation.

de l'ensemble de la population, mais elle ne l'est ni chez les adultes ni chez les immatures (Tableau 5.25). Chez ces derniers, il faut noter que seuls 5 individus souffrent d'une lésion périapicale, alors que 22 ont développé des caries. De même, chez les adultes, la présence des caries a été enregistrée chez plus de 80 % des individus, contre 40 % de sujets qui souffrent d'abcès. Leur apparition mais également le nombre d'alvéoles atteintes semblent alors bien plus liés à la sévérité des caries (Tableau 5.27 ; Tableau 5.28).

La relation carie-perte *ante mortem* est également difficile à appréhender : elle ne s'exprime qu'en tenant compte de la population totale (Tableau 5.25). Cette cooccurrence est, en effet, non significative chez les adultes et chez les enfants. Pourtant, la présence de pertes *ante mortem* apparaît fortement corrélée à la sévérité des lésions carieuse, dans la population totale, comme chez les adultes. En effet, chez les individus atteints de perte *ante mortem*, les scores moyens de sévérité des caries sont significativement plus forts (Tableau 5.27). Cela n'a pas été vérifié chez les enfants, qui présentent rarement des dents perdues.

En revanche, la corrélation entre parodontose et perte *ante mortem* s'établit de manière bien plus claire. Cette dernière a été testée uniquement chez les adultes. L'association entre ces deux pathologies apparaît alors significative. Non seulement, les individus souffrant de parodontose présentent plus fréquemment des pertes *ante mortem*, mais la sévérité de la parodontose semble également favorisée la perte des dents et leur forte proportion (Tableau 5.26 ; Tableau 5.27 ; Tableau 5.28). Cependant, la cooccurrence de ces deux pathologies n'est pas prouvée chez les moins de 30 ans et les plus de 40 ans. Pour la première catégorie, il s'agit certainement d'un biais lié à la taille de l'échantillon (seulement 10 individus pris en compte dans cette analyse). Pour la seconde cohorte, le problème provient peut-être du nombre d'individus édentés âgés de plus de 40 ans, qui n'ont pas pu être intégrés à l'étude, la parodontose étant alors non observable.

Enfin, en jouant sur l'égression continue de la dent, l'usure semble liée à l'aggravation de la parodontose (Tableau 5.28). Toutefois, ces deux pathologies étant fortement liées à l'âge, cette corrélation significative pourrait alors tenir essentiellement à l'âge des individus.

5.8. Les hypoplasies de l'émail dentaire

5.8.1. Analyse par dent

Des défauts de minéralisation de l'émail dentaire ont été repérés sur plus de 30 % des dents analysées (Figure 5.62).

Tableau 5.24 : MPC, Score moyen de la sévérité de la parodontose par individu selon la maturité, la classe d'âge, le sexe et la phase d'inhumation.

	N	Score moyen	Médiane	Test statistique	p		
Total	96	**1,94** (0,65)	1,86 [1,04 ; 2,48]				
Adulte	95	**1,94** (0,65)	1,85 [1,04 ; 2,49]	Wilcoxon bi-varié	0,539		
Immature	1	**2,25** -	2,25 [2,25 ; 2,25]				
[15-19]	1	**2,25** -	2,25 [2,25 ; 2,25]	Kruskal-Wallis	0,181		
[20-29]	3	**1,48** (0,46)	1,33 [1,11 ; 1,67]			Kruskal-Wallis	0,284
[30-39]	17	**1,69** (0,50)	1,58 [1,06 ; 2,00]				
[40-49]	15	**2,05** (0,71)	2,00 [1,04 ; 2,65]				
[50-59]	3	**1,52** (0,25)	1,50 [1,28 ; 1,64]				
> 60	11	**2,10** (0,72)	2,00 [1,12 ; 2,74]				
Femme	26	**1,63** (0,53)	1,46 [1,04 ; 1,96]	Wilcoxon bi-varié	0,034		
Homme	31	**1,99** (0,66)	2,00 [1,08 ; 2,54]				
Phase 1	12	**2,11** (0,72)	2,17 [1,10 ; 2,62]	Kruskal-Wallis	0,563		
Phase 2	16	**2,01** (0,80)	1,88 [1,05 ; 2,80]				
Phase 3	55	**1,86** (0,61)	1,75 [1,04 ; 2,26]				
Phase 4	13	**2,07** (0,60)	2,08 [1,10 ; 2,28]				

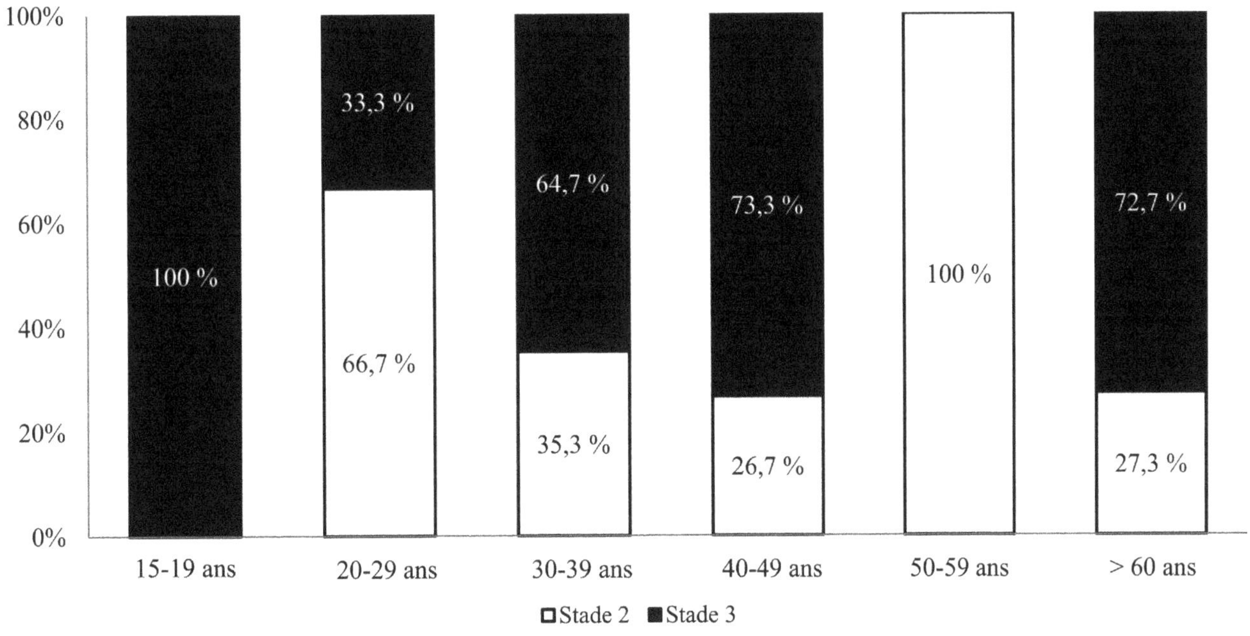

Figure 5.59 : MPC, Répartition des individus selon le stade de sévérité maximale de la parodontose et suivant la classe d'âge.

On note immédiatement une profonde différence entre les dents déciduales et permanentes (Chi² d'indépendance : p<0,001). De plus, les dents appartenant aux adultes sont bien plus concernées que celles retrouvées chez les sujets âgés de moins de 20 ans (Chi² d'indépendance : p<0,001). Ainsi, dans les analyses suivantes, les dents permanentes et déciduales ont été séparées.

5.8.1.1. Les dents définitives

5.8.1.1.1. Dénombrement

De manière générale, la fréquence des hypoplasies reste élevée, quelle que soit la maturité des individus auxquels elles appartiennent. Cependant, la fréquence est bien supérieure chez les adultes : 42 %, contre 24,3 % pour les immatures (Chi² d'indépendance : p<0,001).

De plus, si les dents permanentes ont tendance à montrer un comportement similaire selon leur position sur le maxillaire ou la mandibule (Chi² d'indépendance, p=0,514), les fréquences varient fortement selon le type ou la catégorie (Tableau 5.29). Les dents labiales sont préférentiellement affectées (Chi² d'indépendance : p<0,001 pour le maxillaire et la mandibule). Les écarts dans les fréquences sont bien plus forts en considérant les diverses catégories de dents. Les hypoplasies affectent préférentiellement les canines, en particulier celles de la mandibule. Les troisièmes prémolaires et les incisives montrent également des proportions assez élevées. Enfin, les molaires affichent les fréquences les plus faibles.

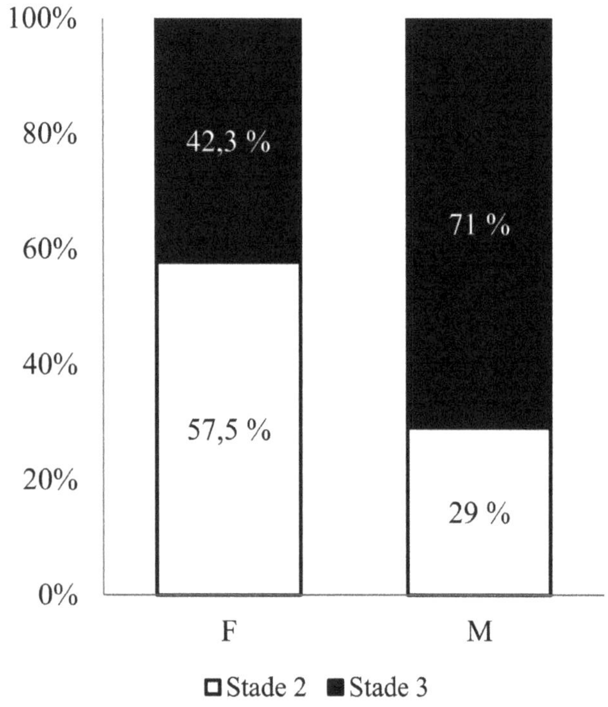

Figure 5.60 : MPC, Répartition des individus selon le stade de sévérité maximale de la parodontose et suivant le sexe.

Certaines dents sont marquées par la présence de plusieurs défauts de l'amélogénèse. On compte entre une et cinq hypoplasies par dent : 1 755 hypoplasies ont été dénombrées sur les 908 dents atteintes, pour une moyenne de 1,93. Le nombre d'hypoplasies par dent varie peu en fonction du fait qu'elles appartiennent à des sujets âgés de plus ou moins de 20 ans (test exact de Fisher : p=0,379). Ainsi, près de la moitié des dents ne présentent qu'une seule et unique atteinte (41 % pour les dents des adultes et 48 % pour les dents immatures). Ensuite, on compte un tiers des dents présentant deux défauts distincts. Par contre, chez les adultes, 7 % des dents se distinguent parce qu'elles portent les stigmates d'au moins quatre désordres lors de la formation de l'émail : cela concerne 57 dents. Chez les individus immatures, seulement deux dents présentent quatre défauts et aucune ne présente cinq hypoplasies. Ces quelques variations s'expriment dans le nombre moyen d'hypoplasies par dent : 1,96 pour les dents des adultes et 1,72 hypoplasie pour celles des immatures. Elles ont permis de mettre en évidence une différence significative (test de Welch : p=0,013).

D'autres distinctions émergent en fonction du type ou de la catégorie de dent (Tableau 5.29). Il existe une différence de comportement notable selon la position antérieure ou

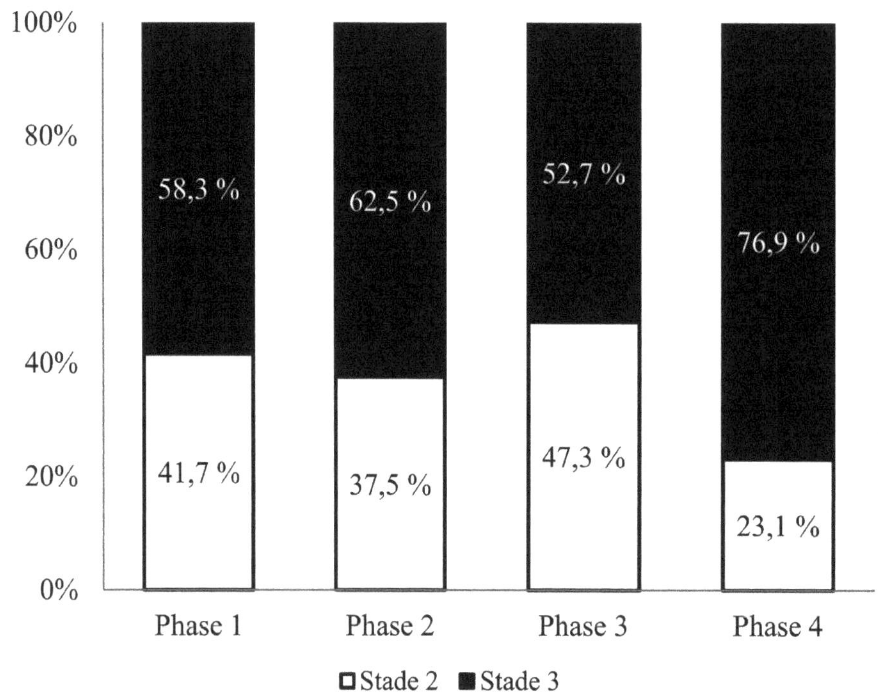

Figure 5.61 : MPC, Répartition des individus selon le stade de sévérité maximale de la parodontose et suivant la phase d'inhumation.

Tableau 5.25 : MPC, Association des pathologies dentaires deux à deux sur la population totale, adulte et immature.

		Total	Adulte	Immature
Carie-Abcès	N	167	123	44
	Test	Chi²	Chi²	Exact de Fisher
	p	**0,043**	0,249	0,388
Carie-AMTL	N	191	140	51
	Test	Chi²	Chi²	Exact de Fisher
	p	**0,004**	0,220	0,181
Carie-Tartre	N	191	140	51
	Test	Chi²	Chi²	Chi²
	p	**< 0,001**	0,084	**0,004**

postérieure de la dent : les moyennes des dents labiales sont nettement plus élevées (test de Welch : p<0,001 pour le maxillaire et la mandibule). Ainsi, les dents labiales, qui étaient déjà les plus fréquemment atteintes par les hypoplasies ont connu plus de défauts de l'amélogénèse lors de leur formation. Les canines supérieures et les incisives centrales inférieures affichent les moyennes les plus élevées. À l'inverse, les molaires détiennent les moyennes les plus faibles.

5.8.1.1.2. Caractérisation des hypoplasies de l'émail dentaire

L'examen des 1 753 hypoplasies sur les dents permanentes révèle que le type linéaire est très clairement prédominant. Les trois autres types sont pratiquement anecdotiques en termes de proportion et représentent seulement 1,5 % des défauts enregistrés par la denture définitive, soit 26 hypoplasies. Sur les dents des immatures, aucun défaut ne s'apparente à des fosses ou de larges bandes où l'émail est absent (plane). En revanche, les hypoplasies des cuspides se retrouvent exclusivement sur les dents des immatures. Toutefois, cela ne concerne qu'un seul sujet âgé entre 15 et 19 ans et issu de la SP602. Ces distinctions ont permis de mettre en évidence une différence significative entre les dents selon la maturité des sujets auxquels elles appartiennent (test exact de Fisher : p<0,001).

Quelle que soit la catégorie de dent concernée, le type linéaire représente entre 93 % et 100 % des hypoplasies observées, à l'exception de la troisième molaire supérieure, où seuls 87,5 % des défauts prennent l'apparence de sillons (Tableau 5.30). Toutefois, l'effectif est particulièrement faible, puisque seules trois dents portent des défauts de minéralisation de l'émail. Les types rares (autres que linéaires) ont plutôt tendance à se développer au niveau des dents supérieures (test exact de Fisher : p=0,009). Il faut également noter qu'aucune dent inférieure ne présente

Tableau 5.26 : MPC, Association des pathologies dentaires deux à deux sur la population adulte uniquement.

		Adulte				
		Total adulte	20-39 ans	> 40 ans	20-29 ans	> 30 ans
Parodontose-AMTL	N	125	34	35	10	59
	Test	Chi²	Chi²	Exact de Fisher	Exact de Fisher	Exact de Fisher
	p	**< 0,001**	**0,022**	0,070	0,061	**0,017**
Tartre-Parodontose	N	69	34	35	10	59
	Test	Chi²	Exact de Fisher	Exact de Fisher	Exact de Fisher	Exact de Fisher
	p	**0,002**	**0,012**	0,546	0,208	0,062

Tableau 5.27 : MPC, Comparaison du score moyen de sévérité d'une atteinte suivant la présence ou l'absence d'une autre pathologie.

			Total	Adulte	Immature
Carie-Abcès	Sévérité moyenne VS absent/présent	test	t-test de Student	Kruskal-Wallis	Kruskal-Wallis
		p	**0,012**	**0,009**	0,305
Carie-AMTL	Sévérité moyenne VS absent/présent	test	t-test de Student	t-test de Student	Kruskal-Wallis
		p	**0,002**	**<0,001**	0,45
Parodontose-AMTL	Sévérité moyenne VS absent/présent	test	Kruskal-Wallis	Kruskal-Wallis	-
		p	0,062	0,063	-

Tableau 5.28 : MPC, Corrélations entre les pathologies dentaires, testant les relations entre les scores moyens de sévérité, le nombre d'atteintes ou les proportions de dents atteintes (test du coefficient de corrélation des rangs de Spearman).

			Total	Adulte	Immature
Carie-Abcès	Sévérité moyenne VS nombre d'abcès	p	**< 0,001**	**< 0,001**	**0,113**
		rho	0,424	0,461	0,354
Carie-AMTL	Sévérités moyennes	p	0,075	0,099	**0,046**
		rho	0,181	0,173	0,893
Carie-Tartre	Sévérité moyenne	p	0,075	0,099	**0,046**
		rho	0,181	0,173	0,893
Parodontose-AMTL	Sévérité moyenne VS proportion	p	**< 0,001**	**< 0,001**	-
		rho	0,596	0,604	-
Tartre - Parodontose	Sévérités moyennes	p	0,259	0,288	-
		rho	0,123	0,117	-
Usure - Parodontose	Sévérités moyennes	p	**0,000**	**0,000**	-
		rho	0,361	0,378	-

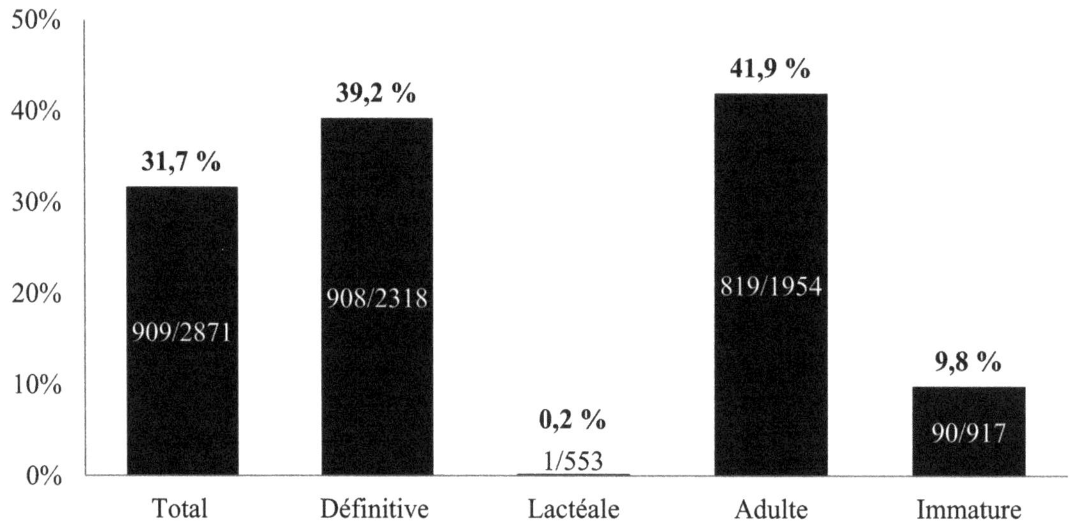

Figure 5.62 : MPC, Fréquence de l'hypoplasie de l'émail dentaire selon le type de dentition et la maturité des individus.

d'hypoplasie des cuspides. Par contre, la distribution des types d'hypoplasie entre dents lactéales et jugales n'a pas permis de mettre en avant de différence statistique (test exact de Fisher : p=0,156 pour le maxillaire et p=1 pour la mandibule).

5.8.1.1.3. Caractérisation des épisodes de stress : les hypoplasies linéaires de l'émail dentaire

En considérant uniquement les LEH, il apparaît qu'elles se développent rarement au début de la phase d'imbrication. En effet, moins de 10 % des sillons se situent au niveau du tiers occlusal de la dent (Tableau 5.31). Les deux tiers suivants se partagent les hypoplasies de type linéaire de manière plutôt homogène, avec une légère préférence pour le tiers médian, qui comptabilise 48,6 % des LEH. Les dents des adultes et celles des immatures montrent une répartition assez proche. Pourtant, il existe une différence significative (Chi² d'indépendance : p=0,017), qui tient certainement à l'écart observé pour les LEH qui se développent sur la partie occlusale de la dent. En effet, elles représentent près de 10 % chez les adultes, contre moins de 3 % chez les immatures. Les tendances présentées se retrouvent sur à peu près tous les types et catégories de dents (Tableau 5.31). En revanche, sur la mandibule, on note une proportion bien plus forte de LEH sur le tiers cervical pour les dents labiales (Chi² d'indépendance : p=0,006) et en particulier pour les canines, où 12 % des LEH se développent au début de la formation de la couronne dentaire.

Tableau 5.29 : MPC, Fréquence des hypoplasies de l'émail dentaire et nombre moyen d'hypoplasies par dent selon l'arcade, le type et la catégorie de dent permanente.

	Maxillaire										
	Total	**Labiale**	**Jugale**	**I1**	**I2**	**C**	**P1**	**P2**	**M1**	**M2**	**M3**
N	992	412	580	133	121	158	125	120	132	125	78
% Hypoplasie	**38,4 %**	**52,9 %**	**28,1 %**	**42,9 %**	**45,5 %**	**67,1 %**	**52,8 %**	**32,5 %**	**18,2 %**	**20,8 %**	**10,3 %**
Nb moyen de défauts par dent atteinte	1,86	2,20	1,42	2,32	2,13	2,17	1,68	1,33	1,17	1,23	1,00
	1,98	2,32	1,45	2,10	2,04	2,56	1,59	1,31	1,16	1,48	1,00
% Hypoplasie	**39,7 %**	**59 %**	**26,2 %**	**46,2 %**	**49,4 %**	**76,8 %**	**53,4 %**	**32,2 %**	**15 %**	**13,4 %**	**1,1 %**
N	1326	547	779	156	180	211	191	171	167	157	93
	Total	**Labiale**	**Jugale**	**I1**	**I2**	**C**	**P1**	**P2**	**M1**	**M2**	**M3**
	Mandibule										

Tableau 5.30 : MPC, Distribution des différents types d'hypoplasie de l'émail dentaire selon l'arcade, le type ou la catégorie de dent permanente.

	Maxillaire										
	Total	**Labiale**	**Jugale**	**I1**	**I2**	**C**	**P1**	**P2**	**M1**	**M2**	**M3**
N	710	479	231	132	117	230	111	52	28	32	8
%Ligne	**97,9 %**	**98,3 %**	**97,0 %**	**99,2 %**	**98,3 %**	**97,8 %**	**97,3 %**	**96,2 %**	**100 %**	**96,9 %**	**87,5 %**
%Cuspide	**1,0 %**	**0,6 %**	**1,7 %**	**0,0 %**	**1,7 %**	**0,4 %**	**1,8 %**	**1,9 %**	**0,0 %**	**3,1 %**	**0,0 %**
%Fosse	**0,7 %**	**0,4 %**	**1,3 %**	**0,8 %**	**0,0 %**	**0,4 %**	**0,9 %**	**1,9 %**	**0,0 %**	**0,0 %**	**12,5 %**
%Plane	**0,4 %**	**0,6 %**	**0,0 %**	**0,0 %**	**0,0 %**	**1,3 %**	**0,0 %**	**0,0 %**	**0,0 %**	**0,0 %**	**0,0 %**
%Plane	**0,3 %**	**0,3 %**	**0,3 %**	**0,0 %**	**0,0 %**	**0,5 %**	**0,0 %**	**0,0 %**	**3,4 %**	**0,0 %**	**0,0 %**
%Fosse	**0,8 %**	**0,8 %**	**0,7 %**	**0,0 %**	**0,0 %**	**1,4 %**	**0,6 %**	**1,4 %**	**0,0 %**	**0,0 %**	**0,0 %**
%Cuspide	**0,0 %**	**0,0 %**	**0,0 %**	**0,0 %**	**0,0 %**	**0,0 %**	**0,0 %**	**0,0 %**	**0,0 %**	**0,0 %**	**0,0 %**
%Ligne	**98,9 %**	**98,9 %**	**99,0 %**	**100 %**	**100 %**	**98,1 %**	**99,4 %**	**98,6 %**	**96,6 %**	**100 %**	**100 %**
N	1043	748	295	151	182	415	162	72	29	31	1
	Total	**Labiale**	**Jugale**	**I1**	**I2**	**C**	**P1**	**P2**	**M1**	**M2**	**M3**
	Mandibule										

La localisation des LEH permet d'estimer l'âge auquel l'hypoplasie s'est formée et donc l'âge auquel l'épisode de stress est survenu (Tableau 5.31).

Les résultats indiquent que la majorité des périodes de stress, qui marquent la couronne dentaire de manière durable, surviennent en majorité entre 2,5 et 5 ans (Figure 5.63). Les tranches d'âge immédiatement adjacentes ne sont pas en reste, puisqu'elles comptabilisent 24 % et 28,4 % des stress enregistrés. Enfin, les épisodes de stress qui se développent après 10 ans sont particulièrement rares. Malgré une plus forte proportion de stress enregistrés entre 2,5 et 5 ans, les épisodes se répartissent de manière plutôt homogène entre les trois premières fourchettes d'âge définies. D'autant que ces trois fourchettes se chevauchent. De plus, aucune réelle différence n'est à noter dans la répartition de l'âge des épisodes de stress vécu par les individus décédés avant ou après 20 ans (test exact de Fisher : p=0,357).

Pour finir, cette même tendance a été constatée pour chacune des phases d'inhumation du cimetière (Figure 5.64). Ainsi, il semble qu'entre la fin du XVIIIe siècle et le début du XXe siècle, aucun changement ne se produit dans la répartition de l'âge auquel le stress est subi (Chi[2] d'indépendance : p=0,547).

Tableau 5.31 : MPC, Répartition des LEH selon leur localisation sur la couronne des dents permanentes et correspondance avec l'âge chronologique de leur formation (d'après Bocquentin 2003).

	Maxillaire							
	I1	I2	C	P1	P2	M1	M2	M3
N	131	115	225	108	50	28	31	7
1/3 cervical	35,9 %	43,5 %	41,8 %	45,4 %	34,0 %	28,6 %	35,5 %	28,6 %
1/3 intermédiaire	55,0 %	46,1 %	45,8 %	48,1 %	62,0 %	57,1 %	51,6 %	71,4 %
1/3 occlusal	9,2 %	10,4 %	12,4 %	6,5 %	4,0 %	14,3 %	12,9 %	0,0 %
1/3 occlusal	7,3 %	7,7 %	12,0 %	6,8 %	1,4 %	7,1 %	9,7 %	0,0 %
1/3 intermédiaire	50,3 %	53,3 %	46,9 %	47,8 %	49,3 %	14,3 %	35,5 %	0,0 %
1/3 cervical	42,4 %	39 %	41 %	45,3 %	49,3 %	78,6 %	54,8 %	100 %
N	151	182	407	161	71	28	31	1
	I1	I2	C	P1	P2	M1	M2	M3
	Mandibule							

Légende			
< 3ans	2,5 à 5 ans	4,5 à 7 ans	>10 ans

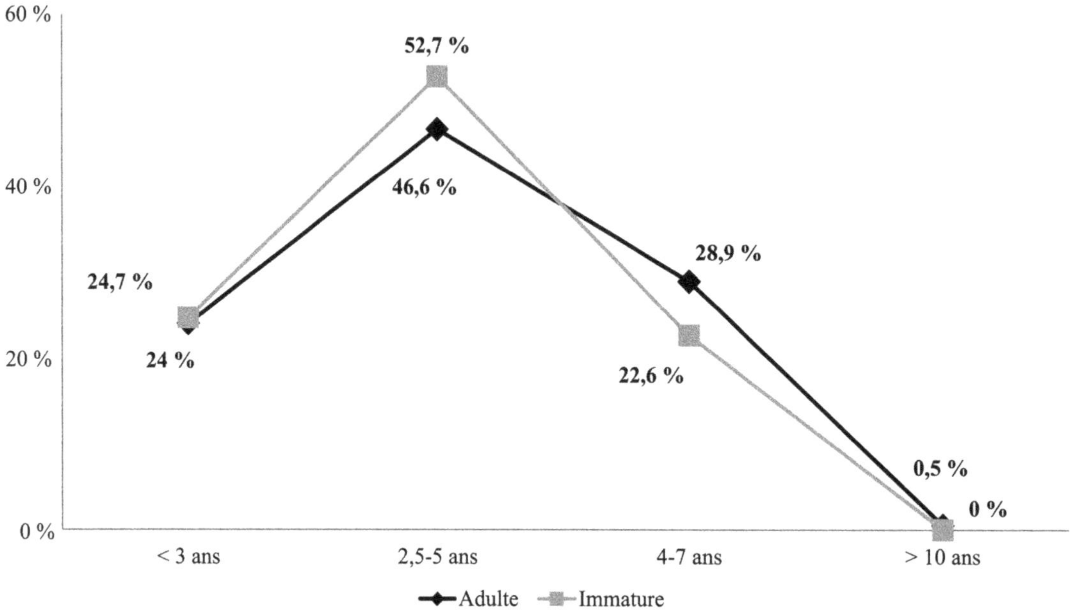

Figure 5.63 : MPC, Répartition des épisodes de stress en fonction de la classe d'âge à laquelle ils surviennent chez les adultes et les immatures.

5.8.1.2. Les dents lactéales

Un seul défaut de minéralisation de la couronne dentaire a été constaté sur l'ensemble des 553 dents lactéales analysées. Toutefois, il s'agit d'un cas particulier, puisque la dent concernée est surnuméraire. Sa morphologie, bien qu'atypique, semble s'apparenter à celle d'une canine. Elle a été retrouvée incluse dans le palais d'un enfant âgé entre 1 et 4 ans, inhumé au sein de la sépulture SP189. Le défaut observé prend la forme d'une strie assez marquée, qui se développe sur le tiers cervical de la dent, dont la racine n'est pas encore formée.

5.8.2. Analyse par individu

5.8.2.1. Prévalence des individus atteints d'hypoplasies de l'émail dentaire

Cent soixante-sept individus répondent aux critères de sélection et ont été inclus dans les calculs de l'occurrence des défauts de minéralisation à l'échelle individuelle. Ceux ayant connu au moins un épisode de stress, occasionnant la formation d'une hypoplasie, prédominent largement, puisqu'ils représentent près de 80 % du corpus (Figure 5.65). La prévalence des lésions s'avère bien plus

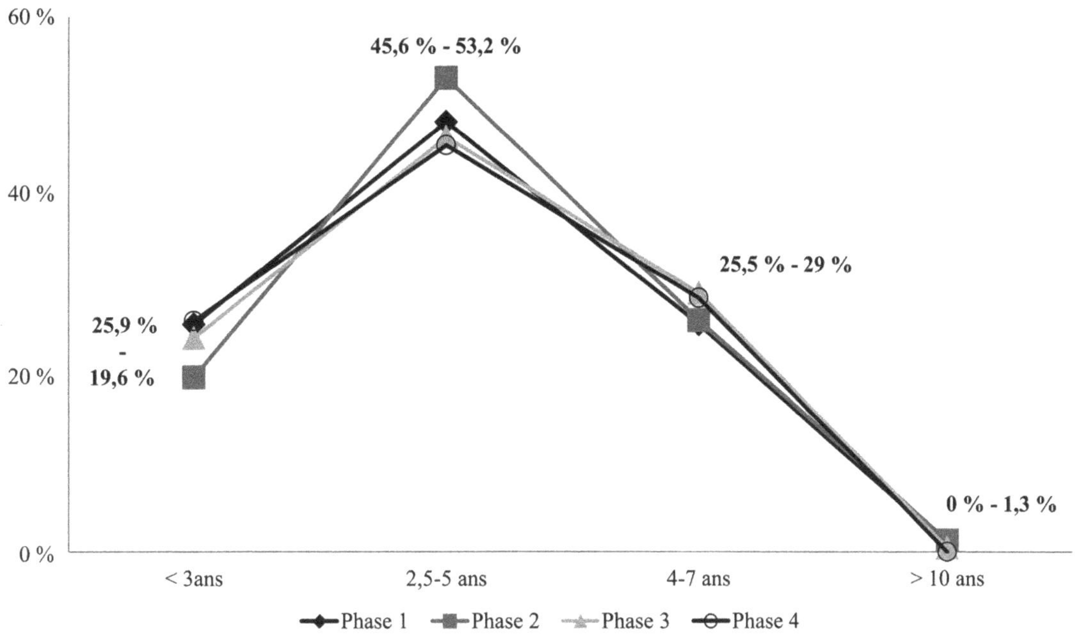

Figure 5.64 : MPC, Répartition des épisodes de stress en fonction de la classe d'âge à laquelle ils surviennent dans chaque phase d'inhumation.

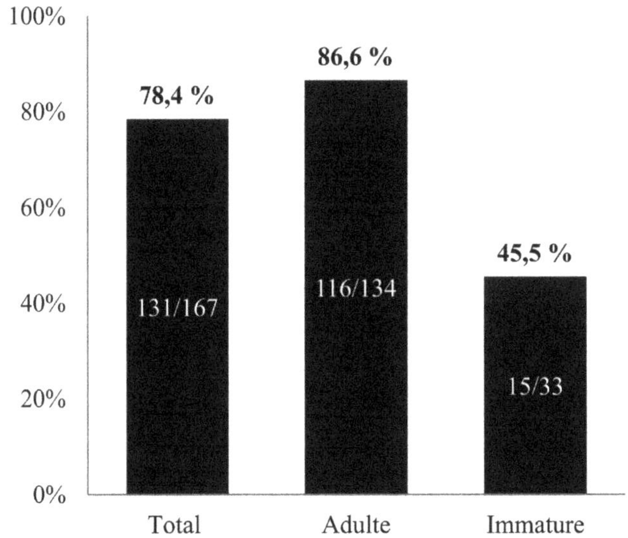

Figure 5.65 : MPC, Prévalence de l'hypoplasie de l'émail dentaire selon la maturation (prévalences pondérées).

élevée chez les individus adultes (Chi² d'indépendance : p<0,001).

La répartition par âge des individus indique une nette distinction chez les sujets immatures (test exact de Fisher : p=0,001). En effet, la prévalence est bien plus faible chez les sujets âgés de moins de 5 ans (Figure 5.66). Au-delà de cet âge, la prévalence explose avec des taux d'atteintes compris entre 70 et 80 %.

Chez les adultes, aucune différence significative n'a été mise en évidence dans les prévalences selon les classes d'âge (test exact de Fisher : p=0,62 ; Figure 5.67).

De même, aucune différence n'a pu être mise en évidence selon le sexe des individus (Figure 5.68 ; Chi² d'indépendance : p=0,667).

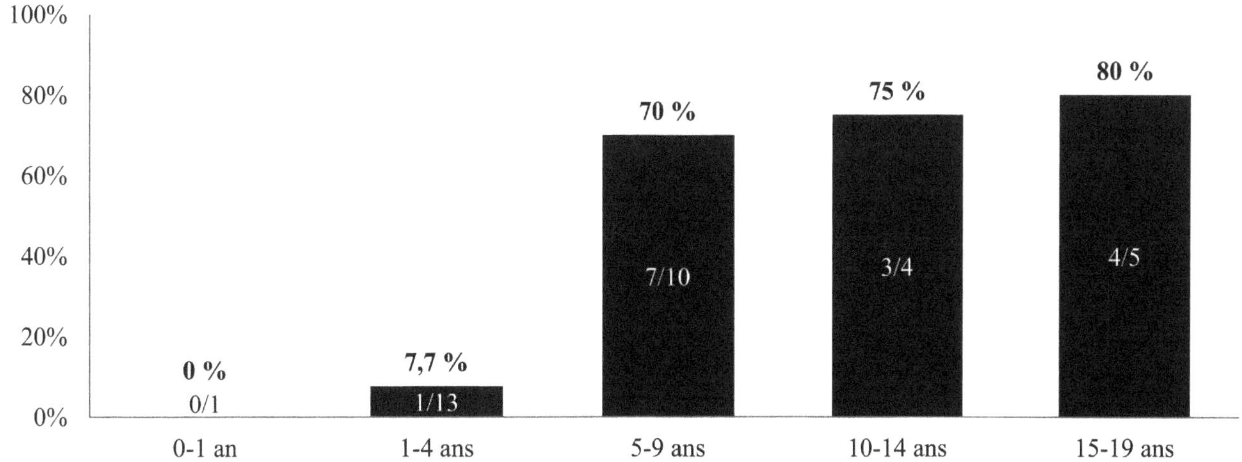

Figure 5.66 : MPC, Prévalence de l'hypoplasie de l'émail dentaire chez les individus immatures selon la classe d'âge (prévalences pondérées).

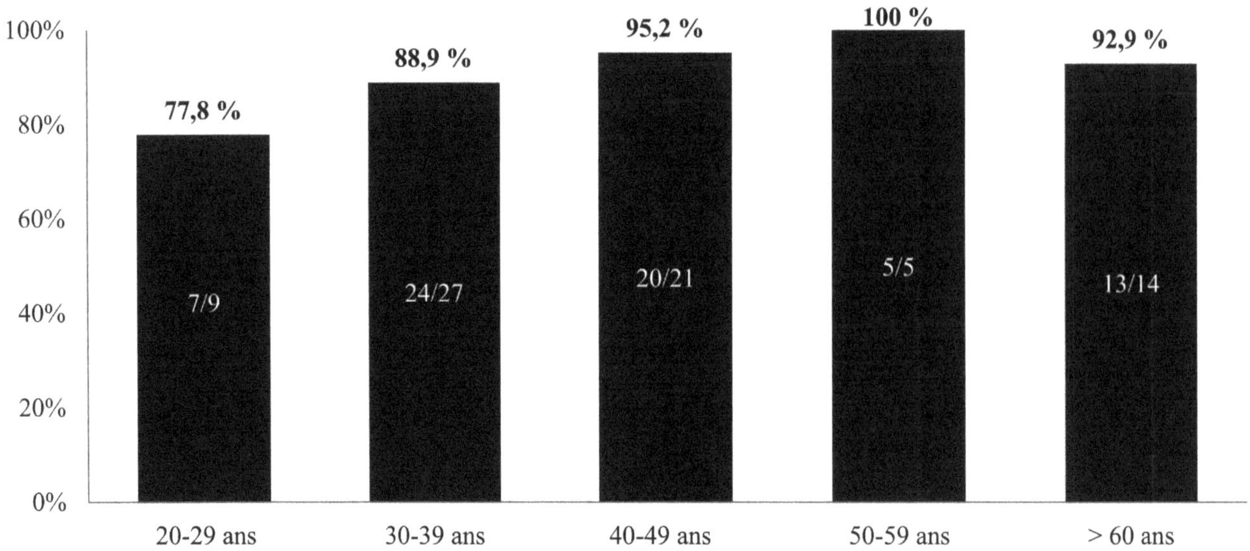

Figure 5.67 : MPC, Prévalence de l'hypoplasie de l'émail dentaire chez les individus adultes selon la classe d'âge (prévalences pondérées).

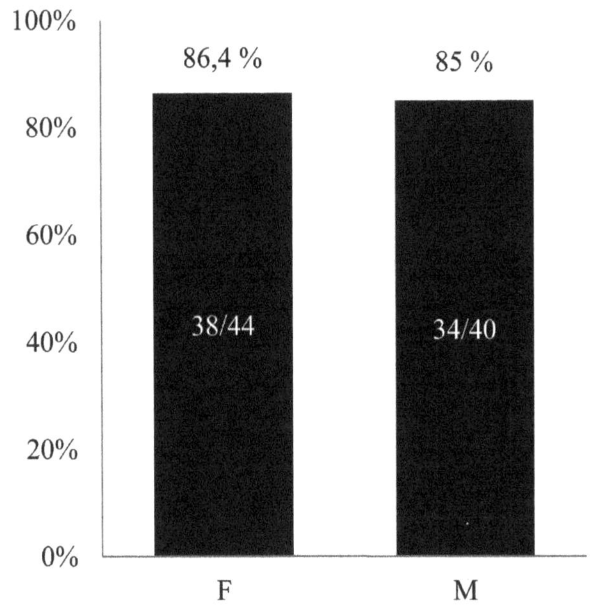

Figure 5.68 : MPC, Prévalence de l'hypoplasie de l'émail dentaire selon le sexe (prévalences pondérées).

Par ailleurs, il faut noter que la prévalence des hypoplasies augmente de manière graduelle de la phase 1 à la phase 4, soit entre la fin du XVIIIe siècle et le début du XXe siècle (Figure 5.69). Cette augmentation est particulièrement perceptible chez les adultes (test de Cochran Armitage : p=0,021). Chez les immatures, l'occurrence est bien plus forte en phase 4. Toutefois, cette phase ne compte que quatre individus immatures et cette augmentation pourrait être mise en lien avec l'absence d'enfants de moins de 5 ans au sein de cette ultime phase. Ainsi, aucune différence significative n'apparaît entre les quatre phases d'inhumation, tant les effectifs sont faibles (test exact de Fisher : p=0,339).

5.8.2.2. Caractéristiques des atteintes par individu

Parmi les individus atteints d'hypoplasies, nous avons dénombré entre une et 24 dents portant les stigmates de stress subi pendant la phase de minéralisation de la couronne dentaire. De plus, 67 % des individus présentent plus de cinq dents atteintes.

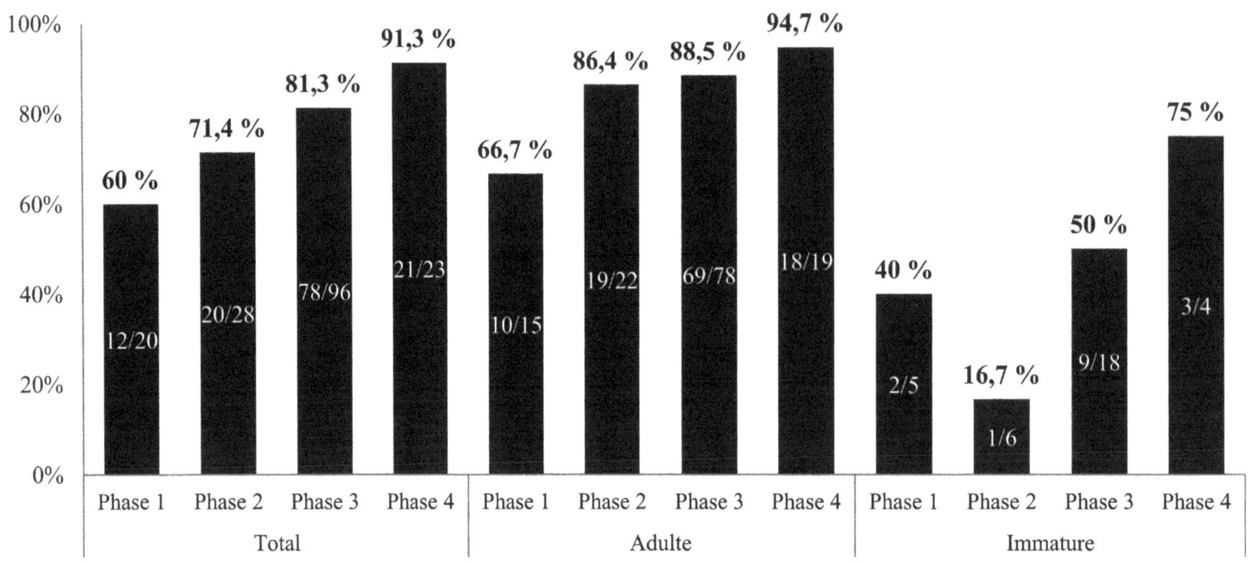

Figure 5.69 : MPC, Prévalence de l'hypoplasie de l'émail dentaire selon la phase d'inhumation (prévalences pondérées).

Les hypoplasies linéaires ont été observées sur l'ensemble des 131 individus lésés. Cependant, 11 individus se distinguent par la présence d'hypoplasies de type rares : en fosse, *plane* ou encore des cuspides. Chez un même individu, ces types rares sont toujours associés aux LEH. Pour neuf sujets, les LEH ont été observées aux côtés uniquement d'hypoplasies punctiformes. Une seule occurrence a été rencontrée pour la combinaison exclusive de LEH et d'hypoplasies de type « plane », et un individu seulement réunit trois types d'hypoplasies (linéaire, en fosse, plane). Enfin, les hypoplasies des cuspides ont été détectées sur un seul sujet : l'adolescente issue de la SP602. Signalons que tous les autres individus précédemment cités sont des adultes.

5.8.2.3. Les hypoplasies linéaires de l'émail dentaire et épisodes de stress

En considérant uniquement les hypoplasies linéaires, jusqu'à cinq lignes ont été dénombrées sur une même dent, pour six individus.

En corrélant les diverses stries dénombrées sur l'ensemble des dents d'un individu selon leur âge de formation, les résultats révèlent que le nombre d'épisodes de stress vécu pendant l'enfance varie entre un et six (Figure 5.70). Non seulement la majorité des individus présente des hypoplasies de l'émail dentaire (Figure 5.65), mais ces derniers ont, en moyenne, survécu à près de trois périodes de stress (2,63 ; Tableau 5.32). Vingt-neuf individus ont vécu plus de quatre épisodes marqués sur la denture permanente. Cela représente plus de 22 % de l'ensemble des sujets atteints d'hypoplasies (Figure 5.70). Il faut noter que cela ne concerne que des adultes et en particulier des adultes décédés avant 40 ans.

Pourtant, les analyses statistiques n'ont pas mis en évidence de différence significative dans le nombre de périodes de stress enregistrés par les dentures selon les critères biologiques d'âge et de sexe (Tableau 5.33 ; Figure 5.71 ; tests exacts de Fisher : p>0,05 ; Tableau 5.32). De même, aucune différence n'a été perçue en fonction des phases d'inhumation (Tableau 5.34 ; test exact de Fisher : p=0,9058).

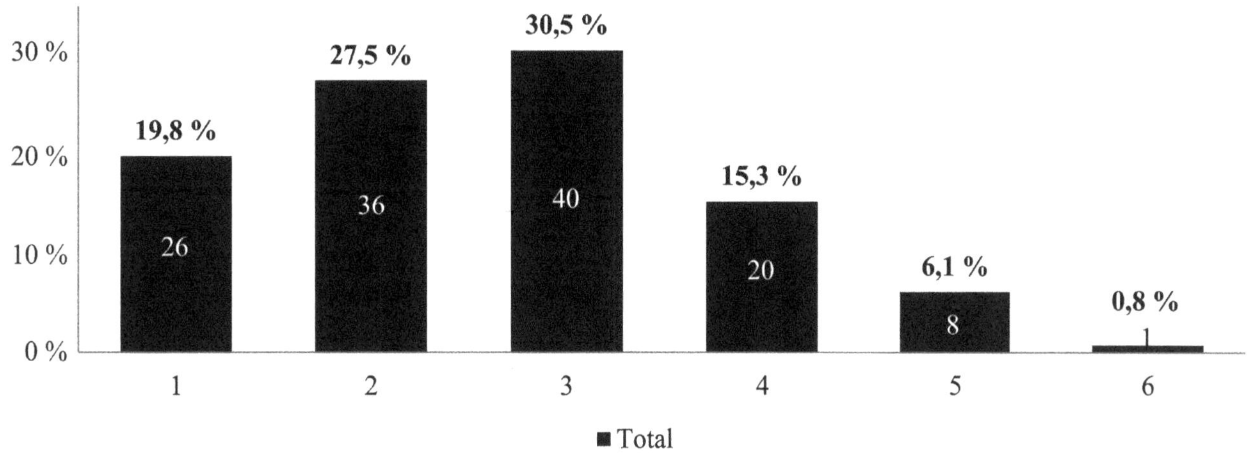

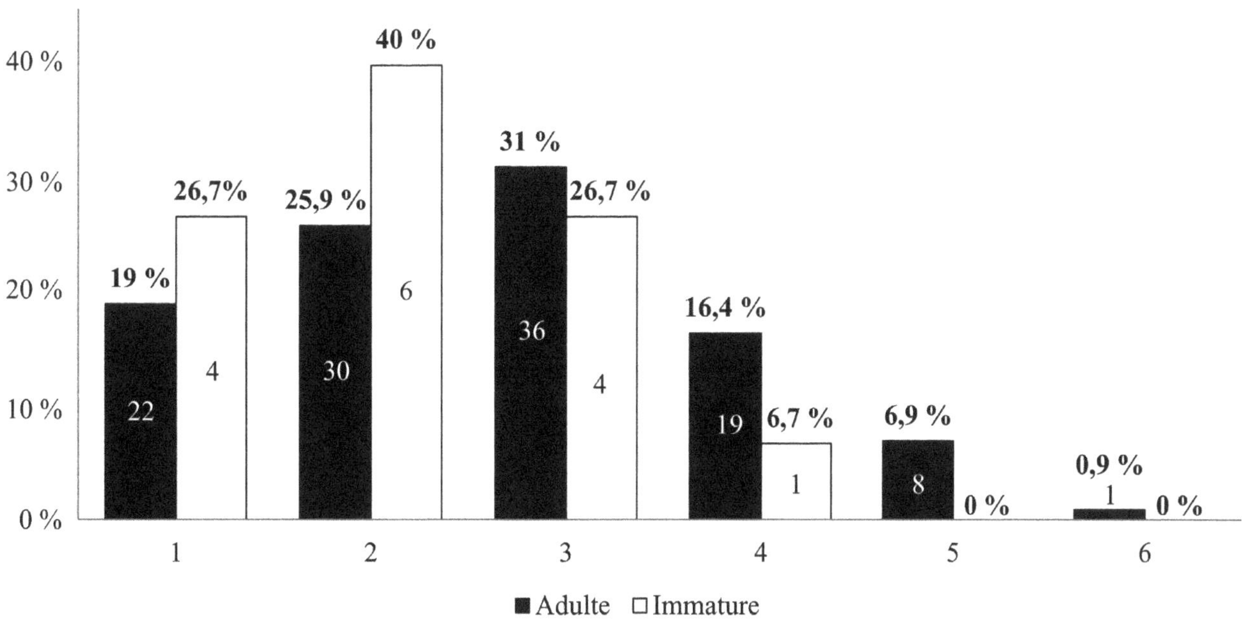

Figure 5.70 : MPC, Répartition des individus selon le nombre d'épisodes de stress enregistrés sur la denture et suivant la maturation.

Tableau 5.32 : MPC, Nombre moyen d'épisodes de stress enregistré sur les dentures des individus selon la maturité, la classe d'âge, le sexe et la phase d'inhumation.

	N	Nb moyen	Médiane	Test	p		
Total	131	**2,63** (1,19)	3,00 [2,00 ; 3,00]				
Adultes	116	**2,69** (1,2)	2,00 [2,00 ; 3,00]	t-test de Student	0,087		
Immatures	15	**2,13** (0,92)	2,00 [1,50 ; 3,00]				
[1-4]	1	**1,00** -	1,00 [1,00 ; 1,00]	Kruskal-Wallis	0,254	Kruskal-Wallis	**0,04**
[5-9]	7	**2,00** (0,82)	2,00 [1,50 ; 2,50]				
[10-14]	3	**3,00** (1,00)	3,00 [2,50 ; 3,50]				
[15-19]	4	**2,00** (0,82)	2,00 [1,75 ; 2,25]				
[20-29]	7	**2,71** (1,50)	3,00 [1,50 ; 3,50]	Kruskal-Wallis	0,059		
[30-39]	24	**3,33** (1,21)	3,00 [2,75 ; 4,00]				
[40-49]	20	**2,45** (1,10)	2,50 [1,75 ; 3,00]				
[50-59]	5	**3,00** (0,71)	3,00 [3,00 ; 3,00]				
> 60	13	**2,23** (0,83)	2,00 [2,00 ; 3,00]				
F	38	**2,68** (1,14)	3,00 [2,00 ; 3,00]	t-test de Student	0,157		
M	34	**3,06** (1,07)	3,00 [2,00 ; 4,00]				
Phase 1	12	**2,50** (1,38)	2,50 [1,00 ; 3,50]	Kruskal-Wallis	0,58		
Phase 2	20	**2,30** (0,86)	2,00 [2,00 ; 3,00]				
Phase 3	78	**2,69** (1,25)	3,00 [2,00 ; 3,75]				
Phase 4	21	**2,76** (1,09)	3,00 [2,00 ; 3,00]				

Tableau 5.33 : MPC, Répartition des individus selon le nombre d'épisodes de stress enregistrés sur la denture et suivant la classe d'âge.

		Immature				**Adulte**				
		[1-4]	**[5-9]**	**[10-14]**	**[15-19]**	**[20-29]**	**[30-39]**	**[40-49]**	**[50-59]**	**> 60**
	N	1	7	3	4	7	24	20	5	13
NB épisodes de stress	1	**100 %**	**28,6 %**	**0 %**	**25 %**	**28,6 %**	**4,2 %**	**25 %**	**0 %**	**23,1 %**
	2	**0 %**	**42,9 %**	**33,3 %**	**50 %**	**14,3 %**	**20,8%**	**25 %**	**20 %**	**30,8 %**
	3	**0 %**	**28,6 %**	**33,3 %**	**25 %**	**28,6 %**	**33,3 %**	**30 %**	**60 %**	**46,2 %**
	4	**0 %**	**0 %**	**33,3 %**	**0 %**	**14,3 %**	**25 %**	**20 %**	**20 %**	**0 %**
	5	**0 %**	**0 %**	**0 %**	**0 %**	**14,3 %**	**12,5 %**	**0 %**	**0 %**	**0 %**
	6	**0 %**	**0 %**	**0 %**	**0 %**	**0 %**	**4,2 %**	**0 %**	**0 %**	**0 %**

5.8.3. Synthèse

- Se développent uniquement sur les dents permanentes.
- Défauts très fréquents, retrouvés sur 39,2 % des dents permanentes.
- Se développent principalement sur les canines, les troisièmes prémolaires et les incisives.
- En moyenne, presque deux hypoplasies par dent atteintes (1,93).
- Hypoplasies linéaires dominent très largement (plus de 95 % des défauts).
- Les hypoplasies ont été reconnues sur presque tous les individus adultes (86,6 %) contre près de la moitié des enfants (45,5 % ; p<0,001). Cette différence est à mettre en relation avec la composition de l'échantillon par classe d'âge.
- Explosion des prévalences à partir de 5 ans.
- Augmentation progressive des prévalences de la phase 1 à 4 (p=0,06).

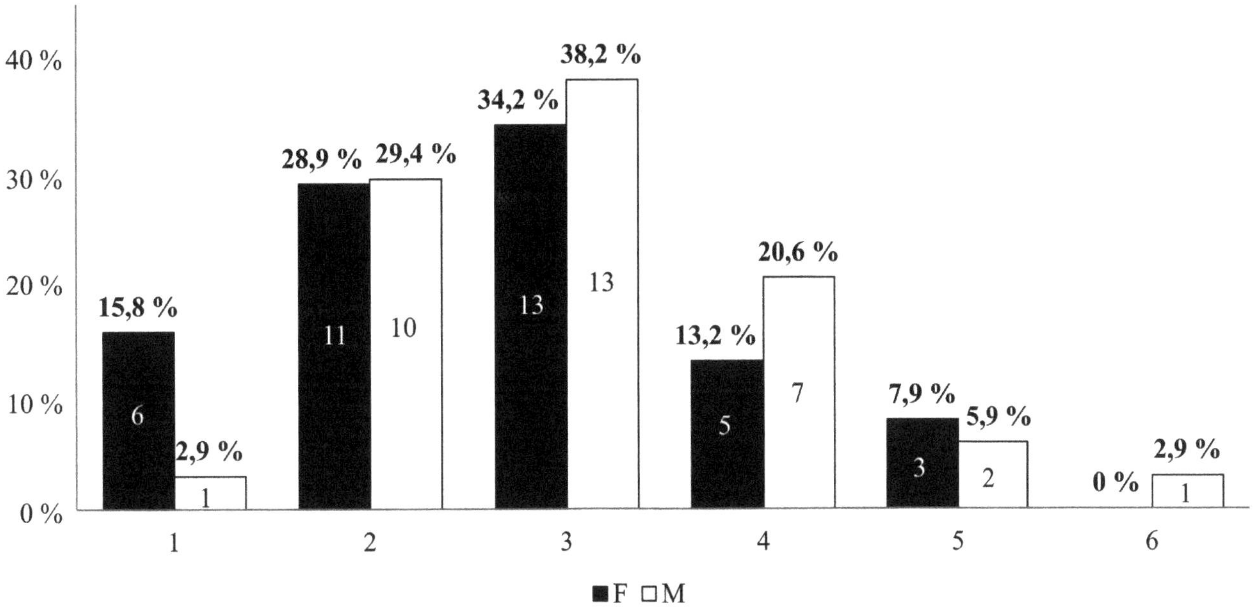

Figure 5.71 : MPC, Répartition des individus selon le nombre d'épisodes de stress enregistrés sur la denture et suivant le sexe.

Tableau 5.34 : MPC, Répartition des individus selon le nombre d'épisodes de stress enregistré sur la denture et suivant la phase d'inhumation.

		Adulte				Immature			
		Phase 1	**Phase 2**	**Phase 3**	**Phase 4**	**Phase 1**	**Phase 2**	**Phase 3**	**Phase 4**
	N	10	19	69	18	2	1	9	3
NB épisodes de stress	1	**3 %**	**21,1 %**	**18,8 %**	**11,1 %**	**50 %**	**0 %**	**22,2 %**	**33,3 %**
	2	**10 %**	**36,8 %**	**27,5 %**	**16,7 %**	**50 %**	**0 %**	**33,3 %**	**66,7 %**
	3	**30 %**	**36,8 %**	**26,1 %**	**44,4 %**	**0 %**	**100 %**	**33,3 %**	**0 %**
	4	**20 %**	**5,3 %**	**17,4 %**	**22,2 %**	**0 %**	**0 %**	**11,1 %**	**0 %**
	5	**10 %**	**0 %**	**8,7 %**	**5,6 %**	**0 %**	**0 %**	**0 %**	**0 %**
	6	**0 %**	**0 %**	**1,4 %**	**0 %**	**0 %**	**0 %**	**0 %**	**0 %**

- En moyenne, les individus atteints d'hypoplasies ont survécu à plus de deux épisodes de stress au cours de leur enfance.
- Aucune différence en fonction de l'âge auquel surviennent les épisodes de stress entre adultes et immatures (p=0,357).
- Près de la moitié de ces épisodes ont été vécu entre 2,5 et 5 ans.
- Les épisodes de stress survenus après 10 ans sont rares.

5.9. L'hyperostose poreuse du crâne

5.9.1. Analyse par os

5.9.1.1. Dénombrement

Les lésions hyperostosiques sont exceptionnelles sur la collection du cimetière des Crottes, puisque seulement 12 éléments de la voute sont atteints, soit moins de 2 % (Figure 5.72). L'ensemble des os touchés appartiennent à des individus adultes.

Les os des pariétaux se distinguent par des fréquences légèrement plus élevées (Figure 5.73). Cependant, les fréquences restent excessivement faibles, quel que soit le type d'os pris en compte, et aucune différence n'a pu être en évidence selon l'os considéré (test exact de Fisher : p=0,182).

5.9.1.2. Caractérisation des atteintes

L'ensemble des lésions observées se manifestent par des plages de microporosités peu denses.

5.9.2. Analyse par individu

Les prévalences demeurent particulièrement faibles : seuls 4 % des individus présentent des signes osseux liés à l'hyperostose poreuse du crâne (Figure 5.74). Cela concerne réellement six individus âgés de plus de 20 ans.

Avec des effectifs aussi faibles, il est difficile d'observer de réelles tendances concernant la répartition de ce marqueur

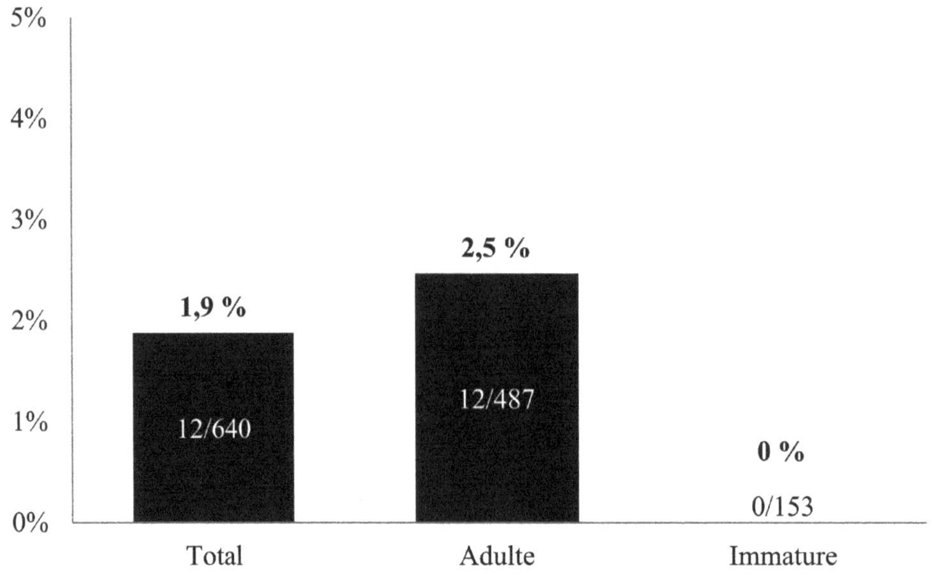

Figure 5.72 : MPC, Fréquence de l'hyperostose poreuse sur les os de la voute crânienne selon la maturation des individus.

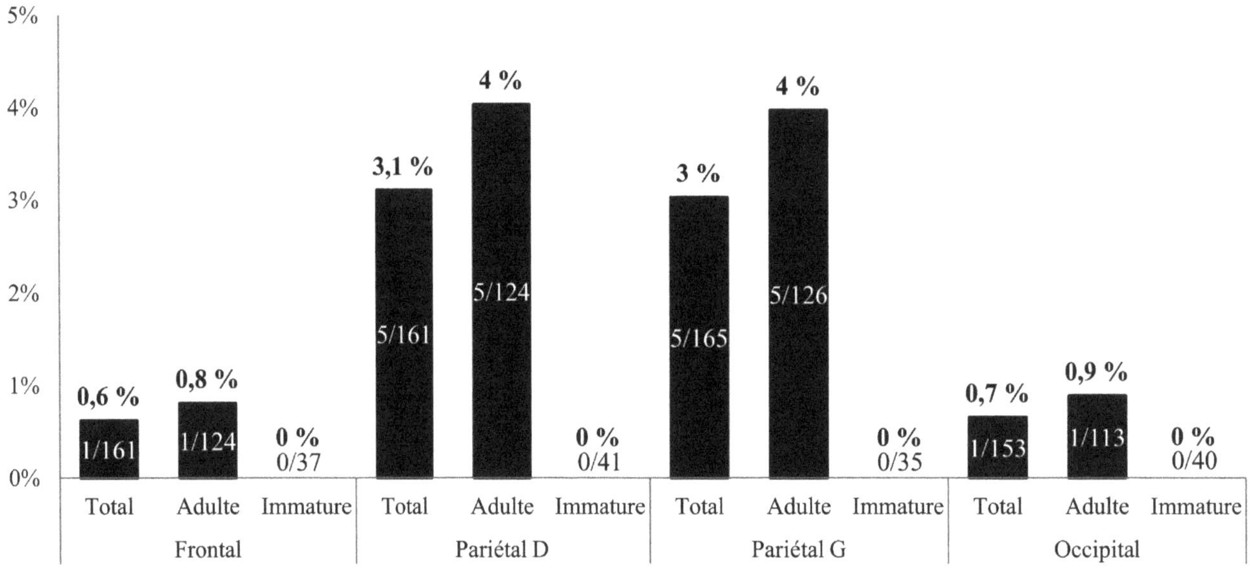

Figure 5.73: MPC, Fréquence de l'hyperostose poreuse selon le type d'os de la voute crânienne.

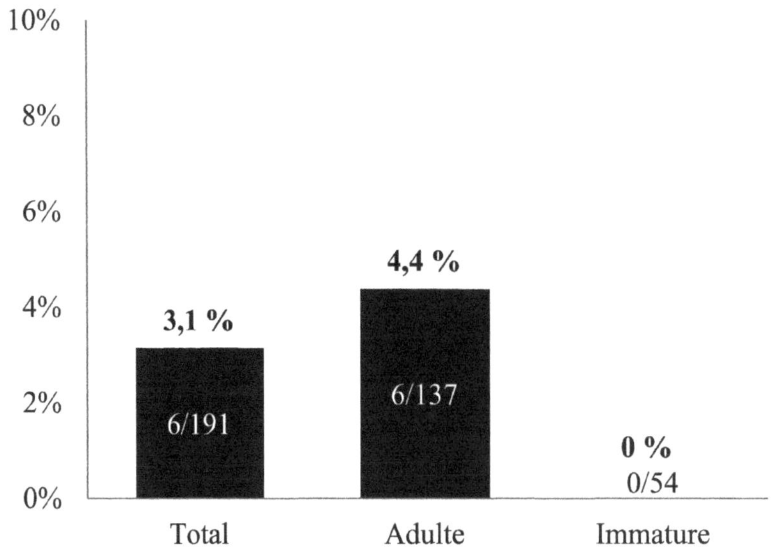

Figure 5.74 : MPC, Prévalence de l'hyperostose poreuse du crâne selon la maturation.

de stress selon les classes d'âge, le sexe ou encore les phases d'inhumation (Figure 5.75 ; Figure 5.76 ; Figure 5.77).

5.9.3. Synthèse

- Lésion très rare : seul 1,9 % des os de la voute sont atteints
- Lésion plus fréquente sur les pariétaux (3,1 % à droite et 3 % à gauche), mais différence non significative tant l'hyperostose poreuse est rare p=0,182)
- Seuls 6 cas ont été référencés.
- Lésion très rare (3,1 %), mais ce type d'atteinte a été observé uniquement chez les adultes.

5.10. La cribra orbitalia

5.10.1. Analyse par orbite

5.10.1.1. Dénombrement

Les *cribra orabitalia* sont très rares : seuls 4,3 % des orbites sont atteintes (Figure 5.78), soit 10 orbites. Aucune différence n'apparaît selon la latéralité (test exact de Fisher : p=1). Cela s'avère exact pour les orbites des adultes, comme pour celles des immatures (test exact de Fisher : p=1 ; p=0, 715).

Par contre, on note une grande différence en fonction de la maturité des individus. En effet, on ne compte que deux lésions chez les adultes, contre huit chez les immatures (Figure 5.78 ; test exact de Fisher : p<0,001). Les *cribra orbitalia* sont particulièrement rares dans cette population, mais elles touchent préférentiellement les immatures.

5.10.1.2. Caractérisation des atteintes

Au sein des 10 cas répertoriés, les trois formes sont représentées (Figure 5.79). Le stade 2 est plus fréquent et concerne la moitié des atteintes. Il est suivi de près par le stade 3, qui caractérise trois des atteintes. Une lésion uniquement demeure au stade débutant (stade 1). Aucune différence n'apparaît entre le côté droit et gauche dans la répartition des formes adoptées par la *cribra orbitalia* (test exact de Fisher : p=1 ; Figure 5.79).

De plus, concernant la morphologie de la lésion, la *cribra orbitala* ne se distingue pas selon la maturité des sujets sur lesquels elles ont été constatées (test exact de Fisher : p=0,333).

Ainsi, la fréquence des *cribra orbitalia* apparaît nettement supérieure sur les orbites des sujets immatures, mais la morphologie n'a pas permis de distinguer les atteintes selon la maturité des sujets sur lesquelles elles se développent. Enfin, il est nécessaire de rappeler la faiblesse des effectifs (N=10).

5.10.2. Analyse par individu

La prévalence de la *cribra orbitalia* ressort particulièrement faible, puisque seuls sept individus présentent ce type de lésion (Figure 5.80). Cela représente 5 % de notre échantillon. Parmi ces derniers, la cotation a été possible sur les deux orbites pour quatre sujets. Il s'avère que la *cribra orbitalia* est bilatérale dans trois cas. Seul un sujet, âgé entre 10 et 14 ans, montre une atteinte unilatérale seulement, au niveau du plafond orbitaire gauche (SP531). De plus, aucune différence n'a été mise en évidence, précédemment, entre le côté droit et gauche (Figure 5.78). Ainsi, le calcul des prévalences s'appuiera uniquement sur les individus présentant au moins une orbite observable.

Un écart se creuse immédiatement entre les sujets adultes et immatures (Figure 5.80). En effet, on ne compte qu'un seul adulte touché. Il s'agit d'un jeune homme issu de la sépulture SP307. Les sujets décédés avant l'âge de 20 ans présentent une prévalence bien supérieure : six individus sont touchés, soit presque 20 % d'entre eux (test exact de Fisher : p<0,001).

La distribution selon les classes d'âge révèle que les *cribra orbitalia* concernent particulièrement les enfants âgés de moins de 5 ans (Figure 5.81). En effet, cinq sujets

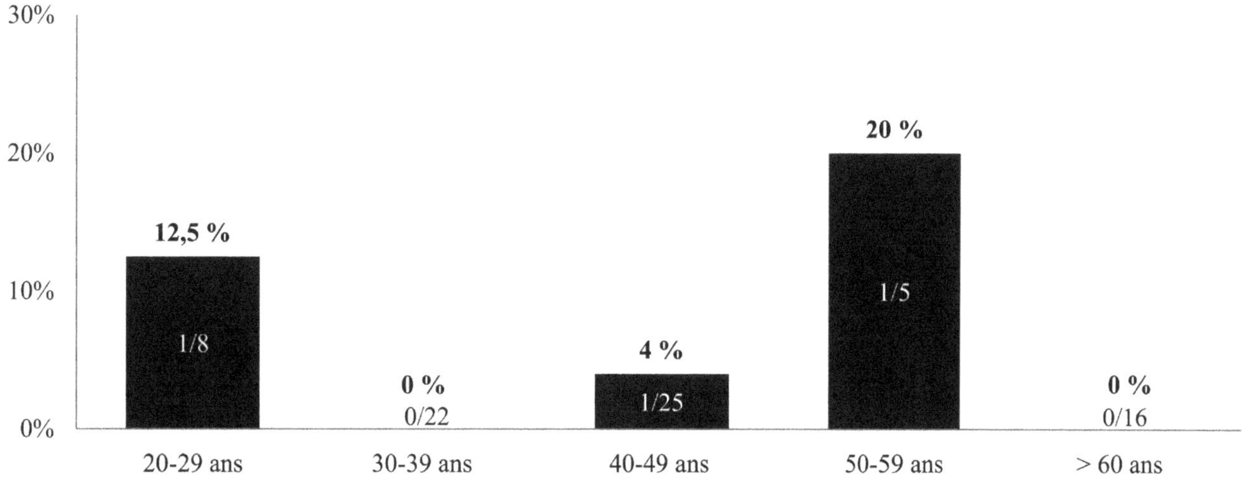

Figure 5.75 : MPC, Prévalence de l'hyperostose poreuse du crâne chez les individus adultes selon la classe d'âge.

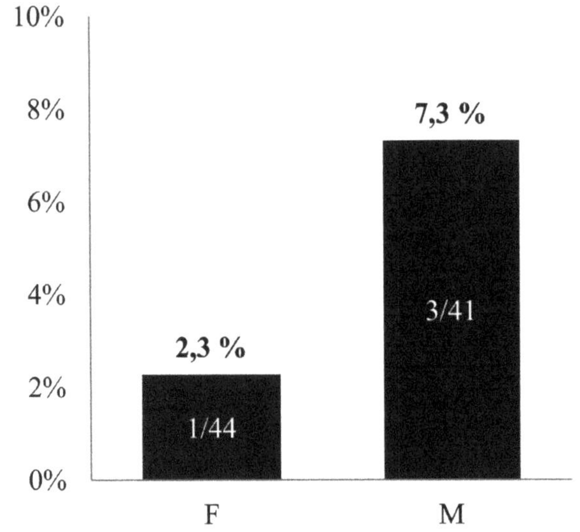

Figure 5.76 : MPC, Prévalence de l'hyperostose poreuse du crâne selon le sexe.

sur les sept atteints sont âgés entre 0 et 4 ans. Notons également que l'adulte atteint appartient à la classe d'âge la plus jeune. Ainsi, la *cribra orbitalia* semble toucher les individus les plus jeunes.

Enfin, les individus atteints appartiennent tous aux phases 2 et 3 d'inhumation (Figure 5.82). Toutefois, face au faible effectif d'individus atteints, il apparaît difficile de mettre en évidence une réelle tendance quant aux classes d'âge ou à la phase d'inhumation dont les sujets sont issus.

5.10.3. Synthèse

- Lésion rare : seuls 4,3 % des orbites présentent ce type d'atteinte.
- Seuls 7 cas ont été référencés.
- Lésion très rare chez les adultes : un seul est atteint soit 0,9 % et prévalence plus élevée chez les enfants : 18,8 % (p<0,001).

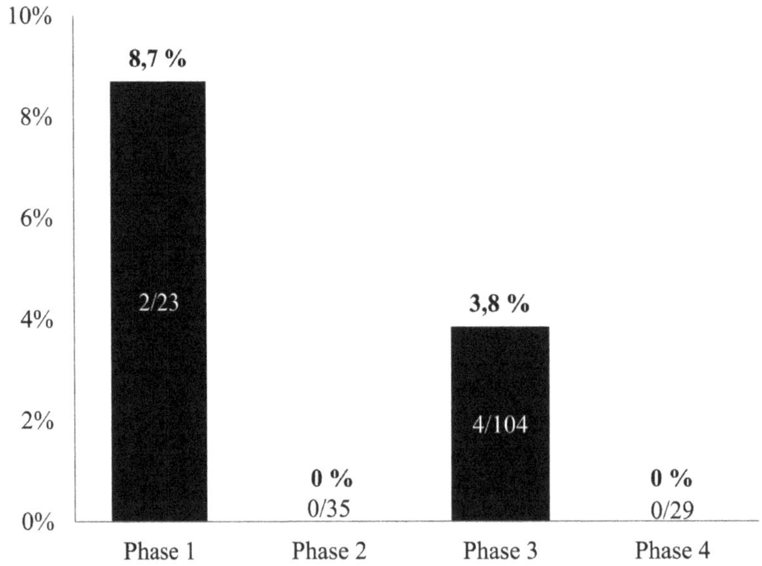

Figure 5.77 : MPC, Prévalence de l'hyperostose poreuse du crâne selon la phase d'inhumation.

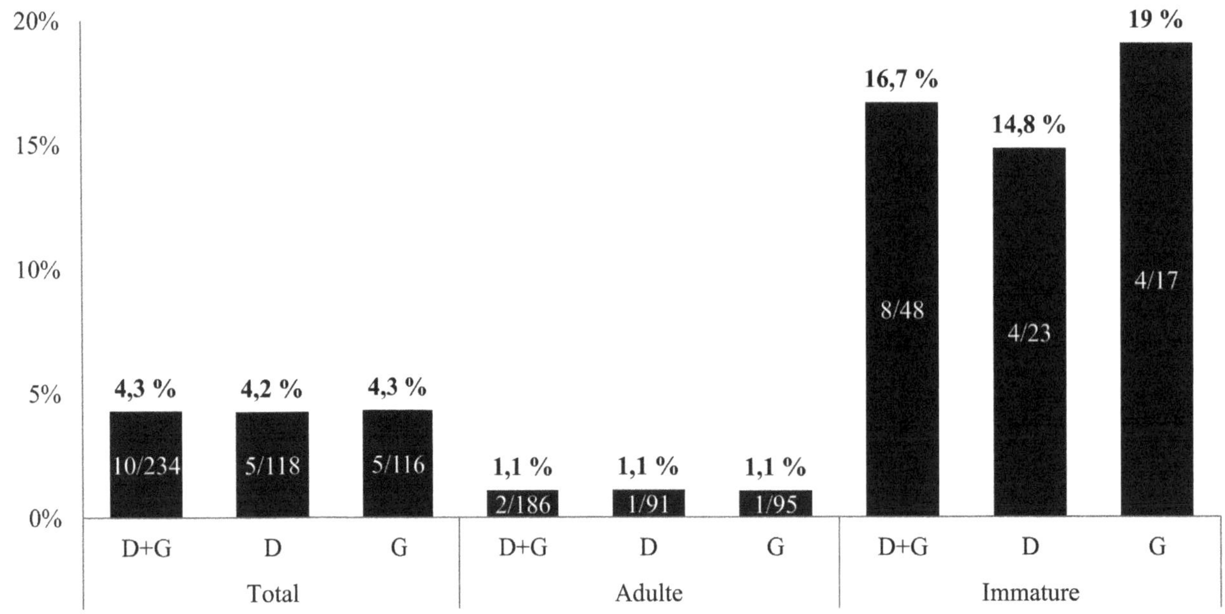

Figure 5.78 : MPC, Fréquence de la *cribra orbitalia* selon la latéralité et la maturation des sujets.

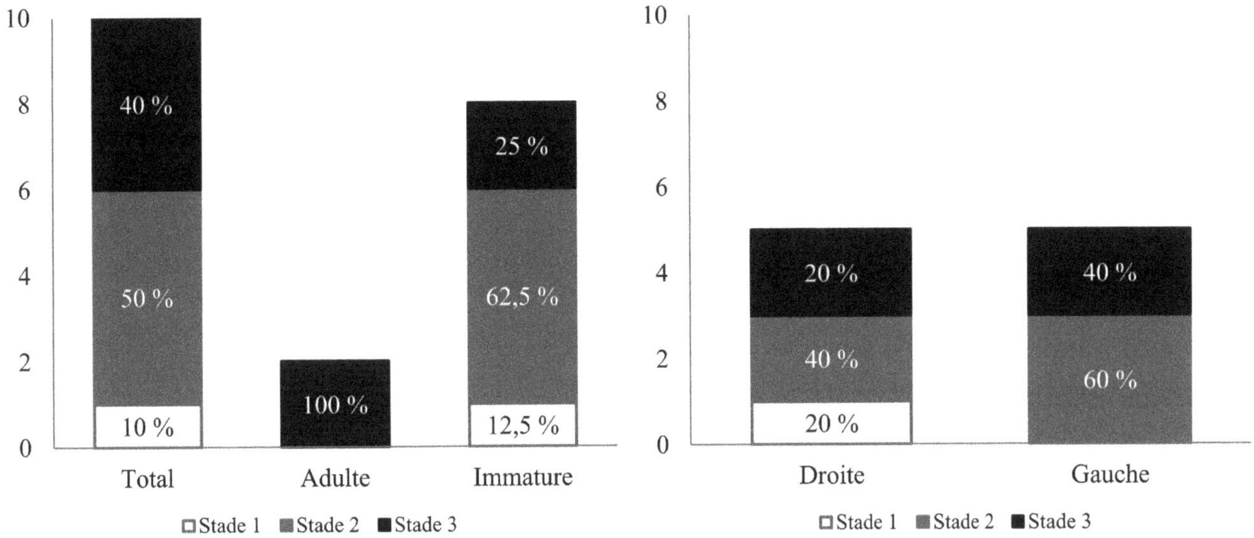

Figure 5.79 : MPC, Distribution des différentes formes de *cribra orbitalia* selon la latéralité et la maturation des sujets.

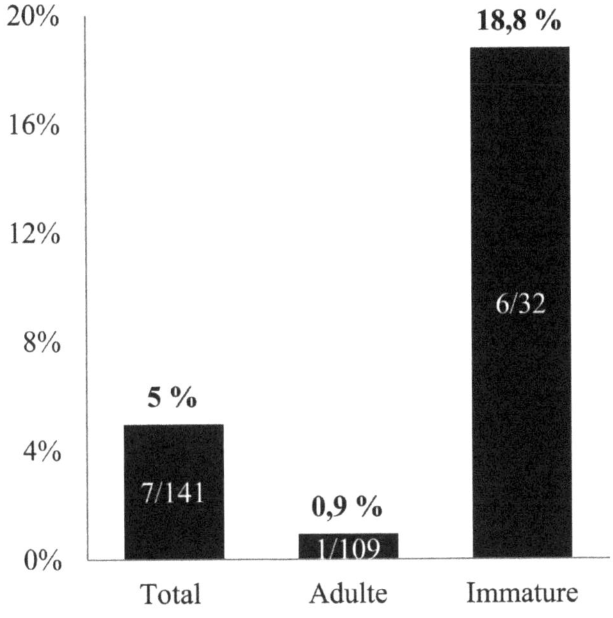

Figure 5.80 : MPC, Prévalence de la *cribra orbitalia* selon la maturation.

- Concerne plutôt les enfants les plus jeunes, âgés de moins de 5 ans (5 cas sur 6).

5.11. Le rachitisme

Au sein de la population du cimetière des Crottes, 12 cas de rachitisme ont été reconnus par l'analyse systématique des 532 individus (Figure 5.83). Peu d'écarts ont été constatés entre les prévalences brutes et les prévalences pondérées, ces dernières s'appuyant sur 272 individus. Cependant, le rachitisme a été majoritairement observé chez les moins de 20 ans : près de 10 % des enfants contre moins de 3 % pour les adultes (test exact de Fisher : p=0,045).

5.11.1. Les individus immatures

5.11.1.1. Les critères diagnostiques

Parmi les 137 sujets immatures, sept cas ont été diagnostiqués. Seuls deux critères ont été jugés observables dans moins de la moitié des cas et sont liés à la mauvaise

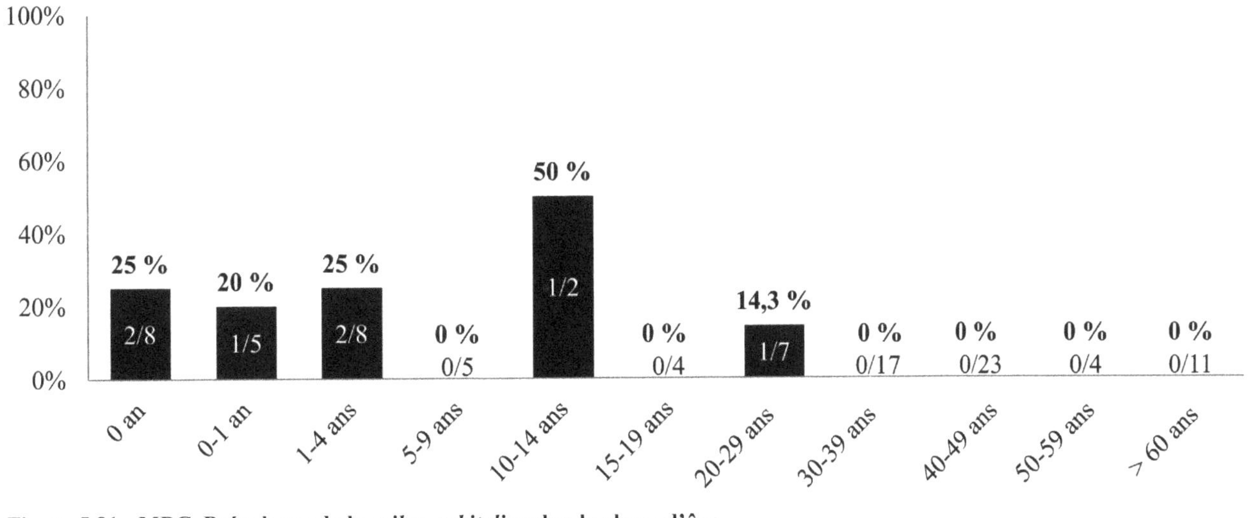

Figure 5.81 : MPC, Prévalence de la *cribra orbitalia* selon la classe d'âge.

conservation des os du squelette du crâne et de la mandibule. Il s'agit de la porosité des plafonds orbitaires et des déformations des branches mandibulaires. Cette dernière lésion est absente chez les trois individus où elle est observable (Tableau 5.35). Tous les autres critères ont pu être cotés absent/présent dans 57 % à 100 % des cas.

Aucun immature pour lequel un diagnostic positif a été proposé, ne présente de courbure mécanique au niveau des os longs des membres supérieurs (Tableau 5.35). En revanche, nous avons compté une seule occurrence de courbure sur les membres inférieurs pour l'individu de la SP189. Ces déformations touchent le fémur et le tibia. Les déformations des métaphyses constituent, une fois encore, les caractéristiques les plus fréquentes dans l'échantillon des Crottes (Tableau 5.35). La bascule médiale des tibias a été identifiée chez presque tous les individus diagnostiqués (un seul individu est exempt de cette lésion). Il s'agit de l'atteinte la plus récurrente, constatée dans plus de 85 % des cas. Les gonflements, évasements ou « *cupping* » des zones métaphysaires sont également très courants et ont été retrouvés chez cinq individus sur sept (71,2 %). Les autres critères, lorsqu'ils ont été repérés, apparaissent à une seule occasion.

Le nombre de critères diagnostiques varie entre un et trois par individu. L'association des marqueurs aboutit à deux cas où le diagnostic est jugé certain et une majorité d'individus pour lesquels le diagnostic est moins convaincant, jugé possible (quatre cas) voire simplement suspecté (un cas).

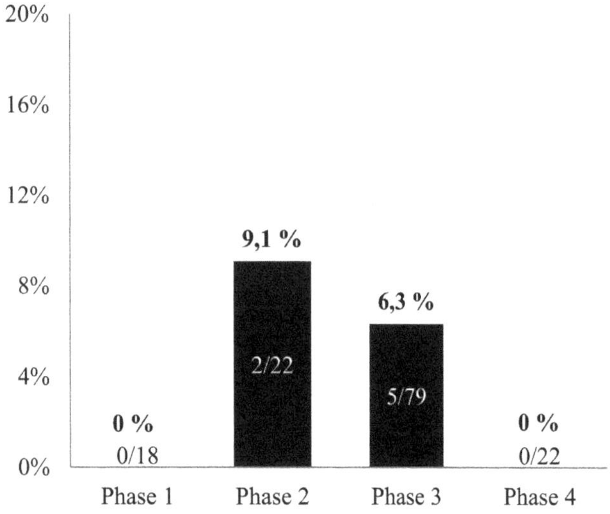

Figure 5.82 : MPC, Prévalence de la *cribra orbitalia* selon la phase d'inhumation.

5.11.1.2. Prévalences des individus atteints de rachitisme

La prévalence pondérée repose sur 80 individus, soit plus de la moitié de l'échantillon total : 58,4 %. Elle indique que 8,8 % des moins de 20 ans souffrent ou ont souffert de déficience en vitamine D (Figure 5.83). Cela représente sept individus.

Bien que relativement peu de cas aient été découverts, on constate qu'aucune classe d'âge ne semble épargnée, à l'exception des adolescents (Figure 5.84). En effet, le nombre de cas se répartit de manière assez équitable entre les différentes classes d'âge : on retrouve entre 1 et 2 individus dans chacune d'entre elles, donc un nombre relativement faible. On note alors peu de variations des prévalences selon l'âge. Cependant, il faut remarquer que la prévalence la plus élevée ne se situe pas chez les plus jeunes, mais concerne les enfants âgés entre 10 et 14 ans. Néanmoins, les effectifs d'individus atteints sont tellement faibles que les résultats semblent peu exploitables et aucune différence n'a pu être mise en évidence selon les classes d'âge (test exact de Fisher : p=0,795). Ainsi, il

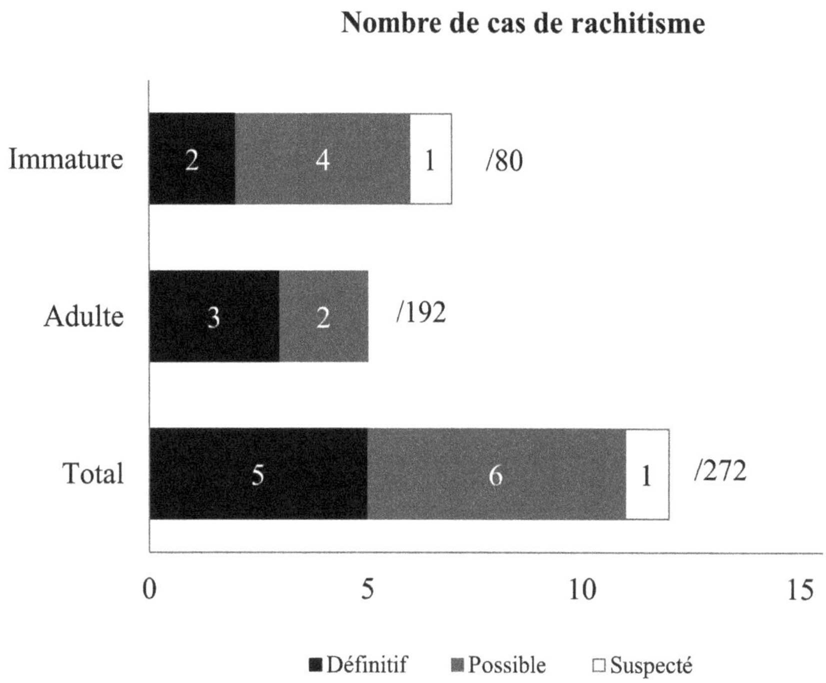

Prévalences		
	Pondérée	**Brute**
Immature	**8,8 %**	**5,1 %** (7/137)
Adulte	**2,6 %**	**1,3 %** (5/395)
Total	**4,4 %**	**2,3 %** (12/532)

Figure 5.83: MPC, Nombre de cas de rachitisme et prévalence.

Tableau 5.35 : MPC, Critères diagnostiques du rachitisme dans les cas identifiés chez les individus immatures (x=Présent ; -=Absent ; Ø=Non observable ; Déf.=Définitif ; Poss.= Possible).

	Cas de rachitisme chez les enfants de MPC							Fréquence critères diagnostics
	SP289	SP218	SP358	SP91	SP189	SP562	SP554	
Classe d'âge	**0**	**0-1**	**0-1**	**1-4**	**1-4**	**5-9**	**10-14**	
Courbure : os longs, membres supérieurs	-	-	Ø	Ø	-	-	-	**0,0 %**
Courbure : os longs, membres inférieurs	-	-	-	-	x	-	-	**14,3 %**
Coxa vara	-	-	Ø	x	-	-	-	**16,7 %**
Humérus varus	-	-	Ø	Ø	-	-	-	**0,0 %**
Aplatissement de la tête fémorale	-	x	Ø	-	-	-	-	**16,7 %**
Rosaire costal	-	Ø	Ø	Ø	-	-	-	**0,0 %**
Bascule médiale des épiphyses distales des tibias	x	x	x	x	x	-	x	**85,7 %**
Déformations : zones métaphysaires	-	x	x	x	-	x	x	**71,2 %**
Déformation : branches montantes, mandibule	Ø	Ø	Ø	Ø	-	-	-	**0,0 %**
Déformation : ilium	-	Ø	Ø	Ø	-	-	-	**0,0 %**
Porosité : zones métaphysaires	x	-	-	-	-	-	-	**14,3 %**
Porosité : voute crânienne	-	-	Ø	Ø	-	-	-	**0,0 %**
Porosité : plafonds orbitaires	Ø	Ø	Ø	Ø	-	-	-	**0,0 %**
Nb de critères déterminants	2	3	2	3	2	1	2	
Diagnostic	**Possible**	**Définitif**	**Possible**	**Définitif**	**Possible**	**Suspecté**	**Possible**	
État	Actif	Guéri	Guéri	Guéri	Guéri	Guéri	Guéri	

apparaît que les cas de rachitisme ne se concentrent pas préférentiellement sur une classe d'âge particulière. Pour appuyer cela, il faut noter qu'aucune différence n'a été mise en évidence entre les individus de plus (11,1 %) et moins de 5 ans (8,2 % ; test exact de Fisher : p=0,655).

Enfin, au cimetière des Crottes, il est nécessaire de souligner l'identification d'un cas possible chez un fœtus, SP289 âgé de 37,31 semaines d'aménorrhées (I.C. = 3,34 ; Figure 5.84). En effet, il montre une bascule médiale des métaphyses distales des tibias en l'absence d'autres déformations mécaniques. De plus, la maladie pourrait encore être active au moment de la mort, comme semblent l'indiquer les porosités reconnues sur les zones métaphysaires (Tableau 5.35). Toutefois, ces porosités sont diffuses et se retrouvent sur la quasi-totalité des os, dont certaines zones associées au scorbut (3.3.2.2).

Les sujets suivants semblent tous indiquer une condition guérie par une absence des porosités au niveau des zones métaphysaires. Ils indiquent un rétablissement de la vitamine D dans l'organisme et la survie des enfants originellement atteints.

5.11.2. Les adultes

Concernant les adultes, la prévalence pondérée repose sur 192 sujets, soit 48,6 % de cette série. Si elle est deux fois supérieure à la prévalence brute, les taux d'atteintes restent malgré tout très faibles : moins de 3 % des adultes montent des séquelles de carence acquise pendant l'enfance.

Cinq cas de rachitisme résiduel ont été identifiés. Le Tableau 5.36 résume les critères diagnostiques retenus pour chaque sujet.

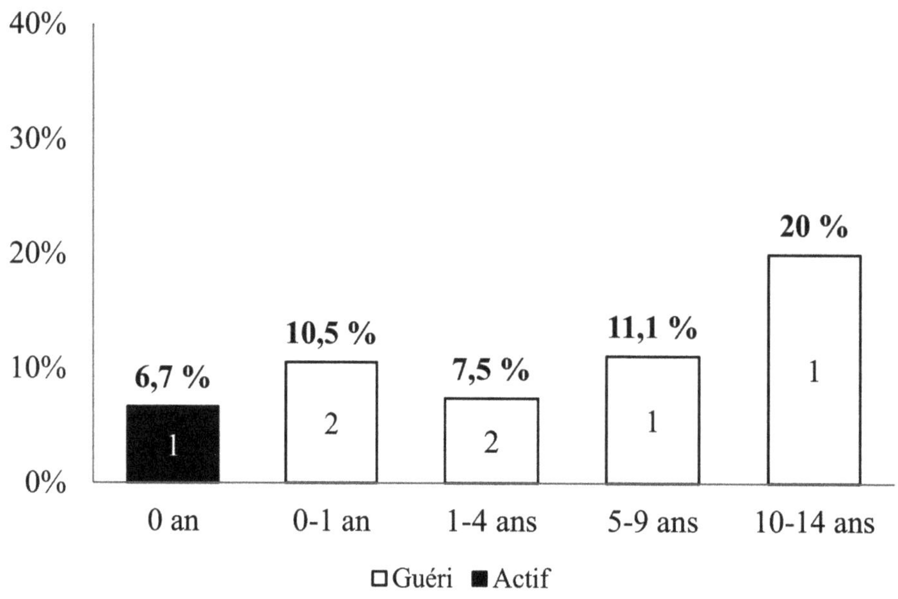

Figure 5.84 : MPC, Prévalence et état du rachitisme selon les classes d'âge des individus immatures.

Tableau 5.36 : MPC, Critères diagnostiques du rachitisme résiduel dans les cas identifiés chez les individus adultes (x=Présent ; - =Absent ; Ø=Non observable)

	Cas de rachitisme chez les adultes de MPC					Fréquence des critères diagnostiques
	SP395	**SP597**	**SP282**	**SP368**	**SP335**	
Classe d'âge	**Âgé**	**Jeune**	**Indéterminé**	**Indéterminé**	**Mature**	
Sexe	**F**	**M**	**F**	**Indéterminé**	**Indéterminé**	
Courbure des membres inférieurs	x	x	x	x	-	**80,0 %**
Courbure des membres supérieurs	-	-	Ø	Ø	x	**33,3 %**
Déformation des métaphyses	-	-	-	-	-	**0,0 %**
Diagnostic	**Définitif**	**Définitif**	**Définitif**	**Possible**	**Possible**	

À l'exception de l'individu de la SP335, les séquelles osseuses principales du rachitisme résident dans les courbures résiduelles des os longs, fémurs et/ou tibias (80 % des cas). De plus, dans deux cas, ces déformations mécaniques s'accompagnent d'un épaississement de la diaphyse, créant un renfort au niveau le plus concave du fût diaphysaire. Aucune séquelle n'a été perçue au niveau des métaphyses/épiphyses. Enfin, les déformations dont souffre l'individu de la SP335 se situent uniquement au niveau des humérus. Cela indique peut-être que le rachitisme s'est développé tôt pendant l'enfance, avant l'acquisition de la marche, mais la carence n'a pas persévéré au-delà de l'âge de neuf mois/un an, où la plupart des enfants commencent à marcher. De plus, cet adulte présente une torsion générale de l'axe de l'humérus et des déformations au niveau de la tête des côtes, constatées du côté droit (les côtes gauches sont très mal préservées). Celles-ci s'apparentent à une altération de l'angle du col des côtes : le col apparaît pincé, provoquant une déviation de l'angle général des côtes. Ce type de lésion se retrouve également dans les déformations provoquées par l'ostéomalacie (3.3.2.1.2).

Face au faible nombre de cas référencés, aucune conjecture ne peut être bâtie quant à la distribution des prévalences selon l'âge et le sexe. Notons seulement que ces cas concernent des hommes, comme des femmes et des adultes jeunes comme âgés.

5.11.3. Les phases d'inhumation

L'étude des cas de rachitisme selon les phases d'inhumation se heurte au problème des faibles effectifs rencontrés au sein de chaque phase. Toutefois, nous avons voulu rendre compte d'une éventuelle augmentation des cas au cours du temps.

Les résultats indiquent un accroissement de la prévalence entre la phase 1 et la phase 4 : de 3,7 % à 6,8 % (Figure

5.85). Cependant, les prévalences restent faibles et aucune réelle différence n'apparaît (test exact de Fisher : p=0,824). Les adultes et immatures affichent un comportement distinct : les prévalences de rachitisme résiduel ont tendance à augmenter avec le temps. On ne compte aucun cas en phase 1 et 2, contre 8,1 % en phase 4. Ainsi, la majorité des cas (60 %) concernent des adultes inhumés à partir de 1870. En revanche, chez les enfants, les prévalences ont tendance à diminuer. La plus élevée est enregistrée pour la phase 1. Cependant, seulement six individus y ont été jugés observables. La phase 3 regroupe la plupart des cas de rachitismes diagnostiqués pour une prévalence de 8,1 %.

5.12. L'ostéomalacie

Aucun cas d'ostéomalacie n'a été mis en évidence chez les individus du cimetière des Crottes, marquant éventuellement l'absence de carence en vitamine D acquise à l'âge adulte. Nous avons constaté quelques factures au niveau de côtes sur certains sujets ou encore un cas où les côtes apparaissent déformées (SP335). Cependant, ces lésions ne sont pas suffisamment discriminantes en l'état. Notons alors l'absence complète de pseudo-fracture (3.3.2.1.2).

5.13. Le scorbut

Les lésions évocatrices du scorbut ont été systématiquement recherchées sur les 532 squelettes du cimetière des Crottes. Elles ont permis l'identification de six cas potentiels, exclusivement chez les sujets immatures (Figure 5.86 ; test exact de Fisher : p<0,001).

Par ailleurs, il existe un net écart entre la prévalence brute et la prévalence pondérée. Cette dernière repose sur la bonne

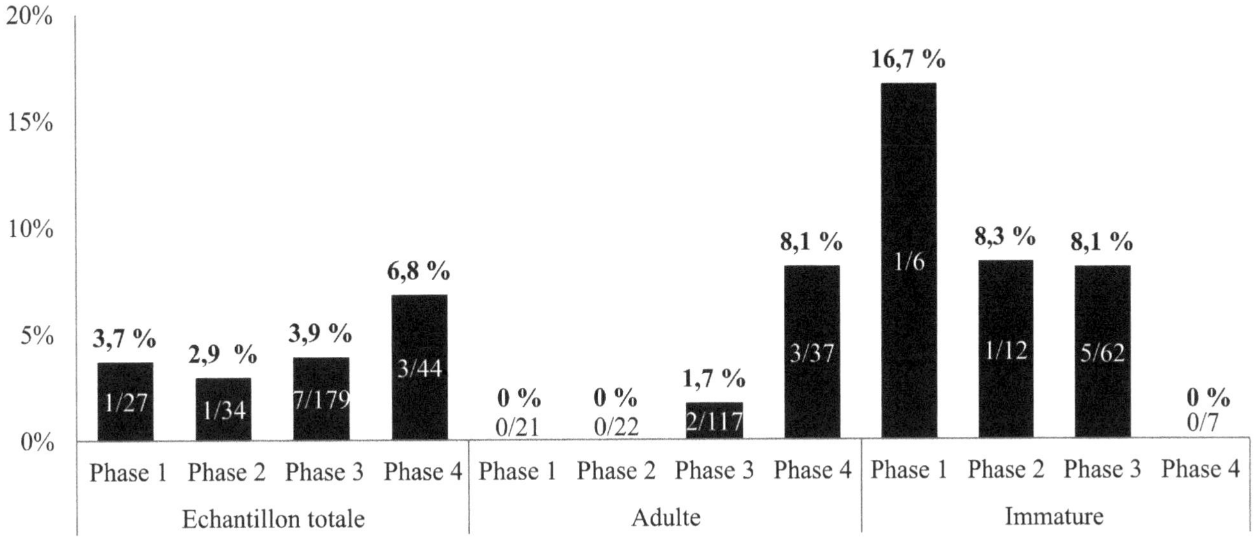

Figure 5.85 : MPC, Prévalence du rachitisme selon la phase d'inhumation.

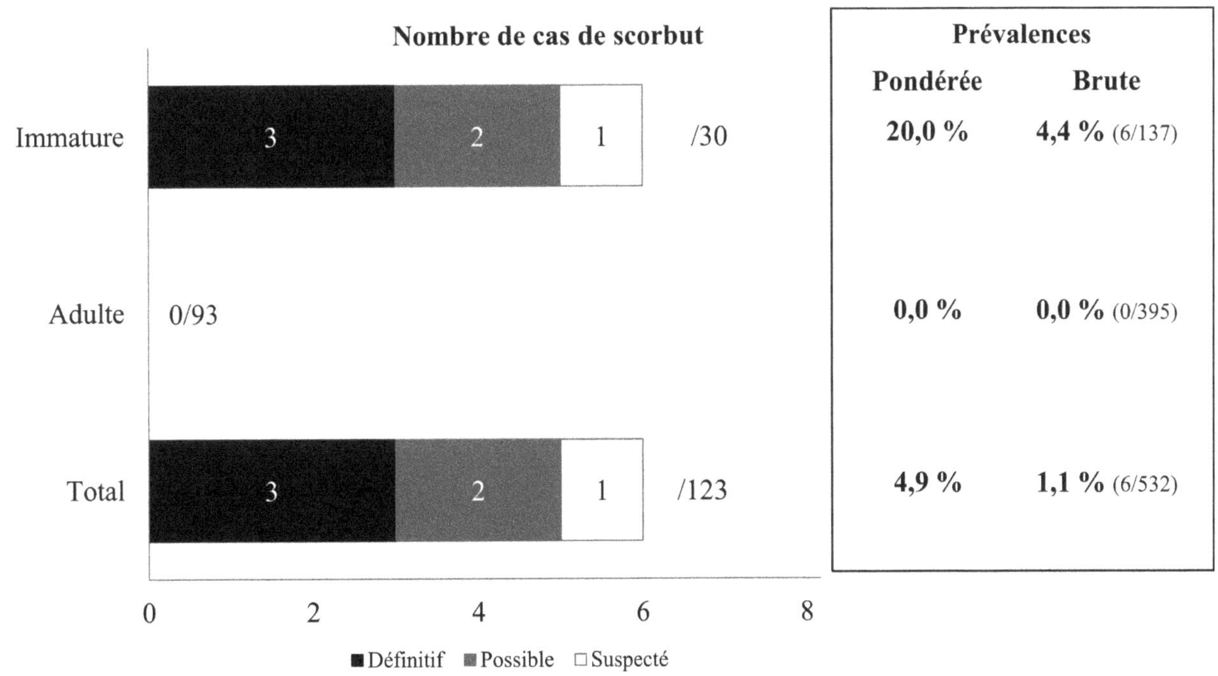

Figure 5.86 : MPC, Nombre de cas de scorbut et prévalence.

conservation des éléments crâniens (3.3.2.2), fréquemment sujets aux processus taphonomiques. De ce fait, elle réduit considérablement les effectifs, qui s'élèvent alors à 123 individus, soit 23,1 % uniquement de notre échantillon.

5.13.1. Les individus immatures

Les six cas repérés sont présentés dans le Tableau 5.37. La moitié de cas seulement sont considérés définitifs où au moins trois critères déterminants ont été identifiés.

5.13.1.1. Les critères diagnostiques

La cotation de la face postérieure du maxillaire a été la plus compliquée. Cette dernière n'a pu bénéficier d'une observation complète pour uniquement un individu (SP374), soit 16,7 % des cas. De manière générale, les os de la face (maxillaire et zygomatique) présentent les scores d'observabilité les moins bons. Toutefois, pour ces localisations, la moitié des observations a tout de même pu être conduite. Enfin, les autres critères affichent des scores d'observabilité bien meilleurs, généralement supérieurs à 80 %.

Parmi les 16 critères diagnostiques retenus, les porosités anormales situées au niveau des grandes ailes du sphénoïde sont récurrentes et ont été constatées dans tous les cas (Tableau 5.37). Celles au niveau de la pars basilaris ou de la fosse supra-épineuse de la scapula ont également été détectées dans la grande majorité des individus atteints. Enfin, nous avons constaté un élargissement des extrémités sternales dans cinq cas sur six, le thorax de l'individu de la

Tableau 5.37 : MPC, Critères diagnostiques du scorbut dans les cas identifiés chez les individus immatures (x=Présent ; - =Absent ; Ø=Non observable ; Sphéno=Sphénoïde ; Max=Maxillaire ; Zygo=Os zygomatique ; PA=porosité anormale ; AP=appositions périostées ; En gris foncé : les critères déterminants ; en gris clair : critères indicatifs ; en banc : les critères suggestifs). Pour chaque critère, la première entrée correspond au côté droit et la seconde au côté gauche.

		Les immatures			**Les fœtus**			**% critères diagnostics**
		SP241	**SP177**	**SP374**	**SP456**	**SP289**	**SP332**	
	Classe d'âge	**0-1**	**1-4**	**1-4**	**0**	**0**	**0**	
Crâne	Sphéno : Grandes ailes	x x	x x	x Ø	Ø x	x x	x x	**100,0 %**
	Pars basilaris	x	-	x	Ø	x	x	**80,0 %**
	Max : postérieur	Ø Ø	Ø Ø	Ø x	Ø Ø	Ø Ø	Ø Ø	**100,0 %**
	Max : alvéoles	Ø Ø	- -	Ø x	Ø Ø	Ø Ø	Ø x	**66,7 %**
	Mx : infra-orbitaire	Ø Ø	Ø Ø	Ø x	Ø Ø	xx	Ø x	**100,0 %**
	Palais	Ø Ø	x	x	Ø	Ø	x	**100,0 %**
	Zygo : interne	Ø Ø	- -	Ø x	Ø Ø	Ø Ø	x x	**66,7 %**
	Zygo : latéral	Ø Ø	- -	Ø -	Ø Ø	Ø Ø	x x	**33,3 %**
	Orbite : plafond	x Ø	Ø Ø	x Ø	- -	Ø Ø	x x	**50,0 %**
	Voute	x	-	-	-	Ø	x	**40,0 %**
Mandibule	Processus coronoïde	- -	- -	Ø Ø	- Ø	x Ø	x x	**40,0 %**
	Alvéoles	x x	- -	Ø Ø	- Ø	x Ø	x x	**60,0 %**
Infra-crânien	Scapula : fosse supra	x x	- -	x Ø	x x	x x	x x	**83,3 %**
	Scapula : fosse infra	x x	- -	Ø Ø	- -	- -	x x	**20,0 %**
	Rosaire costal	Ø Ø	x x	x x	x x	x x	x x	**100,0 %**
	Métaphyses os longs	x	Ø	-	-	-	x x	**40,0 %**
Autres		PA : os pétreux, pars lateralis ; AP diaphyses tibiales	AP endocostales		PA : écaille temporale	PA : corps sphénoïde, os pétreux, pars lateralis	**SYPHILIS CONGÉN-ITALE**	
Nb critères déterminants		2	2	4	1	3	5	
Diagnostic		**Possible**	**Possible**	**Définitif**	**Suspecté**	**Définitif**	**Définitif**	

SP177 étant mal préservé. Pourtant, ce critère entre aussi dans le diagnostic du rachitisme et semble généralement plus volontiers associé aux carences en vitamine D (3.3.2.1.1).

5.13.1.2. Prévalences des individus atteints de scorbut

Six cas ont été repérés, ce qui représente près de 20 % de l'échantillon réduit selon les paramètres de représentation et conservation osseuse (N=30 ; Figure 5.86). En tenant compte de l'échantillon complet, la prévalence brute chute autour de 4 %.

En considérant l'âge des immatures, d'après les prévalences pondérées, les résultats indiquent que seuls les enfants les plus jeunes souffrent de ce type de carence (Figure 5.87). En effet, aucun enfant de plus 5 ans ne montre de lésions caractéristiques, contre 33,3 % des moins de 5 ans (test exact de Fisher : p=0,057). De plus, la prévalence semble baisser graduellement d'une classe d'âge à l'autre, passant de 50 % à 22,2 %. Toutefois, ces classes sont composées de relativement peu d'individus et ces prévalences doivent être prises avec précaution.

La moitié des sujets diagnostiqués sont des fœtus âgés de moins de 40 semaines d'aménorrhée. Il s'agit des individus SP289, SP332 et SP456, respectivement âgés de 37,31 28,64 et 33,41 semaines d'aménorrhée (I.C. = 3,34). Si les deux premiers individus présentent de nombreuses lésions associées au scorbut, le sujet SP456 ne possède qu'un seul critère déterminant : les porosités au niveau des grandes ailes du sphénoïde. En effet, de nombreuses localisations crâniennes s'avèrent non observables.

5.13.2. Les phases d'inhumation

L'examen de la prévalence par phase d'inhumation débouche sur des effectifs plutôt réduits, ce qui rend complexe l'interprétation de l'évolution du scorbut au cours du temps.

Notons seulement que tous les individus atteints proviennent des phases intermédiaires, à savoir les phases 2 et 3 (Figure 5.88). Cependant, les phases 1 et 4 ont livré peu d'individus, on compte en particulier peu d'enfants âgés de moins de 5 ans en phase 4. Enfin, la phase 3

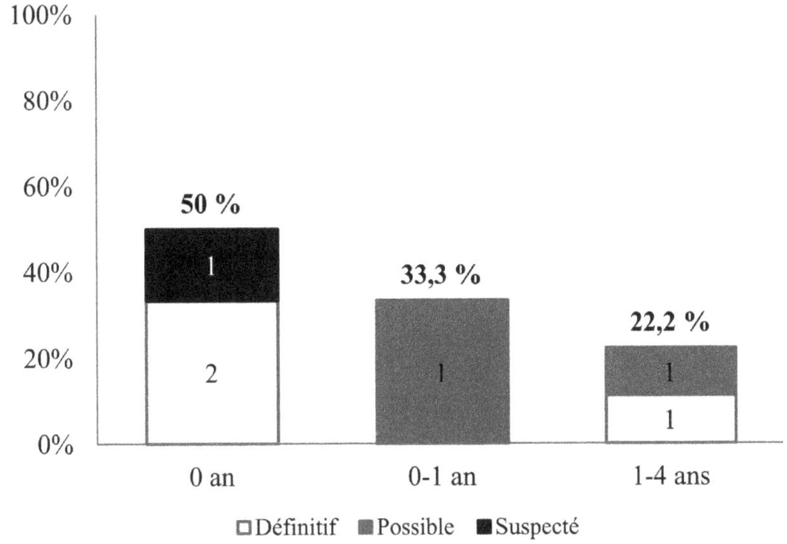

Figure 5.87 : MPC, Prévalence du scorbut chez les individus immatures selon la classe d'âge.

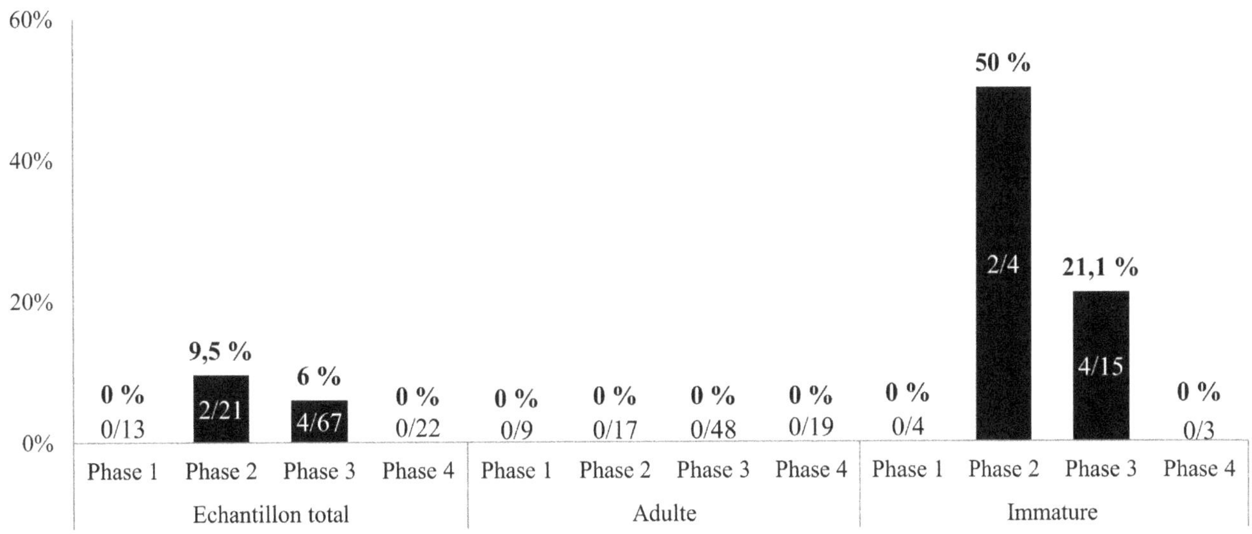

Figure 5.88 : MPC, Prévalence du scorbut selon la phase d'inhumation.

est celle qui a livré, de manière générale, le plus grand nombre de squelettes (61 % de l'échantillon du cimetière des Crottes).

5.14. Synthèse générale

Le Tableau 5.38 et le Tableau 5.39 récapitulent l'ensemble des résultats obtenus à partir des analyses par individu des marqueurs de l'état sanitaire et des marqueurs de stress et maladies métaboliques

Tableau 5.38 : MPC, Récapitulatif des résultats obtenus à partir des analyses par individu des marqueurs de l'état sanitaire bucco-dentaires.

	Analyse par individu											
		Maturation				**Relation à l'âge**	**Relation au sexe**				**Évolution selon les phases**
Indicateur	**Caractéristique**	**Adulte**		**Immature**	**p**		**Femme**		**Homme**	**p**	
Usure	Prévalence	99.3%	>	73.1%	< 0,001	Généralisation de l'usure à partir de 1 an	98%	=	100%	1.000	Baisse graduelle de la sévérité de l'usure chez les adultes
	Sévérité moyenne	3.14	>	1.5	< 0,001	Augmentation significative avec l'âge	2.66	<	3.52	0.002	
AMTL	Prévalence	78.0%	>	3.8%	< 0,001	Apparition dès 5 ans, généralisation à l'âge adulte	75.5%	=	77.1%	0.849	Aucune évolution
	Proportion moyenne	41.7	>	12.2	-	Augmentation significative avec l'âge	Peu de variations selon le sexe				
Caries	Prévalence	82.1%	>	43.1%	< 0,001	Apparition avant 1 an, explosion et généralisation dès 5 ans	86.7%	=	78.6%	0.318	Augmentation (non significative)
	Sévérité moyenne	1.96	=	2.03	0.671	Augmentation significative avec l'âge	2.00	=	1.95	0.752	Diminution en phase4
Atteintes péri-apicales	Prévalence	42%	>	12.80%	< 0,001	Apparition dès 5 ans, peu de variations chez les adultes	43.1%	=	41.3%	0.855	Aucune évolution
	Nombre d'abcès	2.11	=	1.6	0.516	Nombre d'abcès élevé uniquement à partir de 40 ans	2.04	=	2.63	0.512	
Tartre	Prévalence	77.1%	>	11.5%	<0,001	Apparition dès 5 ans, généralisation à partir de l'adolescence	77.8%	=	83.3%	0.514	Aucune évolution
	Sévérité moyenne	1.52	=	1.4	0.582	Augmentation significative avec l'âge	1.4	=	1.47	0.451	
Parodontose	Prévalence	76%	>	2.6%	<0,001	Apparition à l'adolescence et augmentation avec l'âge	65%	=	83.8%	0.060	Aucune évolution
	Sévérité moyenne	1.94		-	-	Augmentation non significative avec l'âge chez les adultes	1.63	>	1.99	0.034	

Tableau 5.39 : MPC, Récapitulatif des résultats obtenus à partir des analyses par individu des marqueurs de stress et maladies métaboliques.

	Analyse par individu										
		Maturation				Relation à l'âge	Relation au sexe				Évolution selon les phases
Indicateur	**Caractéristique**	**Adulte**		**Immature**	**p**		**Femme**		**Homme**	**p**	
Hypoplasies	Prévalence	86.6%	>	45.5%	< 0,001	Apparition chez les 1-4 ans, explosion et généralisation dès 5 ans. Pic de formation des LEH entre 2,5 et 5 ans.	86.4%	=	85%	0.667	Augmentation graduelle chez les adultes
	LEH : Nb épisodes de stress	2.69	=	2.13	0.087	Peu de variations selon l'âge, mais tous les individus avec au moins 5 épisodes ont moins de 40 ans	2.68	=	3.06	0.157	Aucune évolution
Cribra Orbitalia	Prévalence	0.9%	<	18.8%	< 0,001	Atteinte préférentielle avant 5 ans	-				-
Hyperostose poreuse	Prévalence	4.4%	>	0%	< 0,001	-	2.3%	=	7.3%	0.349	-
Rachitisme	Prévalence	2.6%	>	8.8%	0.045	Atteinte préférentielle avant 5 ans. Un seul cas actif chez un fœtus	-				Diminution du nombre de cas
Scorbut	Prévalence	0%	>	20%	< 0,001	Atteinte préférentielle avant 5 ans	-				-

6

Analyse comparative

6.1. L'usure dentaire

6.1.1. Prévalence de l'usure dentaire

En s'appuyant sur la prévalence de l'usure dentaire, aucune différence n'a pu être mise en évidence entre la population du cimetière des Saint-Jacques et celle des Crottes (Chi² d'indépendance : p=0,718 ; Figure 6.1).

Puisque tous les adultes (à l'exception d'un seul) présentent de l'usure sur au moins une dent, nous confronterons uniquement les prévalences par classe d'âge pour les individus immatures. Il s'agit de définir si le rythme de l'usure est similaire au sein des deux populations, c'est-à-dire s'il se développe au même âge, avec une même fréquence et une même intensité.

Les résultats révèlent, qu'en tenant compte des variations dans prévalences entre les classes d'âge, aucune différence n'est à observer chez les immatures (Tableau 6.1). De plus, les OR par strate n'ont pas mis en évidence de différence au sein de chacune des classes d'âge. Ainsi, avant 1 an, l'usure dentaire est rare dans les deux populations. Elle progresse ensuite soudainement et touche presque tous les enfants de plus d'un an. Le rythme de l'usure dentaire semble analogue dans les deux séries.

6.1.2. Sévérité de l'usure dentaire par individu

Par contre, l'intensité de l'usure apparaît plus forte à La Ciotat (Figure 6.2). Chez les adultes, le score moyen s'élève d'abord à 3,92, puis chute à 3,14 au cimetière des Crottes. Cette différence peut paraître minime, d'autant

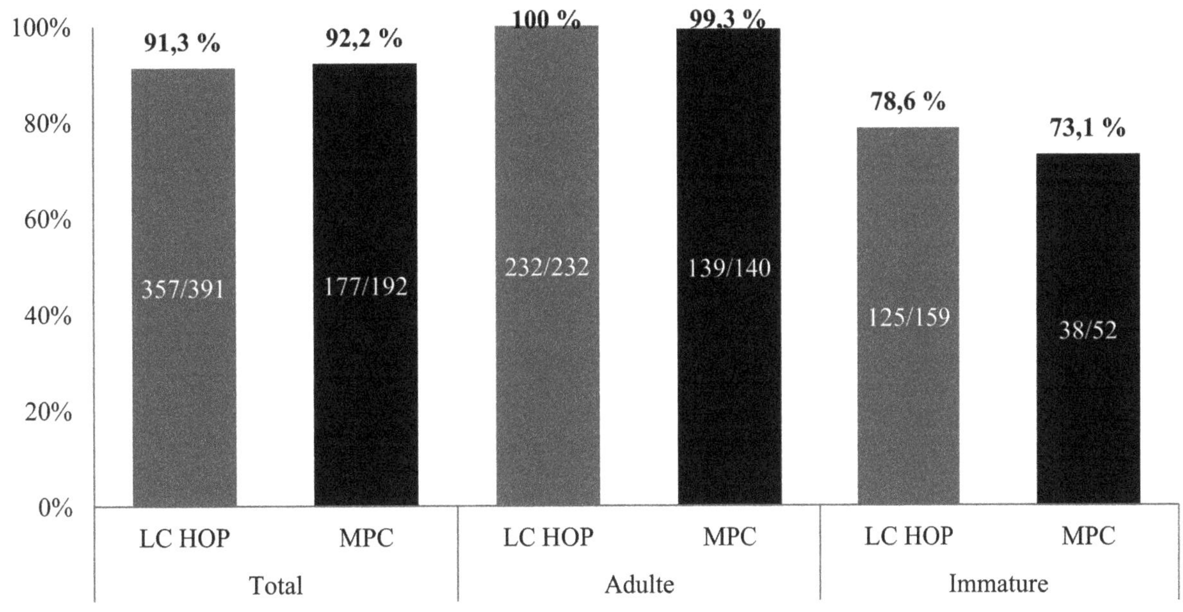

Figure 6.1 : LC HOP Vs MPC, Comparaison des prévalences de l'usure dentaire entre les deux échantillons.

Tableau 6.1 : LC HOP Vs MPC, Comparaison de la prévalence de l'usure dentaire chez les individus immatures des deux échantillons selon la classe d'âge et analyse stratifiée sur la classe d'âge. La p-valeur se rapporte au test exact de Fisher.

	LC HOP		MPC		p	OR par strate		p	ÔR	
	%	n/N	%	n/N		OR	I.C.		ÔR	I.C.
[0-1]	20,0 %	3/15	11,1 %	1/9	1,000	2,00	[0,18 ; 22,80]	0,365	1,04	[0,44 ; 2,47]
[1-4]	70,0 %	49/70	75,0 %	18/24	0,795	0,78	[0,27 ; 2,24]			
[5-9]	100 %	41/41	100 %	10/10	1,000	3,95	[0,07 ; 211,09]			
[10-14]	94,4 %	17/18	100 %	4/4	1,000	1,30	[0,04 ; 37,47]			
[15-19]	100 %	15/15	100 %	5/5	1,000	2,82	[0,05 ; 159,96]			

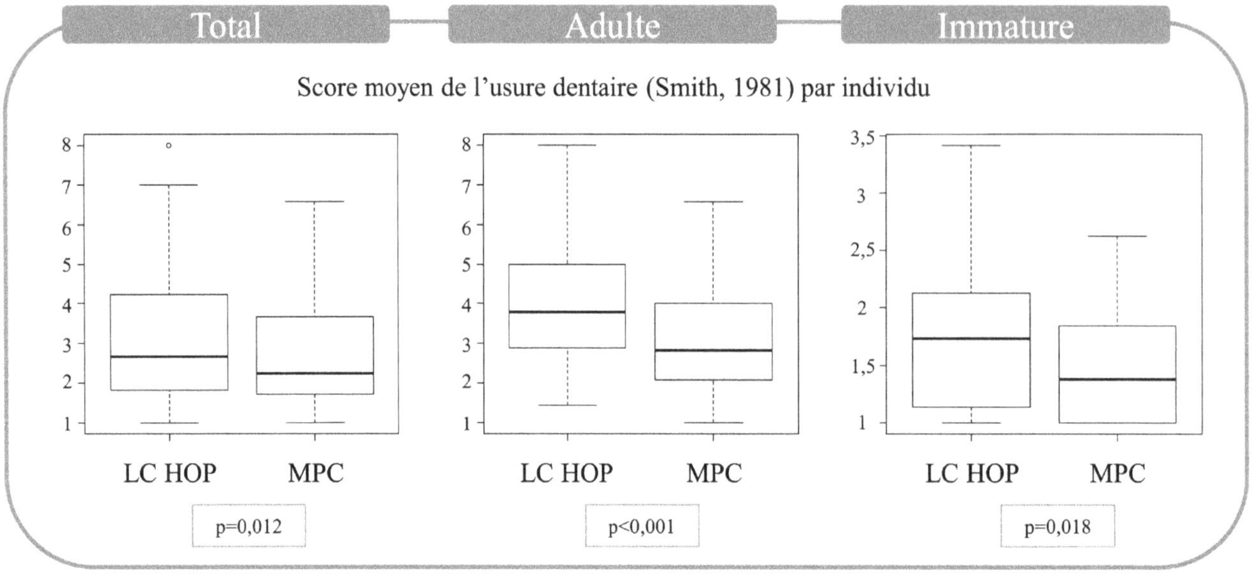

Figure 6.2 : LC HOP VS MPC, Comparaison du score moyen de l'usure dentaire par individu entre les deux échantillons (test de Student pour deux échantillons indépendants).

que l'usure reste modérée dans les deux sites, mais elle est néanmoins significative. La proportion d'individus où une usure jugée forte à extrême (stade 6 à 8) a été constatée est bien plus forte au cimetière Saint-Jacques : 49,1 %, contre seulement 4,4 % à Marseille (Chi² d'indépendance : p<0,001). De même, chez les immatures, les scores modérés à extrêmes (stades 4 à 8) sont bien plus fréquents à La Ciotat : 22 % contre moins de 10 % à Marseille (Chi² d'indépendance : p=0,048).

Parmi les enfants, aucune différence n'a été perçue chez les plus jeunes : l'usure ne semble pas se développer de manière plus précoce dans un site ou dans l'autre (Tableau 6.2). Par contre, une différence émerge à partir de l'adolescent : l'usure a tendance à être moins intense au cimetière des Crottes pour les enfants âgés de plus de 15 ans (Tableau 6.2).

Concernant les adultes, la différence observée entre les deux sites est perceptible dans toutes les classes d'âge, à l'exception de celles des 50-59 ans (Tableau 6.3). Toutefois, pour cette classe d'âge, uniquement cinq individus ont été considérés au cimetière des Crottes.

6.1.3. Évolution de la sévérité de l'usure dentaire

Ces résultats vont dans le sens d'une baisse de l'usure dentaire au XIXᵉ siècle et il paraît intéressant d'approfondir cette affirmation par un examen de son évolution à travers les phases d'inhumation.

On note tout d'abord la similarité des résultats entre la phase 3 de LC HOP et la phase 1 de MPC : les scores moyens semblent stagner (Figure 6.3). Cela pourrait être causé par le fait que ces deux phases se chevauchent sur une trentaine d'années. Ensuite, les scores d'usure restent à peu près stables de la fin du XVIᵉ siècle jusqu'à la phase 3 du cimetière des Crottes, soit jusqu'en 1852. À partir cette date, on observe un changement important chez les adultes : la sévérité de l'usure dentaire chute. Il existe de plus une corrélation significative, bien que faible entre le score moyen d'usure et la phase d'inhumation (test du coefficient de corrélation des rangs de Spearman : rho=-0,292 ; p<0,001). Chez les enfants, l'usure tend également à décliner de manière plus légère (test du coefficient de corrélation des rangs de Spearman : rho=-0,209 ; p=0,02). Par contre, on observe une forte augmentation du score moyen à partir de la phase 4 des Crottes. Rappelons alors que peu d'enfants sont issus de cette ultime phase (N=4), qui ne comporte aucun enfant en dessous de 5 ans. Cela pourrait expliquer la hausse de l'usure dentaire, cette dernière étant liée à l'âge.

6.2. Les pertes *ante mortem*

6.2.1. Analyse par dent

6.2.1.1. Les dents définitives

La confrontation des fréquences de dents perdues *ante mortem* n'indique aucune différence entre les deux sites : elles restent plutôt élevées au cimetière Saint-Jacques, comme au cimetière des Crottes (Tableau 6.4). Par ailleurs, les pertes *ante mortem* apparaissent avec la même occurrence dans les deux séries, quel que soit le type ou encore la catégorie de dent prise en considération. Une seule exception se dessine cependant, et concerne les dents jugales mandibulaires. Elles semblent davantage perdues *ante mortem* dans la collection des Crottes. Cela tient uniquement aux premières molaires, dont le taux d'atteintes s'élève à 46,7 % aux Crottes, contre moins de 40 % à La Ciotat (Tableau 6.4). Enfin, dans les deux séries, les fréquences suivent une même configuration, où les dents labiales sont les moins atteintes.

Tableau 6.2 : LC HOP Vs MPC, Comparaison du score moyen de sévérité de l'usure dentaire par individu immature des deux échantillons selon la classe d'âge.

		N	Moyenne	écart type	Médiane	[Q1 ; Q3]	Test	p
[0-1]	LC HOP	15	1,09	0,22	1,00	1,00 ; 1,00	Wilcoxon bi-varié	0,713
	MPC	9	1,09	0,28	1,00	1,00 ; 1,00		
[1-4]	LC HOP	70	1,44	0,45	1,33	1,00 ; 1,75	Wilcoxon bi-varié	0,993
	MPC	24	1,41	0,41	1,32	1,07 ; 1,57		
[5-9]	LC HOP	41	2,15	0,47	2,10	1,92 ; 2,50	Wilcoxon bi-varié	0,626
	MPC	10	2,08	0,38	2,16	1,77 ; 2,28		
[10-14]	LC HOP	18	1,83	1,70	1,74	1,57 ; 1,95	Wilcoxon bi-varié	0,831
	MPC	4	1,70	0,40	1,71	1,48 ; 1,93		
[15-19]	LC HOP	15	2,34	0,42	2,28	2,11 ; 2,54	Wilcoxon bi-varié	**0,001**
	MPC	5	1,37	0,31	1,21	1,12 ; 1,62		

Tableau 6.3 : Comparaison du score moyen de sévérité de l'usure dentaire par individu adulte des deux échantillons selon la classe d'âge.

		N	Moyenne	écart type	Médiane	[Q1 ; Q3]	Test	p
[20-29]	LC HOP	36	2,40	0,50	2,32	2,00 ; 2,67	Wilcoxon bi-varié	**0,011**
	MPC	10	1,96	0,88	1,68	1,39 ; 2,04		
[30-39]	LC HOP	20	3,42	1,15	3,03	2,60 ; 4,08	Wilcoxon bi-varié	**0,055**
	MPC	27	2,80	0,92	2,40	2,08 ; 3,66		
[40-49]	LC HOP	47	3,77	0,90	3,67	3,03 ; 4,47	Wilcoxon bi-varié	**0,028**
	MPC	22	3,22	1,30	2,87	2,12 ; 4,25		
[50-59]	LC HOP	25	4,48	1,09	4,67	3,92 ; 5,00	Wilcoxon bi-varié	0,265
	MPC	5	3,93	1,05	3,81	2,86 ; 4,57		
>60	LC HOP	29	4,92	0,89	5,00	4,40 ; 5,50	Wilcoxon bi-varié	**0,047**
	MPC	14	4,14	1,23	4,00	3,15 ; 5,07		

6.2.1.2. Les dents lactéales

Aucune analyse n'a été conduite sur les dents lactéales, puisqu'une seule est concernée. Il faut tout de même souligner qu'elle provient du cimetière des Crottes.

6.2.2. Analyse par individu

6.2.2.1. Prévalence des pertes ***ante mortem***

Dans chacun des deux sites, les pertes *ante mortem* affichent des prévalences très élevées et le cimetière des Crottes se démarque par une fréquence globale plus forte (Chi² d'indépendance : p=0,002 ; Figure 6.4). Pourtant, on note des prévalences assez similaires chez les adultes (Chi² d'indépendance : p=0,361) comme chez les immatures (test exact de Fisher : p=0,637). Les taux suivent alors un schéma similaire, qui décrit une forte progression des pertes *ante mortem* à l'âge adulte, mais elles se différencient par une légère augmentation à partir du XIXe siècle.

De même, en tenant compte de la maturation des individus, l'analyse des *odds ratio* n'a pas mis en évidence d'association entre la présence des pertes *ante mortem* et l'une ou l'autre des populations à l'étude (Tableau 6.5).

L'analyse de l'OR par strate n'a mis en évidence aucune différence selon le site chez les enfants (Tableau 6.5). Néanmoins, la prise en compte des classes d'âge chez les immatures permet de nuancer les faibles prévalences observées précédemment (Figure 6.4). En effet, les pertes *ante mortem* ont épargné les enfants les plus jeunes, âgés de la naissance à 4 ans dans chaque site (Tableau 6.6). Elles apparaissent véritablement à l'adolescence et dans des proportions tout à fait similaires à La Ciotat ou à Marseille. En revanche, au cimetière des Crottes, on compte un individu âgé entre 5 et 9 ans (SP287) dont la

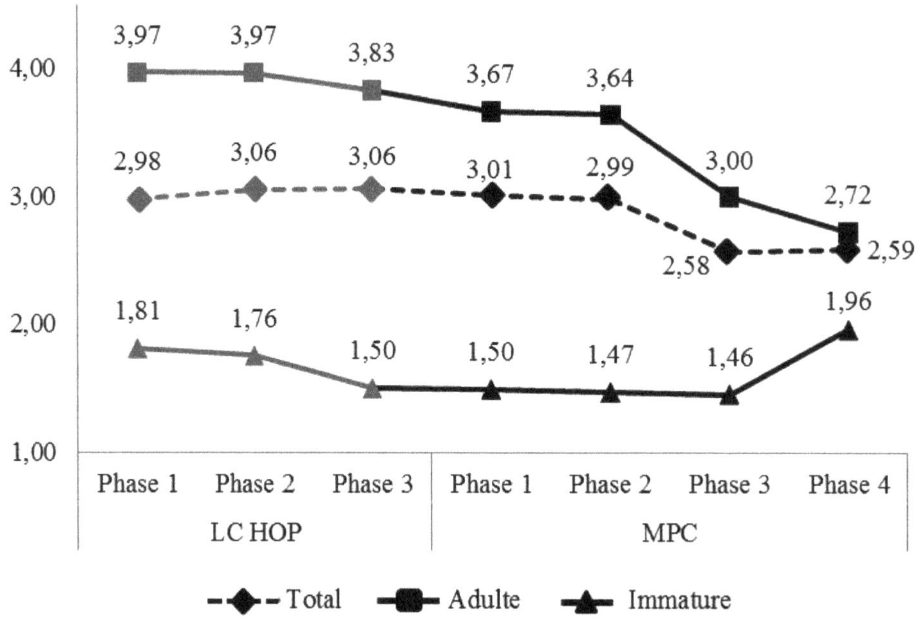

Figure 6.3 : LC HOP et MPC, Évolution du score moyen de l'usure dentaire par individu au travers des phases d'inhumation.

Tableau 6.4 : LC HOP Vs MPC, Comparaison des fréquences de dents permanentes perdues *ante mortem* dans les deux échantillons selon le type et la catégorie de dents.

		LC HOP		MPC		Test	p
		n/N	%	n/N	%		
Total		2053/7411	**27,7 %**	1136/3873	**29,3 %**	Chi² d'indépendance	0,068
Maxillaire	Labiale	300/1331	**22,5 %**	163/688	**23,7 %**	Chi² d'indépendance	0,559
	Jugale	598/1911	**31,3 %**	312/971	**32,1 %**	Chi² d'indépendance	0,647
	I1	104/454	**22,9 %**	59/234	**25,2 %**	Chi² d'indépendance	0,500
	I2	105/441	**23,8 %**	63/227	**27,8 %**	Chi² d'indépendance	0,266
	C	91/436	**20,9 %**	41/227	**18,1 %**	Chi² d'indépendance	0,390
	P1	129/432	**29,9 %**	71/228	**31,1 %**	Chi² d'indépendance	0,734
	P2	112/413	**27,1 %**	67/211	**31,8 %**	Chi² d'indépendance	0,226
	M1	152/446	**34,1 %**	83/218	**38,1 %**	Chi² d'indépendance	0,312
	M2	116/369	**31,4 %**	49/185	**26,5 %**	Chi² d'indépendance	0,230
	M3	89/251	**35,5 %**	42/129	**32,6 %**	Chi² d'indépendance	0,573
Mandibule	Labiale	324/1640	**19,8 %**	155/852	**18,2 %**	Chi² d'indépendance	0,363
	Jugale	831/2529	**32,9 %**	506/1376	**36,8 %**	Chi² d'indépendance	**0,014**
	I1	137/547	**25,0 %**	62/279	**22,2 %**	Chi² d'indépendance	0,370
	I2	110/558	**19,7 %**	51/284	**18,0 %**	Chi² d'indépendance	0,540
	C	77/535	**14,4 %**	42/289	**14,5 %**	Chi² d'indépendance	0,956
	P1	96/522	**18,4 %**	61/287	**21,3 %**	Chi² d'indépendance	0,325
	P2	128/513	**25,0 %**	82/281	**29,2 %**	Chi² d'indépendance	0,196
	M1	227/578	**39,3 %**	141/302	**46,7 %**	Chi² d'indépendance	**0,034**
	M2	204/523	**39,0 %**	118/292	**40,4 %**	Chi² d'indépendance	0,694
	M3	176/393	**44,8 %**	104/214	**48,6 %**	Chi² d'indépendance	0,368

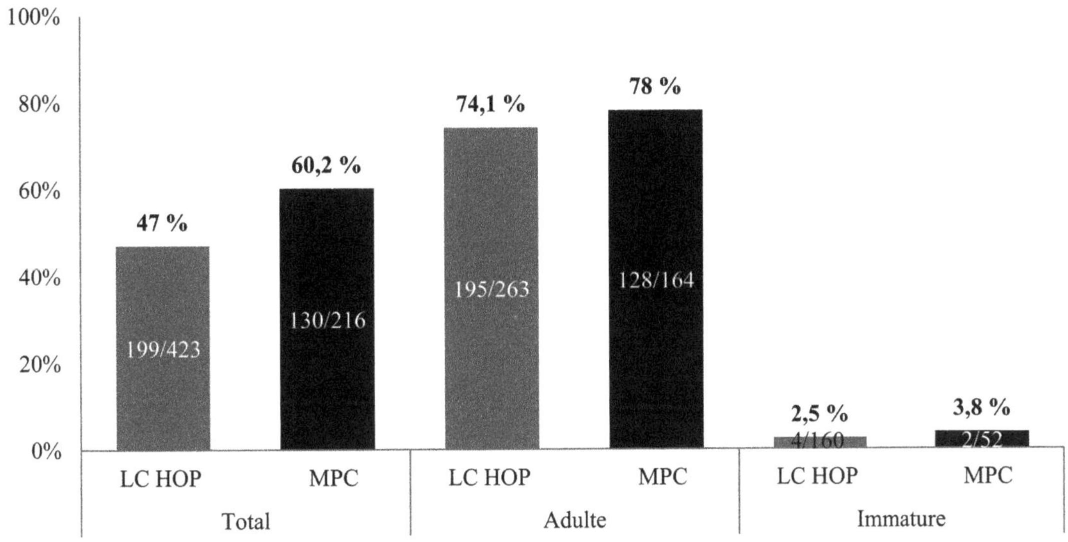

Figure 6.4 : LC HOP Vs MPC, Comparaison des prévalences des pertes *ante mortem* entre les deux échantillons.

Tableau 6.5 : LC HOP Vs MPC, Comparaison de la prévalence des pertes *ante mortem* chez les individus adultes et immatures des deux échantillons et analyse stratifiée selon la maturation.

	LC HOP		MPC		OR par strate		ÔR	
	%	n/N	%	n/N	OR	I.C.	ÔR	I.C.
Adulte	74,1 %	195/263	78,0 %	128/164	0,81	[0,51 ; 1,28]	0,80	[0,51 ; 1,24]
Immature	2,5 %	4/160	3,8 %	2/52	0,64	[0,11 ; 3,60]		

Tableau 6.6 : LC HOP Vs MPC, Comparaison de la prévalence des pertes *ante mortem* chez les individus immatures des deux échantillons selon la classe d'âge et analyse stratifiée sur la classe d'âge. La p-valeur se rapporte au test exact de Fisher.

	LC HOP		MPC		p	OR par strate		p	ÔR	
	%	n/N	%	n/N		OR	I.C.		ÔR	I.C.
[0-1]	0,0 %	0/16	0,0 %	0/9	1,000	0,58	[0,01 ; 31,45]	0,278	0,46	[0,12 ; 1,82]
[1-4]	0,0 %	0/70	0,0 %	0/24	1,000	0,35	[0,01 ; 17,99]			
[5-9]	0,0 %	0/41	10,0 %	1/10	0,196	0,08	[0,003 ; 2,02]			
[10-14]	0,0 %	0/18	0,0 %	0/4	1,000	0,24	[0,004 ; 14,00]			
[15-19]	26,7 %	4/15	20,0 %	1/5	1,000	1,45	[0,12 ; 17,23]			

seconde molaire inférieure déciduale droite est tombée *ante mortem* : les pertes *ante mortem* pourraient se développer de manière plus précoce aux Crottes.

Chez les adultes, la probabilité de perdre au moins une dent est la même dans les deux cimetières et ce quelle que soit la classe d'âge considérée (Tableau 6.7). Les prévalences sont plutôt modérées chez les adultes les plus jeunes, puis augmentent drastiquement à partir de 40 ans : presque tous les individus sont atteints. Ainsi chez les adultes, les pertes *ante mortem* se développent avec l'âge dans les deux sites, dans des proportions comparables et selon une distribution tout à fait similaire.

Le sexe n'apparaît ni comme un facteur de confusion ni comme un modificateur de l'effet. L'analyse de l'OR brut général révèle que le risque de perdre une dent est le même dans les deux sites, en tenant compte de ce paramètre biologique (Tableau 6.8).

6.2.2.2. Proportion de dents perdues ante mortem par individu

Très peu d'enfants ont perdu des dents de manière pathologique au cours de leur vie : en tout, six individus de moins de 20 ans ont été dénombrés. Ainsi, ces sujets ne bénéficieront pas d'une réelle analyse, mais d'une simple description.

Une seule dent perdue a été détectée chez l'enfant SP287 au cimetière des Crottes. Concernant les adolescents, les cinq sujets repérés ont perdu très peu de dents : entre une et trois (test de Wilcoxon bi-varié : p=0,400). Seul l'individu SP602 inhumé au cimetière des Crottes a perdu au moins

Tableau 6.7 : LC HOP Vs MPC, Comparaison de la prévalence des pertes *ante mortem* chez les individus adultes des deux échantillons selon la classe d'âge et analyse stratifiée sur la classe d'âge. La p-valeur se rapporte au test exact de Fisher.

	LC HOP		MPC		p	OR par strate		p	ÔR	
	%	n/N	%	n/N		OR	I.C.		ÔR	I.C.
[20-29]	25,0 %	9/36	50,0 %	5/10	0,242	0,33	[0,08 ; 1,42]	1,000	0,93	[0,47 ; 1,83]
[30-39]	65,0 %	13/20	55,6 %	15/27	0,561	1,49	[0,45 ; 4,89]			
[40-49]	84,9 %	45/53	88,5 %	23/26	1,000	0,73	[0,18 ; 3,03]			
[50-59]	87,1 %	27/31	83,3 %	5/6	1,000	1,35	[0,12 ; 14,73]			
> 60	94,7 %	36/38	89,5 %	17/19	0,590	2,12	[0,27 ; 16,34]			

Tableau 6.8 : LC HOP Vs MPC, Comparaison de la prévalence des pertes *ante mortem* chez les individus des deux échantillons selon le sexe et analyse stratifiée sur le sexe. La p-valeur se rapporte au test exact de Fisher.

	LC HOP		MPC		p	OR par strate		p	OR brut	
	%	n/N	%	n/N		OR	I.C.		OR brut	I.C.
Femme	70,1 %	75/107	75,5 %	40/53	0,57	0,76	[0,36 ; 1,61]	0,680	0,87	[0,50 ; 1,51]
Homme	77,2 %	78/101	77,1 %	37/48	1,00	1,01	[0,44 ; 2,28]			

trois dents. Cet individu montre de manière générale un état bucco-dentaire plutôt mauvais, avec de nombreuses caries, une résorption alvéolaire marquée ainsi que des hypoplasies de type rare.

Chez les adultes, la proportion de dents perdues est en moyenne assez proche sur les deux sites (test de Student : p=0,585 ; Figure 6.5). En considérant les diverses classes d'âge, aucune différence n'a pu être en évidence entre le cimetière Saint-Jacques et celui des Crottes : les proportions augmentent graduellement avec l'âge dans chacun des sites et restent assez similaires (Tableau 6.9).

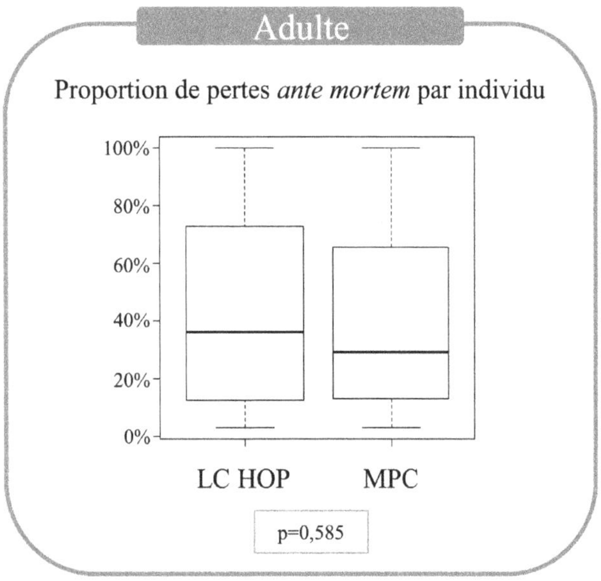

Figure 6.5 : LC HOP Vs MPC, Comparaison de la proportion de dents perdues *ante mortem* par individu entre les deux échantillons (test de Student pour deux échantillons indépendants).

6.3. Les caries dentaires

6.3.1. Analyse par dent

Si l'étude de chaque site a mis en évidence une forte fréquence de caries, celle-ci connaît de fortes variations selon le type de dentition, la position de la dent sur l'arcade ou encore le type de dent (4.3.1 ; 5.3.1). De ce fait, nous confronterons dans un premier temps les fréquences des dents permanentes des adultes, celles des immatures et dans second temps, les fréquences des dents lactéales des immatures.

6.3.1.1. Fréquence des caries

6.3.1.1.1. Les dents définitives

Dans chaque site, les variations enregistrées dans les fréquences lésionnelles dessinent à peu près le même schéma concernant les dents définitives des adultes (Tableau 6.10). Les dents jugales sont toujours les plus touchées par la lésion carieuse et en particulier les molaires, qu'elles soient maxillaires ou mandibulaires. Les incisives inférieures présentent dans les deux cas les fréquences les plus basses.

Malgré ce profil commun, la confrontation des taux de caries indique que les dents permanentes des adultes du cimetière des Crottes sont toujours bien plus fréquemment touchées que celles des sujets du cimetière Saint-Jacques (Tableau 6.10). Dans le détail, en considérant la catégorie ou le type de dent, les fréquences sont toujours plus hautes à Marseille, passant souvent du simple au double, voire parfois au triple. La majorité de ces différences sont confirmées du point de vue statistique.

Tableau 6.9 : LC HOP Vs MPC, Comparaison de la proportion de dents perdues *ante mortem* par individu adulte des deux échantillons selon la classe d'âge.

		N	Moyenne	écart type	Médiane	[Q1 ; Q3]	Test	p
[20-29]	LC HOP	9	8,04	3,59	9,68	4,00 ; 10,00	Wilcoxon bi-varié	0,380
	MPC	5	6,16	4,16	3,70	3,12 ; 8,33		
[30-39]	LC HOP	13	18,21	18,11	12,90	6,90 ; 18,52	Wilcoxon bi-varié	0,321
	MPC	15	26,67	22,59	25,00	6,57 ; 37,43		
[40-49]	LC HOP	44	36,03	31,65	22,60	9,37 ; 56,79	Wilcoxon bi-varié	0,312
	MPC	23	44,78	35,06	40,63	11,67 ; 76,67		
[50-59]	LC HOP	26	51,09	33,34	50,00	21,51 ; 84,60	Wilcoxon bi-varié	0,138
	MPC	5	36,73	36,11	27,78	14,81 ; 28,57		
> 60	LC HOP	35	66,38	29,28	70,00	44,35 ; 92,39	Wilcoxon bi-varié	0,227
	MPC	17	52,92	35,38	50,00	21,87 ; 100,00		

Tableau 6.10 : LC HOP Vs MPC, Comparaison des fréquences de dents permanentes cariées entre les deux échantillons selon le type et la catégorie de dents (dents permanentes des adultes).

		LC HOP		MPC		Test	p
		n/N	%	n/N	%		
Total		536/3485	**15,4 %**	509/2159	**23,6 %**	Chi² d'indépendance	**<0,001**
Maxillaire	Labiale	63/579	**9,8 %**	79/366	**17,8 %**	Chi² d'indépendance	**<0,001**
	Jugale	192/931	**17,1 %**	169/537	**23,9 %**	Chi² d'indépendance	**<0,001**
	I1	12/171	**7,0 %**	24/113	**21,2 %**	Chi² d'indépendance	**<0,001**
	I2	26/179	**14,5 %**	24/108	**22,2 %**	Chi² d'indépendance	0,096
	C	25/229	**10,9 %**	31/145	**21,4 %**	Chi² d'indépendance	**0,006**
	P1	31/222	**14,0 %**	25/121	**20,7 %**	Chi² d'indépendance	0,109
	P2	39/224	**17,4 %**	21/119	**17,6 %**	Chi² d'indépendance	0,817
	M1	35/176	**19,9 %**	39/108	**36,1 %**	Chi² d'indépendance	**0,002**
	M2	54/178	**30,3 %**	54/116	**46,6 %**	Chi² d'indépendance	**0,005**
	M3	33/131	**25,2 %**	30/73	**41,1 %**	Chi² d'indépendance	**0,018**
Mandibule	Labiale	50/776	**6,1 %**	55/518	**9,6 %**	Chi² d'indépendance	0,334
	Jugale	231/1199	**16,2 %**	206/738	**21,8 %**	Chi² d'indépendance	**<0,001**
	I1	13/216	**6,0 %**	9/150	**6,0 %**	Chi² d'indépendance	0,994
	I2	14/263	**5,3 %**	16/168	**9,5 %**	Chi² d'indépendance	0,095
	C	23/297	**7,7 %**	30/200	**15,0 %**	Chi² d'indépendance	**0,010**
	P1	23/282	**8,2 %**	26/187	**13,9 %**	Chi² d'indépendance	**0,046**
	P2	25/266	**9,4 %**	19/173	**11,0 %**	Chi² d'indépendance	0,589
	M1	48/217	**22,1 %**	62/131	**47,3 %**	Chi² d'indépendance	**<0,001**
	M2	83/249	**33,3 %**	59/147	**40,1 %**	Chi² d'indépendance	0,173
	M3	52/182	**28,1 %**	40/100	**40,0 %**	Chi² d'indépendance	**0,040**

Chez les moins de 20 ans, on retrouve des comportements comparables selon la position de la dent sur arcade (Tableau 6.11). En effet, à Marseille ou à La Ciotat, les dents labiales sont les moins atteintes, en particulier celles de la mandibule et les molaires présentent les taux les plus élevés.

Cependant, la fréquence d'atteinte est très nettement plus forte aux Crottes. On constate parfois des écarts considérables selon le type de dent, par exemple pour les incisives centrales supérieures. Ces différences concernent toutes les catégories de dents, à l'exception des dents labiales inférieures, où les atteintes sont très peu nombreuses, quel que soit le site pris en compte.

6.3.1.1.2. Les dents lactéales

Sur chacun des sites, les dents jugales sont toujours plus atteintes que celles situées en position antérieure (Tableau 6.12). Cet écart est plus appréciable au niveau de la mandibule que du maxillaire.

En comparant les fréquences, les résultats montrent une augmentation conséquente du taux de caries entre le site de La Ciotat et celui des Crottes (Tableau 6.12). Sur le maxillaire, les fréquences sont relativement proches sur les deux sites, quelle que soit la position de la dent sur l'arcade. Toutefois, elles sont toujours plus élevées au niveau des dents issues des individus du cimetière des Crottes. En revanche, concernant les dents inférieures, les fréquences sont nettement et significativement plus fortes à Marseille. Ce constat s'applique à tous les types et catégories de dents, à l'exception des incisives latérales, certainement car très peu de dents sont cariées.

6.3.1.2. Type de caries

6.3.1.2.1. Les dents permanentes

Parmi les 1 210 caries répertoriées sur les dents définitives des individus adultes et immatures, le type d'atteinte a pu

Tableau 6.11 : LC HOP Vs MPC, Comparaison des fréquences de dents permanentes cariées dans les deux échantillons selon le type et la catégorie de dents (dents permanentes des individus immatures).

		LC HOP		MPC		Test	p
		n/N	%	n/N	%		
Total		34/937	**3,6 %**	40/203	**19,7 %**	Chi² d'indépendance	**<0,001**
Maxillaire	Labiale	3/167	**1,8 %**	9/42	**21,4 %**	Exact de Fisher	**<0,001**
	Jugale	10/245	**4,1 %**	14/62	**22,6 %**	Exact de Fisher	**<0,001**
	I1	1/64	**1,6 %**	4/13	**30,8 %**	Exact de Fisher	**0,002**
	I2	2/55	**3,6 %**	4/15	**26,7 %**	Exact de Fisher	**0,017**
	C	0/48	**0,0 %**	1/14	**7,1 %**	Exact de Fisher	0,226
	P1	1/48	**2,1 %**	2/13	**15,4 %**	Exact de Fisher	0,112
	P2	0/40	**0,0 %**	2/11	**18,2 %**	Exact de Fisher	**0,043**
	M1	7/96	**7,3 %**	4/21	**19,0 %**	Exact de Fisher	0,108
	M2	2/48	**4,2 %**	4/11	**36,4 %**	Exact de Fisher	**0,009**
	M3	0/13	**0,0 %**	2/6	**33,3 %**	Exact de Fisher	0,088
Mandibule	Labiale	0/217	**0,0 %**	1/42	**2,4 %**	Exact de Fisher	0,162
	Jugale	21/308	**6,8 %**	16/57	**28,1 %**	Chi² d'indépendance	**<0,001**
	I1	0/77	**0,0 %**	0/16	**0,0 %**	Exact de Fisher	1,000
	I2	0/81	**0,0 %**	1/14	**7,1 %**	Exact de Fisher	0,147
	C	0/59	**0,0 %**	0/12	**0,0 %**	Exact de Fisher	1,000
	P1	0/59	**0,0 %**	2/12	**16,7 %**	Exact de Fisher	**0,027**
	P2	0/55	**0,0 %**	3/10	**30,0 %**	Exact de Fisher	**0,003**
	M1	12/115	**10,4 %**	9/24	**37,5 %**	Exact de Fisher	**0,002**
	M2	8/62	**12,9 %**	2/11	**18,2 %**	Exact de Fisher	0,641
	M3	1/17	**5,9 %**	0/0	-	-	-

être précisé pour 965 lésions. Pour les autres caries, dites « *gross* », la lésion est trop étendue pour définir le site initial de l'attaque. À La Ciotat, comme à Marseille, les caries qui se développent au niveau des racines sont particulièrement rares, avec des fréquences qui n'atteignent jamais 4 % (Tableau 6.13). Par contre, on observe des variations plus importantes entre les lésions coronaires et celles qui s'étendent au niveau du collet. Les premières sont toujours très nettement prédominantes au cimetière des Crottes, tandis qu'au cimetière Saint-Jacques, la distribution entre ces deux types est mieux équilibrée. Cette distinction entre les deux sites concerne toutes les catégories prises en considération, à l'exception des dents jugales inférieures, pour lesquelles la différence entre les deux séries est plus ténue et non significative.

6.3.1.2.2. Les dents lactéales

Sur les dents lactéales des individus immatures, 111 lésions carieuses ont été dénombrées et le type a pu être précisé pour chacune d'entre elles. La grande majorité des caries s'est développée au niveau des couronnes dentaires, quelle que soit la série considérée (Tableau 6.14). Ainsi, pour les dents lactéales des enfants, le type de caries n'a pas permis de dresser de différence entre les deux sites. Notons cependant qu'aucune carie ne touche la région du collet sur le site des Crottes.

6.3.1.2.3. Évolution du type de carie coronaire

Afin de mieux appréhender la différence dans le type de caries observées entre les deux sites, notamment concernant les dents

Tableau 6.12 : LC HOP Vs MPC, Comparaison des fréquences de dents lactéales cariées dans les deux échantillons selon le type et la catégorie de dents (dents lactéales des individus immatures).

		LC HOP		MPC		Test	p
		n/N	%	n/N	%		
Total		55/1095	**5,0 %**	48/425	**11,3 %**	Chi² d'indépendance	**<0,001**
Maxillaire	Labiale	15/257	**5,8 %**	10/124	**8,1 %**	Chi² d'indépendance	0,411
	Jugale	16/220	**7,3 %**	10/90	**11,1 %**	Chi² d'indépendance	0,267
	i1	6/81	**7,4 %**	4/46	**8,7 %**	Exact de Fisher	1,000
	i2	6/87	**6,9 %**	3/40	**7,5 %**	Exact de Fisher	2,000
	c	3/89	**3,4 %**	3/38	**7,9 %**	Exact de Fisher	0,363
	m1	9/107	**8,4 %**	3/48	**6,3 %**	Exact de Fisher	0,756
	m2	7/113	**6,2 %**	7/42	**16,7 %**	Exact de Fisher	0,058
Mandibule	Labiale	5/296	**1,7 %**	11/114	**9,6 %**	Chi² d'indépendance	**<0,001**
	Jugale	19/322	**5,9 %**	17/97	**17,5 %**	Chi² d'indépendance	**<0,001**
	i1	1/82	**1,2 %**	4/34	**11,8 %**	Exact de Fisher	**0,025**
	i2	1/111	**0,9 %**	2/42	**4,8 %**	Exact de Fisher	0,183
	c	3/103	**2,9 %**	5/38	**13,2 %**	Exact de Fisher	**0,033**
	m1	12/171	**7,0 %**	10/55	**18,2 %**	Chi² d'indépendance	**0,015**
	m2	7/151	**4,6 %**	7/42	**16,7%**	Exact de Fisher	**0,015**

Tableau 6.13 : LC HOP Vs MPC, Comparaison du type de caries observé sur les dents définitives des individus adultes et immatures des deux échantillons (Max=Maxillaire ; Md=Mandibule).

		LC HOP				MPC				Test	p
		N	Coronaire	Collet	Racine	N	Coronaire	Collet	Racine		
Total		504	62,9 %	33,7 %	3,4 %	461	78,5 %	20,2 %	1,3 %	Chi²	**<0,001**
Max	Labiale	41	46,3 %	51,2 %	2,4 %	74	74,3 %	23,0 %	2,7 %	Fisher	**0,004**
	Jugale	166	59,6 %	38,0 %	2,4 %	151	80,1 %	18,5 %	1,3 %	Chi²	**<0,001**
Md	Labiale	53	41,5 %	54,7 %	3,8 %	57	86,0 %	14,0 %	0,0 %	Fisher	**<0,001**
	Jugale	159	62,3 %	34,6 %	3,1 %	146	72,6 %	26,0 %	1,4 %	Fisher	0,129

Tableau 6.14 : LC HOP Vs MPC, Comparaison du type de caries observé sur les dents lactéales des individus immatures des deux échantillons (Max=Maxillaire ; Md=Mandibule).

		LC HOP			MPC			Test	p
		N	Coronaire	Collet	N	Coronaire	Collet		
Total		63	95,2 %	4,8 %	48	100 %	0,0 %	Fisher	0,257
Max	Labiale	17	100 %	0,0 %	10	100 %	0,0 %	Fisher	1,000
	Jugale	18	88,9 %	11,1 %	10	100 %	0,0 %	Fisher	0,524
Md	Labiale	6	100 %	0,0 %	11	100 %	0,0 %	Fisher	1,000
	Jugale	22	95,5 %	4,5 %	17	100 %	0,0 %	Fisher	1,000

définitives, nous avons souhaité suivre l'évolution des caries coronaires, par rapport à celles qui se développent au niveau du collet. Nous avons donc éliminé les caries radiculaires, jugées anecdotiques dans chacune des séries. Pour cela, nous avons eu recours aux différentes phases d'inhumation, qui matérialiseront alors une évolution chronologique.

La Figure 6.6 illustre la progression du taux de caries coronaires entre les sept phases d'inhumation pour les dents permanentes et lactéales.

Pour les dents définitives, les fréquences de caries coronaires restent d'abord modérées jusqu'à la deuxième phase des Crottes (1837-1852), puis les taux grimpent brutalement. On assiste alors à une forte progression de ce type d'atteinte, majoritairement à partir de la seconde moitié du XIXe siècle. Cette augmentation est confirmée d'un point de vue statistique par le Chi² de tendance (test de Cochran Armitage : $p<0,001$).

Pour les dents lactéales, aucune différence n'est à noter selon les phases d'inhumation (test exact de Fisher : $p=0,070$). En effet, les caries sont exclusivement de type coronaire, sauf pour une seule phase. Il est alors intéressant de constater que les quatre caries qui se développent au niveau du collet appartiennent à la phase initiale de La Ciotat, soit la plus ancienne, et où le type coronaire n'est que modéré sur les dents permanentes. Bien que non significative, cette tendance pourrait donc être comparable à celle observée pour les dents définitives.

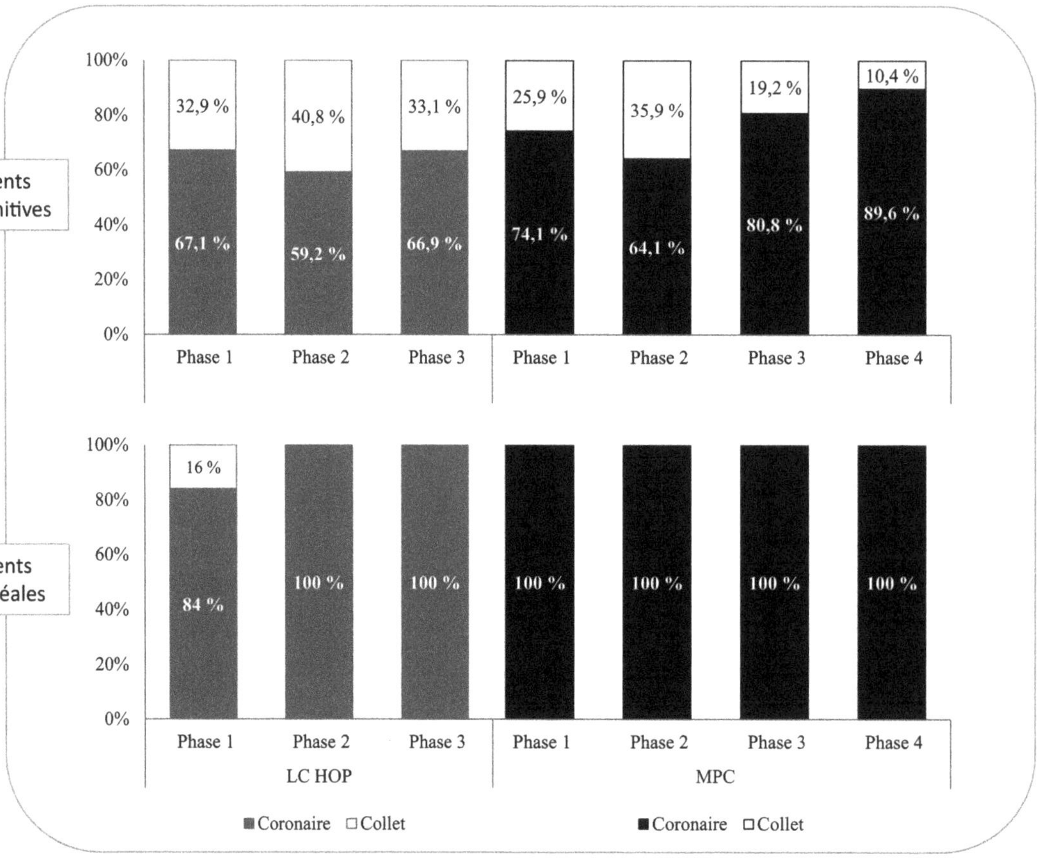

Figure 6.6 : LC HOP et MPC, Évolution des caries coronaires par rapport aux caries du collet au travers des phases d'inhumation.

6.3.2. Analyse par individu

6.3.2.1. Prévalences des caries

En tenant compte de l'échantillon total, la prévalence des caries est très nettement plus élevée sur le site des Crottes (Chi² d'indépendance : p<0,001 ; Figure 6.7). Par contre, dans chaque site, on observe un écart important entre les adultes et les immatures. Chez les adultes, aucune différence n'a été mise en évidence, tant les prévalences sont considérables à La Ciotat ou aux Crottes (Chi² d'indépendance : p=0,078). En revanche, si les moins de 20 ans sont sensiblement moins touchés que les adultes, les enfants inhumés du cimetière des Crottes souffrent deux fois plus de caries dentaires (Chi² d'indépendance : p=0,001).

En tenant compte des variations au niveau des prévalences selon la maturation des individus, la probabilité de développer des caries est deux fois plus forte dans la série des Crottes (Tableau 6.15). Cette distinction tient particulièrement aux sujets les plus jeunes : chez les enfants, le risque de développer des caries est plus de trois fois supérieur à Marseille.

La prise en compte de l'ensemble des classes d'âge chez les enfants permet de nuancer les résultats (Tableau 6.16). En effet, la différence entre les deux sites n'est valable que pour certaines classes d'âge en particulier : les classes intermédiaires concernant les enfants âgés entre 5 et 9 ans et ceux entre 10 et 14 ans (Tableau 6.16). En effet, l'analyse des *odds ratio* n'a pas montré d'association entre les populations étudiées et les caries dentaires pour les autres classes d'âge. Pourtant, à Marseille au XIXe siècle, les caries semblent apparaître de manière plus précoce qu'à La Ciotat, puisque nous avons relevé des caries chez un très jeune enfant, âgé de moins d'un an. Enfin,

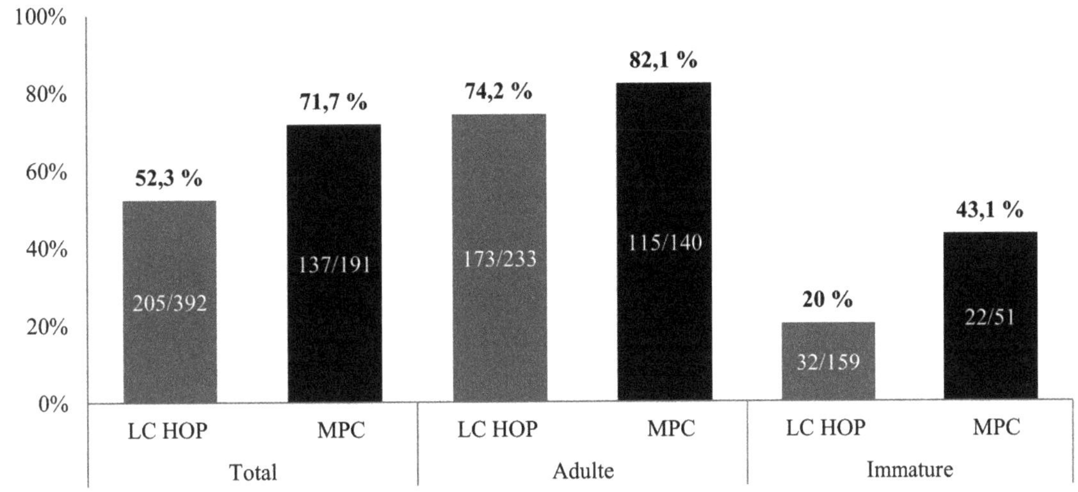

Figure 6.7 : LC HOP Vs MPC, Comparaison des prévalences des caries dentaires entre les deux échantillons.

Tableau 6.15 : LC HOP Vs MPC, Comparaison de la prévalence des caries dentaires chez les individus adultes et immatures des deux échantillons et analyse stratifiée selon la maturation.

	LC HOP		MPC		OR par strate		ÔR	
	%	n/N	%	n/N	OR	I.C.	ÔR	I.C.
Adulte	74,2 %	173/233	82,1 %	115/140	0,63	[0,37 ; 1,06]	0,50	**[0,33 ; 0,76]**
Immature	20,1 %	32/159	43,1 %	22/51	0,33	**[0,17 ; 0,65]**		

Tableau 6.16 : LC HOP Vs MPC, Comparaison de la prévalence des caries dentaires chez les individus immatures des deux échantillons selon la classe d'âge et analyse stratifiée sur la classe d'âge. La p-valeur se rapporte au test exact de Fisher.

	LC HOP		MPC		p	OR par strate		p	ÔR	
	%	n/N	%	n/N		OR	I.C.		ÔR	I.C.
[0-1]	0,0 %	0/15	11,1 %	1/9	0,139	0,16	[0,01 ; 4,45]	**0,002**	0,16	**[0,06 ; 0,38]**
[1-4]	7,1 %	5/70	16,7 %	4/24	0,226	0,38	[0,09 ; 1,57]			
[5-9]	39,0 %	16/41	90,0 %	9/10	**0,005**	**0,07**	**[0,01 ; 0,62]**			
[10-14]	27,8 %	5/18	100 %	4/4	**0,020**	**0,05**	**c**			
[15-19]	40,0 %	6/15	80,0 %	4/5	0,303	0,46	[0,01 ; 1,88]			

chez les adolescents, malgré une forte différence entre les prévalences, le risque reste similaire dans les deux sites. Pour cette classe d'âge en particulier, les effectifs sont peut-être trop faibles pour être significatifs.

Chez les adultes, les prévalences sont très proches dans les deux sites, quelle que soit la classe d'âge considérée : après 20 ans, le risque de développer des caries n'est pas accru dans la série du cimetière des Crottes (Tableau 6.17). La grande majorité des adultes souffre d'au moins une lésion carieuse, quelle que soit la série considérée. De même, en tenant compte du sexe des individus, aucun changement n'a été perçu entre les deux cimetières (Tableau 6.18).

6.3.2.2. Évolution de la prévalence de caries

Il existe donc une différence dans la prévalence des atteintes carieuses entre les individus inhumés à La Ciotat, entre le XVIe et le début du XIXe siècle et ceux qui vivent à Marseille, majoritairement pendant la révolution industrielle. Afin de mieux comprendre cette évolution, nous avons comparé les taux d'atteintes issues des sept phases d'inhumation définies pour chacun des sites (Figure 6.8).

Les résultats révèlent une augmentation des caries avec le temps. Toutefois, cette progression n'a pas été confirmée par le test de Cochran Armitage, en s'appuyant sur l'ensemble de l'échantillon à l'étude (p=0,2566). Les taux stagnent dans un premier temps, de la fin du XVIe siècle, jusqu'au début du XIXe siècle (de la phase 1 de La Ciotat jusqu'à la phase 1 des Crottes). On assiste ensuite à une forte augmentation des prévalences à partir de la phase 2 des Crottes, soit entre 1837 et 1852. Celle-ci est perceptible chez les adultes, comme chez les immatures. Concernant ces derniers, il faut préciser qu'en phase 4, tous les individus immatures sont atteints de caries, mais cette phase ne compte que quatre sujets de moins de 20 ans. En opposant ces deux grandes périodes (phase 1 LC HOP à la phase 1 MPC et phase 2 à 4 MPC), les prévalences progressent pour les adultes de 73,9 % à 83,9 % (Chi² d'indépendance : p=0,030) et pour les enfants de 20,5 à 40 % (Chi² d'indépendance : p=0,009).

Ainsi, cette analyse permet de mieux appréhender le moment précis auquel la différence déjà perçue entre les deux sites devient réellement effective et un changement semble s'opérer à partir des années 1830-1850.

6.3.2.3. Sévérité des caries par individu

Les caries ont tendance à être plus sévères chez les sujets issus de la série de La Ciotat (Figure 6.9). Ce constat concerne uniquement les individus adultes. Cela pourrait indiquer qu'au cimetière Saint-Jacques, si les caries sont moins nombreuses, elles ont tendance à dégénérer plus facilement vers des stades plus graves. Chez les sujets immatures, aucune différence n'a été perçue dans la sévérité des caries (Figure 6.9).

En s'intéressant plus en détail aux sujets immatures selon leur âge, la sévérité des caries reste équivalente entre les deux sites pour les enfants les plus jeunes, bien que le score moyen soit toujours légèrement supérieur à La Ciotat jusqu'à 9 ans (Tableau 6.19). En revanche, chez les adolescents, la sévérité est significativement plus forte à Marseille. Cette particularité ne se répercute pourtant pas sur les classes d'âge suivantes et notamment chez les adultes les plus jeunes (Tableau 6.20). Il faut alors souligner le fait que très peu d'individus ont été confrontés dans cette analyse : six adolescents pour La Ciotat et quatre pour le cimetière des Crottes.

Tableau 6.17 : LC HOP Vs MPC, Comparaison de la prévalence des caries dentaires chez les individus adultes des deux échantillons selon la classe d'âge et analyse stratifiée sur la classe d'âge. La p-valeur se rapporte au test exact de Fisher.

	LC HOP		MPC		p	OR par strate		p	ÔR	
	%	n/N	%	n/N		OR	I.C.		ÔR	I.C.
[20-29]	63,9 %	23/36	80,0 %	8/10	0,460	0,44	[0,08 ; 2,40]	0,109	0,62	[0,31 ; 1,26]
[30-39]	85,0 %	17/20	85,2 %	23/27	1,000	0,99	[0,19 ; 4,99]			
[40-49]	76,6 %	36/47	81,8 %	18/22	0,760	0,73	[0,20 ; 2,61]			
[50-59]	68,0 %	17/25	100 %	5/5	0,296	0,19	[0,01 ; 3,79]			
> 60	72,4 %	21/29	78,6 %	11/14	1,000	0,72	[0,16 ; 3,25]			

Tableau 6.18 : LC HOP Vs MPC, Comparaison de la prévalence des caries dentaires chez les individus des deux échantillons selon le sexe et analyse stratifiée sur le sexe. La p-valeur se rapporte au test exact de Fisher.

	LC HOP		MPC		p	OR par strate		p	ÔR	
	%	n/N	%	n/N		OR	I.C.		ÔR	I.C.
Femme	74,2 %	69/93	86,7 %	39/45	0,124	0,44	[0,17 ; 1,17]	0,070	0,55	[0,29 ; 1,04]
Homme	70,5 %	67/95	78,6 %	33/42	0,655	0,65	[0,28 ; 1,54]			

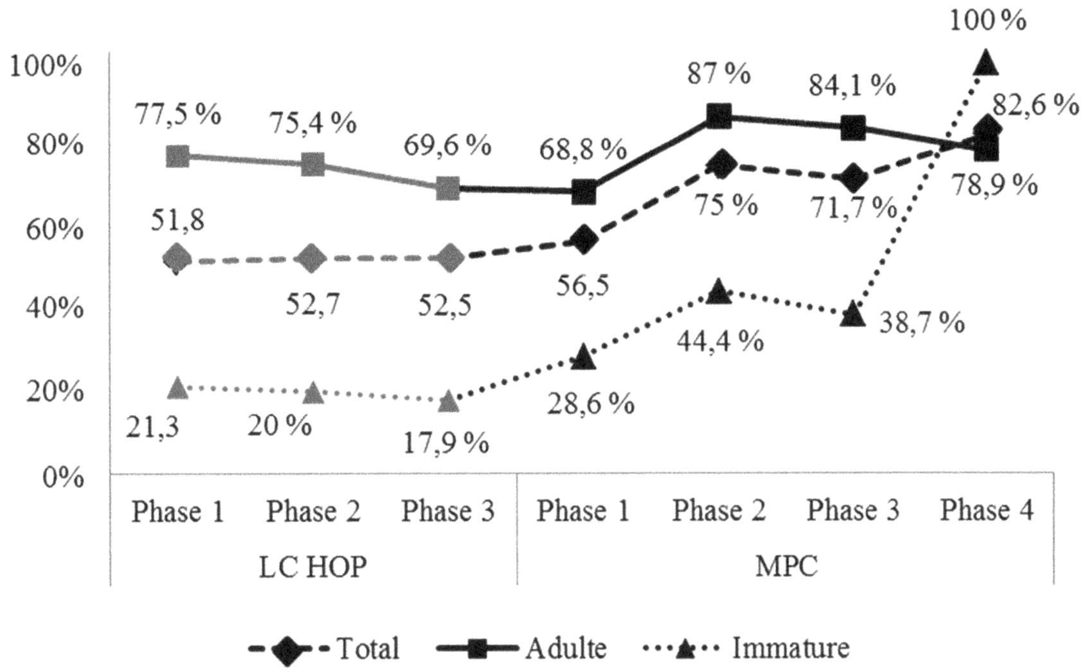

Figure 6.8 : LC HOP et MPC, Évolution de la prévalence des caries dentaires au travers des phases d'inhumation.

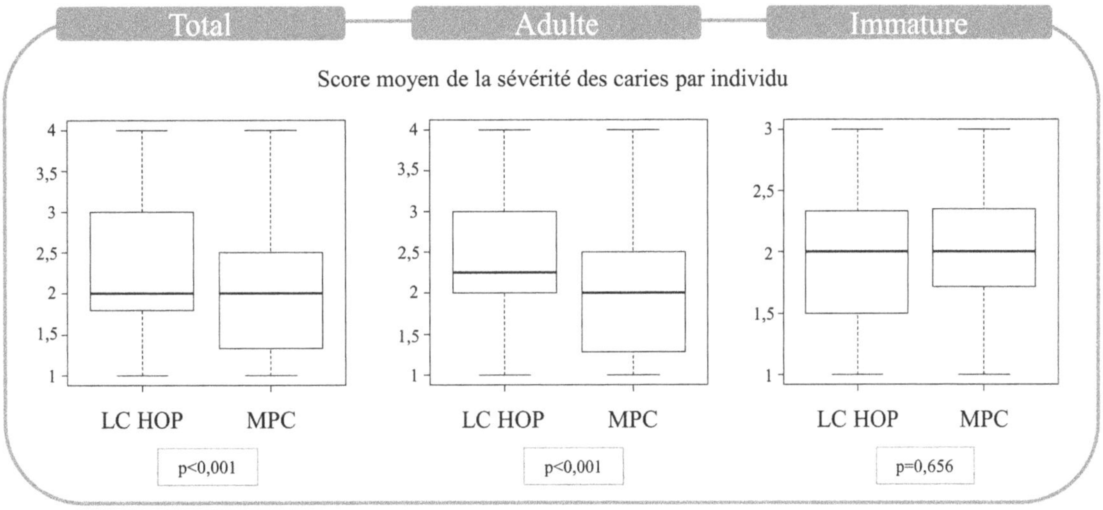

Figure 6.9 : LC HOP Vs MPC, Comparaison du score moyen de la sévérité des caries dentaires par individu entre les deux échantillons (test de Welch, test de Student pour deux échantillons indépendants et test de Wilcoxon bi-varié).

Chez les individus adultes, les caries sont toujours en moyenne plus fortes pour les individus issus de la série du cimetière Saint-Jacques, quelle que soit la classe d'âge (Tableau 6.20). Pourtant, cette différence n'est significative que chez les 30-39 ans. Enfin, les adultes âgés font figure d'exceptions : le score moyen est, comme pour les adolescents, légèrement plus fort pour les individus inhumés au cimetière des Crottes.

6.3.2.4. Évolution de la sévérité des caries

Nous avons mis en évidence une différence dans la sévérité des lésions entre les deux populations (Figure 6.7). Afin d'étudier cette relation plus en détail, nous avons tenté de suivre l'évolution de la sévérité des caries, entre la fin du XVIe siècle au début du XXe siècle, au travers des scores moyens de sévérité issus de chacune des phases d'inhumation.

Les résultats indiquent une baisse progressive de la sévérité. En s'appuyant sur la population totale, le score diminue significativement (test du coefficient de corrélation des rangs de Spearman : rho=-0,19 ; p<0,001 ; Figure 6.10). En considérant uniquement les adultes, cette tendance est également visible (test du coefficient de corrélation des rangs de Spearman : rho=-0,26 ; p<0,001). Notons que dans la diminution de la sévérité semble s'intensifier à partir de la phase 2 du cimetière des Crottes, soit à partir des années 1830.

Enfin, aucune différence n'a été révélée entre les deux séries en tenant compte de la population immature

Tableau 6.19 : LC HOP Vs MPC, Comparaison du score moyen de sévérité des caries dentaires par individu immature des deux échantillons selon la classe d'âge.

		N	Moyenne	écart type	Médiane	[Q1 ; Q3]	Test	p
[0-1]	LC HOP	0	-	-	-	-	-	-
	MPC	1	1,83	-	1,83	1,82 ; 1,83		
[1-4]	LC HOP	5	2,13	0,41	2,17	2,00 ; 2,50	Wilcoxon bi-varié	0,381
	MPC	4	1,83	0,58	2,00	1,75 ; 2,08		
[5-9]	LC HOP	16	1,99	0,63	2,00	1,72 ; 2,37	Wilcoxon bi-varié	0,686
	MPC	9	1,95	0,38	2,00	1,71 ; 2,00		
[10-14]	LC HOP	5	2,03	0,73	2,00	1,80 ; 2,33	Wilcoxon bi-varié	1,000
	MPC	4	2,14	0,69	2,03	1,62 ; 2,55		
[15-19]	LC HOP	6	1,51	0,42	1,63	1,12 ; 1,79	Wilcoxon bi-varié	**0,023**
	MPC	4	2,34	0,47	2,18	2,00 ; 2,51		

Tableau 6.20 : LC HOP Vs MPC, Comparaison du score moyen de sévérité caries dentaires par individu adulte des deux échantillons selon la classe d'âge.

		N	Moyenne	écart type	Médiane	[Q1 ; Q3]	Test	p
[20-29]	LC HOP	23	1,78	0,92	1,43	1,00 ; 2,10	Wilcoxon bi-varié	0,116
	MPC	8	1,23	0,44	1,00	1,00 ; 1,19		
[30-39]	LC HOP	17	2,23	0,75	2,33	1,50 ; 2,80	Wilcoxon bi-varié	**0,032**
	MPC	23	1,74	0,60	1,82	1,11 ; 2,18		
[40-49]	LC HOP	36	2,26	0,83	2,00	1,95 ; 3,00	Wilcoxon bi-varié	0,441
	MPC	18	2,08	0,63	2,00	1,70 ; 2,75		
[50-59]	LC HOP	17	2,50	0,87	2,50	1,75 ; 3,00	Wilcoxon bi-varié	0,288
	MPC	5	1,97	0,49	2,00	1,90 ; 2,00		
>60	LC HOP	21	2,48	0,54	2,33	2,00 ; 3,00	Wilcoxon bi-varié	0,267
	MPC	11	2,69	0,61	2,67	2,33 ; 3,00		

(Figure 6.9 ; test du coefficient de corrélation des rangs de Spearman : rho=0,17 ; p=0,22 ; Figure 6.10).

6.4. Les lésions périapicales

6.4.1. Analyse par dent

La confrontation de la fréquence des lésions périapicales sur les dents permanentes n'indique aucune différence entre les deux sites. Les taux d'atteintes restent similaires et très peu élevés, de manière générale ou selon le type et la catégorie de dent (Tableau 6.21). Ainsi, les dents des individus du cimetière Saint-Jacques sont aussi atteintes d'abcès que celles des individus du cimetière des Crottes.

Par ailleurs, très peu d'atteintes ont été enregistrées au niveau des dents lactéales : quatre atteintes seulement à La Ciotat (0,5 %) et deux à Marseille (0,7 %). Le test exact de Fisher n'a pas mis en évidence de différence significative face à ces fréquences très proches (p=0,65).

6.4.2. Analyse par individu

6.4.2.1. Prévalence des lésions périapicales

Les prévalences sont très proches dans les deux populations (Chi² d'indépendance : p=0,132 ; Figure 6.11). De plus, le risque de développer de telles atteintes reste identique à La Ciotat et à Marseille (Tableau 6.22). Ce constat s'applique également si l'on considère uniquement les individus de plus de 20 ans (Chi² d'indépendance : p=0,802). De plus, dans chacune des populations, les enfants présentent des prévalences significativement plus basses que celles calculées chez les adultes (4.4.2 ; 5.4.2). Toutefois, les enfants inhumés au cimetière Saint-Jacques sont très nettement moins atteints que ceux des Crottes

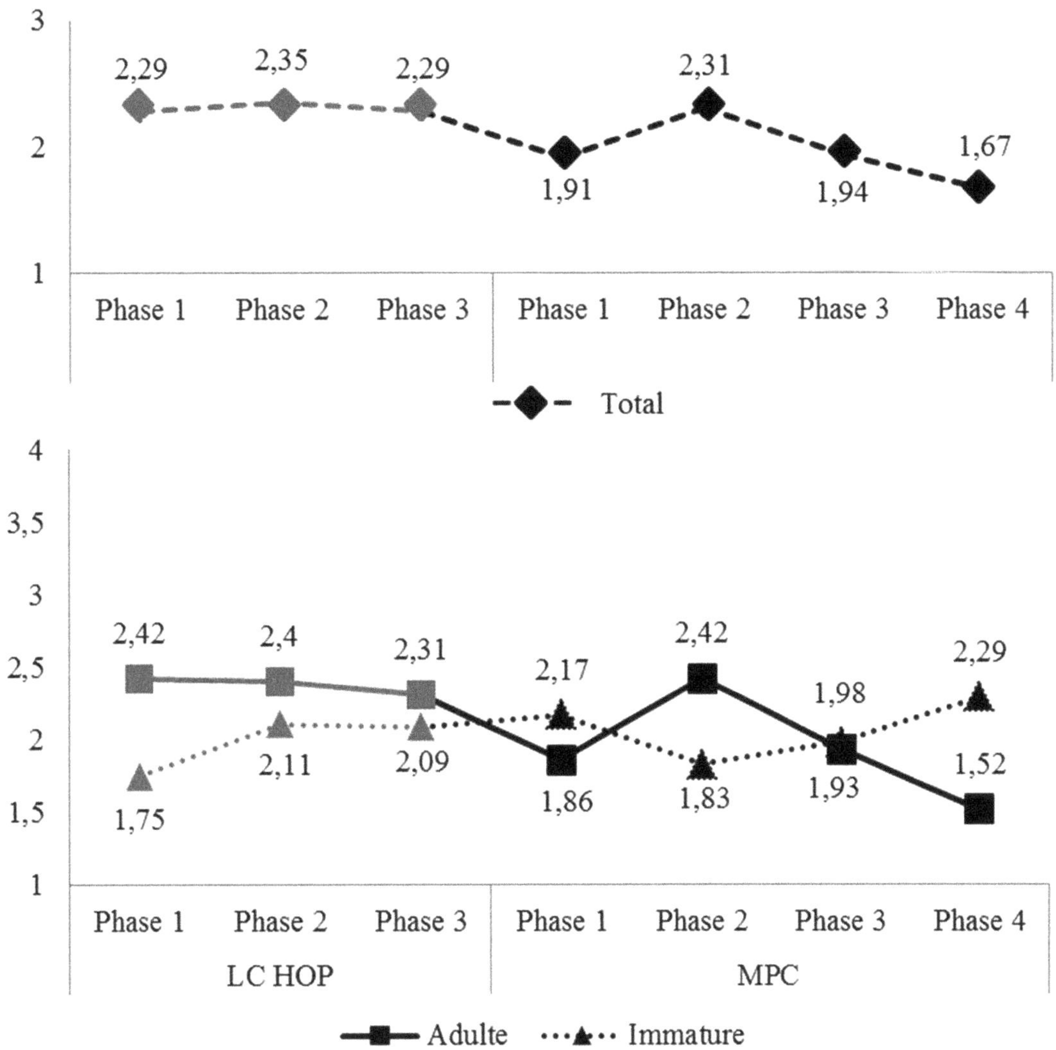

Figure 6.10 : LC HOP et MPC, Évolution du score moyen de sévérité des caries dentaires par individu au travers des phases d'inhumation.

(test exact de Fisher : p=0,037 ; Figure 6.11) et le risque de développer des abcès est près de quatre fois supérieures (1/0,27=3,68) dans cette dernière série (Tableau 6.22).

En s'intéressant de plus près à la population immature, il apparaît qu'au cimetière Saint-Jacques, les abcès pourraient se développer de manière plus précoce qu'aux Crottes. En effet, ces lésions se développent à partir de la classe des 1-4 ans alors qu'aucun enfant de moins de 5 ans n'est atteint à Marseille. Pourtant seulement 10 enfants, toutes populations confondues, présentent ce type d'atteinte et les effectifs très limités dans les diverses classes d'âge n'ont pas permis de mettre en évidence de différence significative par strate (Tableau 6.23). Malgré cela, en tenant compte des variations dans les prévalences par classe d'âge, les résultats révèlent que les enfants des Crottes ont plus de chance de souffrir d'abcès dentaires que ceux de La Ciotat.

À l'inverse, chez les adultes, le risque est le même entre les deux populations, quelle que soit la classe d'âge considérée (Tableau 6.24). Hommes et femmes présentent un risque similaire dans les deux sites (Tableau 6.25).

L'ensemble de ces résultats semblent s'apparenter à ceux obtenus pour les lésions carieuses. En effet, nous avions observé des différences entre les deux populations pour les immatures uniquement (6.3). Les enfants à La Ciotat semblent, en effet, moins enclins à développer des caries dentaires et des abcès. Cela pourrait indiquer un lien entre ces deux pathologies. Rappelons alors que, dans chacune de ces populations, nous avons en évidence une corrélation entre ces deux marqueurs. Toutefois, celle-ci s'exprime en particulier chez les adultes (4.7 ; 5.7). Peut-être que le faible nombre d'enfants atteints d'abcès pourrait peser dans l'absence de corrélation, notamment aux Crottes. Enfin, dans chaque série ostéologique, les abcès sont majoritairement causés par des lésions carieuses, généralement sévères (4.4.1 ; 5.4.1). Pourtant, chez les enfants, la sévérité des caries ne diffère pas entre les deux sites, alors que la présence d'abcès a permis de distinguer assez nettement les deux populations. Encore une fois, les effectifs sont peut-être encore à incriminer.

6.4.2.2. Nombre d'atteintes périapicales par individu

Dans chacune des séries, certains individus se démarquent par de nombreuses atteintes périapicales. Toutefois, le

Tableau 6.21 : LC HOP Vs MPC, Comparaison des fréquences des lésions périapicales sur les dents permanentes dans les deux échantillons selon le type et la catégorie de dents (dents permanentes des individus adultes et immatures).

		LC HOP		MPC		Test	p
		n/N	%	n/N	%		
Total		244/6722	**3,6 %**	145/3498	**4,1 %**	Chi² d'indépendance	0,196
Maxillaire	Labiale	59/1200	**4,9 %**	23/605	**3,8 %**	Chi² d'indépendance	0,283
	Jugale	90/1605	**5,6 %**	61/852	**7,2 %**	Chi² d'indépendance	0,127
	I1	13/400	**3,3 %**	5/198	**2,5 %**	Chi² d'indépendance	0,625
	I2	23/397	**5,8 %**	8/203	**3,9 %**	Chi² d'indépendance	0,332
	C	23/403	**5,7 %**	10/204	**4,9 %**	Chi² d'indépendance	0,679
	P1	19/397	**4,8 %**	18/210	**8,6 %**	Chi² d'indépendance	0,064
	P2	24/373	**6,4 %**	9/196	**4,6 %**	Chi² d'indépendance	0,372
	M1	23/351	**6,6 %**	20/188	**10,6 %**	Chi² d'indépendance	0,517
	M2	14/282	**5,0 %**	11/150	**7,3 %**	Chi² d'indépendance	0,315
	M3	10/202	**5,0 %**	3/108	**2,8 %**	Exact de Fisher	0,554
Mandibule	Labiale	35/1552	**2,3 %**	21/787	**2,7 %**	Chi² d'indépendance	0,537
	Jugale	60/2365	**2,5 %**	40/1254	**3,2 %**	Chi² d'indépendance	0,254
	I1	9/520	**1,7 %**	3/262	**1,1 %**	Exact de Fisher	0,760
	I2	15/523	**2,9 %**	8/262	**3,1 %**	Chi² d'indépendance	0,885
	C	11/509	**2,2 %**	10/263	**3,8 %**	Chi² d'indépendance	0,184
	P1	18/493	**3,7 %**	7/260	**2,7 %**	Chi² d'indépendance	0,485
	P2	13/478	**2,7 %**	10/255	**3,9 %**	Chi² d'indépendance	0,374
	M1	21/533	**3,9 %**	14/277	**5,1 %**	Chi² d'indépendance	0,459
	M2	5/487	**1,0 %**	6/266	**2,3 %**	Chi² d'indépendance	0,209
	M3	3/374	**0,8 %**	3/196	**1,5 %**	Exact de Fisher	0,419

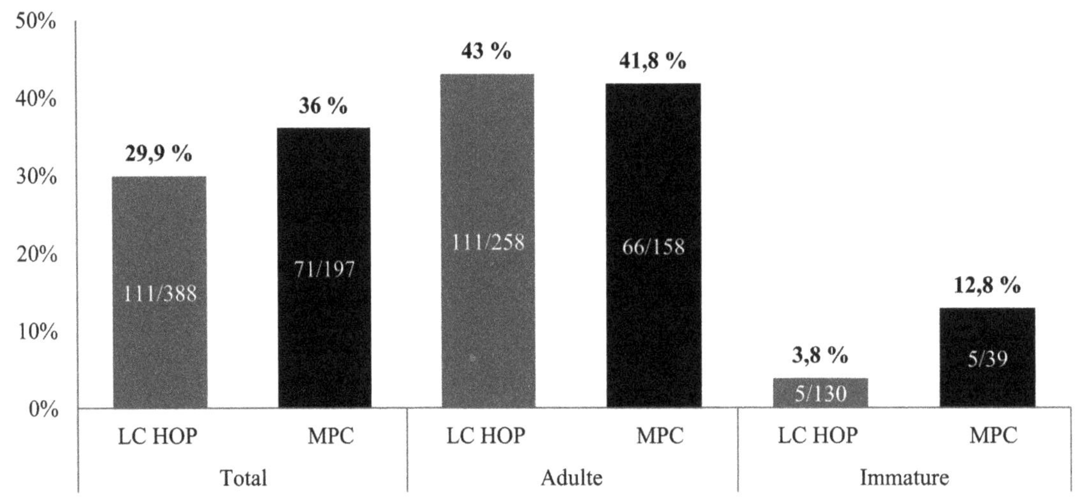

Figure 6.11 : LC HOP Vs MPC, Comparaison des prévalences des lésions périapicales entre les deux échantillons.

Tableau 6.22 : LC HOP Vs MPC, Comparaison de la prévalence des lésions périapicales chez les individus adultes et immatures des deux échantillons et analyse stratifiée selon la maturation.

	LC HOP		MPC		OR par strate		ÔR	
	%	n/N	%	n/N	OR	I.C.	ÔR	I.C.
Adulte	43,0 %	111/258	41,8 %	66/158	1,05	[0,70 ; 1,57]	0,95	[0,65 ; 1,39]
Immature	3,8 %	5/130	12,8 %	5/39	0,27	**[0,07 ; 0,99]**		

Tableau 6.23 : LC HOP Vs MPC, Comparaison de la prévalence des lésions périapicales chez les individus immatures des deux échantillons selon la classe d'âge et analyse stratifiée sur la classe d'âge. La p-valeur se rapporte au test exact de Fisher.

	LC HOP		MPC		p	OR par strate		p	ÔR	
	%	n/N	%	n/N		OR	I.C.		ÔR	I.C.
[0-1]	0,0 %	0/9	0,0 %	0/7	1,000	0,79	[0,01 ; 44,65]	**0,052**	0,26	**[0,08 ; 0,85]**
[1-4]	2,0 %	1/51	0,0 %	0/14	1,000	0,86	[0,03 ; 22,29]			
[5-9]	2,7 %	1/37	22,2 %	2/9	0,093	0,10	[0,01 ; 1,22]			
[10-14]	5,6 %	1/18	0,0 %	0/4	1,000	0,77	[0,03 ; 22,30]			
[15-19]	13,3 %	2/15	60,0 %	3/5	0,073	0,10	[0,01 ; 1,05]			

Tableau 6.24 : LC HOP Vs MPC, Comparaison de la prévalence des lésions périapicales chez les individus adultes des deux échantillons selon la classe d'âge et analyse stratifiée sur la classe d'âge. La p-valeur se rapporte au test exact de Fisher.

	LC HOP		MPC		p	OR par strate		p	ÔR	
	%	n/N	%	n/N		OR	I.C.		ÔR	I.C.
[20-29]	17,1 %	6/35	10,0 %	1/10	1,000	1,86	[0,20 ; 17,58]	1,000	1,26	[0,72 ; 2,21]
[30-39]	70,0 %	14/20	44,0 %	11/25	0,131	2,97	[0,86 ; 10,26]			
[40-49]	50,9 %	27/53	44,0 %	11/25	0,632	1,32	[0,51 ; 3,44]			
[50-59]	33,3 %	10/30	60,0 %	3/2	0,337	0,33	[0,05 ; 2,33]			
> 60	50,0 %	19/38	55,6 %	10/8	0,779	0,80	[0,26 ; 2,47]			

Tableau 6.25 : LC HOP Vs MPC, Comparaison de la prévalence des lésions périapicales chez les individus des deux échantillons selon le sexe et analyse stratifiée sur le sexe. La p-valeur se rapporte au test exact de Fisher.

	LC HOP		MPC		p	OR par strate		p	OR brut	
	%	n/N	%	n/N		OR	I.C.		OR brut	I.C.
Femme	47,6 %	50/105	43,1 %	22/51	0,613	1,20	[0,61 ; 2,35]	0,804	1,09	[0,67 ; 1,78]
Homme	41,0 %	41/100	41,3 %	19/46	1,000	0,99	[0,49 ; 2,01]			

nombre d'abcès par individu n'a pas permis de distinguer les deux échantillons confrontés (Figure 6.12).

Pour les moins de 20 ans, seulement cinq individus présentent des lésions au niveau de l'apex de la dent dans chacune des séries. Il semble alors peu pertinent de confronter les prévalences selon les classes d'âge.

Concernant les adultes, le nombre d'abcès augmente avec l'âge dans chacune des séries. En effet, à La Ciotat, les individus souffrant de quatre lésions ou plus sont proportionnellement plus nombreux chez les plus âgés (4.4.2). Un constat similaire a été constaté aux Crottes, mais l'augmentation du nombre d'abcès selon l'âge est significative uniquement dans ce dernier site (5.4.2). En confrontant maintenant ces deux populations en fonction des classes d'âge, les résultats révèlent que le nombre moyen est équivalent seulement chez les adultes les plus jeunes (Tableau 6.26). En effet, pour chez les adultes les plus âgés, on observe des différences significatives, révélant un nombre de lésions bien plus fort aux Crottes.

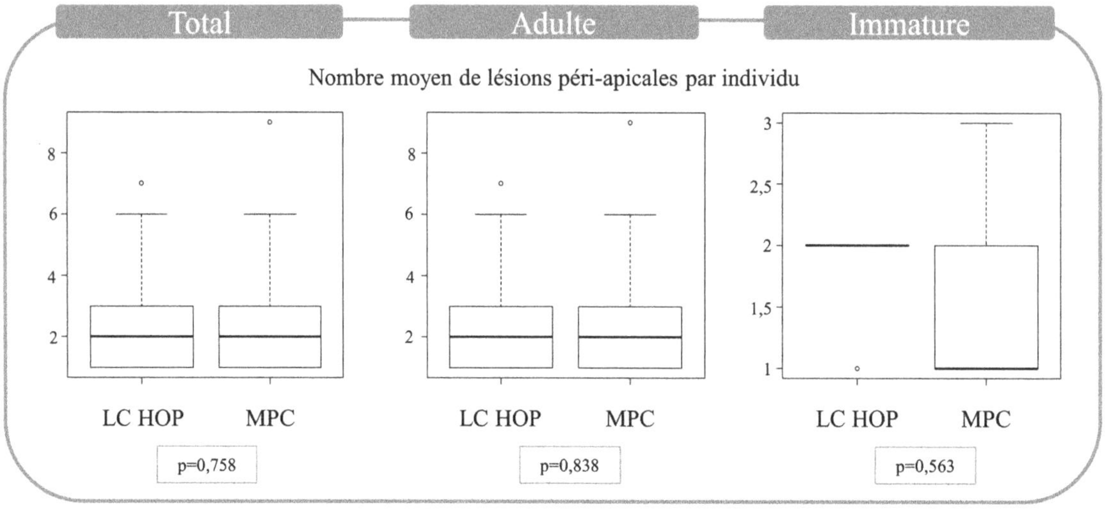

Figure 6.12 : LC HOP Vs MPC, Comparaison du nombre moyen de lésions périapicales par individu entre les deux échantillons (test de Student pour deux échantillons indépendants et test de Wilcoxon bi-varié).

Tableau 6.26 : LC HOP Vs MPC, Comparaison du nombre moyen de lésions périapicales par individu adulte des deux échantillons selon la classe d'âge.

		N	Moyenne	écart type	Médiane	[Q1 ; Q3]	Test	p
[20-29]	LC HOP	6	2,33	1,97	1,50	1,00 ; 2,75	Wilcoxon bi-varié	0,581
	MPC	1	1,00	NA	1,00	1,00 ; 1,00		
[30-39]	LC HOP	14	1,79	1,12	1,50	1,00 ; 2,00	Wilcoxon bi-varié	1,000
	MPC	11	1,64	0,67	2,00	1,00 ; 2,00		
[40-49]	LC HOP	27	1,74	1,02	1,00	1,00 ; 2,00	Wilcoxon bi-varié	0,199
	MPC	11	2,64	2,29	2,00	1,00 ; 3,00		
[50-59]	LC HOP	10	2,80	1,62	2,50	2,00 ; 3,00	Wilcoxon bi-varié	**0,043**
	MPC	3	1,00	0,00	1,00	1,00 ; 1,00		
>60	LC HOP	19	2,05	1,13	2,00	1,00 ; 3,00	Wilcoxon bi-varié	**0,039**
	MPC	10	3,20	1,55	3,50	2,25 ; 4,00		

6.5. Le tartre

6.5.1. Prévalence du tartre

Les résultats indiquent peu de différence entre les deux sites (Chi² d'indépendance : p=0,084 ; Figure 6.13). Dans chaque série, les prévalences suivent un même pattern où l'on constate l'omniprésence du tartre chez les adultes (Chi² d'indépendance : p=0,238), tandis que les prévalences, chez les immatures, sont significativement plus faibles (Chi² d'indépendance : p=0,671). De plus, la probabilité que le tartre dentaire se dépose est similaire chez les individus du cimetière Saint-Jacques et du cimetière des Crottes (Tableau 6.27).

En s'intéressant de plus près à la population immature, il apparaît que le tartre se développe au même âge dans les deux séries : à partir de 5 ans (Tableau 6.28). Les prévalences sont d'abord peu élevées et augmentent graduellement, jusqu'à atteindre la majorité des adolescents. On observe alors un même schéma au sein des deux échantillons confrontés et aucune différence n'apparaît de manière générale ou encore au sein des différentes classes d'âge.

Dans les deux populations, l'entrée dans l'adolescence s'illustre par une explosion de la fréquence des individus sur lesquels des dépôts de tartre ont été constatés. Cette tendance se poursuit à l'âge adulte et les prévalences sont particulièrement élevées, quelle que soit la classe d'âge (Tableau 6.29). Il n'existe alors pas de différence significative entre les classes pour chacun des sites (4.5.2 ; 5.5.2) et nous n'avons pas mis en évidence de distinction entre les deux échantillons. En tenant compte de l'âge des adultes, la probabilité de développer du tartre reste équivalente à La Ciotat et à Marseille. De même, les prévalences restent tout à fait similaires selon le sexe des individus dans les deux sites (Tableau 6.30).

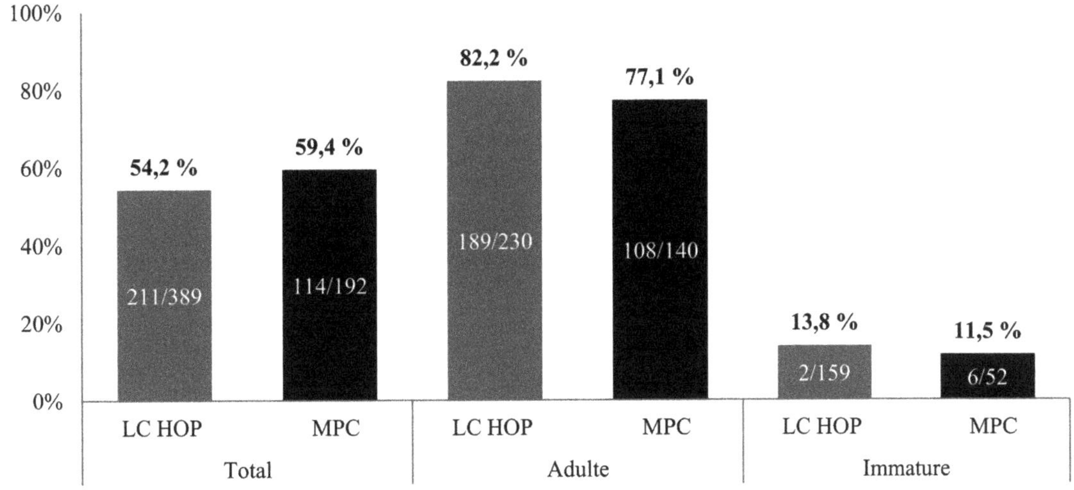

Figure 6.13: LC HOP Vs MPC, Comparaison des prévalences du tartre entre les deux échantillons.

Tableau 6.27 : LC HOP Vs MPC, Comparaison de la prévalence du tartre chez les individus adultes et immatures des deux échantillons et analyse stratifiée selon la maturation.

	LC HOP		MPC		OR par strate		ÔR	
	%	n/N	%	n/N	OR	I.C.	ÔR	I.C.
Adulte	82,2 %	189/230	77,1 %	108/140	1,37	[0,81 ; 2,30]	1,33	[0,84 ; 2,11]
Immature	13,8 %	22/159	11,5 %	6/52	1,23	[0,47 ; 3,22]		

Tableau 6.28 : LC HOP Vs MPC, Comparaison de la prévalence du tartre chez les individus immatures des deux échantillons selon la classe d'âge et analyse stratifiée sur la classe d'âge. La p-valeur se rapporte au test exact de Fisher.

	LC HOP		MPC		p	OR par strate		p	ÔR	
	%	n/N	%	n/N		OR	I.C.		ÔR	I.C.
[0-1]	0,0 %	0/15	0,0 %	0/9	1,000	0,61	[0,01 ; 33,54]	1,000	0,90	[0,28 ; 2,86]
[1-4]	0,0 %	0/70	0,0 %	0/24	1,000	0,35	[0,01 ; 17,99]			
[5-9]	9,8 %	4/41	10,0 %	1/10	1,000	0,97	[0,10 ; 9,79]			
[10-14]	50,0 %	9/18	25,0 %	1/4	0,594	3,00	[0,26 ; 34,57]			
[15-19]	60,0 %	9/15	80,0 %	4/5	0,613	0,38	[0,033; 4,23]			

Le tartre se développe selon un même rythme dans les deux sites : d'abord absent chez les enfants les plus jeunes, il apparaît ensuite chez la quasi-totalité des individus à partir de l'adolescence.

6.5.2. Sévérité du tartre par individu

À La Ciotat, comme aux Crottes, les dépôts de tartre sont généralement de faible ampleur et le stade 1 domine (4.5.2 ; 5.5.2). Cependant, ils apparaissent légèrement plus intenses chez les individus issus de la série des Crottes (Figure 6.14). Ce constat concerne uniquement les adultes et exclut complètement les sujets de moins de 20 ans.

En effet, peu d'enfants ont pu être inclus dans cette analyse, en particulier pour le site des Crottes. Pourtant en examinant les médianes pour les adolescents, les résultats révèlent une intensité accrue aux Crottes (Tableau 6.31). Toutefois, ce constat repose uniquement sur quatre sujets.

En considérant l'âge des adultes, les scores moyens sont majoritairement plus forts pour les sujets du cimetière des Crottes (Tableau 6.32). La comparaison de ces scores révèle que la différence entre sites, précédemment observée, est significative uniquement pour les individus les plus âgés. Notons que chez les 50-59 ans les effectifs sont peut-être trop faibles aux Crottes pour mettre en évidence une éventuelle différence.

6.6. Alvéolyse et parodontose

6.6.1. Prévalence de la parodontose

La prévalence est plus forte aux Crottes, même si la proportion de personnes atteintes est relativement

Tableau 6.29 : LC HOP Vs MPC, Comparaison de la prévalence du tartre chez les individus adultes des deux échantillons selon la classe d'âge et analyse stratifiée sur la classe d'âge. La p-valeur se rapporte au test exact de Fisher.

	LC HOP		MPC		p	OR par strate		p	ÔR	
	%	n/N	%	n/N		OR	I.C.		ÔR	I.C.
[20-29]	69,4 %	25/36	70,0 %	7/10	1,000	0,97	[0,21 ; 4,49]	0,282	1,87	[0,89 ; 3,93]
[30-39]	90,0 %	18/20	81,5 %	22/27	0,682	2,05	[0,35 ; 11,82]			
[40-49]	91,5 %	43/47	86,4 %	19/22	0,672	1,70	[0,35 ; 8,33]			
[50-59]	80,0 %	20/25	60,0 %	3/5	0,565	2,67	[0,35 ; 20,51]			
> 60	89,7 %	16/14	71,4 %	10/14	0,190	3,47	[0,66 ; 18,33]			

Tableau 6.30 : LC HOP Vs MPC, Comparaison de la prévalence du tartre chez les individus des deux échantillons selon le sexe et analyse stratifiée sur le sexe. La p-valeur se rapporte au test exact de Fisher.

	LC HOP		MPC		p	OR par strate		p	OR brut	
	%	n/N	%	n/N		OR	I.C.		OR brut	I.C.
Femme	83,7 %	77/92	77,8 %	35/45	0,481	1,47	[0,60 ; 3,59]	0,494	1,27	[0,66 ; 2,45]
Homme	84,2 %	80/95	83,3 %	35/42	1,000	1,07	[0,40 ; 2,85]			

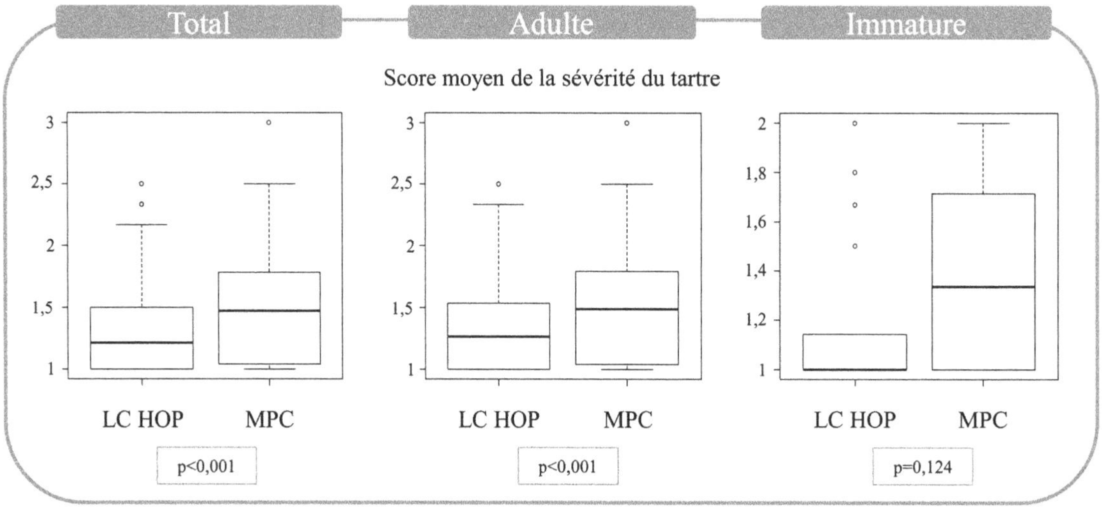

Figure 6.14 : LC HOP Vs MPC, Comparaison du score moyen de sévérité du tartre par individu entre les deux échantillons (test de Welch et test de Wilcoxon bi-varié).

Tableau 6.31 : LC HOP Vs MPC, Comparaison du score moyen de sévérité du tartre par individu immature des deux échantillons selon la classe d'âge.

		N	Moyennes	écart type	Médiane	[Q1 ; Q3]	Test	p
[5-9]	LC HOP	4	1,45	0,46	1,40	1,11 ; 1,75	-	-
	MPC	1	1,00	-	1,00	1,00 ; 1,00		
[10-14]	LC HOP	9	1,20	0,40	1,00	1,00 ; 1,00	-	-
	MPC	1	2,00	-	2,00	2,00 ; 2,00		
[15-19]	LC HOP	9	1,06	0,17	1,00	1,00 ; 1,00	Wilcoxon bi-varié	**0,048**
	MPC	4	1,35	0,31	1,33	1,16 ; 1,52		

Tableau 6.32 : LC HOP Vs MPC, Comparaison du score moyen de sévérité du tartre par individu adulte des deux échantillons selon la classe d'âge.

		N	Moyennes	écart type	Médiane	[Q1 ; Q3]	Test	p
[20-29]	LC HOP	25	1,29	0,31	1,17	1,00 ; 1,57	Wilcoxon bi-varié	0,963
	MPC	7	1,33	0,37	1,38	1,00 ; 1,45		
[30-39]	LC HOP	18	1,44	0,42	1,38	1,00 ; 1,81	Wilcoxon bi-varié	0,956
	MPC	22	1,43	0,35	1,50	1,06 ; 1,73		
[40-49]	LC HOP	49	1,37	0,30	1,40	1,00 ; 1,60	Wilcoxon bi-varié	**<0,001**
	MPC	19	1,63	0,52	1,64	1,08 ; 2,03		
[50-59]	LC HOP	20	1,34	0,35	1,22	1,00 ; 1,60	Wilcoxon bi-varié	0,547
	MPC	3	1,42	0,12	1,44	1,37 ; 1,48		
>60	LC HOP	26	1,30	0,37	1,17	1,00 ; 1,48	Wilcoxon bi-varié	**0,026**
	MPC	10	1,62	0,42	1,55	1,42 ; 1,72		

forte dans les deux populations (Chi² d'indépendance : p=0,004 ; Figure 6.15). Ces prévalences reflètent en réalité celles des adultes, très élevées dans les deux sites (Chi² d'indépendance : 0,191). Dans chacune des séries, on observe un pattern similaire, où les immatures sont très largement moins touchés que les adultes et les prévalences sont comparables (test exact de Fisher : p=1,000). Enfin, en tenant compte de la maturation des sujets, le risque de développer la maladie parodontale reste le même entre les deux échantillons (Tableau 6.33).

Chez les immatures, dans chacune des séries, très peu d'individus ont développé ce type de pathologie, quelle que soit la classe d'âge (Tableau 6.34).

Chez les adultes, on observe des schémas tout à fait similaires dans les deux sites considérés. En effet, la prévalence augmente avec l'âge (Tableau 6.35). Elles sont bien plus faibles chez les adultes jeunes, augmentent largement à partir de 30 ans et explosent véritablement à partir de 40 ans. Ainsi, la probabilité de développer de la parodontose est similaire dans les deux sites, quels que soient la classe d'âge et le sexe (Tableau 6.36).

6.6.2. Sévérité de la parodontose

Face au faible nombre d'individus immatures atteints, seuls les individus adultes seront pris en compte afin de jauger de la sévérité de la parodontose. Les résultats ne révèlent aucune différence entre les deux sites, de manière générale (Figure 6.16) ou encore stratifiant l'analyse par classe d'âge (Tableau 6.37). En effet, il existe une même configuration dans les deux séries, qui voit l'augmentation de la sévérité de la maladie parodontose avec l'âge.

6.7. Les hypoplasies de l'émail dentaire

6.7.1. Analyse par dent

Dans chaque site, presque aucune dent lactéale ne présente ce type de stigmate, révélateur d'un épisode de stress vécu de manière très précoce. En effet, une unique dent lactéale

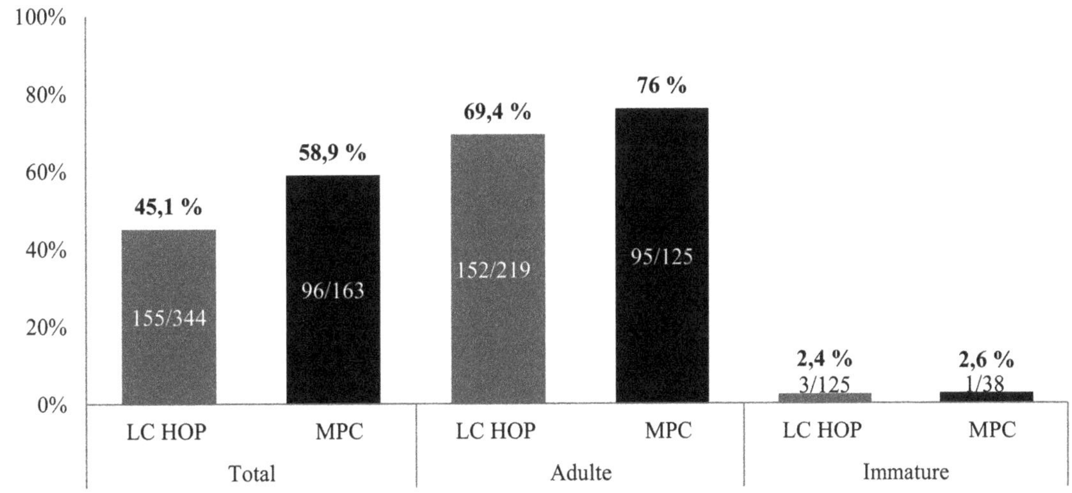

Figure 6.15 : LC HOP Vs MPC, Comparaison des prévalences de la parodontose entre les deux échantillons.

Tableau 6.33 : LC HOP Vs MPC, Comparaison de la prévalence de la parodontose chez les individus adultes et immatures des deux échantillons et analyse stratifiée selon la maturation.

	LC HOP		MPC		OR par strate		ÔR	
	%	n/N	%	n/N	OR	I.C.	ÔR	I.C.
Adulte	69,4 %	152/219	76,0 %	95/125	0,72	[0,43 ; 1,18]	0,72	[0,44 ; 1,18]
Immature	2,4 %	3/125	2,6 %	1/38	0,91	[0,09 ; 9,01]		

Tableau 6.34 : LC HOP Vs MPC, Comparaison de la prévalence de la parodontose chez les individus immatures des deux échantillons selon la classe d'âge et analyse stratifiée sur la classe d'âge. La p-valeur se rapporte au test exact de Fisher.

	LC HOP		MPC		p	OR par strate		p	ÔR	
	%	n/N	%	n/N		OR	I.C.		ÔR	I.C.
[0-1]	0,0 %	0/7	0,0 %	05/7	1,000	1,00	[0,02 ; 58,43]	0,408	0,91	[0,09 ; 9,01]
[1-4]	2,9 %	1/51	3,3 %	0/15	1,000	0,88	[0,03 ; 22,75]			
[5-9]	1,4 %	0/37	5,0 %	0/10	1,000	0,26	[0,004 ; 13,99]			
[10-14]	7,9 %	1/19	10,0 %	0/5	1,000	0,77	[0,03 ; 22,30]			
[15-19]	6,7 %	1/15	20,0 %	1/4	0,447	0,29	[0,01 ; 5,66]			

Tableau 6.35 : LC HOP Vs MPC, Comparaison de la prévalence de la parodontose chez les individus adultes des deux échantillons selon les classes d'âge et analyse stratifiée sur la classe d'âge. La p-valeur se rapporte au test exact de Fisher.

	LC HOP		MPC		p	OR par strate		p	ÔR	
	%	n/N	%	n/N		OR	I.C.		ÔR	I.C.
[20-29]	14,3 %	5/35	30,0 %	3/10	0,349	0,39	[0,07 ; 2,03]	0,641	0,82	[0,39 ; 1,71]
[30-39]	60,0 %	12/20	70,8 %	17/24	0,532	0,62	[0,18 ; 2,17]			
[40-49]	77,8 %	35/45	78,9 %	15/19	1,000	0,93	[0,25 ; 3,45]			
[50-59]	95,7 %	22/23	75,0 %	3/4	0,279	7,33	[0,36 ; 150,71]			
> 60	96,6 %	28/29	91,7 %	11/12	0,505	2,55	[0,15 ; 44,37]			

Tableau 6.36 : LC HOP Vs MPC, Comparaison de la prévalence de la parodontose chez les individus des deux échantillons selon le sexe et analyse stratifiée sur le sexe. La p-valeur se rapporte au test exact de Fisher.

	LC HOP		MPC		p	OR par strate		p	ÔR	
	%	n/N	%	n/N		OR	I.C.		ÔR	I.C.
Femme	69,3 %	61/88	65,0 %	26/40	0,685	1,22	[0,55 ; 2,69]	0,549	0,78	[0,43 ; 1,43]
Homme	69,2 %	63/91	83,8 %	31/37	0,122	0,44	[0,16 ; 1,16]			

semble porter une ligne d'hypoplasie de l'émail. Cette dernière est singulière puisqu'il s'agit d'une dent surnuméraire et appartient à l'individu SP189 du cimetière des Crottes (5.8.1.2). La comparaison de la fréquence des hypoplasies s'appuie donc uniquement sur les dents permanentes.

En incluant l'ensemble des divers types d'hypoplasies (LEH, fosses, « *plane* » et cuspide : 3.3.1.1.2), les résultats révèlent des fréquences plutôt élevées dans chacun des sites. On note toutefois un écart important entre les deux sites : les dents des individus des Crottes sont nettement plus concernées par ces défauts de l'amélogénèse (Chi² d'indépendance : p=0,001).

Nous présenterons d'abord les fréquences obtenues pour le type linéaire, très largement majoritaire, par type et catégories de dent, chez les adultes, puis chez les individus immatures. Ensuite, seront exposés plus rapidement les résultats obtenus en considérant les types plus rares : en fosse, *plane*, ou encore des cuspides.

6.7.1.1. Les hypoplasies linéaires de l'émail dentaire

6.7.1.1.1. Les dents permanentes des adules

Chez les adultes, d'importantes variations par type de dents ont été enregistrées dans chacun des sites. En effet, les

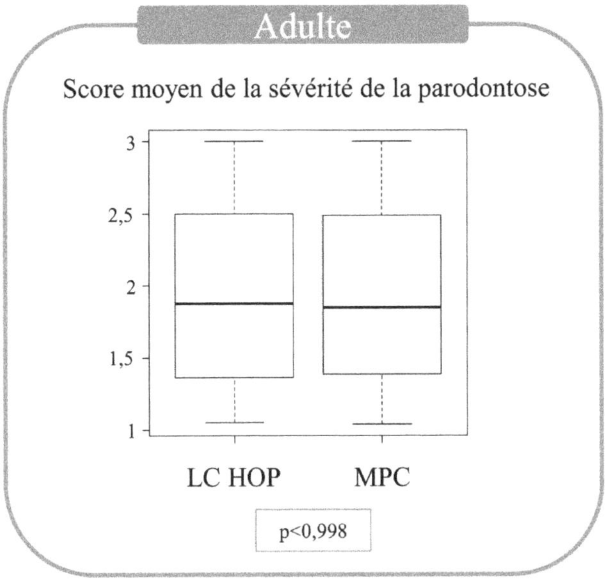

Figure 6.16 : LC HOP Vs MPC, Comparaison du score moyen de sévérité de la parodontose par individu adulte entre les deux échantillons (test de Welch).

dents antérieures sont toujours très nettement plus atteintes par rapport aux dents postérieures (4.8.1 ; 5.8.1 ; Tableau 6.38). Au sein des deux séries, un profil comparable émerge alors. Les canines maxillaires et mandibulaires affichent les fréquences les plus élevées. À La Ciotat, elles sont ensuite suivies par les incisives latérales, puis centrales, et enfin par les troisièmes prémolaires. Aux Crottes, les troisièmes prémolaires s'intercalent entre les canines et les incisives, avec un taux d'atteinte assez élevé. Quelle que soit la population considérée, les molaires représentent le type de dent le moins touché par les défauts de minéralisation de l'émail dentaire.

Malgré cette configuration assez similaire, on observe immédiatement un écart considérable entre les dents des individus du cimetière Saint-Jacques et de celles des individus exhumés aux Crottes (Tableau 6.38). Ces dernières se distinguent par des atteintes significativement plus fréquentes, quel que soit le type ou la catégorie de dent. Les seules exceptions qui apparaissent concernent les incisives, pour lesquelles les fréquences sont très élevées dans un site, comme dans l'autre ; mais également les troisièmes molaires inférieures, très rarement concernées par les hypoplasies de type linéaire.

6.7.1.1.2. Les dents permanentes des individus immatures

Chez les individus immatures, les dents permanentes les plus touchées restent les dents labiales, avec des fréquences jusqu'à près de quatre fois supérieures aux dents jugales (Tableau 6.39). Comme pour sujets de plus de 20 ans, les canines inférieures puis supérieures montent les fréquences les plus élevées. À La Ciotat, on retrouve ensuite, par ordre décroissant, les incisives latérales, centrales puis les troisièmes prémolaires, d'abord de la mandibule, puis du maxillaire. Encore une fois, cette tendance ressemble fort à celle décrite par les dents issues du cimetière des Crottes, à une exception près. En effet, on retrouve une fréquence forte pour les troisièmes prémolaires inférieures, qui les place immédiatement après les canines.

En revanche, à l'inverse des dents appartenant aux adultes, nous n'avons mis en évidence aucune différence entre les dents des sujets immatures du cimetière Saint-Jacques et de celui des Crottes (Tableau 6.39).

6.7.1.2. Autres types d'hypoplasies

Les hypoplasies punctiformes, de type *plane* ou des cuspides se sont avérées particulièrement rares, indépendamment du site pris en considération. En effet,

Tableau 6.37 : LC HOP Vs MPC, Comparaison du score moyen de sévérité de la parodontose par individu adulte des deux échantillons selon la classe d'âge.

		N	Moyennes	écart type	Médiane	[Q1 ; Q3]	Test	p
[20-29]	LC HOP	42	1,23	0,21	1,14	1,10 ; 1,26	Wilcoxon bi-varié	0,393
	MPC	17	1,48	0,46	1,33	1,22 ; 1,67		
[30-39]	LC HOP	12	1,78	0,50	1,63	1,49 ; 2,01	Wilcoxon bi-varié	0,535
	MPC	17	1,69	0,50	1,58	1,37 ; 2,00		
[40-49]	LC HOP	35	1,84	0,64	1,60	1,35 ; 2,35	Wilcoxon bi-varié	0,351
	MPC	15	2,05	0,71	2,00	1,51 ; 2,65		
[50-59]	LC HOP	22	1,95	0,65	1,93	1,09 ; 2,19	Wilcoxon bi-varié	0,335
	MPC	3	1,52	0,25	1,50	1,39 ; 1,64		
>60	LC HOP	28	2,38	0,52	2,37	2,00 ; 3,00	Wilcoxon bi-varié	0,290
	MPC	11	2,10	0,72	2,00	1,49 ; 2,74		

Tableau 6.38 : LC HOP Vs MPC, Comparaison des fréquences des hypoplasies linéaires de l'émail dentaire dans les deux échantillons selon le type et la catégorie de dents permanentes des individus adultes.

		LC HOP		MPC		Test	p
		n/N	%	n/N	%		
Total		836/3180	**26,3 %**	814/1952	**41,7 %**	Chi² d'indépendance	**<0,001**
Maxillaire	Labiale	236/519	**45,5 %**	192/336	**57,1 %**	Chi² d'indépendance	**<0,001**
	Jugale	95/836	**11,4 %**	147/470	**31,3 %**	Chi² d'indépendance	**<0,001**
	I1	58/159	**36,5 %**	49/104	**47,1 %**	Chi² d'indépendance	0,086
	I2	67/158	**42,4 %**	48/97	**49,5 %**	Chi² d'indépendance	0,270
	C	111/202	**55,0 %**	95/135	**70,4 %**	Chi² d'indépendance	**0,004**
	P1	58/200	**29,0 %**	61/111	**55,0 %**	Chi² d'indépendance	**<0,001**
	P2	21/199	**10,6 %**	35/104	**33,7 %**	Chi² d'indépendance	**<0,001**
	M1	3/153	**2,0 %**	21/84	**25,0 %**	Chi² d'indépendance	**<0,001**
	M2	9/159	**5,7 %**	23/104	**22,1 %**	Chi² d'indépendance	**<0,001**
	M3	4/125	**3,2 %**	7/67	**10,4 %**	Exact de Fisher	**0,050**
Mandibule	Labiale	389/724	**53,7 %**	286/466	**61,4 %**	Chi² d'indépendance	**<0,001**
	Jugale	116/1101	**10,5 %**	189/680	**27,8 %**	Chi² d'indépendance	**<0,001**
	I1	83/202	**41,1 %**	62/127	**48,8 %**	Chi² d'indépendance	0,169
	I2	114/242	**47,1 %**	79/153	**51,6 %**	Chi² d'indépendance	0,424
	C	191/280	**68,6 %**	145/186	**78,0 %**	Chi² d'indépendance	**0,027**
	P1	66/258	**25,6 %**	93/175	**53,1 %**	Chi² d'indépendance	**<0,001**
	P2	30/239	**12,6 %**	53/158	**33,5 %**	Chi² d'indépendance	**<0,001**
	M1	10/194	**5,2 %**	21/118	**17,8 %**	Chi² d'indépendance	**<0,001**
	M2	9/234	**3,8 %**	21/141	**14,9 %**	Chi² d'indépendance	**<0,001**
	M3	1/176	**0,6 %**	1/88	**1,1 %**	Exact de Fisher	1,000

les fréquences se situent toujours en dessous de 1 % sauf pour les hypoplasies des cuspides chez les immatures, où le taux d'atteinte avoisinent les 2 % (Tableau 6.40).

Le nombre de dents atteintes par ces hypoplasies singulières est excessivement faible, quel que soit le site et peu de différences ont pu être mis en évidence en confrontant les deux populations. Chez les adultes, une forme d'hypoplasie se démarque : celles en fosses, significativement plus fréquentes aux Crottes. En revanche, chez les immatures, ce sont les hypoplasies des cuspides qui sont nettement plus nombreuses à Marseille.

Les résultats présentés révèlent alors que les dents des individus appartenant au cimetière des Crottes sont bien plus fréquemment sujettes aux hypoplasies de type linéaire. Les trois autres formes d'hypoplasies apparaissent de manière presque anecdotique dans les deux sites étudiés. Toutefois, lorsqu'une différence s'avère significative entre les deux séries confrontées, il apparaît que les dents des Crottes sont toujours les plus atteintes.

6.7.2. Analyse par individu

6.7.2.1. Prévalence des hypoplasies

Indépendamment de la série considérée, la prévalence d'individu ayant développé des hypoplasies de l'émail dentaire lors de l'enfance est particulièrement élevée (Figure 6.17). De plus, les prévalences concernant les enfants sont toujours plus modestes que celles des adu ltes. Toutefois, l'écart observé entre les plus et moins de 20 ans est nettement moins marqué à La Ciotat et la différence s'est avérée non significative (4.8.2). Celle repérée aux cimetières des Crottes est alors bien plus importante : la prévalence chez les adultes est presque deux fois supérieure à celle des individus immatures.

Tableau 6.39 : LC HOP Vs MPC, Comparaison des fréquences des hypoplasies linéaires de l'émail dentaire dans les deux échantillons selon le type et la catégorie de dents permanentes des individus immatures.

		LC HOP		MPC		Test	p
		n/N	%	n/N	%		
Total		324/1313	**24,7 %**	86/366	**23,5 %**	Chi² d'indépendance	0,642
Maxillaire	Labiale	73/225	**32,4 %**	26/76	**34,2 %**	Chi² d'indépendance	0,777
	Jugale	43/397	**10,8 %**	10/110	**9,1 %**	Chi² d'indépendance	0,598
	I1	22/84	**26,2 %**	8/29	**27,6 %**	Chi² d'indépendance	0,883
	I2	20/70	**28,6 %**	7/24	**29,2 %**	Chi² d'indépendance	0,956
	C	31/71	**43,7 %**	11/23	**47,8 %**	Chi² d'indépendance	0,727
	P1	18/76	**23,7 %**	3/14	**21,4 %**	Exact de Fisher	1,000
	P2	12/65	**18,5 %**	2/16	**12,5 %**	Exact de Fisher	0,725
	M1	7/145	**4,8 %**	3/48	**6,3 %**	Exact de Fisher	0,712
	M2	4/84	**4,8 %**	2/21	**9,5 %**	Exact de Fisher	0,345
	M3	2/27	**7,4 %**	0/11	**0,0 %**	Exact de Fisher	1,000
Mandibule	Labiale	143/295	**48,5 %**	35/81	**43,2 %**	Chi² d'indépendance	0,401
	Jugale	65/396	**16,4 %**	15/99	**15,2 %**	Chi² d'indépendance	0,760
	I1	38/92	**41,3 %**	10/29	**34,5 %**	Chi² d'indépendance	0,513
	I2	47/105	**44,8 %**	10/27	**37,0 %**	Chi² d'indépendance	0,470
	C	58/98	**59,2 %**	15/25	**60,0 %**	Chi² d'indépendance	0,941
	P1	31/84	**36,9 %**	9/16	**56,3 %**	Chi² d'indépendance	0,148
	P2	20/74	**27,0 %**	2/13	**15,4 %**	Exact de Fisher	0,502
	M1	9/143	**6,3 %**	4/49	**8,2 %**	Exact de Fisher	0,742
	M2	5/77	**6,5 %**	0/16	**0,0 %**	Exact de Fisher	0,583
	M3	0/18	**0,0 %**	0/5	**0,0 %**	Exact de Fisher	1,000

Tableau 6.40 : LC HOP Vs MPC, Comparaison des fréquences générales des hypoplasies des cuspides, en fosses et « *plane* » dans les deux échantillons sur les dents permanentes des individus adultes et des immatures.

		LC HOP		MPC		Test	p
		n/N	%	n/N	%		
Adulte	Cuspide	10/3180	**0,3 %**	3/1952	**0,2 %**	Exact de Fisher	0,393
	Fosse	5/3180	**0,2 %**	11/1952	**0,6 %**	Chi² d'indépendance	**0,012**
	Plane	3/3180	**0,1 %**	3/1952	**0,2 %**	Chi² d'indépendance	0,680
Immature	Cuspide	4/1312	**0,3 %**	7/366	**1,9 %**	Exact de Fisher	**0,003**
	Fosse	3/1312	**0,2 %**	0/366	**0,0 %**	Exact de Fisher	1,000
	Plane	4/1312	**0,3 %**	0/366	**0,0 %**	Exact de Fisher	1,000

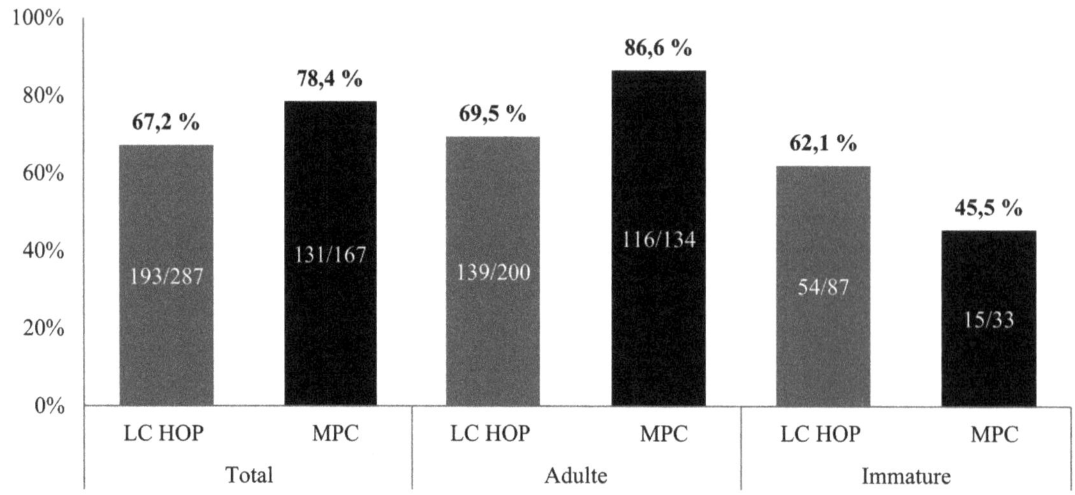

Figure 6.17 : LC HOP Vs MPC, Comparaison des prévalences de l'hypoplasie de l'émail dentaire entre les deux échantillons.

En confrontant ces deux séries, il apparaît que, malgré des prévalences élevées dans les deux populations, les individus issus du cimetière des Crottes sont significativement plus sujets aux stigmates d'épisodes de stress (Chi² d'indépendance : p=0,011 ; Figure 6.17). Cette différence concerne particulièrement les sujets adultes (Chi² d'indépendance : p<0,001) pour lesquels, la probabilité d'avoir développé des hypoplasies est près de trois fois plus élevée au cimetière des Crottes (Tableau 6.41). Par contre, les tests statistiques n'ont pas pu mettre en évidence de différence chez les enfants (Chi² d'indépendance : p=0,100 ; Tableau 6.41 ; Figure 6.17). Ce constat pourrait provenir d'éventuelles différences dans la structure par âge chez les moins de 20 ans en fonction de l'âge auquel se sont formées ces hypoplasies. Nous avons donc eu recours à une stratification de l'analyse selon les classes d'âge.

Les résultats révèlent de grandes similitudes entre les deux populations, avec des patterns tout à fait comparables (Tableau 6.42). En effet, aucun enfant de moins d'un an ne présente ce type d'atteinte dentaire. La présence des hypoplasies a été constatée à partir de 1 an et la grande majorité des individus est touchée dès 5 ans. Les tests statistiques n'ont mis en évidence aucune différence entre les deux séries au sein de chacune des classes d'âge ou de manière générale, en tenant compte de l'ensemble de ces classes. Les enfants âgés entre 1 et 4 ans semblent, cependant, faire figure d'exceptions. En effet, si les tests sont non significatifs, on observe tout de même un très net écart entre les deux collections, avec une prévalence bien plus forte à La Ciotat.

Chez les adultes, en tenant compte des variations de la prévalence selon les classes d'âges, les résultats vont également dans le sens d'une augmentation des atteintes hypoplasiques aux Crottes (Tableau 6.43). On observe des tendances légèrement divergentes dans les deux cimetières. Si la majorité des individus présente des hypoplasies, le nombre de ces sujets diminue avec l'âge à La Ciotat. En revanche, les prévalences demeurent bien plus stables au cimetière des Crottes. Cela mène à un décalage considérable chez les plus âgés : seule la moitié sont atteints à La Ciotat, contre plus de 90 % à Marseille.

Enfin, en considérant le sexe des individus, il apparaît encore une fois que les individus des Crottes sont plus largement atteints d'hypoplasies (Tableau 6.44). Cela concerne en particulier les hommes : le risque qu'ils aient développé des hypoplasies pendant l'enfance est deux fois et demie supérieur aux Crottes (1/0,37=2,48). Par contre, aucune différence n'a pu être mise en évidence chez les femmes, malgré une prévalence légèrement plus faible pour celles inhumées au cimetière Saint-Jacques.

6.7.2.2. Évolution diachronique de la prévalence des hypoplasies

Afin de mieux appréhender l'augmentation des individus atteints d'hypoplasies de l'émail dentaire au cours du temps, les prévalences ont été calculées et confrontées pour chacune des phases d'inhumations des deux sites étudiés.

Les résultats mettent en évidences des variations significatives dans les prévalences selon les phases d'inhumation en tenant compte de l'échantillon total (Chi² d'indépendance : p=0,016) ou uniquement des adultes (test exact de Fisher : p=0,004). Chez les immatures, en revanche, la p-valeur approche le seuil de significativité sans pour autant le franchir (test exact de Fisher : p=0,054), peut-être en raison d'effectifs réduits.

La tendance générale, à l'image de celle des adultes, montre une augmentation graduelle des fréquences de la fin du XVIe jusqu'au début du XXe siècle (test de Cochran Armitage : p=0,001 ; Figure 6.18). Les prévalences restent à peu près stables sur l'ensemble de la période couverte par le cimetière Saint-Jacques et jusqu'au début de celle couverte par le cimetière des Crottes. Une réelle augmentation est sensible à partir de la seconde phase des Crottes, soit à partir des années 1830-1850. Celle-ci est

Tableau 6.41 : LC HOP Vs MPC, Comparaison de la prévalence des hypoplasies de l'émail chez les individus adultes et immatures des deux échantillons (test de Woolf : p<0,001).

	LC HOP		MPC		OR par strate	
	%	n/N	%	n/N	OR	I.C.
Adulte	69,5	139/200	86,6	116/134	0,35	**[0,20 ; 0,63]**
Immature	62,1	54/87	45,5	15/33	1,96	[0,87 ; 4,42]

Tableau 6.42 : LC HOP Vs MPC, Comparaison de la prévalence des hypoplasies de l'émail dentaire chez les individus immatures des deux échantillons selon la classe d'âge et analyse stratifiée sur la classe d'âge. La p-valeur se rapporte au test exact de Fisher.

	LC HOP		MPC		p	OR par strate		p	ÔR	
	%	n/N	%	n/N		OR	I.C.		ÔR	I.C.
[0-1]	0,0 %	0/3	0,0 %	0/1	1,000	0,60	[0,01 ; 49,45]	0,160	1,41	[0,57 ; 3,44]
[1-4]	41,2 %	7/17	7,7 %	1/13	0,092	8,40	[0,88 ; 80,26]			
[5-9]	60,0 %	21/35	70,0 %	7/10	0,719	0,64	[0,141 ; 2,92]			
[10-14]	83,3 %	15/18	75,0 %	3/4	1,000	1,67	[0,13 ; 22,00]			
[15-19]	73,3 %	11/15	80,0 %	4/5	1,000	0,69	[0,06 ; 8,15]			

Tableau 6.43 : LC HOP Vs MPC, Comparaison de la prévalence des hypoplasies de l'émail dentaire chez les individus adultes des deux échantillons selon la classe d'âge et analyse stratifiée sur la classe d'âge. La p-valeur se rapporte au test exact de Fisher.

	LC HOP		MPC		p	OR par strate		p	ÔR	
	%	n/N	%	n/N		OR	I.C.		ÔR	I.C.
[20-29]	72,7 %	24/ 33	77,8 %	7/9	1,000	0,76	[0,13 ; 4,38]	**0,001**	0,31	**[0,13 ; 0,73]**
[30-39]	88,9 %	16/18	88,9 %	24/27	1,000	1,00	[0,15 ; 6,67]			
[40-49]	79,5 %	31/39	95,2 %	20/21	0,142	0,19	[0,02 ; 1,67]			
[50-59]	60,9 %	14/23	100 %	5/5	0,074	0,14	[0,001 ; 2,81]			
> 60	54,2 %	13/24	92,9 %	13/14	**0,027**	0,09	**[0,39 ; 0,87]**			

Tableau 6.44 : LC HOP Vs MPC, Comparaison de la prévalence des hypoplasies de l'émail dentaire chez les individus des deux échantillons selon le sexe et analyse stratifiée sur le sexe. La p-valeur se rapporte au test exact de Fisher.

	LC HOP		MPC		p	OR par strate		p	OR brut	
	%	n/N	%	n/N		OR	I.C.		OR brut	I.C.
Femme	74,1 %	60/81	86,4 %	38/44	0,171	0,45	[0,17 ; 1,22]	**0,012**	0,40	**[0,20 ; 0,81]**
Homme	67,5 %	56/83	85,0 %	34/40	**0,051**	0,37	**[0,14 ; 0,98]**			

plus particulièrement visible en tenant compte uniquement des individus adultes. À partir de cette date, les hypoplasies augmentent de manière plus frappante. Ainsi, l'augmentation déjà perçue chez les adultes entre les deux sites pourrait en réalité refléter une césure perceptible à partir du second quart du XIXe siècle.

Chez les enfants, en revanche, on ne retrouve pas cette tendance générale homogène (Figure 6.18). En effet, l'évolution des taux d'atteintes est bien plus difficile à cerner, peut-être, une fois encore en raison des faibles effectifs. Les prévalences chutent drastiquement pour les deux premières phases du cimetière des Crottes, puis se rétablissent aux prévalences de départ. Cette baisse pourrait signifier une diminution du stress vécu pendant l'enfance, concomitante avec l'entrée dans le XIXe siècle. Toutefois, il faut également considérer l'hypothèse de la mort des plus jeunes, avant qu'ils ne connaissent le pic de stress qui s'amorce à partir de 2,5 ans (4.8.1 ; 5.8.1).

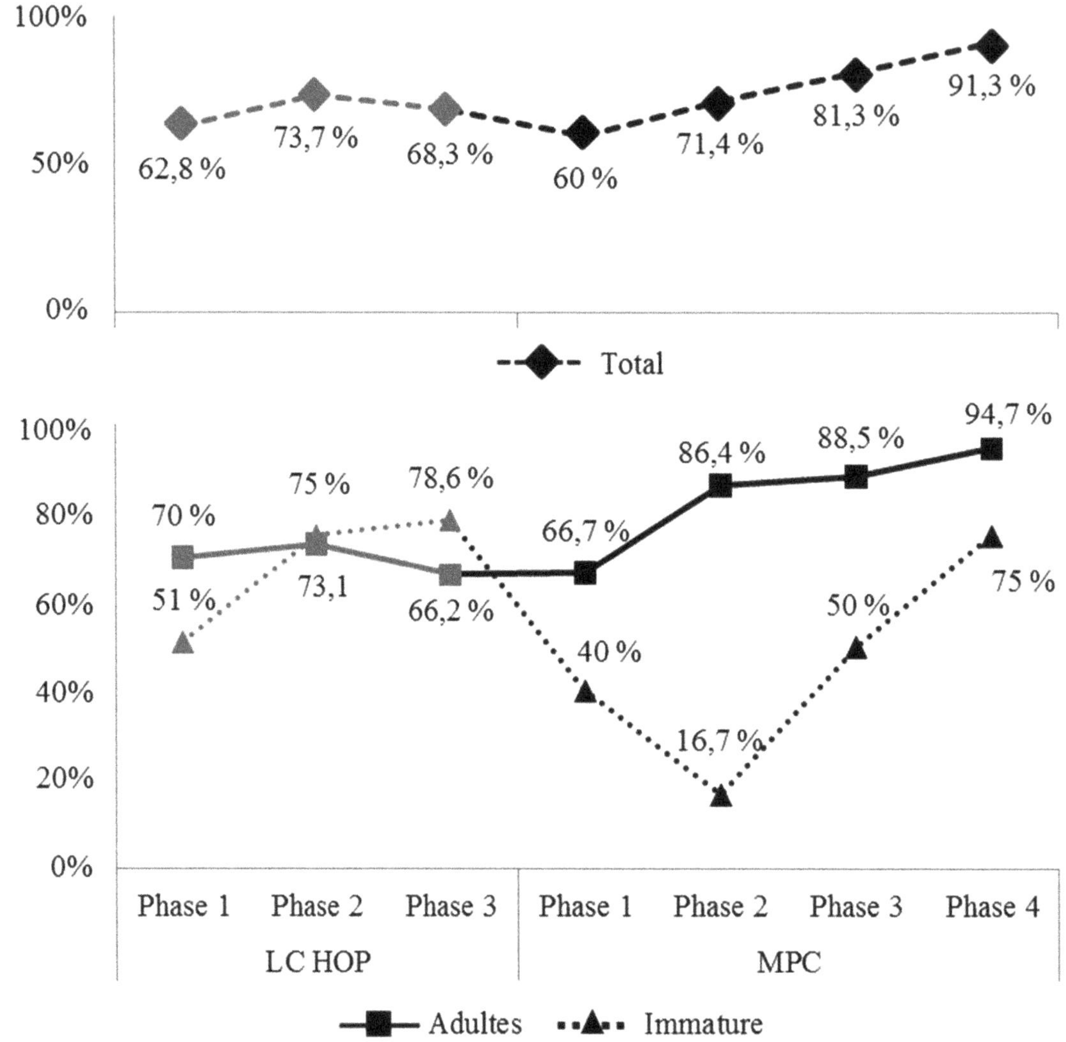

Figure 6.18 : LC HOP et MPC, Évolution de la prévalence des hypoplasies de l'émail dentaire au travers des phases d'inhumation.

6.7.2.3. Nombre d'épisodes de stress par individu

Les résultats révèlent que les individus inhumés au cimetière des Crottes ont survécu à plus d'épisodes de stress durant leur enfance que ceux du cimetière Saint-Jacques (Figure 6.19). En effet, en moyenne, ils ont connu légèrement plus de deux épisodes (2,19) de stress à La Ciotat contre presque trois à Marseille (2,63). Ce schéma reflète véritablement celui qui se dessine en analysant uniquement les individus adultes (Figure 6.19). Les individus ayant vécu cinq et six épisodes de stress appartiennent tous au cimetière des Crottes, où la moyenne est bien plus élevée qu'à La Ciotat. En revanche, chez les individus immatures, aucun individu ne montre les stigmates de plus de quatre épisodes de stress. Malgré des effectifs réduits, la distribution des individus selon le nombre d'épisodes de stress forme un pattern tout à fait similaire entre les deux sites.

Par ailleurs, cette similarité se retrouve au sein de chacune des classes d'âge créées pour les individus de moins de 20 ans (Tableau 6.45).

Chez les adultes, en revanche, le nombre d'épisodes de stress varie d'un site à l'autre au sein de chacune des classes d'âge. En effet, la moyenne est toujours nettement plus élevée en faveur des individus inhumés au cimetière des Crottes (Tableau 6.46). Pourtant ces différences ne sont significatives que dans deux cas : chez les 30-39 ans et les 50-59 ans.

Ainsi, non seulement, les adultes des Crottes sont davantage atteints d'hypoplasies, mais ils ont également tendance à montrer les stigmates d'un nombre plus important d'épisodes de stress. Toutefois, ces constats ne s'appliquent guère aux individus immatures pour lesquels aucune différence n'a pu être mise en évidence selon lieu et donc la période d'inhumation.

6.7.2.4. Évolution diachronique du nombre d'épisodes de stress par individu

Puisqu'une différence a été perçue dans le nombre d'épisodes de stress entre les deux sites ou périodes considérées, il semble alors intéressant de se pencher

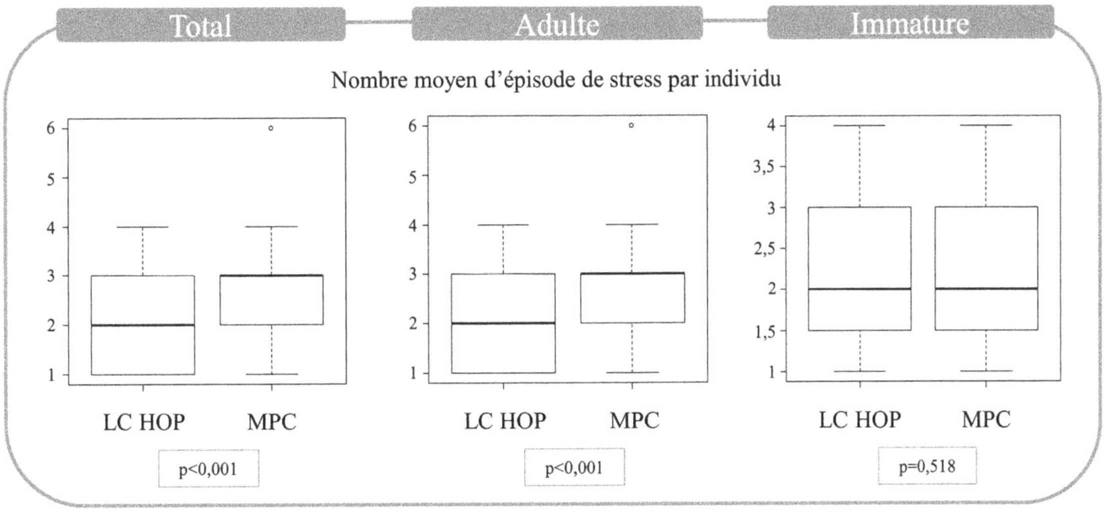

Figure 6.19 : LC HOP Vs MPC, Comparaison du nombre moyen d'épisodes de stress enregistrés par les dentures des individus des deux échantillons (test de Welch, test de Student pour deux échantillons indépendants et test de Wilcoxon bi-varié).

Tableau 6.45: LC HOP Vs MPC, Comparaison du nombre moyen d'épisodes de stress enregistré par les dentures des individus immatures des deux échantillons selon la classe d'âge.

		N	Moyennes	écart type	Médiane	[Q1 ; Q3]	Test	p
[1-4]	LC HOP	6	1,50	0,84	1,00	1,00 ; 1,75	-	-
	MPC	1	1,00	-	1,00	1,00 ; 1,00		
[5-9]	LC HOP	20	2,20	0,89	2,00	1,75 ; 3,00	Wilcoxon bi-varié	0,64
	MPC	7	2,00	0,82	2,00	1,50 ; 2,50		
[10-14]	LC HOP	15	2,80	0,86	3,00	2,00 ; 3,00	Wilcoxon bi-varié	0,801
	MPC	3	3,00	1,00	3,00	2,50 ; 3,50		
[15-19]	LC HOP	11	2,27	1,01	2,00	1,50 ; 3,00	Wilcoxon bi-varié	0,681
	MPC	4	2,00	0,82	2,00	1,75 ; 2,25		

Tableau 6.46 : LC HOP Vs MPC, Comparaison du nombre moyen d'épisodes de stress enregistré par les dentures des individus adultes des deux échantillons selon la classe d'âge.

		N	Moyennes	écart type	Médiane	[Q1 ; Q3]	Test	p
[20-29]	LC HOP	24	2,25	0,99	2,00	1,00 ; 3,00	Wilcoxon bi-varié	0,475
	MPC	7	2,71	1,50	3,00	1,50 ; 3,50		
[30-39]	LC HOP	16	2,19	1,11	2,00	1,00 ; 3,00	Wilconxon bi-varié	**<0,001**
	MPC	24	3,33	1,20	3,00	2,75 ; 4,00		
[40-49]	LC HOP	31	2,19	0,83	2,00	2,00 ; 3,00	Wilcoxon bi-varié	0,408
	MPC	20	2,45	1,10	2,50	1,75 ; 3,00		
[50-59]	LC HOP	14	2,00	0,88	2,00	1,00 ; 3,00	Wilcoxon bi-varié	**0,049**
	MPC	5	3,00	0,71	3,00	3,00 ; 3,00		
>60	LC HOP	13	1,77	0,73	2,00	1,00 ; 2,00	Wilcoxon bi-varié	0,149
	MPC	13	2,23	0,83	2,00	2,00 ; 3,00		

sur une analyse diachronique plus fine. Elle permettra de savoir plus précisément la manière dont se déroule ce changement, et à quel moment exact il prend racine.

En alignant les résultats obtenus pour les sept phases d'inhumation, il apparaît que le nombre d'épisodes de stress par individu varie d'une phase à l'autre, de manière significative en considérant l'échantillon global (N=321 ; test de Kruskal-Wallis : p=0,049) ou uniquement les individus adultes (N=254 ; test de Kruskal-Wallis : p=0,011). Les tendances montent une augmentation graduelle, presque linéaire des épisodes de stress par individu entre le début de l'occupation du cimetière Saint-Jacques et la fin de celle du cimetière des Crottes (Figure 6.20). À l'inverse de l'évolution des prévalences, aucun changement brusque n'a été perçu d'une phase à l'autre et nous avons pu mettre en évidence une corrélation significative entre les phases d'inhumation et le nombre moyen d'épisodes de stress : ce dernier augmente au cours du temps (test du coefficient de corrélation des rangs de Spearman : échantillon total : rho=0,1666 ; p=0,003 ; population adulte : rho=0,232 ; p=0,001).

À l'image de l'évolution des prévalences, la progression du nombre moyen d'épisodes de stress reste difficile à interpréter chez les moins de 20 ans. La tendance est plus hétérogène, faite de changements brutaux, accroissements brusques ou sévères chutes, d'une phase à l'autre (Figure 6.20). La faiblesse des effectifs (N=67) est certainement à incriminer dans l'allure de la courbe ou encore dans les résultats statistiques, non significatifs (test de Kruskal-Wallis : p=0,362 et test du coefficient de corrélation des rangs de Spearman : p=0,400). Nous considérerons alors une absence de différence chez les immatures.

6.7.3. Caractérisation des épisodes de stress : Âge de formation des hypoplasies linéaires

À plusieurs reprises, nous avons évoqué l'âge de formation des hypoplasies linéaire de l'émail dentaire et la manière dont elle pourrait influencer les prévalences, en particulier chez les individus les plus jeunes. De plus, il apparaît intéressant de se concentrer sur d'éventuelles différences de l'âge auquel les épisodes de stress sont subis pendant l'enfance et qui pourraient révéler des différences d'ordre culturel ou socio-économique, entre les deux périodes ou les deux sites considérés.

Puisqu'aucune différence n'a été mise en évidence dans chacun des sites en fonction de l'état de maturité des individus ou en fonction des phases d'inhumation auxquelles ils appartiennent (4.8.2 ; 5.8.2), nous avons opté pour une confrontation simple, qui prend en compte de l'ensemble des LEH, considérées sur les dents permanentes selon l'âge auquel elles se sont développées (N=3626).

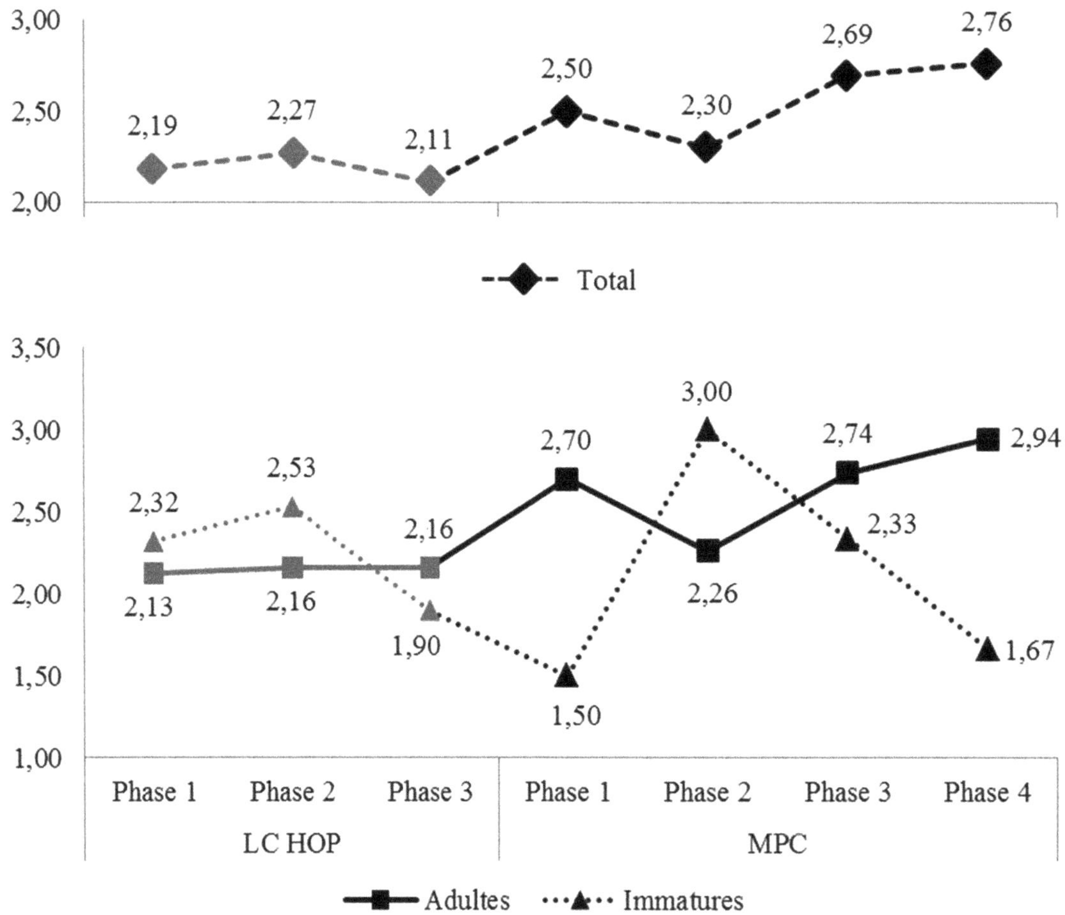

Figure 6.20 : HOP et MPC, Évolution du nombre moyen d'épisodes de stress enregistrés par les dentures des individus au travers des phases d'inhumation.

Les profils chronologiques apparaissent tout à fait similaires entre les deux sites étudiés (Figure 6.21). On constate immédiatement un pic autour de 2,5 et 5 ans : environ la moitié des stress carentiels qui marquent durablement les dents se déroulent pendant cette tranche d'âge. On note également dans les deux sites la rareté des hypoplasies qui se forment après 10 ans et des fréquences assez équilibrées pour celles qui se forment avant 3 ans ou entre 4 et 7 ans.

Cependant, malgré ce profil tout à fait comparable (Figure 6.21), la distribution des hypoplasies linéaires varie significativement selon l'âge auquel elles se sont formées (Chi² d'indépendance : p<0,001). Des différences apparaissent, en effet, concernant uniquement les deux tranches d'âge les plus précoces (Chi² d'indépendance : p<0,001) : l'âge semble avoir une incidence différente selon le site, sur l'expression des hypoplasies. Avant la révolution industrielle, ces dernières se forment à La Ciotat plus fréquemment entre 2,5 et 5 ans, au détriment de celles qui se développent avant 3 ans. On retrouve la tendance inverse à Marseille, pendant la révolution industrielle, avec une fréquence accrue des hypoplasies formées précocement. Toutefois, ces différences, en termes de fréquences semblent minimes et pourraient également provenir du fait que ces deux classes d'âge se chevauchent sur à peu près 6 mois.

6.8. L'hyperostose poreuse du crâne

L'hyperostose poreuse du crâne constitue un marqueur de stress osseux particulièrement rare, indépendamment de la population considérée (Chi² d'indépendance : p=0,428 ; Figure 6.22 ; Tableau 6.47). En effet, seuls 23 cas ont été diagnostiqués et une distribution analogue émerge entre les deux sites : avec une prévalence significativement plus forte chez les adultes (Figure 6.22 ; 4.9.2 ; 5.9.2). En plus de cette similarité dans les tendances selon l'état de maturation des individus, on remarque des prévalences tout à fait comparables entre les deux sites, chez les adultes (Chi² d'indépendance : p=0,641) ou encore chez les immatures (test exact de Fisher : p=1,000 ; Figure 6.22). Pour ces derniers, il faut souligner le fait qu'aucun cas n'a été découvert dans la série des Crottes, contre deux seulement pour la série de La Ciotat. Face à la faiblesse des effectifs, les analyses stratifiées par classes d'âge ou sexe n'ont pas été entreprises.

6.9. La *cribra orbitalia*

À l'image des résultats obtenus pour l'hyperostose poreuse du crâne, très peu de *cribra orbitalia* ont été relevées dans l'une et l'autre des populations : 14 à La Ciotat et 7 aux Crottes. Les prévalences sont alors très faibles dans les deux sites (Chi² d'indépendance : p=0,629 ; Figure 6.23) et le risque d'être atteint est équivalent dans l'une et l'autre des séries considérées (Tableau 6.48). On observe, par ailleurs, des schémas tout à fait similaires, en considérant les adultes et les immatures. En effet, les atteintes sont toujours bien moins fréquentes chez les adultes et les proportions d'individus touchés par cet indicateur de stress varient très peu d'un site à l'autre (test exact de Fisher : p=0,253 ; Figure 6.23). Chez les immatures, les fréquences sont bien plus élevées et aucune différence n'apparaît entre nos deux collections ostéologiques (Chi² d'indépendance : p=0,582 ; Figure 6.23). Face à la faiblesse des effectifs, les analyses stratifiées par classes d'âge ou sexe n'ont pas été entreprises.

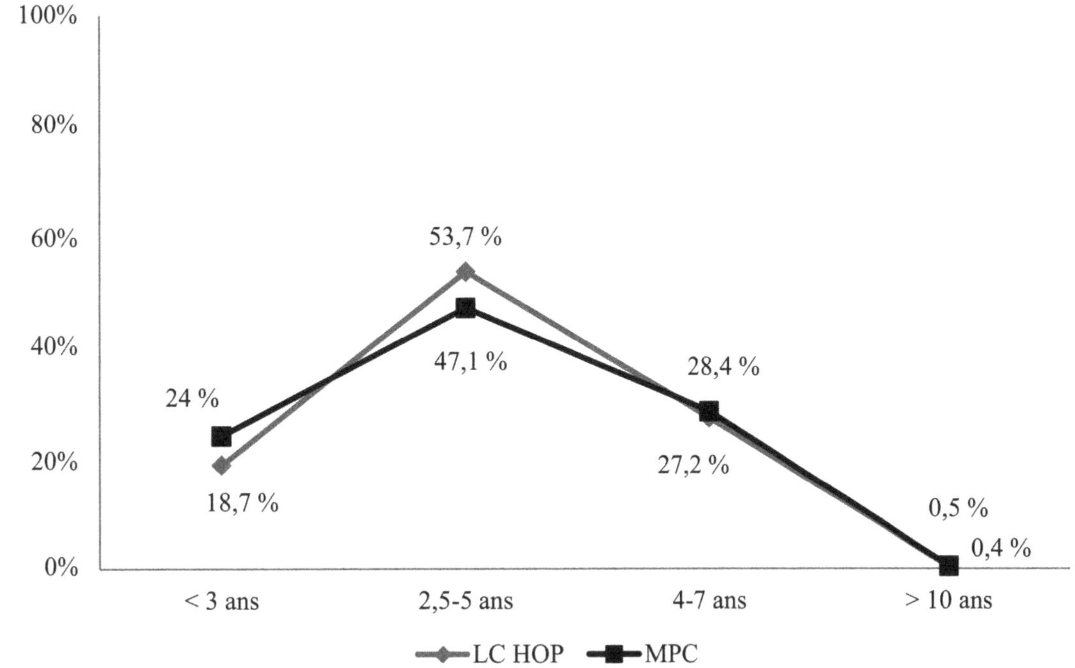

Figure 6.21 : LC HOP Vs MPC, Comparaison des profils chronologiques de formation des hypoplasies linéaires de l'émail dentaire des deux échantillons.

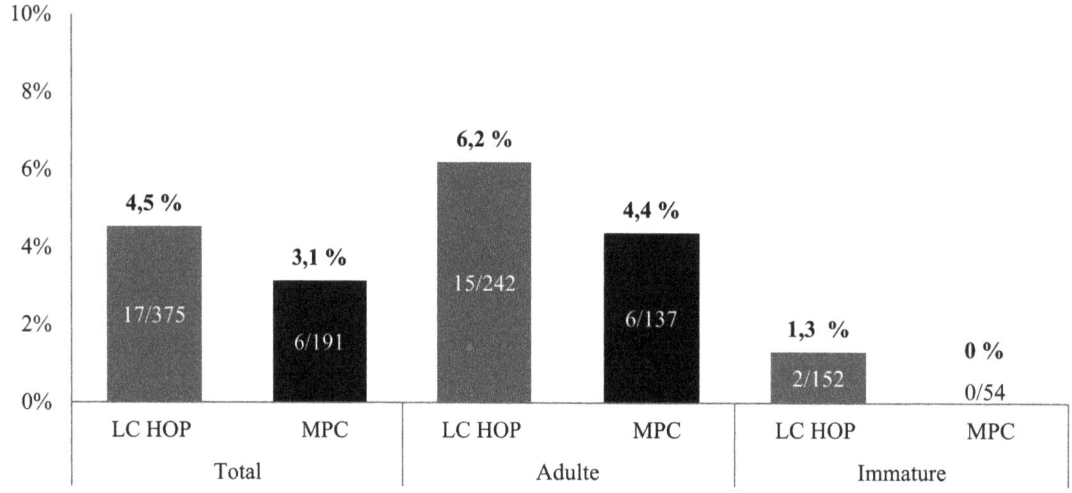

Figure 6.22 : LC HOP Vs MPC, Comparaison des prévalences de l'hyperostose poreuse du crâne entre les deux échantillons.

Tableau 6.47 : LC HOP Vs MPC, Comparaison de la prévalence de l'hyperostose poreuse du crâne chez les individus adultes et immatures des deux échantillons et analyse stratifiée selon la maturation.

	LC HOP		MPC		p	OR par strate		p	OR brut	
	%	n/N	%	n/N		OR	I.C.		OR brut	I.C.
Adulte	6,2 %	15/242	4,4 %	6/137	0,641	1,44	[0,55 ; 3,81]	0,651	1,39	[0,54 ; 3,58]
Immature	1,3 %	2/152	0,0 %	0/54	1,000	-	-			

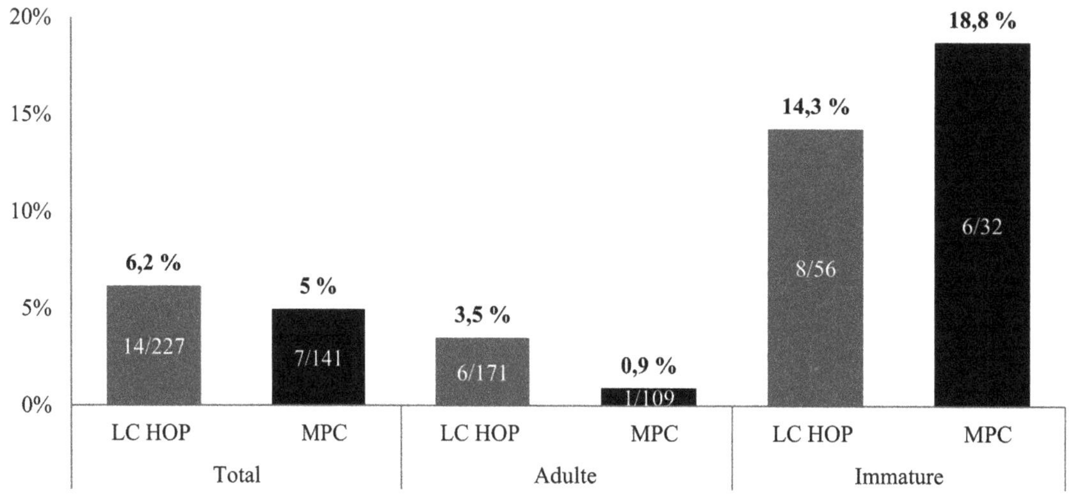

Figure 6.23 : LC HOP Vs MPC, Comparaison des prévalences de la *cribra orbitalia* entre les deux échantillons.

Tableau 6.48 : LC HOP Vs MPC, Comparaison de la prévalence de la *cribra orbitalia* chez les individus adultes et immatures des deux échantillons et analyse stratifiée selon la maturation.

	LC HOP		MPC		p	OR par strate		p	ÔR	
	%	n/N	%	n/N		OR	I.C.		ÔR	I.C.
Adulte	3,5 %	6/171	0,9 %	1/109	0,253	3,93	[0,47 ; 33,08]	0,818	1,21	[0,46 ; 3,17]
Immature	14,3 %	8/56	18,8 %	6/32	0,763	0,72	[0,23 ; 2,31]			

6.10. Le rachitisme

6.10.1. Prévalence du rachitisme

Les symptômes osseux liés au rachitisme ont été systématiquement recherchés sur l'ensemble de 1 289 individus qui composent l'échantillon global provenant des deux cimetières étudiés. Néanmoins, pour le calcul des prévalences pondérées, nous avons retenu uniquement 790 sujets, en fonction de leur état de conservation (3.3.2.1.1; Figure 6.24).

En groupant l'ensemble des diagnostics retenus, 24 cas de rachitisme ont été identifiés. Les prévalences sont très faibles dans chacune des séries (Chi² d'indépendance : p=0,103), bien que légèrement plus élevées pour le cimetière des Crottes (Figure 6.24 ; Tableau 6.49). En outre, on observe un schéma similaire en tenant compte de l'état de maturation des individus : les sujets décédés avant 20 ans sont toujours significativement plus touchés par les lésions osseuses entraînées par un rachitisme survenu pendant l'enfance (Figure 6.24 ; Tableau 6.49). En effet, chez les immatures, les prévalences avoisinent les 10 % d'individus atteints (Chi² d'indépendance : 0,662), tandis que chez les adultes, elles n'atteignent pas 3 %. Seul un individu adulte porte encore les séquelles osseuses d'un rachitisme survenu pendant l'enfance à La Ciotat et cinq à Marseille. Malgré des prévalences très faibles dans les deux échantillons, les cas de rachitisme sont significativement plus nombreux aux Crottes (test exact de Fisher : p=0,020) et la probabilité d'avoir développé une forte carence en vitamine D lors de l'enfance y est presque 10 fois supérieure (Tableau 6.49). Face au faible nombre d'adultes présentant des lésions rachitiques, l'analyse stratifiée par classe d'âge n'a pas été conduite. Parmi les six sujets concernés, quatre ont bénéficié d'une estimation de l'âge au décès. Trois ont plus de 40 ans (dont SP1093 de La Ciotat) et un sujet provenant des Crottes est un jeune adulte.

Concernant les immatures, aucune différence n'apparaît au sein de chacune des classes d'âge et la probabilité de développer des carences en vitamine D est équivalente dans les deux sites (Tableau 6.50). On note également une distribution à peu près équivalente, avec des atteintes majoritairement concentrées chez les enfants les plus jeunes, en particulier chez ceux âgés de moins de 5 ans. Aux Crottes, les effectifs sont particulièrement faibles pour individus âgés entre 5 et 19 ans. Ainsi, parmi les plus jeunes, les enfants entre 0 et 1 an sont préférentiellement atteints dans chacun des sites. Enfin, il faut remarquer qu'aucun fœtus ne présente ce type de lésions osseuses à La Ciotat tandis qu'un cas a été retrouvé sur le cimetière des Crottes.

6.10.2. État du rachitisme

Dans l'un et l'autre des sites confrontés, la grande majorité des cas concerne des carences révolues au moment de la mort des individus (test exact de Fisher : p=0,317 ; Figure 6.25). En effet, seul un sujet aux Crottes semble présenter un rachitisme encore actif et trois au cimetière

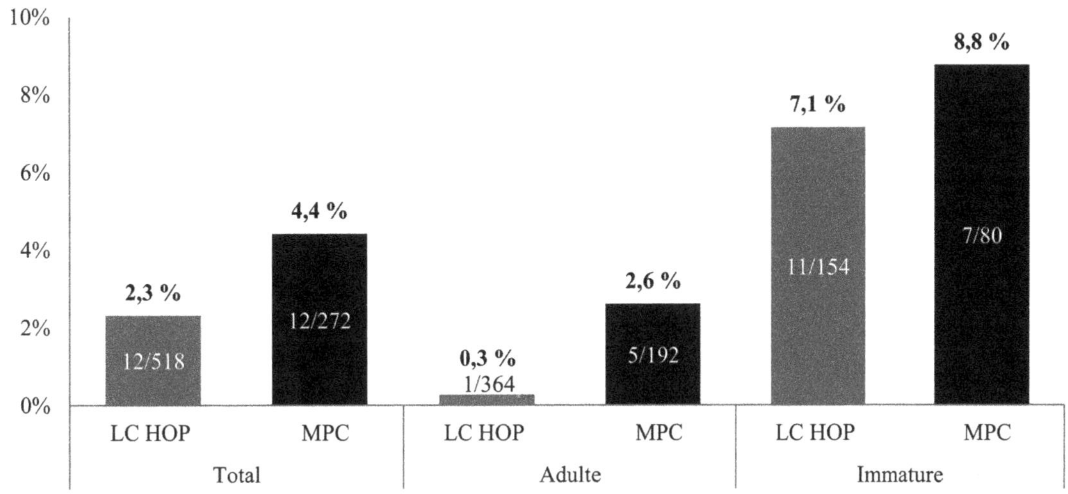

Figure 6.24 : LC HOP Vs MPC, Comparaison des prévalences du rachitisme entre les deux échantillons.

Tableau 6.49 : LC HOP Vs MPC, Comparaison de la prévalence du rachitisme chez les individus adultes et immatures des deux échantillons et analyse stratifiée selon la maturation. La p-valeur se rapporte au test exact de Fisher.

	LC HOP		MPC		OR par strate		ÔR	
	%	n/N	%	n/N	OR	I.C.	ÔR	I.C.
Adulte	0,3 %	1/364	2,6 %	5/192	0,10	**[0,01 ; 0,89]**	0,50	[0,22 ; 1,15]
Immature	7,1 %	11/154	8,8 %	7/80	0,80	[0,30 ; 2,16]		

Tableau 6.50 : LC HOP Vs MPC, Comparaison de la prévalence du rachitisme chez les individus immatures des deux échantillons selon la classe d'âge et analyse stratifiée sur la classe d'âge. La p-valeur se rapporte au test exact de Fisher.

	LC HOP		MPC		p	OR par strate		p	ÔR	
	%	n/N	%	n/N		OR	I.C.		ÔR	I.C.
[0]	0,0 %	0/8	6,7 %	1/15	0,536	0,57	[0,02 ; 15,58]	0,627	0,98	[0,39 ; 2,45]
[0-1]	31,3 %	5/16	10,5 %	2/19	0,208	3,86	[0,63 ; 23,53]			
[1-4]	7,9 %	5/63	7,4 %	2/27	1,000	1,08	[0,20 ; 5,93]			
[5-9]	3,0 %	1/33	11,1 %	1/9	0,387	0,25	[0,01 ; 4,45]			
[10-14]	0,0 %	0/13	20,0 %	1/5	0,079	0,11	[0,003 ; 3,24]			
[15-19]	0,0 %	0/21	0,0 %	0/4	1,000	0,21	[0,003 ; 12,01]			

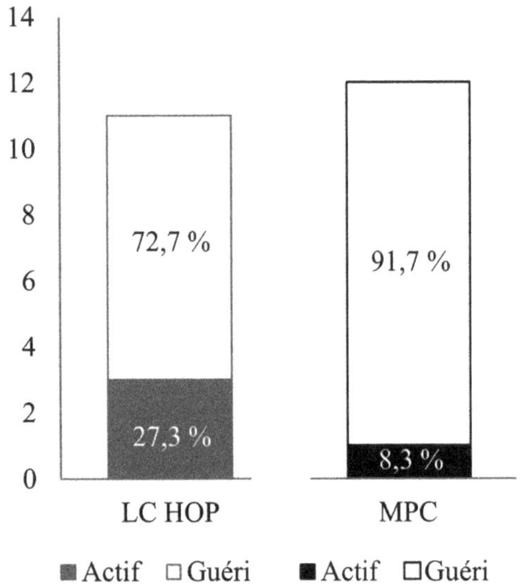

Figure 6.25 : LC HOP Vs MPC, Comparaison de l'état du rachitisme (actif ou guéri) entre les deux échantillons.

Saint-Jacques. Malgré un nombre de cas actif assez limité de manière générale, la proportion est quelque peu plus élevée à La Ciotat. Cela pourrait signifier que pendant la révolution industrielle, à Marseille, les individus ont tendance à mieux survivre à ces carences et aux autres troubles qu'elles peuvent entraîner. Enfin, dans chaque site ces cas actifs ont été identifiés chez les individus les plus jeunes, aucun ne concerne des enfants âgés de plus de 4 ans (un seul cas chez les 1-4 ans et 3 avant 1 an). Ainsi, le rachitisme constitue une maladie qui se développe de manière précoce dans la vie des enfants et elle est encore active au moment de la mort uniquement chez les plus jeunes. Puisqu'elle apparaît guérie chez les plus âgés, cette pathologie semble cibler particulièrement les enfants avant 1 an.

6.11. Le scorbut

L'ensemble de l'échantillon, soit 1 289 individus, a été considéré à la recherche des lésions osseuses liées au scorbut. Cependant, ces symptômes se situent majoritairement sur le squelette crânien. Ainsi, le calcul des prévalences s'appuie sur 367 individus dont les os du crâne sont assez bien préservés (Figure 6.26).

Les résultats montrent une très faible des prévalences au sein des deux sites et seuls 15 cas ont été repérés (test exact de Fisher : p=0,586 ; Figure 6.26 ; Tableau 6.51). Il est intéressant de constater que l'ensemble de ces cas concernent des individus de moins de 20 ans. De plus, chez ces derniers, les proportions d'individus atteints sont tout à fait comparables dans les deux sites confrontés malgré une légère préférence pour le cimetière des Crottes (test exact de Fisher : p=0,547 ; Figure 6.26 ; Tableau 6.51)

En considérant les classes d'âge, un schéma similaire se dessine à La Ciotat et à Marseille (Tableau 6.52). En effet, aucun cas n'a été repéré chez les enfants les plus âgés (les plus de 9 ans) et un cas unique a été identifié chez un enfant entre 5 et 9 ans. Ainsi, le scorbut se rencontre presque exclusivement chez les enfants les plus jeunes (les moins de 5 ans). On note, par ailleurs, que les moins de 1 an sont préférentiellement atteints de ce type de carence.

6.12. Synthèse générale

Le Tableau 6.53 et le Tableau 6.54 récapitulent l'ensemble des résultats obtenus en comparant les indicateurs de l'état sanitaire bucco-dentaire et les marqueurs de stress des deux échantillons à l'étude.

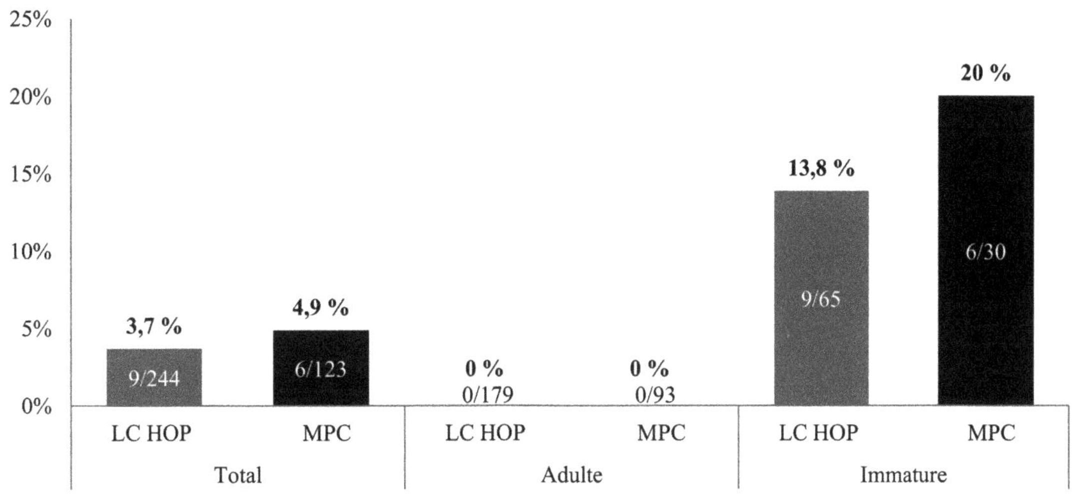

Figure 6.26 : LC HOP Vs MPC, Comparaison des prévalences du scorbut entre les deux échantillons.

Tableau 6.51 : LC HOP Vs MPC, Comparaison de la prévalence du scorbut chez les individus immatures des deux échantillons selon la classe d'âge et analyse stratifiée sur la classe d'âge. La p-valeur se rapporte au test exact de Fisher.

	LC HOP		MPC		p	OR par strate		ÔR	
	%	n/N	%	n/N		OR	I.C.	ÔR	I.C.
Adulte	0,0 %	0/179	0,0 %	0/93	1,000	0,52	[0,01 ; 26,46]	0,63	[0,21 ; 1,89]
Immature	13,8 %	9/65	20,0 %	6/30	0,547	0,64	[0,21 ; 2,01]		

Tableau 6.52 : LC HOP Vs MPC, Comparaison de la prévalence du scorbut chez les individus immatures des deux échantillons selon la classe d'âge et analyse stratifiée sur la classe d'âge. La p-valeur se rapporte au test exact de Fisher.

	LC HOP		MPC		p	OR par strate		p	ÔR	
	%	n/N	%	n/N		OR	I.C.		ÔR	I.C.
[0]	25,0 %	2/8	50,0 %	3/6	0,580	0,33	[0,03 ; 3,20]	0,283	0,59	[0,20 ; 1,81]
[0-1]	31,3 %	4/9	33,3 %	1/3	1,000	1,60	[0,10 ; 24,70]			
[1-4]	9,1 %	2/22	22,2 %	2/9	0,560	0,35	[0,04 ; 2,98]			
[5-9]	8,3 %	1/12	0,0 %	0/6	1,000	1,70	[0,06 ; 47,95]			
[10-14]	0,0 %	0/7	0,0 %	0/2	1,000	0,33	[0,01 ; 21,64]			
[15-19]	0,0 %	0/7	0,0 %	0/4	1,000	0,60	[0,01 ; 35,86]			

Tableau 6.53 : LC HOP Vs MPC, Récapitulatif des résultats obtenus à partir de la comparaison des marqueurs de l'état sanitaire bucco-dentaire.

	Analyse	Caractéristique	SYNTHÈSE : Profil général			LC HOP		MPC
Usure	Par individu	Prévalence	LC HOP	=	MPC	Pas de différence : la majorité des individus présente de l'abrasion dentaire		
						Profil commun : apparition dès 1 an et augmentation avec l'âge chez les immatures		
		Sévérité	LC HOP	>	MPC	Abrasion modérée	≠	**Abrasion faible**
						Abrasion équivalente chez les enfants jusqu'à 15 ans		
						Usure plus sévère chez les hommes		
						Diminution progressive de l'intensité de l'abrasion au cours de temps		
AMTL	Par individu	Prévalence	LC HOP	=	MPC	Pas de différence entre les deux sites		
						Profil commun : augmentation graduelle avec l'âge depuis l'adolescence		
						Adolescents et adultes uniquement	≠	**Cas occasionnel chez un 5-9 ans**
		Proportion	LC HOP	=	MPC	Pas de différence entre les deux séries		
						Profil commun : augmentation de la proportion avec l'âge		
						Plus forte chez les hommes	≠	**Pas de différence selon le sexe**
Caries	Par dent	Fréquence	LC HOP	<	MPC	Dents permanentes : fréquence plus faible	≠	**Dents permanentes : fréquence plus forte**
						Dents lactéales : fréquence plus faible	≠	**Dents lactéales : fréquence plus forte**
	Par lésion	Type de lésion	Changement du type de caries			Dents permanentes : caries coronaires moins fréquentes	≠	**Dents permanentes : caries coronaires plus fréquentes**
						Caries coronaires majoritaires		
						Augmentation progressive du type coronaire, au détriment des caries au niveau du collet		
	Par individu	Prévalence	LC HOP	<	MPC	Immatures : caries moins fréquentes	≠	Immatures : caries plus fréquentes
						Apparition à partir de 1 an	≠	**Apparition avant 1 an**
						Pas de différence chez les adultes entre les deux séries		
						Pas de différence selon le sexe au sein de chacune des séries		
						Augmention progressive de la prévalence des caries au cours du temps		
		Sévérité	LC HOP	>	MPC	Sévérité plus forte chez les adultes	≠	**Sévérité plus faible chez les adultes**
						Sévérité équivalente chez les immatures, sauf les 15-19 ans		

	Analyse	Caractéristique	SYNTHÈSE : Profil général			LC HOP		MPC
Atteintes péri-apicales	Par individu	Prévalence	LC HOP	<	MPC	Immatures : prévalence plus faible	≠	**Immatures : prévalence plus élevée**
						Cas occasionnel avant 5 ans	≠	**Apparition à partir de 5 ans**
						Majoritairement liées à des lésions carieuses, particulièrement les plus sévères		
						Profil commun : concerne particulièrement les adultes, surtout après 30 ans		
						Pas de différence chez les adultes entre les deux séries		
		Nombre d'atteintes	LC HOP	=	MPC	Individus atteints de nombreux abcès plutôt rares		
						Adultes : augmentation avec l'âge		
Tartre	Par individu	Prévalence	LC HOP	=	MPC	Pas de différence entre les deux séries		
						Profil commun : rares chez les immatures et prévalences élevées chez les adultes		
		Sévérité	LC HOP	<	MPC	Adultes les plus âgés : sévérité moindre	≠	**Adultes les plus âgés : sévérité plus forte**
						Profil commun : augmentation avec l'âge		
Parodontose	Par individu	Prévalence	LC HOP	=	MPC	Pas de différence entre les deux séries		
						Profil commun : très rares chez les immatures et prévalences élevées chez les adultes		
						Adultes : augmentation avec l'âge		
		Sévérité	LC HOP	=	MPC	Pas de différence entre les deux séries chez les adultes ou les immatures		
						Pas de différence selon le sexe	≠	**Plus sévère chez les hommes**

Tableau 6.54 : LC HOP Vs MPC, Récapitulatif des résultats obtenus à partir de la comparaison des marqueurs de stress et maladies métaboliques.

	Analyse	Caractéristique	SYNTHÈSE : Profil général			LC HOP		MPC
Hypoplasies de l'émail dentaire	Par dent permanente	Fréquence	LC HOP	<	MPC	LEH : prévalence plus faible	≠	**LEH : prévalence plus élevée**
						Cuspide : prévalence plus faible (immatures)	≠	**Cuspide : prévalence plus élevée(immatures)**
	Par individu	Prévalence	LC HOP	<	MPC	Aucune différence selon la maturation	≠	**Prévalence plus forte pour les adultes**
						Adultes : prévalence moins élevée	≠	**Adultes : prévalence plus élevée**
						Augmentation graduelle de la prévalence au cours de temps, surtout après 1830		
		Nombre d'épisodes de stress	LC HOP	<	MPC	Adultes : NB d'épisodes de stress moins élevé	≠	**Adultes : NB d'épisode de stress plus élevé**
						Pas de différence entre adulte et immature au sein de chaque série		
						Profil commun : adulte > immature		
						Augmentation graduelle du nombre moyen d'épisodes de stress au cours de temps		
	Par lésion	LEH : Âge de formation	Changement sensible			Stress survenus avant 3 ans moins fréquents	≠	**Stress survenus avant 3 ans plus fréquents**
						Pic de stress entre 2,5 et 5 ans au sein des deux séries : la moitié des LEH enregistrées		
						Rareté du stress survenu après 10 ans		
Cribra orbilatia	Par individu	Prévalence	LC HOP	=	MPC	Profil commun : touche particulièrement les immatures		
						Différence entre adules et immatures au sein des deux séries		
						Prévalence plutôt faible au sein des deux séries		
Hyperostose poreuse	Par individu	Prévalence	LC HOP	=	MPC	Profil commun : touche particulièrement les adultes		
						Différence entre adules et immatures au sein des deux séries		
						Prévalence plutôt faible au sein des deux séries		
Rachitisme	Par individu	Prévalence	LC HOP	=	MPC	Profil commun : touche particulièrement les immatures		
						Atteinte préférentielle des immatures avant 5 ans		
						Différence entre adules et immatures au sein des deux séries		
						Peu de cas de rachitisme résiduel chez les adultes		
						Proportion de cas actifs plus importante	≠	**Proportion de cas actifs plus faible**
Scorbut	Par individu	Prévalence	LC HOP	=	MPC	Profil commun : touche exclusivement les immatures		
						Aucun cas chez les adultes		
						Atteinte préférentielle des immatures avant 5 ans		
						Prévalences comparables		

7

État sanitaire à la péri ode moderne et contemporaine : Données biologiques, historiques et archéologiques

7.1. En quoi les transformations liées à la révolution industrielle affectent-elles les différents indicateurs de l'état sanitaire ?

Nous présentons, dans cette partie, une synthèse de chacun des marqueurs de manière individuelle, croisée ou groupée. Cette discussion permettra de poser les bases qui serviront à mettre en évidence les changements qui se déroulent au tournant du XIXe siècle. Ces derniers seront expliqués, dans la partie suivante, par une remise en contexte historique et archéologique.

7.1.1. Caries dentaires

Les caries dentaires constituent l'un des marqueurs ayant livré les résultats les plus intéressants. Si les fréquences par types de dents suivent un schéma général tout à fait attendu, il convient de revenir sur l'absence de différence perçue entre hommes et femmes et l'augmentation des fréquences et prévalences observée au tournant du XIXe siècle.

7.1.1.1. Susceptibilités différentielles selon le type de dent

Dans chacun des sites étudiés, les lésions carieuses se développent plus fréquemment sur les dents permanentes. Le temps d'exposition bien plus court des dents lactéales joue certainement en leur faveur, malgré le fait qu'elles se caractérisent par un émail plus fin (Lease 2016), ce qui les rendrait en théorie plus vulnérables aux caries. De plus, l'exfoliation des dents de lait doit certainement peser sur la fréquence réelle et la sous-évaluer pour ce type de denture temporaire (Hillson 2001). Les dents du maxillaire présentent un taux d'atteinte plus élevé et les dents jugales, les molaires en particulier, constituent la catégorie la plus atteinte, quelle que soit l'arcade considérée. Ce constat a déjà été observé dans de nombreuses études traitant de populations archéologiques d'horizons chronologiques et culturels variés (Hillson 1996 ; 2001 ; Mays 2002 ; Bocquentin 2003 ; Palubeckaite *et al.* 2006, Esclassan *et al.* 2008 ; 2010 ; Watserlain *et al.* 2009). Ces atteintes préférentielles au niveau des dents postérieures s'expliquent aisément par leur morphologie particulière, caractérisée par de nombreux puits et fissures ; autant d'irrégularités propices à l'accumulation de plaque dentaire et peu, voire non accessibles pour un nettoyage automatique (par l'action de la langue, des joues ou de la salive) ou volontaire (par le biais de soins dentaires ou d'un entretien préventif ; Powell 1985 ; Hillson 2001).

7.1.1.2. Omniprésence des caries

Malgré ces localisations préférentielles, l'ensemble des résultats obtenus rendent compte de la quasi-omniprésence des caries pendant la période moderne et contemporaine. Cela s'illustre par des prévalences et des fréquences élevées dans chacun des sites. L'un des facteurs déterminants dans le développement des caries dentaires réside dans l'alimentation et en particulier dans la consommation d'une nourriture riche en glucides (carbohydrates ; Powell 1985 ; Hillson 1996 ; 2001 ; 2018). En effet, la structure de ces molécules, bien plus complexe, requiert un temps plus long à leur élimination (Hillson 1996). Ainsi, les fortes prévalences observées pourraient mettre en évidence un régime alimentaire qui repose largement sur ce type d'aliments, éventuellement associé à une mauvaise hygiène dentaire.

7.1.1.3. Une différence selon le sexe ?

Nombre de travaux rendent compte d'une susceptibilité différentielle des caries selon le sexe. Les femmes développeraient davantage ce type de lésions que les hommes. Ce constat s'observe à la fois dans les travaux anthropologiques (Hillson 2001), mais également sur des populations actuelles (Reich *et al.* 1999). De nombreux auteurs se sont emparés de ce sujet de manière spécifique afin de comprendre ce phénomène (Lukacs et Largaespada 2006 ; Lukacs 2011 ; Ferraro et Vieira 2010 ; Shaffer *et al.* 2015). On admet alors que cette différence proviendrait d'une interaction entre divers phénomènes complexes et de nature variée (Ferraro et Vieira 2010). Il existe alors des facteurs d'origine sociale, liés à une éventuelle assignation sexuelle. Les femmes faisant alors l'objet d'un traitement différencié, en raison par exemple d'une éventuelle division sexuelle du travail (Kelley *et al.* 1991), de leur rôle domestique au sein de leur famille, d'habitudes alimentaires différenciées (Larsen 1995), de la négligence envers les petites filles au profit des petits garçons (Lukacs 2011), d'un accès aux soins distinct (Shaffer *et al.* 2015). À cela, s'ajoutent des facteurs biologiques liés à l'éruption dentaire par exemple, qui serait plus précoce chez les filles, aboutissant à un temps d'exposition des dents plus long et donc à un risque prolongé (Hillson 1996). De plus, les femmes subissent au cours de leur vie de nombreux changements physiologiques associés à des fluctuations hormonales (puberté, menstruation, grossesse). Ces dernières agissent notamment sur la qualité et la quantité de la salive (composition et débit), ce qui modifie l'environnement buccal, qui devient plus cariogénique (Luckas, 2006). Enfin, des facteurs génétiques influencent également cet environnement oral ou encore la structure de l'émail, jouant un rôle protecteur ou au contraire favorisant le développement des caries (Lukacs 2011).

Dans nos échantillons, les prévalences suivent cette tendance avec des taux d'atteintes légèrement supérieurs chez les femmes. Cependant, ces distinctions selon le sexe ne sont jamais significatives. Ce résultat fait écho au travail de Müller et Hussein en 2017, basé sur des méta-analyses à l'échelle de l'Europe et sur une chronologie très large (de 300 av. J.-C., jusqu'au XXe siècle). Cette étude, à l'image de la nôtre, tend à minimiser cette différence hommes/femmes, observée à de multiples reprises. Aucune prédominance chez les femmes n'a été constatée au sein des grandes cohortes chronologiques créées. Ainsi, des différences entre les hommes et les femmes pourraient s'exprimer de manière ponctuelle à l'échelle d'une communauté ou d'un site, mais seraient atténuées en tenant compte de grandes tendances générales.

La grande variabilité des résultats concernant la distribution des caries selon le sexe pourrait montrer que les différences entre hommes et femmes, lorsqu'elles sont observées, proviendraient davantage de facteurs sociaux ou culturels, voire d'une spécificité génétique à l'échelle d'un groupe en particulier. Cela au détriment des facteurs biologiques ou physiologiques précédemment décrits.

Parmi ces facteurs culturels, il faut souligner que le tabagisme augmente le risque de certaines pathologies bucco-dentaires, notamment des caries, de la parodontose et des abcès (Araùjo Nobre et Malo 2017). Le tabac est d'abord l'apanage des hommes, consommé grâce à la pipe notamment. Cette habitude pourrait dans notre contexte, venir contrebalancer chez les hommes, la potentielle susceptibilité accrue des femmes aux caries. Toutefois, le succès du tabac, à partir de la seconde moitié du XIXe siècle, est lié à un nouveau support : la cigarette, dont l'usage remonte à 1830 (Nourrisson 1988). En 1874, 468 millions de cigarettes sont fumées, contre 900 millions en 1888 (Nourrisson 1988). Elles gagnent petit à petit tous les niveaux de la société et ce nouveau produit s'étend largement aux femmes (Nourrisson 2010). Cela semble mettre à mal l'hypothèse du tabagisme comme partiellement responsable de l'absence de différence selon le sexe. En revanche, il est intéressant de constater que l'augmentation des caries coïncide avec l'essor de la cigarette et plus généralement avec la consommation de tabac en France (Figure 7.1). En effet, tout au long du XIXe

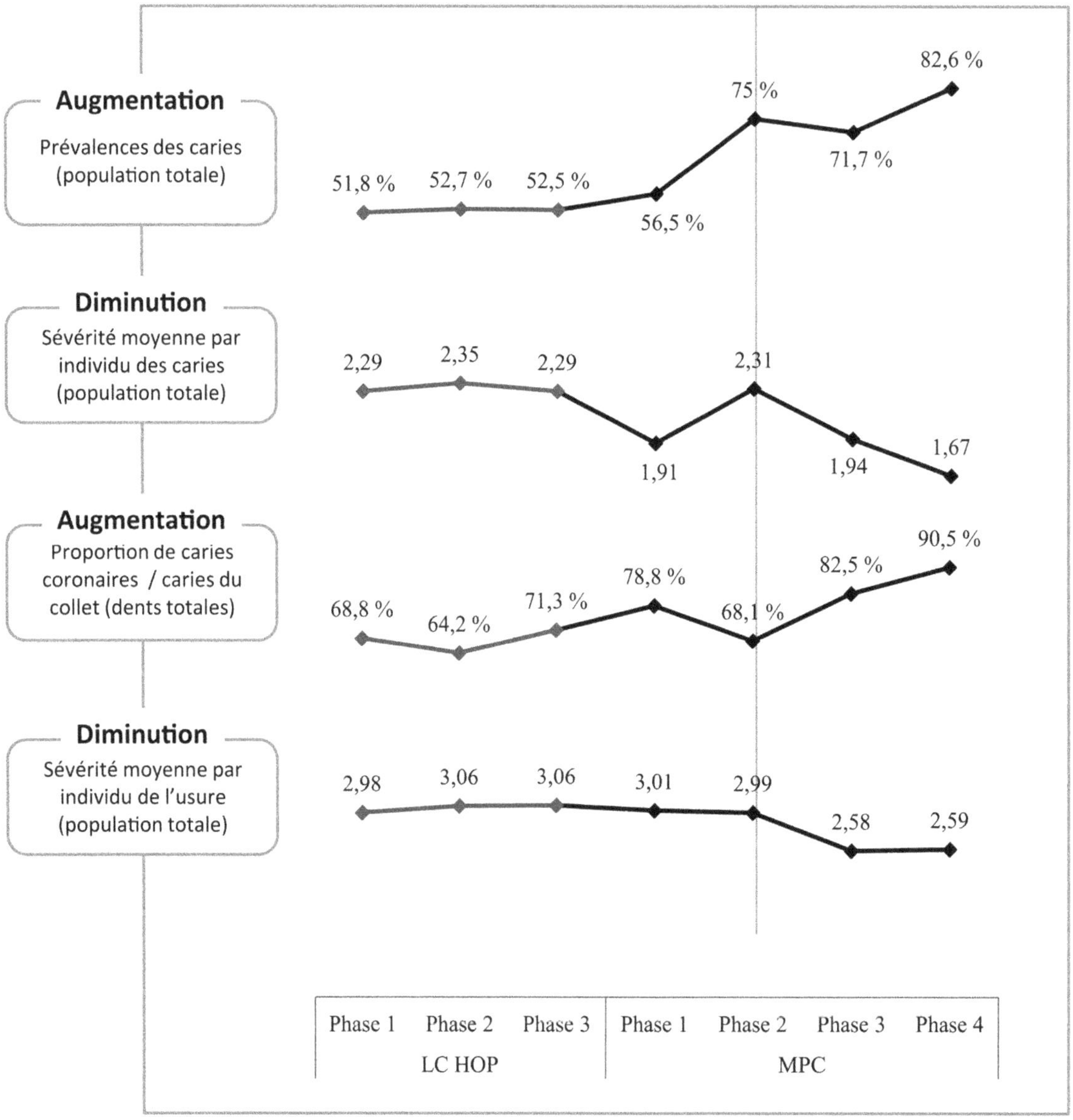

Figure 7.1 : Synthèse de l'évolution diachronique des caries et de l'usure dentaire par phase d'inhumation.

siècle, la consommation de tabac explose : elle passe de 9 000 tonnes en 1815 à 48 000 tonnes en 1914 (Nourrisson 1988). Le tabac pourrait alors constituer l'un des facteurs liés à l'augmentation des caries à partir du XIXe siècle.

7.1.1.4. Augmentation des taux de caries

Les résultats de l'étude des caries dentaires insistent sur un changement majeur entre les deux séries, que l'on peut appréhender à deux échelles. Tout d'abord, au niveau des analyses par dent : les lésions carieuses sont plus fréquentes sur les dents (permanentes et lactéales) de l'échantillon du cimetière des Crottes que dans celui du cimetière Saint-Jacques. Ensuite, au niveau des analyses par individu : les prévalences sont plus élevées à Marseille pendant la transition industrielle. De plus, la tendance de ces prévalences dessine une augmentation graduelle au cours du temps, principalement marquée à partir de la phase 2 du cimetière des Crottes, soit autour des années 1830-1850 (Figure 7.1).

En s'intéressant plus particulièrement à cette différence de prévalence entre les deux séries confrontées, il apparaît qu'elle ne concerne en fait que les individus les plus jeunes : les enfants. Et ce, même si les dents permanentes des enfants ET des adultes sont plus fréquemment cariées. Cela sous-entend alors que pendant la révolution industrielle, les caries se développent de manière plus précoce (les prévalences et les fréquences sont plus élevées chez les enfants) et sont plus nombreuses (chez les adultes, les prévalences sont similaires, mais les fréquences sont plus élevées au cimetière des Crottes).

Pourtant, les lésions n'évoluent pas nécessairement vers des stades plus sévères, c'est même l'inverse que nous constatons (Figure 7.1). La sévérité des lésions, chez les adultes, apparaît plus forte pendant l'Ancien Régime, au cimetière Saint-Jacques. De plus, il existe une évolution dans le type même des lésions, perceptible en particulier sur les dents permanentes. Cette tendance décrit une augmentation de la proportion de caries coronaires au détriment des atteintes qui se développent au niveau du collet (Figure 7.1). Ces transformations sont concomitantes à l'augmentation de la prévalence des caries. En suivant ces changements au cours du temps, au travers des phases d'inhumations, il apparaît qu'ils se déroulent de manière synchronisée : principalement entre les phases 2 et 3 du cimetière des Crottes, soit dans la seconde partie du XIXe siècle (Figure 7.1). Au même moment, les fréquences des caries augmentent, leur sévérité baisse et l'on assiste à un changement dans leur localisation.

7.1.2. Usure dentaire et sa relation avec les caries

Ces transformations sont concomitantes de celles que l'on retrouve dans l'usure dentaire. En effet, la sévérité de l'abrasion occlusale tend à baisser de manière significative chez les adultes entre les deux sites. Son évolution, matérialisée par les moyennes du score d'usure dentaire entre les diverses phases d'inhumation, montre un déclin constant, mais qui s'accentue à partir de la deuxième phase du site des Crottes (Figure 7.1).

7.1.2.1. Concurrence usure carie : Moins d'usure = plus de caries

La réduction de l'usure dentaire pourrait être associée, dans un premier temps, à des changements dans les pratiques alimentaires, avec la consommation d'une nourriture moins abrasive. Cela mettrait fin à la concurrence souvent observée entre caries et usure (Hillson 2001). Cette dernière pourrait oblitérer les irrégularités caractéristiques des dents jugales et faire disparaître les caries débutantes au fur et à mesure de la destruction de la couronne. De plus, la nourriture dure jouerait un rôle protecteur et nettoyant par l'attrition et la stimulation de la production de salive (Corbett et Moore 1976). Dans nos échantillons, la baisse de l'usure dentaire affecterait à la fois la prévalence des caries, mais également la sévérité des lésions (Figure 7.1).

7.1.2.2. Concurrence usure carie : Moins d'usure = différent type de caries

Elle s'accompagne également des changements dans le type même des lésions carieuses. Nos résultats pour le sud-est de la France montrent une grande majorité des atteintes au niveau des couronnes des dents (permanentes et lactéales), sur les faces occlusales et interproximales. Nous avons également mis en évidence un certain recul des caries au niveau du collet au profit de celles des couronnes. Ce remplacement progressif d'un type de carie par un autre a déjà été observé (Corbett et Moore 1976 ; Hillson 2001 ; Müller et Hussein 2017). Les lésions situées au niveau du collet sont principalement caractéristiques des périodes plus anciennes où l'usure dentaire est encore forte. Dans les populations où l'usure est moins intense, les caries s'observent davantage au niveau des fissures occlusales et dans les zones de contact interproximales (Figure 7.1). Dans la population britannique, cette transition semble s'amorcer dès la fin du Moyen Âge, s'affirmer au XVIIe siècle et s'intensifier au XIXe siècle (Corbett et Moore 1976).

7.1.2.3. Des activités paramasticatrices ?

Dans un second temps, les transformations perçues dans l'usure dentaire pourraient provenir de changements dans les activités et habitudes dites paramasticatrices. Si toutes les usures qui paraissent incompatibles avec la mastication ont été relevées (3.2.1.2), notre analyse se base uniquement sur la prévalence des individus présentant ce type d'atteinte. Pourtant, quelques conjectures pourraient être émises à partir des prévalences. Nos résultats semblent aller à l'encontre de ceux discutés précédemment. En effet, la proportion d'individus présentant un schéma d'usure atypique est supérieure chez les individus issus du cimetière des Crottes par rapport à ceux du cimetière Saint-Jacques. Toutefois, cette différence, bien que significative, ne concerne en réalité que les enfants et ne se base pas sur l'intensité de cette usure. De plus, elle s'appuie sur un nombre restreint d'individus : cinq sujets uniquement présentent ce type d'usure au cimetière des Crottes, contre un au cimetière Saint-Jacques. Cela tend à amoindrir l'hypothèse d'une augmentation de ces habitudes ou activités entre les deux sites. Notons que les proportions sont équivalentes chez les adultes. Ces résultats pourraient alors démontrer que l'analyse des restes dentaires ne constitue pas le marqueur le plus pertinent pour aborder le thème des activités dans les populations modernes et contemporaines, contrairement aux périodes plus anciennes (Bocquentin 2003). Toutefois, les schémas d'usure atypique mériteraient une description bien plus fine et détaillée, notamment la forme de cette abrasion et son intensité. Il serait également pertinent d'effectuer des comparaisons avec d'autres populations archéologiques ou des observations ethnographiques (ex. : Bocquentin 2003).

7.1.2.4. Une différence selon le sexe ?

Pour terminer, il faut souligner que peu de différences ont été observées entre hommes et femmes. Pourtant, lorsqu'elles sont présentes, elles s'expriment dans chacune des séries. C'est le cas de l'usure dentaire, qui s'avère plus forte chez les hommes. De plus, la proportion d'hommes, présentant un schéma d'usure atypique, est plus forte que celle observée chez les femmes. Ces deux phénomènes pourraient alors être liés, bien que la distinction pour l'usure paramasticatrice entre hommes et femmes soit significative uniquement au cimetière des Crottes. Ils pourraient indiquer des activités ou habitudes spécifiques aux hommes ou qui diffèrent de celles des femmes, dans la manière de les exécuter. Cette division selon le sexe des habitudes ou activités pourrait alors être plus prononcée pour la population des Crottes. Notons que plusieurs types d'usure prennent une forme cylindrique, caractéristique de ce que l'on retrouve chez des fumeurs de pipe (Meyer *et al.* 2011). L'usage de la pipe s'intensifie à partir du XIXe siècle et concerne majoritairement les hommes (Nourrisson 1988). Cela s'illustre en anthropologie par une plus forte prévalence des usures en « tuyau de pipe » chez les hommes dans divers sites de la période « post médiévale » des îles britanniques : Kilkenny Union Workhouse et à Londres à Bow Baptiste Church, St Mary et St Michael ou encore à St Marylebone (Geber 2015).

7.1.3. Pathologies liées aux caries : Abcès et pertes ante mortem

Les caries semblent jouer un rôle important dans le développement des lésions périapicales et des pertes *ante mortem*. Au sein de chaque série, des corrélations significatives ont été mises en évidence et malgré des étiologies variées, ces deux types de pathologies sont souvent considérés comme le stade ultime d'une carie dentaire (Hillson 2001).

7.1.3.1. Des schémas analogues dans les fréquences

Un schéma analogue émerge alors pour ces trois marqueurs dans la distribution des fréquences par type de dent. Concernant les dents permanentes, on note des atteintes périapicales plus fréquentes au niveau des dents supérieures et sur chaque arcade, les molaires sont les plus lésées. Les dents jugales sont bien plus souvent perdues *ante mortem* et les molaires se distinguent par des fréquences nettement plus élevées. On compte également moins d'abcès sur les dents lactéales et une seule dent temporaire perdue *ante mortem*. Pour les dents déciduales, nous avions déjà remarqué moins de caries, et des lésions qui évoluent plus rarement vers des stades sévères. Or les abcès et pertes *ante mortem* sont corrélés à la fois à la présence et à la sévérité des lésions carieuses.

Néanmoins, les transformations concernant la fréquence, la prévalence, la sévérité et le type de caries semblent, au premier abord, avoir peu de conséquences sur ces marqueurs. En effet, nous avons rarement mis en évidence des changements entre les deux sites pour les abcès, ou les pertes *ante mortem,* pourtant corrélés aux caries. Pour les pertes *ante mortem*, d'autres causes restent alors possibles (7.2.2.2.3).

7.1.3.2. Peu d'effets sur les fréquences ou prévalences entre les deux sites ?

L'analyse des fréquences de ces deux marqueurs montre généralement des taux assez similaires dans les deux séries. À propos des abcès, peut-être que la hausse des fréquences des caries est contrebalancée par la baisse de leur sévérité. En effet, le développement des abcès est, dans chacun des échantillons, lié à la présence, mais également à la sévérité des caries. À propos des pertes *ante mortem,* chez les adultes, leur proportion par individu est significativement plus forte chez les femmes à La Ciotat. Cela pourrait incarner le seul et unique reflet de la prévalence légèrement plus élevée de caries, déjà évoquée précédemment. En s'intéressant aux prévalences chez les enfants, des tendances similaires à celles décrites par les caries émergent pour ces deux marqueurs.

Dans un premier temps, il apparaît que les enfants issus du cimetière des Crottes présentent un risque accru de développer des atteintes périapicales par rapport à ceux de La Ciotat. Les changements perçus au niveau des caries n'entraînent pas nécessairement une augmentation dans la fréquence des abcès, mais se répercutent plutôt par des atteintes plus précoces à Marseille : les abcès se développent plus communément chez les enfants confrontés aux changements liés à la transition industrielle.

Dans un second temps, les prévalences des pertes *ante mortem* chez les immatures sont similaires entre les deux séries. Toutefois, nous avons perçu un changement en nous intéressant plus en détail aux classes d'âge : malgré des effectifs faibles, les enfants âgés entre 5 et 9 ans sont significativement plus enclins à perdre une dent à Marseille. De plus, le site du cimetière des Crottes a livré la seule dent lactéale perdue *ante mortem*. Ceci nous renvoie à la difficulté de mettre en évidence des abcès ou des pertes *ante mortem* pour les dents lactéales. En effet, pour les pertes *ante mortem*, il est nécessaire de bien faire la différence entre exfoliation et perte de la dent. Concernant les abcès, la partie lésée est complètement détruite au cours du processus d'exfoliation et il semble que leur localisation préférentielle diffère par rapport aux dents permanentes. Pour les dents définitives, en réponse à l'infection de la chambre pulpaire, l'abcès a tendance à se loger au niveau de l'apex de la dent. Pour les dents de lait, du fait d'une plus grande communication sanguine entre la dent et le parodonte, les abcès auraient plus tendance à se développer directement sous la couronne, zone particulièrement fragile et fortement susceptible aux phénomènes taphonomiques. Ces biais pourraient sous-évaluer les fréquences et prévalences concernant les dents déciduales et peut-être masquer des transformations à l'origine plus marquées.

7.1.4. Des marqueurs peu performants : Parodontose et tartre ?

Ces deux marqueurs n'ont pas donné les résultats escomptés. En effet, les prévalences sont élevées, mais aucune différence n'est apparue entre les deux sites. Nous avons toutefois tenu à comprendre pourquoi, en nous interrogeant notamment sur la pertinence de leur enregistrement.

7.1.4.1. La parodontose

En considérant nos deux échantillons, les prévalences de la parodontose sont particulièrement élevées chez les adultes : près de 70 % à La Ciotat et 76 % à Marseille. Cette prévalence rapproche nos populations de la collection ostéoarchéologique documentée de Coimbra (MS, IE, IS), au Portugal. Les squelettes identifiés datent de la fin du XIXe et du début du XXe siècle et 73,8 % des individus sont atteints (Wasterlaine *et al.* 2011). L'une des causes émises pour ces séries afin d'expliquer cette forte prévalence réside dans le fait que la nourriture molle augmenterait l'incidence de la parodontose (Shaw 1962). D'ailleurs, l'usure est limitée à Coimbra, comme à La Ciotat et à Marseille.

7.1.4.1.1. Parodontose et effet de l'âge

De plus, dans chaque population, la prévalence, la proportion de dents atteintes par individu et la sévérité de la parodontose augmentent de manière significative avec l'âge. Ce résultat fait écho aux études cliniques, qui ont mis en évidence une claire relation entre la parodontose et l'âge des individus : avant la puberté, les enfants sont rarement affectés, puis la proportion d'individus affectée augmente graduellement avec l'âge, parallèlement à la sévérité de l'atteinte (Abdellatif et Burt 1987 ; Baelum *et al.* 1988 ; Hillson 1996 ; Löe *et al.* 1992). Une telle configuration est également observée au sein de divers assemblages archéologiques (Kerr 1991 ; Hillson 1996 ; Oztunc *et al.* 2006 ; DeWitte et Bekvalac 2011 ; Wasterlain *et al.* 2011). De plus, de nombreuses études sur des populations vivantes ou archéologiques rapportent une prédominance des hommes dans ce type d'atteinte (Hillson 1996 ; Wasterlain *et al.* 2011 DeWitte 2012). Dans nos séries, aucune différence n'apparaît concernant la prévalence. Par contre, au cimetière des Crottes, nous avons mis en évidence une différence concernant la sévérité de la régression de l'os alvéolaire : elle s'avère plus sévère chez les hommes. Si cette donnée s'accorde avec les études épidémiologiques, certains facteurs culturels pourraient également être évoqués spécifiquement pour la population inhumée au cimetière des Crottes. En effet, on considère la consommation de tabac comme un facteur favorisant la parodontose (Araùjo Nobre et Malo 2017 ; Papapanou 1996 ; Ong 1998).

7.1.4.1.2. Lien entre parodontose et perte *ante mortem*

La maladie parodontale est l'une des atteintes chroniques les plus communes : elle pourrait atteindre jusqu'à 90 % de la population mondiale. Pourtant, seuls 10 à 15 % des cas évoluent vers des parodontites impliquant une sévère perte tissulaire (Abdellatif et Burt 1987 ; Pihlstrom *et al.* 2005). On la considère dans les pays industrialisés comme l'une des causes majeures de la perte d'une dent (Pihlstrom *et al.* 2005 ; Ong 1998). Certaines études épidémiologiques semblent montrer une tendance croissante de la perte des dents liée à la maladie parodontale, au détriment de celles liées aux lésions carieuses (Ong 1998). Ces deux facteurs seraient pour certains auteurs liées à l'âge : les caries entraînant la perte des dents plutôt chez les adultes de moins de 30 ans et la parodontose chez les plus de 40 ans (Jaafar *et al.* 1989).

Dans nos échantillons, nous avons mis en évidence des corrélations positives entre la présence et la sévérité de la parodontose et les pertes *ante mortem*. Au cimetière des Crottes, il faut également noter que la relation entre les caries et les pertes *ante mortem* a été difficilement appréhendable. Ce résultat serait-il le signe d'un changement lié à l'industrialisation : la perte des dents serait d'abord clairement liée aux caries et à la parodontose pendant l'Ancien Régime, puis plus préférablement liée à la parodontose au cours du XIXe siècle (Ong 1998) ? Ces tendances pourraient également refléter l'âge des individus : les sujets les plus âgés sont plus atteints par la parodontose et ont plus de chance de perdre une dent, par un temps d'exposition plus long.

7.1.4.1.3. Lien entre parodontose, tartre et usure ?

Les corrélations entre la parodontose et les autres marqueurs de l'état sanitaire bucco-dentaire soulèvent d'autres interrogations et pourraient remettre en question la pertinence de ce marqueur au sein de nos séries. Si le facteur principal réside dans la présence de la plaque dentaire, le tartre constitue un facteur aggravant. Or, aucune corrélation significative n'a été mise en avant entre parodontose et tartre. Cela tient peut-être aux prévalences très élevées dans les deux populations pour ces deux marqueurs. De plus, le tartre pourrait avoir peu d'influence sur l'irritation des tissus parodontaux (White 1997 ; Hillson 2018). Il aurait une incidence seulement au travers de l'extension de la surface disponible pour l'accumulation de plaque bactérienne non minéralisée (Hillson 1996 ; White 1997 ; Hillson 2018). De plus, le tartre supra-gingival, quasi exclusivement identifié dans nos échantillons, est autant associé à la parodontose qu'à son absence (Lieverse 1999). En revanche, le tartre subgingival, très rarement mis en évidence dans nos séries constitue le seul type qui coïncide toujours avec le développement de la maladie parodontale (Hillson 1996 ; 2018 ; Lieverse 1999). Enfin, le lien entre tartre subgingival et maladie parodontale n'est pas encore bien établi : est-il la cause ou la conséquence de la maladie parodontale (White 1997) ?

Les données statistiques indiquent une relation positive entre la régression de l'os alvéolaire et la sévérité de l'usure dentaire. Cela renvoie alors à un biais d'ordre méthodologique dans l'identification et la cotation de la parodontose. En effet, nous avons coté la présence de la parodontose par un système simple et rapide à mettre en œuvre, à l'aide de la distance constatée entre la crête de l'os alvéolaire et la jonction émail-cément. Toutefois, il existe de nombreuses raisons, notamment physiologiques, qui peuvent expliquer l'augmentation de cette distance. Il s'avère alors difficile de distinguer le remodelage osseux associé à la parodontose de celui lié à l'égression continue de la dent. Cette dernière peut être le résultat de divers facteurs, tels que l'usure, les forces occlusales qui s'appliquent sur les dents, le dépôt de cément sur les racines ou le remodelage osseux général des mâchoires (Hillson 2000 ; 2005 ; Wasterlain *et al.* 2011). De ce fait, même en l'absence d'une perte de l'os alvéolaire, la racine de la dent est progressivement exposée avec l'âge et la méthode de cotation choisie apparaît inappropriée pour mettre en évidence un processus lié uniquement à la parodontose (Nelson 2016). Les méthodes basées sur les variations morphologiques de l'os alvéolaire pourraient s'avérer plus efficaces (Kerr 1988 ; Ogden 2008 ; Wasterlain *et al.* 2011). Ainsi, la forte prévalence observée dans nos deux échantillons pourrait être largement surévaluée. Ce problème méthodologique se retrouve également dans les études cliniques : aucun critère pathognomonique ne permet d'identifier la parodontose, d'autant qu'il y existe diverses définitions pour ce type de maladie et diverses méthodes de diagnostic (Irfan *et al.* 2001).

7.1.4.1.4. Pertinence de l'enregistrement de la parodontose ?

Enfin, la parodontose et son épidémiologie restent problématiques par son aspect multifactoriel qui tient compte de critères génétiques, de la composition bactérienne de la plaque dentaire, de l'alimentation ou encore de l'hygiène buccale (Hillson 1996 ; Wasterlain *et al.* 2011). Elle dépend également du statut immunitaire de l'individu et en cela, elle peut être un bon indicateur de santé générale. De plus, elle est liée à de nombreuses autres pathologies telles que les maladies cardio-vasculaires, un faible poids à la naissance, des naissances prématurées (Pihlstrom *et al.* 2005 ; DeWitte et Bekvalac 2011), et elle semble corrélée au statut socio-économique des individus ou populations. Un changement est certainement nécessaire dans la perception de cette maladie pour redonner de la pertinence à ce marqueur (DeWitte et Bekvalac 2011).

7.1.4.2. Le tartre

Concernant le tartre, les résultats révèlent qu'il se forme principalement sur les dents définitives, en particulier au niveau des incisives inférieures. Sur l'arcade supérieure, les molaires montrent les taux d'atteinte les plus élevés, uniquement au cimetière des Crottes. Cette configuration reflète la susceptibilité différentielle de ces types de dents, liée à leur proximité avec les glandes salivaires (Lieverse 1999 ; Hillson 2005 ; Roberts et Manchester 2005). De plus, le tartre reste très fréquent, quel que soit le type de dent pris en compte. En effet, en dehors de ces localisations préférentielles, la proportion de dents atteintes varie grossièrement entre un tiers et la moitié des dents observables. Cependant, l'ampleur des dépôts s'avère tout de même limitée, avec une majorité de stades 1. Le tartre s'avère rare au niveau des dents lactéales : il n'a certainement pas eu le temps de se déposer sur la dentition temporaire. Pour aller dans ce sens, notons que dans les deux séries, la prévalence du tartre, la sévérité des dépôts tartriques et la proportion de dents atteintes par individu apparaissent fortement corrélées à l'âge : plus les dents sont exposées, plus elles ont de risque de connaître des dépôts importants.

7.1.4.2.1. Hygiène dentaire et tartre

On considère que dans les populations qui ont une certaine hygiène dentaire et un accès aux soins régulier, les dépôts de tartre concernent presque exclusivement les dents dont la susceptibilité est accrue, soit les canines inférieures et les molaires supérieures (White 1997). À l'inverse, un faible niveau d'hygiène dentaire engendrerait des dépôts potentiellement sur toutes les dents, et leur étendue peut être considérable. On noterait également du tartre subgingival en grande quantité (White 1997).

Néanmoins, il s'est avéré compliqué de faire la différence entre les deux types de tartre. De manière générale, ils présentent une distribution similaire selon le type de dent et une apparence macroscopique analogue (Liverse 1991). Pourtant, Hillson (2018) décrit le tartre subgingival de manière plus précise tout en admettant qu'il soit moins évident à identifier. Ces deux types se spécifient plutôt dans leur structure microscopique, leur composition et leur localisation (Lieverse 1999 ; Hillson 1996 ; 2018). Or, il n'est pas toujours aisé de mettre en évidence la présence de poches parodontales.

Ainsi, l'ensemble de ces résultats pourrait suggérer un relatif manque de soin apporté aux dents, avec des dépôts fréquents, mais rarement considérables.

7.1.4.2.2. Alimentation et tartre

D'autres facteurs entrent en jeu dans la formation du tartre et l'alimentation pourrait être un agent important. Tout d'abord, la littérature anthropologique s'appuie souvent sur l'existence d'une relation forte entre une alimentation riche en protéines et la formation de tartre (Hillson 1979), bien que le lien entre ces deux phénomènes ait pu être simplifié (Lieverse 1999). Ensuite, puisque la présence de la plaque dentaire est nécessaire à la formation de tartre, les pratiques alimentaires qui facilitent son accumulation, telle qu'une consommation accrue de glucides, pourraient favoriser les dépôts de tartre (Hillson 1996 ; Lieverse 1999).

Dans nos échantillons, le tartre est très récurrent, ce qui pourrait s'expliquer par une alimentation riche en céréales dans lesquelles les glucides sont abondamment présents. Ce type d'alimentation provoquerait l'extension de la plaque dentaire et faciliterait indirectement la formation du tartre, en plus de celles des caries. À ce propos, rappelons que nous avons mis en évidence une corrélation positive entre tartre et caries au sein de chaque population. En revanche, l'ampleur des dépôts de tartre apparaît limitée. Ceci pourrait suggérer une faible consommation de viande. Celle-ci pourrait rester stable de la fin du XVIe siècle au début du XXe siècle, aucune différence n'ayant été constatée entre les deux séries.

7.1.4.2.3. Lien entre carie et tartre

Cependant, la formation de tartre et celle des caries dentaires répondent à deux phénomènes opposés : d'un côté, la minéralisation de la plaque dentaire, de l'autre, la déminéralisation localisée de l'émail dentaire (Hillson 1996 ; 2001). S'il n'est pas rare d'observer ces deux conditions sur une même dent ou chez un même individu, dans certaines populations, il peut y avoir une légère relation inverse entre la prévalence du tartre et celle des caries, appréhendable à l'échelle populationnelle (Hillson 1996 ; 2001 ; 2018). Une telle relation n'a pas été établie pour nos deux séries. En effet, il s'agit de deux processus non linéaires, lents et qui s'inscrivent sur le long terme. Ces deux pathologies pourraient alors représenter des phases différentes dans la biochimie de l'environnement buccal et la composition de la plaque dentaire (Hillson 2018). De plus, le développement des caries répond à un changement très localisé (Hillson 2018), qui pourrait avoir peu d'effet sur la formation du tartre.

En définitive, les étiologies qui mènent à la formation du tartre sont multifactorielles et complexes (Lieverse 1999). De plus, peu de recherches cliniques tentent d'isoler chacun des facteurs et leurs effets réels, ce qui rend le phénomène largement mal connu ou mal compris (Lieverse 1999). De ce fait, peu d'informations peuvent être déduites à partir de l'analyse du tartre, dans la manière dont nous l'avons envisagé. Cela pousse Hillson (2018) à poser la question de la pertinence de son enregistrement dans les populations archéologiques. De plus, les anthropologues font face à une difficulté supplémentaire, qui pourrait sous-estimer les prévalences : le tartre tombe facilement *post mortem* et les séries archéologiques sont fréquemment manipulées.

7.1.4.3. Conclusion parodontose et tartre

La confrontation des résultats de l'étude du tartre et de la parodontose, dans nos deux échantillons, n'a montré aucune différence dans la prévalence, la proportion de dents atteintes par individu ou la sévérité des atteintes. De plus, la configuration des résultats selon l'âge et le sexe indiquent des tendances analogues.

Cela suggère-t-il que les changements inhérents à la transition industrielle n'ont eu aucune conséquence biologique qui pourrait être évaluée par ces deux marqueurs ? Au vu des nombreux biais concernant ces indicateurs et leur méthode d'observation, leur interprétation s'avère mal aisée. Elle aurait été facilitée si nous avions repéré une différence flagrante entre les deux échantillons, si les populations à l'étude se spécifiaient par une absence quasi totale de tarte et de parodontose ou au contraire une sévérité très importante et précoce des atteintes. Les données issues de l'étude de ces marqueurs semblent indiquer uniquement l'effet de l'âge.

7.1.5. Synthèse des marqueurs de santé bucco-dentaire

Concernant les marqueurs de l'état sanitaire bucco-dentaire, les analyses par type de dent sont tout à fait concordantes avec celles de la littérature anthropologique existante, pour des chronologies ou géographies très larges. Les variations des fréquences selon la catégorie de dent prise en considération ne présentent aucune anomalie dans chacune des deux séries. En effet, les molaires présentent les taux de caries et de perte *ante mortem* les plus élevés, comme cela a déjà été rapporté à de nombreuses reprises (ex. : Bocquentin 2003 ; Thomas 2011 ; Esclassan *et al.* 2008 ; Palubeckaite *et al.* 2006 ; Wasterlain *et al.* 2009). Le tartre se dépose de manière préférentielle au niveau des incisives inférieures et dans une moindre mesure, sur les molaires supérieures (Hillson 1996 ; 2018). Concernant la parodontose, la prévalence apparaît similaire, quel que soit le type de dent permanente. Par contre, la sévérité est la plus forte au niveau des molaires (en particulier les molaires maxillaires pour le cas de LC HOP). Cette distribution suit une tendance déjà décrite (Hillson 1996 ; Wasterlain *et al.* 2011).

Les différences entre les deux sites, proviennent essentiellement des résultats issus de caries et dans une moindre mesure des pathologies qui leur sont associées. Ces derniers pourraient refléter essentiellement des changements dans le régime alimentaire.

7.1.6. Les hypoplasies de l'émail dentaire : Un marqueur fiable, mais une interprétation toujours compliquée

Dans la série du cimetière Saint-Jacques, comme dans celle des Crottes, seules les dents permanentes sont marquées par les hypoplasies de l'émail dentaire et les canines sont préférentiellement atteintes. Elles sont suivies par les incisives centrales supérieures, à l'instar de nombreuses autres populations (Goodman *et al.* 1980 ; Goodman et Armelagos 1985 ; Moggi-Cecchi *et al.* 1994 ; Bocquentin, 2003 ; King *et al.* 2005 ; Kacki 2016). De plus, nous avons également remarqué des fréquences plutôt élevées pour les premières prémolaires (Kacki 2016).

Chacun des échantillons présentés se caractérise par une très forte prévalence des hypoplasies de l'émail dentaire, qui met en évidence les récurrences des périodes de stress vécus pendant l'enfance. En effet, les enfants apparaissent comme une population particulièrement fragile, du fait, d'un ensemble de facteurs notamment environnementaux. Pendant l'Ancien Régime, on considère que 25 % des enfants meurent avant leur premier anniversaire (Lachiver 1991 ; Harrison 2004), en conséquence, entre autres, d'une très forte exposition aux maladies notamment respiratoires en hiver, ou intestinales en été. On compte également de nombreuses maladies infectieuses à l'état endémique et qui connaissent des pics épidémiques, telles que la variole, rougeole, coqueluche ou diphtérie. À 10 ans, plus de la moitié des enfants appartenant à une même génération sont morts (Lachiver 1991). Dans la seconde moitié du XIXe siècle, à Marseille, la mortalité est encore caractéristique des populations préindustrielles, avec une très forte mortalité des plus jeunes enfants. De plus, les maladies infectieuses représentent encore un tiers des décès des enfants jusqu'à la fin du siècle (Mafart et Morillon 1998).

Dans chaque série, les défauts de minéralisation de l'émail dentaire ne sont jamais retrouvés sur les dents déciduales : l'ensemble des épisodes de stress ont été enregistrés sur les dents permanentes. Cette rareté a déjà été mise en évidence à plusieurs reprises (Goodman et Armelagos 1989{Goodman, 1985 #433} ; Goodman et Rose 1990 ; Kacki 2016). Au vu des informations dont nous disposons sur le contexte, mais également, des lésions observées sur certains fœtus (7.1.7.3 ; 7.1.7.5), il semble peu probable que cette absence soit à mettre en relation avec une absence de stress biologique *in utéro*, ou pendant les premiers jours de la vie. Cela pourrait plutôt indiquer que ce type de dent est moins susceptible aux hypoplasies de l'émail (Goodman et Rose 1990) ou que les enfants les plus jeunes sont moins résistants aux stress et décèdent avant la formation de ces défauts (Goodman et Armelagos 1989).

Malgré une homogénéité apparente, les analyses sont parvenues à pointer certaines distinctions entre la population du cimetière Saint-Jacques, inhumée principalement pendant l'Ancien Régime et celle du cimetière des Crottes, dont les individus vivent les premiers temps de l'ère industrielle. Ces disparités s'expriment sur quatre niveaux : les fréquences, les prévalences, le nombre d'épisodes de stress enregistrés par individu, la relation à l'âge et la chronologie de la formation des défauts.

Tout d'abord, les hypoplasies de l'émail dentaire sont nettement plus fréquentes dans la série des Crottes. Cette augmentation concerne uniquement les adultes (fréquences et prévalences). De plus, ces individus ont, en moyenne, survécu à des épisodes de stress plus nombreux que ceux du cimetière Saint-Jacques. Chez les enfants, aucune différence significative n'a pu être relevée dans les fréquences ou les prévalences. Malgré des écarts parfois importants selon la classe d'âge, les effectifs limités ont peut-être agi sur la significativité des tests statistiques entrepris. Ainsi, pendant la révolution industrielle, la population provençale pourrait subir plus régulièrement des épisodes de stress systémique pendant l'enfance. Cela indique-t-il une détérioration de l'environnement sanitaire ou une meilleure capacité à survivre ?

La distribution par âge des individus peut alors nous éclairer sur l'interprétation de ces résultats. En effet, celle-ci varie d'un site à l'autre. La relation à l'âge est plus prononcée au cimetière des Crottes, où nous avons constaté une différence entre adultes et immatures, ces derniers étant moins atteints par les hypoplasies de l'émail dentaire. Ainsi, ceux qui ont survécu aux épisodes de stress de l'enfance auraient alors plus de chance d'atteindre l'âge adulte. En revanche, à La Ciotat, l'absence de différence entre les plus et moins de 20 ans montrerait que les stress carentiels vécus pendant l'enfance jouent peu sur la survenue des décès. Pourtant, en analysant plus précisément la distribution des prévalences par classe d'âge, des tendances similaires émergent, mais diffèrent dans leur ampleur.

7.1.6.1. Chez les enfants

Les enfants à partir de cinq ans se distinguent peu des adultes : la majorité des individus a développé des stigmates dentaires de stress biologique. À La Ciotat, les hypoplasies se généralisent à partir de la classe des 5-9 ans (60 %), puis presque tous les individus sont atteints à partir de dix ans (83,3 % ; Figure 7.2). À Marseille, dès 5 ans, entre 70 % et 80 % des sujets immatures montrent des défauts de l'émail dentaire (Figure 7.2). En revanche, les prévalences sont bien plus modestes chez les enfants les plus jeunes. Cela est certainement à mettre en relation avec la chronologie des épisodes de stress. Dans chaque échantillon, plus des trois quarts de ces périodes de stress sont vécus après 2,5 ans et plus de la moitié surviennent entre 2,5 et 5 ans. Les enfants décédés avant 4 ans n'ont peut-être pas encore atteint l'âge où se développent les stress de l'enfance qui marquent durablement l'émail dentaire, ou ils n'ont peut-être pas survécu à cette période de stress. Toutefois, l'augmentation des prévalences entre les plus et moins de cinq ans est bien plus saisissante pour les sujets du cimetière des Crottes. On assiste pour cet échantillon à une véritable explosion des prévalences : puisque seuls 7 % des 1-4 ans sont atteints, contre 40 % à La Ciotat (Figure 7.2). À Marseille, la part de jeunes enfants qui meurent sans montrer de stigmate de stress est donc bien supérieure : les jeunes enfants sont peut-être moins résistants aux stress précoces de l'enfance. Cela indiquerait peut-être une augmentation du stress *in utero* ou autour de la naissance, ou l'apparition de nouveaux stress autour de cette période critique pour l'enfant, notamment l'environnement infectieux. À ce propos,

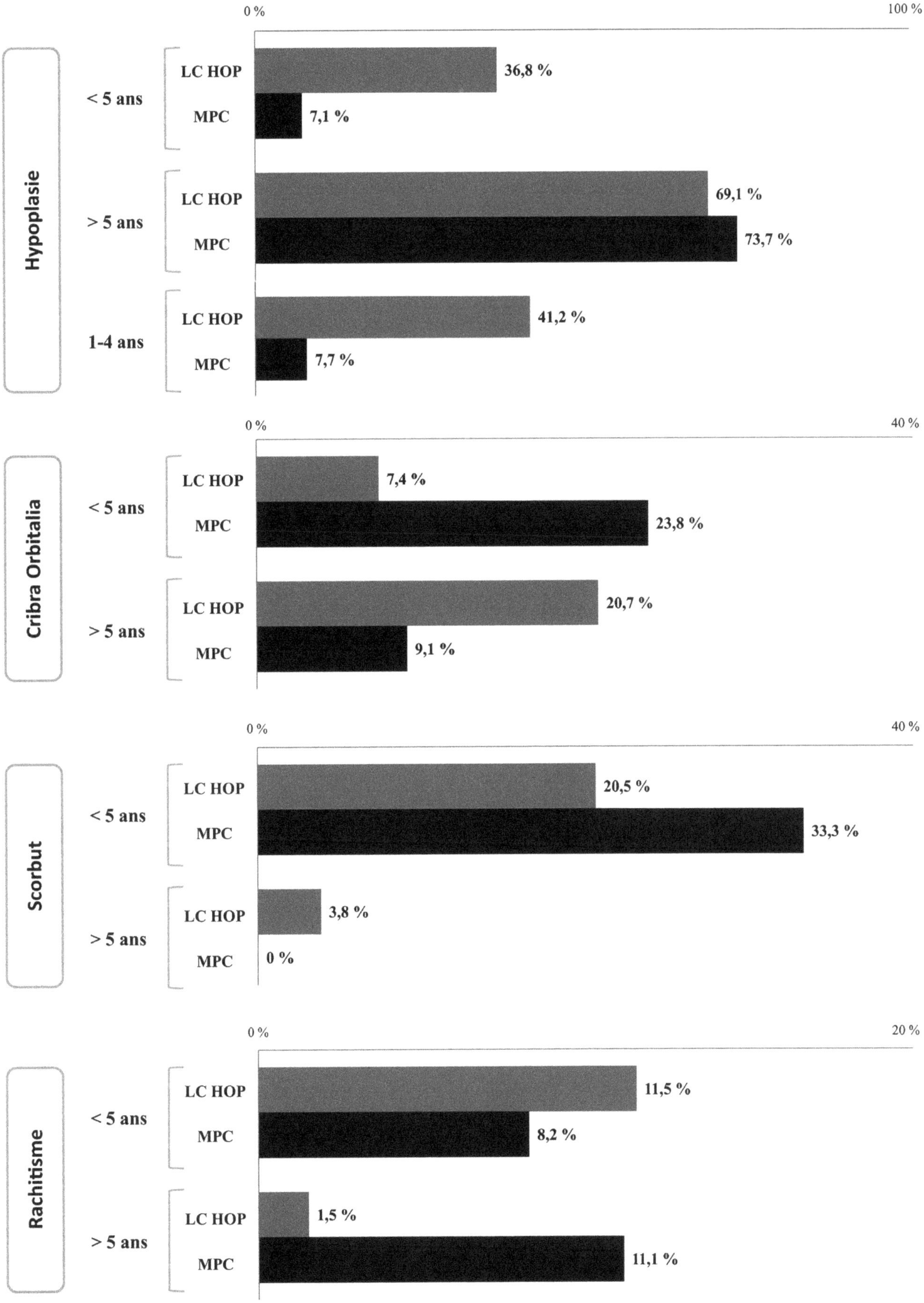

Figure 7.2 : Synthèse, confrontation des marqueurs de stress carentiels chez les enfants du cimetière Saint-Jacques et du cimetière des Crottes.

le site des Crottes a livré une identification positive par PCR de syphilis congénitale chez un foetus (Meffray *et al.* 2019a). De plus, ces données pourraient être mises en relation avec les variations de l'âge auquel les hypoplasies linéaires se forment. En effet, la portion de stress vécus entre 6 mois et 3 ans est significativement plus importante au cimetière des Crottes : le stress y est alors souvent plus précoce. Bien que la chronologie des épisodes de stress diverge, un résultat similaire a déjà été présenté pour la Grande-Bretagne. Avec l'industrialisation, les périodes de stress à Christ Church, Spitalfields (Londres, XVIIe-XIXe siècle) sont plus précoces (dans les six premiers mois de la vie) en comparaison de sites médiévaux ou « post médiévaux » (Lewis 2002b). La discussion sur les enjeux historiques de l'industrialisation sera l'objet de la partie suivante (7.2).

7.1.6.2. Chez les adultes

La grande majorité des individus ayant atteint l'âge adulte a connu des épisodes de stress durant l'enfance, quel que soit le site pris en compte. À Marseille, les prévalences sont très stables selon la classe d'âge, ce qui indique que les épisodes de stress ont peu d'influence sur la mortalité. En revanche, à La Ciotat, la tendance décrit une baisse significative liée à l'âge dans la prévalence des hypoplasies : 60,9 %, puis 54,2 % des individus les plus âgés présentent ce type de stigmate. Pour cette série, les adultes ayant connu des épisodes de stress pendant leur enfance auraient moins de chance d'atteindre un âge avancé. Autrement dit, la plupart de ceux qui ont connu des périodes de stress pendant l'enfance, meurent avant d'atteindre un âge avancé, et ne figurent donc pas dans les classes d'âge précédentes. Les hypoplasies indiqueraient que le stress biologique a alors, pour cette collection, un effet sur la mortalité des adultes, à partir d'un certain âge.

Enfin, il faut noter que si les prévalences entretiennent une relation à l'âge spécifique selon la série étudiée, aucune relation à l'âge n'a été mise en évidence concernant le nombre d'épisodes de stress par individu au sein de chacune des séries.

7.1.6.3. Conclusion hypoplasies

L'ensemble de ces résultats montrerait qu'au cimetière des Crottes, les épisodes de stress sont plus fréquents, plus nombreux et plus précoces. Les enfants les plus jeunes seraient moins résistants à ces stress que ceux de La Ciotat. Néanmoins, une fois le cap des cinq ans franchi, le fait d'avoir survécu à ces évènements n'influe plus sur la mortalité. Par contre au cimetière Saint-Jacques, les enfants pourraient mieux survivre aux épisodes de stress, mais ces derniers ont moins de chance d'atteindre un âge avancé. Les hypoplasies indiqueraient à la fois des changements de l'environnement sanitaire général et une résistance à ces épisodes qui diffèrent d'un site à l'autre en fonction de l'âge. On constaterait alors une dégradation des conditions sanitaires pendant la période industrielle qui jouerait particulièrement sur la mortalité des enfants. Cela tend à monter l'hétérogénéité de la réponse au stress en fonction de l'âge et du site étudié. À La Ciotat, il existe, en outre, une plus forte diversité dans les prévalences par âge, alors qu'elles semblent plus stables à Marseille. Ces variations pourraient peut-être provenir d'un temps d'utilisation plus long pour le cimetière Saint-Jacques : 250 ans, contre 121 pour le cimetière des Crottes.

Finalement, les résultats issus de l'étude des hypoplasies de l'émail dentaire semblent suggérer qu'il existe une sélection des vivants plus rapide et plus précoce au cimetière des Crottes. Par contre, au cimetière Saint-Jacques, la survie aux épisodes de stress de l'enfance ne garantit guère une immunité plus durable. La complexité rencontrée dans l'interprétation de ces résultats qui parfois apparaissent divergents selon la relation à l'âge prouve que les hypoplasies constituent un excellent révélateur des difficultés rencontrées en paléopathologie et principalement dans les tentatives de reconstituer l'état sanitaire (2.4.2.2).

Pour résumer, les résultats principaux mettent en exergue une augmentation des périodes de stress perçue grâce à l'augmentation de la fréquence et de la prévalence des hypoplasies entre les deux sites, mais également du nombre d'épisodes de stress vécus par individu. De plus, les stress sont plus précoces avec le temps (chronologie des hypoplasies), et la survie des enfants à ces épisodes de stress semble moins garantie au XIXe siècle (différence de prévalence entre les sites chez les 1-4 ans).

7.1.7. Les marqueurs de stress osseux : Paradoxes des sites

L'analyse des marqueurs de stress osseux et des maladies métaboliques nous offre une image bien plus contrastée et à première vue, presque paradoxale par rapport à celle perçue au travers de l'étude des hypoplasies. Malgré la récurrence des hypoplasies de l'émail dentaire dans chacune des populations, très peu de marqueurs de stress carentiel osseux ont été mis en évidence. De plus, si l'étude des hypoplasies a montré certaines différences entre les séries, la plupart des marqueurs indiquent des résultats identiques entre les échantillons.

7.1.7.1. Hyperostose poreuse du crâne

Très peu de cas d'hyperostose poreuse du crâne ont été repérés dans les séries à l'étude. L'expression de ces lésions apparaît très homogène, il s'agit en majorité de porosités fines et relativement peu denses, observées presque exclusivement au niveau des os pariétaux. L'atteinte préférentielle de ce type se retrouve dans les publications traitant de ce marqueur particulier (Stuart-Macadam 1985 ; 1989).

Les prévalences sont tout à fait similaires entre les deux sites et particulièrement faibles. Si ces porosités sont le signe d'anémie, leur paucité pourrait provenir d'un éventuel effet de l'âge auquel est vécue l'anémie. En effet, les lésions poreuses liées à l'anémie se développent uniquement dans les zones de moelle hématopoïétiques (rouge) avant ou pendant leur conversion en moelle jaune, inerte. Ce processus de transformation de la moelle suit une tendance générale au travers des différentes zones du squelette et dépend de l'âge de l'individu (Brickley 2018). L'occipital et les pariétaux apparaissent comme le dernier élément du crâne à connaître ce processus de conversion (Brickley 2018). De plus, des études cliniques ont montré que, puisque l'os de la voute est plus épais, le niveau d'expansion de la moelle nécessaire à la perforation de la voute crânienne doit être bien plus fort que celui requis pour la perforation du plafond orbitaire. Les porosités de la voute pourraient traduire uniquement les cas anémiques les plus sévères et les plus prolongés, les phases précoces s'inscriraient davantage au niveau des plafonds orbitaires (Stuart-Macadam 1989 ; Brickley 2018).

En considérant les transformations dans la localisation des sièges d'hématopoïèse, les cas d'hyperostose poreuse du crâne traduiraient uniquement des anémies vécues pendant l'enfance. En effet, à l'âge adulte, la production de globules rouges se déroule principalement au niveau des os spongieux tels que les vertèbres ou encore le sternum (Walker *et al.* 2009 ; Brickley 2018). De plus, les anémies acquises après l'enfance n'affecteraient pas l'os en raison d'un espace médullaire disponible accru. L'extension de la moelle ne serait, alors, jamais assez étendue pour atteindre la corticale (Stuart-Macadam 1985).

Bien que nos analyses en fonction de l'âge des individus soient compromises par le faible nombre de cas repérés, nos données concordent peu avec une telle configuration. Ce marqueur entretient une relation à l'âge très particulière, qui suit une même tendance au sein des deux séries : ce sont presque exclusivement les adultes qui sont atteints. Afin d'expliquer cette tendance spécifique, il faut d'abord envisager le fait que la présence de porosités d'origine pathologique a pu s'avérer difficile à déceler chez les enfants, en raison de l'aspect général poreux de l'os immature et d'un périoste très réactif en période de croissance. Ensuite, les cas identifiés pourraient représenter des séquelles à l'âge adulte d'une anémie vécue pendant l'enfance (Stuart-Macadam 1985). La prévalence nulle ou faible chez les enfants pourrait, enfin, indiquer que les sujets anémiques meurent rapidement, avant de développer des signes osseux au niveau de la voute (Wood *et al.* 1992). Cependant, ces deux dernières explications s'accordent difficilement avec le fait que les anémies qui s'expriment sur les os de la voute crânienne seraient les plus sévères. En effet, dans ce cas, pourquoi est-ce que les individus qui arborent ces porosités sont les seuls individus anémiques à parvenir à l'âge adulte ? Cela pourrait montrer l'aspect chronique du stress vécu depuis l'enfance. Cependant, il faudrait une rétention considérable de la moelle rouge dans les os du crâne (donc que celle-ci ne se convertisse jamais en moelle jaune) en raison d'une anémie sévère et persistante pour provoquer des lésions non remodelées chez les personnes âgées de 30 ans et plus (Riverra et Lahr 2017).

Finalement, l'hyperostose poreuse du crâne, ou du moins la présence de microporosités sur la voute crânienne comme indicateur d'anémie est aujourd'hui largement remise en question. Tout d'abord, la présence de porosité doit être associée à une hyperplasie de la moelle osseuse. Or, ce paramètre n'a jamais été vérifié dans notre échantillon. Dans les phases précoces d'anémie, l'expansion du diploé peut ne pas être apparente à l'échelle macroscopique, ce qui requiert alors des analyses plus poussées, en histologie ou par imagerie médicale (tomodensitométrie, radiographie). Ensuite, il est peu probable que les anémies produisent des lésions poreuses du crâne (Riverra et Lahr 2017). Ces dernières peuvent être associées à de nombreux autres phénomènes pathologiques (Ortner 2003 ; Brickley 2018) ou pourraient même résulter de variations de l'apparence normale du crâne (Roberts et Manchester 2005).

7.1.7.2. Cribra orbitalia

Les *cribra orbitalia* atteignent particulièrement les enfants et dans des proportions similaires au sein des deux échantillons : entre 14 et 19 % des enfants, contre 3,5 et moins de 1 % pour les adultes. Ce déséquilibre observé entre les sujets adultes et immatures s'expliquerait par le fait que les anémies marquent l'os principalement pendant l'enfance (Stuart-Macadam 1985 ; Walker *et al.* 2009 ; Brickley 2018). Cependant, le faible nombre de cas empêche une analyse plus fine par classe d'âge. Nous avons toutefois observé des tendances inverses dans les deux sites étudiés (mais non significative). Il apparaît qu'au cimetière Saint-Jacques, les enfants décédés après 5 ans sont préférentiellement atteints, tandis qu'au cimetière des Crottes, les *cribra orbitalia* se sont principalement développées chez les enfants décédés avant 5 ans (Figure 7.2). Malgré cela, les résultats tendent à montrer que ces lésions se forment pendant l'enfance et rendent compte de périodes de stress biologique pendant les premières années de la vie. De plus, on peut également envisager une moindre survie des enfants atteints, au vu de la rareté de ces lésions chez les adultes. Toutefois, il est aussi possible que ces lésions soient totalement oblitérées à l'âge adulte après guérison. Enfin, il faut noter que, face au faible nombre de cas repérés dans chacune de nos séries, l'aspect actif ou cicatrisé de la lésion n'a pas été enregistré, ce qui pourrait faire l'objet d'une future étude.

7.1.7.3. Scorbut

Concernant les carences spécifiques en vitamine C, moins de 5 % de cas de scorbut ont été enregistrés dans chaque site. Peu de cas ont été reconnus, indiquant peut-être une amélioration de l'état immunitaire tout au long de la période moderne et contemporaine. Ce sont exclusivement les enfants qui souffrent de ce type de carence. Ainsi, le développement de cette pathologie, bien que rarement présente, jouerait sur la mortalité : tous les individus atteints sont morts pendant l'enfance et la plupart avant même de dépasser le cap des cinq ans (Figure 7.2). À l'inverse du rachitisme, si la carence se prolonge sur une trop longue période, le scorbut s'avère fatal, en plus d'affaiblir l'organisme et de favoriser le développement d'autres pathologies (Brickley et Ives 2008).

7.1.7.3.1. Chez les enfants

En clinique, les symptômes les plus précoces se manifestent entre 6 mois et 1 an (Barlow 1894 cité par Brickley et Ives 2008 : 45 ; Follis *et al.* 1950). Les manifestations sur le squelette reposent principalement sur les hémorragies consécutives aux malformations des vaisseaux sanguins (Ortner et Ericksen 1997 ; Ortner *et al.* 1999 ; 2001 ; Brickley et Ives 2006 ; Snoody 2017 ; 2018). En conséquence, il est plus probable que ces défauts se développent lors de la croissance rapide qui caractérise la petite enfance : ces lésions osseuses s'observent alors davantage chez les enfants les plus jeunes (Ortner *et al.* 1997 ; 1999 ; 2001 ; Brickley et Ives 2006 ; Snoody 2017 ; 2018). Ils sont alors particulièrement sensibles aux hémorragies et à la réponse inflammatoire qui se développe en conséquence (Ortner et Ericksen 1997). En considérant uniquement les enfants, les prévalences dans chaque site sont très fortes et atteignent 13 et 20 %. À l'image des résultats présentés par les hypoplasies, l'analyse du scorbut rend compte, dans les deux sites, de la prépondérance des stress d'origine carentielle pendant l'enfance.

Bien que les symptômes cliniques se développent généralement à partir de 6 mois (Barlow 1894 cité par Brickley et Ives 2008 : 45 ; Follis *et al.* 1950), ils peuvent se manifester rapidement après une carence complète en vitamine C : entre un et trois mois (Pimentel 2003). Les cas très précoces sont rares (Ortner 2003), mais ont déjà été rapportés et identifiés en tant que « scorbut congénital » (Jackson et Parks 1935 ; Hirsch *et al.* 1976). Le cas rapporté par Jackson et Parks (1935) est survenu dès la naissance après un épisode de sévère malnutrition chez la mère pendant les derniers mois de la grossesse.

Dans les populations du passé, les études paléopathologiques rendent également compte d'atteintes plutôt précoces. Bien que les premières études d'Ortner et ses collaborateurs identifient des cas chez des enfants âgés entre 2 et 12 ans (Ortner et Ericksen 1997), les publications postérieures montrent la possibilité de retrouver des atteintes évocatrices du scorbut chez des sujets bien plus jeunes : à partir de la naissance (Ortner *et al.* 1999 ; 2001). Geber et Murphy en 2012 rapportent des atteintes probables chez des enfants âgés de moins d'un mois. Plus largement, en Europe, les études passées en revue par Mays (2003) font état de scorbut chez des enfants à partir de la naissance. En outre, il faut compter quelques cas possibles chez des individus périnataux provenant de périodes et régions variées : en Roumanie aux XVIIe-XVIIIe siècles (Osterholtz *et al.* 2014), à la période romaine en Angleterre (Lewis 2010), dans des populations préhistoriques (3600-3200 BP) au Chili (Snoddy *et al.* 2017), dans le sud de l'Asie au second millénaire avant notre ère (Robbins Schug et Blevins 2016) et dans les îles pacifiques (Buckley *et al.* 2014)

Au sein des deux séries confrontées, cinq cas possibles de scorbut ont été recensés chez des fœtus âgés entre 29 et 37 semaines d'aménorrhées : deux au cimetière Saint-Jacques (SP258 et SP478) et trois au cimetière des Crottes (SP289, SP456 et SP332). Ces cas pourraient alors être le signe de carences sévères chez les mères encore enceintes et transmises au fœtus en cours de leur développement in utero (Ortner 2003). De plus, les femmes pendant la grossesse et la lactation présentent un risque plus élevé de développer le scorbut, du fait d'un besoin accru en vitamine C (Hirschmann et Raug 1999, cité par Snoddy *et al.* 2017). Le pattern des lésions suit celui décrit notamment par Ortner et ses collaborateurs (1997 ; 1999 ; 2001) au niveau du crâne et des os longs. Toutefois, le diagnostic différentiel pour ces porosités, parfois accompagnées de remodelage osseux, inclut des maladies de type infectieux (Ortner 2003 ; Brickey et Ives 2006 ; Lewis 2018). De plus, les cas proposés se distinguent souvent par l'aspect diffus de ces lésions poreuses. Selon Ortner et Ericksen (1997), les porosités associées aux hémorragies se différencient de celles provoquées par les pathologies infectieuses, par leur localisation spécifique. Mais il devient difficile, voire impossible, de distinguer les lésions infectieuses des atteintes scorbutiques si elles s'étendent trop ou se chevauchent. Dans les cinq cas de notre étude, le caractère congénital des lésions qui se développent largement sur des individus particulièrement jeunes (donc probablement in utero) interroge. Les trois sujets périnataux issus du cimetière des Crottes ont été analysés en microbiologie (Meffray *et al.* 2019a). Les résultats des PCR entreprises indiquent que l'un des sujets, SP332, répond de manière positive à *Treponema pallidum*, responsable de la syphilis, dans ces circonstances, congénitale. De plus, syphilis et scorbut ont, par le passé, souvent été confondus dans les diagnostics (Jackson et Parks 1935 ; Ortner 2003) et elles peuvent bien sûr être cooccurrentes. Ainsi, les porosités anormales observées sur ces cinq individus indiquent-elles des carences précoces et/ou des infections précoces ? Ces deux hypothèses ne sont clairement pas exclusives, d'autant que les déficiences en micronutriments occurrent rarement seules. À ce titre, il faut également souligner le fait que le scorbut et le rachitisme entretiennent une forte relation de cooccurrence et partagent des critères diagnostiques communs (Brikcley et Ives 2008 ; Schattmann 2014 ; Snoddy *et al.* 2018). De plus, le diagnostic paléopathologique chez des individus aussi jeunes s'avère complexe (Lewis 2018). D'autres types d'analyses s'avèrent nécessaires afin de mieux comprendre l'interaction entre phénomènes infectieux et carentiels, notamment par une approche biomoléculaire. Il apparaît alors intéressant d'appliquer, de manière systématique à tous les jeunes enfants de l'échantillon, le protocole développé par Meffray (*et al.* 2019b) basé sur des analyses par PCR ciblées. Une telle démarche permettrait d'avoir une meilleure compréhension de l'impact des infections qui s'applique de manière précoce chez ces individus. Elle permettrait également de mieux distinguer les lésions associées à des infections spécifiques de celles qui indiqueraient potentiellement des carences.

7.1.7.3.2. Chez les adultes

Enfin, aucun cas de scorbut n'a été mis en évidence chez les adultes et plusieurs hypothèses peuvent être avancées. Tout d'abord, comme nous l'avons déjà évoqué, il faut envisager le décès prématuré des individus qui développent le scorbut pendant l'enfance, lors de carence prolongée. Ensuite, les symptômes du scorbut peuvent être guéris en 48 heures, dès lors que la vitamine C est de nouveau introduite dans l'alimentation. Les lésions peuvent alors être rapidement oblitérées. On peut donc considérer une cicatrisation complète des signes liés au scorbut pendant l'enfance qui ne laissent, de ce fait, aucune séquelle à l'âge adulte. Rappelons également que l'os immature, en croissance, est très actif et donc potentiellement plus réactif que celui des individus matures (3.3).

En outre, peu d'études paléopathologiques ont développé l'aspect méthodologique du scorbut chez les individus adultes. En effet, la majorité des analyses proposées se concentrent quasi exclusivement sur les individus immatures (Ortner et Ericksen 1997 ; Ortner *et al.* 1999 ; 2001 ; Brickley et Ives 2006 ; Brickley et Ives 2008 ; Snoddy *et al.* 2018). Peu de publications s'articulent autour des adultes ou leur accordent une place importante (Crist et Sorg 2014 ; van der Merwe *et al.* 2009 ; Maat 2004 ; Geber et Murphy 2012). Deux de ces études tiennent compte de critères diagnostiques que nous n'avons pas inclus dans notre méthode. Van der Merwe et ses collaborateurs (2009) insistent sur l'identification d'hématomes ossifiés, d'appositions périostées liées à des saignements et de la maladie parodontale. Pour Maat (2004), les cas de scorbut sont systématiquement recherchés au travers de signes d'hémarthrose et d'hématomes sous-périostés. Ainsi, pour cette partie de la population, il faudrait envisager d'enrichir nos critères diagnostiques macroscopiques, mais également de s'appuyer sur d'autres supports tels que la radiographie ou l'histologie, principalement au travers de l'identification d'une ostéopénie généralisée (Brickley et Ives 2008). Malheureusement, même avec ces outils, les signes liés au scorbut chez l'adulte s'avèrent peu spécifiques à ce type de carence : la baisse de la densité osseuse étant associée à un grand nombre de maladies ou syndromes. Ils s'avèrent bien plus performants pour les individus immatures. De ce fait, il n'existe aucun cas publié chez les adultes, qui s'intéresse à ces outils diagnostiques (Brickley et Ives 2008).

Cependant, le scorbut chez des individus matures a pu être mis en évidence par des critères plus « classiques » liés aux porosités anormales au niveau du crâne et des os longs (Geber et Murphy 2012 ; Crist et Sorg 2014). Ainsi, pour les populations inhumées au cimetière Saint-Jacques et au cimetière des Crottes, les carences en vitamine C pourraient être chez les adultes inexistantes ou pas assez sévères pour provoquer des séquelles osseuses. De plus, dans les articles précédemment cités, les populations à l'étude ont vécu dans des conditions « extrêmes », ce qui rend particulièrement pertinente la recherche du scorbut. En effet, il s'agit de marins issus de l'expédition de Samuel de Champlain entre 1604-1605 en Nouvelle-France, de mineurs œuvrant dans une région particulièrement isolée d'Afrique du Sud au XIXe siècle (van der Merwe *et al.* 2009), des baleiniers hollandais des XVIIe-XVIIIe siècles (Maat 2004) et de travailleurs pauvres lors de la Grande Famine irlandaise de la moitié du XIXe siècle (Geber et Murphy 2012). Deux de ces articles concernent particulièrement des individus qui voyagent en mer fréquemment ou sur une longue durée. Le scorbut a en effet une longue histoire liée aux voyages en mer, qui a longtemps cristallisé la perception populaire de cette maladie (Brickley et Ives 2008). Or, La Ciotat et Marseille construisent leur développement économique sur le commerce maritime. Mais au XVIIe siècle à La Ciotat, ce dernier s'étend principalement à l'échelle méditerranéenne (Caravane dans le Levant), donc sur une distance réduite, malgré des échanges avec les colonies françaises dans les Antilles (Reboul 1934 ; Deidier et Susini 1957). De plus, le mode de navigation s'apparente à du cabotage avec de nombreuses escales permettant certainement un réapprovisionnement régulier en produit frais. À Marseille au XIXe siècle, on assiste à l'expansion d'un commerce maritime à l'échelle internationale. Toutefois, l'utilisation de l'énergie à vapeur sur les bateaux (Daumalin et Raveux 2001) pourrait peut-être réduire les temps de trajet. De plus, la plupart des habitants de Marseille qui œuvrent au port concernent des activités de manutention, qui comprennent le chargement et le déchargement des navires (importance de la corporation des portefaix ; Gaillard 1981). Plus spécifiquement dans le quartier des Crottes, la population vit d'abord principalement des activités agricoles et de petite domesticité. Au milieu du XIXe siècle, les archives du cimetière font peu mention de marins, bien que 7 % uniquement des métiers soient renseignés pour la période (Sion 2017).

7.1.7.3.3. Conclusion scorbut

Les résultats de l'étude du scorbut montrent alors des carences d'origine alimentaires ou infectieuses récurrentes, en particulier pendant l'enfance. De plus, les critères de diagnostic sont plus susceptibles de se développer pendant l'enfance, ce qui pourrait sous-évaluer les cas chez les adultes. Cependant, aucun des sites étudiés ne se spécifie par des atteintes plus fréquentes.

En revanche, l'analyse des carences spécifiques en vitamine D a permis la mise en évidence de modifications de l'état sanitaire entre Ancien Régime et révolution industrielle, à l'échelle de nos séries. Les carences en vitamine D se manifestent au travers de deux maladies qui se distinguent en fonction de l'âge auquel elle survient : l'ostéomalacie et le rachitisme (3.3.2.1).

7.1.7.4. Ostéomalacie

Concernant l'ostéomalacie, aucun cas n'a été détecté dans les séries étudiées. Cette absence complète pourrait faire écho au faible nombre de cas positif pour le rachitisme (7.1.7.5) et indiqueraient, à l'âge adulte, des apports suffisants en vitamine D. Pourtant, ce résultat ne peut être interprété comme une absence de carences sévères subies à l'âge adulte. En effet, la méthode d'identification de l'ostéomalacie pose de nombreux problèmes. Malgré une recrudescence des diagnostics de cette maladie, très peu de cas sont publiés (Mays et Brickley 2018). De plus, ils proviennent en majorité de collections de référence ou de collections pour lesquelles la conservation osseuse s'avère optimale (Brickley *et al.* 2005). Enfin, le renouveau des études de l'ostéomalacie s'appuie de manière quasi systématique sur des outils radiographiques et histologiques pour aider au diagnostic (Jennings *et al.* 2018 ; van der Merwe *et al.* 2018). Finalement, les critères diagnostiques osseux sont mal connus, en particulier pour les stades débutants de la maladie. Ces critères sont multifactoriels (notamment les micro-fractures costales) et s'observent en particulier sur des segments osseux fragiles et sujets aux altérations taphonomiques (scapulas, os coxaux, côtes, vertèbres ; 3.3.2.1.2).

7.1.7.5. Rachitisme

Parallèlement aux difficultés qui s'appliquent à l'identification de l'ostéomalacie, s'ajoutent celles inhérentes à l'identification des carences survenues pendant l'enfance. En effet, si les critères de diagnostics sont bien mieux posés et plus facilement reconnaissables pour le rachitisme (3.3.2.1.1), ces lésions osseuses concernent l'extrême fin d'un processus d'une déficience sévère ou de longue durée (Snoddy *et al.* 2016). Les carences plus courtes ou les simples insuffisances en vitamine D peuvent ne laisser aucune trace osseuse (Snoddy *et al.* 2016). De même, si elles s'avèrent sévères, mais saisonnières par exemple, elles n'auront pas le temps de laisser des stigmates osseux (Snoddy *et al.* 2016). Si le rachitisme n'est pas une maladie mortelle, *per se*, une forte comorbidité accompagne les simples insuffisances en vitamine D, avant même qu'elles n'évoluent en véritable carence et donc en rachitisme (Brickley et Ives 2008 ; Snoddy *et al.* 2016 ; Ives 2018).

Il devient alors difficile d'estimer la prévalence réelle des carences en vitamine D à partir d'un assemblage ostéoarchéologique. De plus, en cas de survie, le remodelage osseux peut masquer les lésions qui surviennent pendant l'enfance, menant à une inévitable sous-estimation des cas de rachitisme. Enfin, à partir du matériel osseux, il est impossible de diagnostiquer une simple insuffisance en vitamine D. Comme pour le scorbut, la notion de chronicité de l'atteinte doit être évoquée : seules les atteintes chroniques sont à même de produire des réactions osseuses durables et identifiables sur le squelette.

Les résultats obtenus dans notre étude font état de prévalences similaires entre les deux séries analysées avec des tendances analogues : les individus décédés pendant l'enfance sont plus fréquemment atteints de rachitisme. Ainsi, peu d'enfants semblent survivre lorsqu'ils ont connu une carence en vitamine D, d'autant qu'il existe une très forte comorbidité associée à ces insuffisances ou carences (Ortner 2003 ; Brickley et Ives 2008 ; Snoddy *et al.* 2016). On peut également envisager un remodelage osseux important. Celui-ci aurait tendance à effacer les courbures mécaniques des os longs (Ortner et Mays 1998), d'autant qu'elles sont très rares chez les enfants des échantillons à l'étude, que la maladie soit guérie ou encore active au moment de la mort. De plus, les déformations des métaphyses, bien plus fréquemment observées dans les séries de La Ciotat et Marseille, ont tendance à disparaître au cours de la vie (Mays *et al.* 2006).

Dans ces séries, les atteintes concernent en grande majorité des enfants de moins de cinq ans. Les études cliniques ont montré que les séquelles osseuses se développent rarement avant 4 mois ou après 4 ans (Ortner 2003) ; généralement, les manifestations osseuses se développent entre 8 et 24 mois (Oppenheimer et Snodgrass 1980 ; Elder and Bishop 2014 cités par Snoddy *et al.* 2016). Parallèlement, les cas paléopathologiques montrent souvent des atteintes préférentielles des enfants les plus jeunes, à l'image de notre étude :

- entre 3 et 18 mois pour Ortner et Mays (1998),
- entre 3 mois et 4 ans et demi pour Mays *et al.* (2006),
- entre 1 mois et 3 ans pour Veselka *et al.* (2015),
- entre 6 mois et 6 ans pour Watts et Valme (2018),
- à partir de 1-3 mois pour Brickley *et al.* 2018.

Si ces analyses font état de cas précoces (1-3 mois), aucun n'a été répertorié chez des périnataux. Or, pour la série des Crottes, nous avons mis en évidence un cas éventuel chez un fœtus âgé d'environ 37 semaines d'aménorrhées (+-3,33 SA) : SP289. Il est intéressant de constater que ce même individu présente également des lésions qui s'apparentent à celles du scorbut (Schattmann 2014). À ce propos, la littérature clinique et paléopathologique montre que les manifestations osseuses du rachitisme peuvent se développer chez les nouveau-nés en cas de carence pendant la grossesse (Lewis 2007 ; Oppenheimer et Snodgrass 1980 ; Elder et Bishop 2014 cités par Snoddy *et al.* 2016 ; Paterson et Ayoub 2015 ; Estrade *et al.* 2017 ; Lockau et Atkinson 2018) : cela reflète alors un stress métabolique vécu par la mère et transmis au fœtus. Si le rachitisme est rarement retenu dans les diagnostics concernant les très jeunes immatures, d'autres cas ont été récemment découverts pour la période « post médiévale » en Angleterre. Deux cas ont été mis en évidence à New Bunhill Fields, Southwark dans la région de Londres (Miles et Connell, 2012). Les sujets sont âgés de 38 et 39 semaines d'aménorrhées et présentent un évasement des métaphyses, accompagnées de zones de porosités. Dans l'un des cas, les auteurs ont constaté le gonflement des extrémités sternales des côtes et une bascule médiale des extrémités distales des tibias (Miles et Connell 2012). Ces critères de diagnostics rappellent fortement ceux que nous avons observés chez les fœtus dans nos échantillons. Notons également dans ces cas anglais, comme dans les nôtres, l'absence de déformation des diaphyses. Ainsi, ce travail mené sur les contextes datés de la période moderne et surtout contemporaine permet d'apporter plus d'informations sur cette portion particulière de la population. Il faut également souligner que la syphilis congénitale, dont au moins un cas est attesté aux Crottes (Meffray *et al.* 2019a), est susceptible d'entraîner des déformations au niveau des os longs qui pourraient s'apparenter à des séquelles de rachitisme (Brickley et Ives 2008 ; Waldron 2009). Toutefois, ces déformations concerneraient en particulier des courbures, absentes dans le cas du fœtus SP289.

Enfin, les lésions osseuses peuvent également se développer à l'adolescence, qui se caractérise par une période de croissance rapide (Ortner 2003 ; Brickley et Ives 2008 ; Snoddy *et al.* 2016). Ainsi, toujours au cimetière des Crottes, nous avons diagnostiqué un cas de rachitisme chez un enfant âgé entre 10 et 14 ans, bien qu'il ne souffrait plus de cette la maladie au moment de la mort.

Parallèlement à ces tendances *a priori* analogues entre les séries, les critères de diagnostic semblent s'accorder. Les cas présentés dans chacun des sites se caractérisent par une absence complète de déformation des branches montantes de la mandibule. Ces dernières se développeraient en conséquence des mouvements induits par la mastication (Ortner et Mays 1998). Ces atteintes sont alors observables uniquement si l'activité masticatrice est déjà engagée. Leur absence pourrait indiquer que les enfants atteints ne sont pas encore sevrés (ce qui semble cohérent avec le jeune âge des enfants atteints, en particulier à LC HOP), ou nourris avec une nourriture généralement molle et peut-être bien raffinée (Ortner et Mays 1998). À propos de la qualité des aliments, il faut noter que l'usure dentaire est très limitée dans les deux sites, ce qui sous-entend une nourriture peu abrasive, donc peut-être molle et facile à mâcher.

Les déformations mécaniques des diaphyses des os longs sont plus fréquemment observées au niveau des membres inférieurs, en comparaison des membres supérieurs. Ces résultats s'accordent alors avec la plupart des autres études traitant du rachitisme (Ortner et Mays 1998 ; Mays *et al.* 2006 ; Veselka *et al.* (2015 ; Brickley *et al.* 2018). Cette différence serait due à l'âge auquel la maladie se développe en relation principalement avec l'âge de l'acquisition de la marche ou de la station debout. Avant la marche, les courbures mécaniques toucheraient alors plus volontiers les membres supérieurs, lors des déplacements à quatre pattes. Les enfants atteints à La Ciotat et à Marseille auraient commencé à marcher ou se tenir debout au moment de la carence.

Toutefois, les déformations mécaniques sur les membres inférieurs sont particulièrement rares dans nos deux échantillons (un cas à LC HOP et deux cas à MPC). Ces dernières ne peuvent se former que chez les enfants actifs et mobiles, avec un certain tonus musculaire (Brickley et Ives 2008). Les cas présentés dans cette étude concerneraient-ils principalement des enfants peu actifs, voire alités ? En effet, nous avons déjà évoqué l'importance de la comorbidité des insuffisances en vitamine D (Snoody *et al.* 2006). Une hypothèse alternative peut également être évoquée et ne contredit pas forcément la première. Les cas référencés dans nos échantillons traduiraient peut-être des stades débutants avant guérison complète ou mort de l'individu. En effet, le rachitisme a plutôt été identifié par l'intermédiaire de déformations au niveau des métaphyses, qui constituent un stade initial de la maladie (Brickley et Ives 2008). L'évasement des métaphyses résulte à la fois de l'élargissement des plaques de croissances et de forces mécaniques appliquées sur l'os. Cette dernière cause est aussi évoquée pour le « *cupping* » des métaphyses (Mays *et al.* 2006). Enfin, la bascule médiale des épiphyses distales des tibias a déjà été observée chez des individus très jeunes, et peut survenir en l'absence de courbure de la partie distale de l'os, ce qui pourrait indiquer des pressions musculaires asymétriques sur la plaque de croissance déjà affaiblie/assouplie (Mays *et al.* 2006). L'absence des critères diagnostiques « classiques » que sont les déformations/courbures des os longs pourrait également provenir de la composition par âge particulière de nos échantillons, où près de 25 % des sujets immatures observables pour le rachitisme sont âgés de moins de 1 an. Cette particularité justifie également la recherche de cette maladie sur les individus les plus jeunes. En effet, nous avons compté huit fœtus pour La Ciotat et 15 pour Marseille. Enfin, le scorbut et le rachitisme partagent un certain nombre de critères diagnostiques et nous avons parfois choisi d'en imputer certains, préférentiellement à une maladie en particulier. Il ne faut pas exclure la présence d'un syndrome carentiel généralisé, qui s'exprime chez les tous petits, potentiellement au travers de critères aspécifiques.

Malgré des résultats comparables entre les deux échantillons, quelques distinctions émergent et s'expriment au travers de trois caractéristiques : dans les prévalences chez les adultes, en tenant compte de l'état actif ou guéri du rachitisme, mais également dans la distribution par âge chez les enfants.

Tout d'abord, au cimetière des Crottes, on compte significativement plus d'adultes présentant les signes d'un rachitisme résiduel. De plus, chez les enfants, les prévalences sont stables entre les individus décédés avant cinq ans et ceux ayant franchi la classe des 1-4 ans (Figure 7.2). À l'inverse, au cimetière Saint-Jacques, on compte un seul adulte présentant des signes résiduels d'une carence survenue pendant l'enfance. Les cas de rachitisme ont été observés presque exclusivement chez des enfants décédés avant 5 ans (Figure 7.2). Enfin, la proportion de cas actifs est plus forte au sein de cette population en comparaison de celle du cimetière des Crottes.

L'ensemble de ces résultats tend à montrer des prévalences relativement faibles, quel que soit le site pris en compte. En effet, seuls 12 cas ont été détectés dans chaque site, même en considérant les cas potentiels chez de très jeunes immatures. Ce faible effectif a compliqué nos analyses, notamment en considérant la distribution par âge ou l'état de la maladie. En s'appuyant sur les enfants uniquement, les prévalences augmentent et montrent, encore une fois, la récurrence des carences vécues pendant l'enfance (autour de 10 % d'individus immatures atteints). Cependant, ces carences pourraient rester à un stade débutant, sans évoluer vers des déformations mécaniques très marquées sur les os longs. Au vu de ces résultats, les carences en vitamine D semblent fréquentes, mais peut-être pas suffisamment sévères ou longues pour marquer les os de manière frappante ou durable. Enfin, ces données montrent également une moindre résistance des individus atteints de rachitisme à La Ciotat.

Enfin, si la conservation osseuse constitue un critère déterminant à l'établissement du diagnostic du rachitisme, il est clair que la distribution par âge des individus joue également pour beaucoup. La présence de très jeunes immatures (sujets périnataux) dans nos séries a été bénéfique, puisqu'elle a permis l'identification de cas très précoces, encore rares au sein des études bioarchéologiques. Toutefois, l'étude du rachitisme aurait gagné en pertinence si nos échantillons comptaient plus d'individus immatures, en particulier ceux âgés de moins de cinq ans. En effet, les données cliniques ou paléopathologiques s'accordent sur le fait que les cas de rachitisme sont plus fréquemment rapportés durant la petite enfance, majoritairement entre trois et 24 mois (Brickley et Ives 2008 ; Snoddy *et al.* 2016). Par ailleurs, les lésions causées par le rachitisme, actif ou guéri, sont plus marquées chez les immatures, avant que le remodelage osseux puisse oblitérer les stigmates les plus sévères.

À l'avenir, les travaux sur cette maladie pourraient davantage s'orienter vers des contextes particuliers tels que les cimetières d'hôpitaux de la période moderne en France récemment fouillés (ex. : cimetière de l'Hôpital, rue du Pont des Tanneries à Dijon, cimetière de l'Hôtel Dieu à Lyon), ou les contextes qui ciblent une population particulière, soumise à des conditions de vie favorables au développement de cette maladie. À titre d'exemple, citons les individus qui œuvraient dans les maisons de travail en Irlande, lors de la Grande Famine (Geber 2015) ou les mendiants inhumés dans le cloître de la cathédrale d'El Burgo de Osma en Espagne (Garralda *et al.* 2002).

Pour terminer, l'ensemble des individus portant des lésions évocatrices du rachitisme (dont les sujets montrant des lésions isolées, mais dont l'état de conservation n'a pas permis l'établissement d'un diagnostic) pourrait à l'avenir faire l'objet d'analyses histologiques ou radiologiques. Dans ce travail, leur utilisation a été restreinte par des contraintes de temps et de moyen. Pourtant, il existe des critères clairs et régulièrement mis à jour qui aident à l'établissement du diagnostic (Mays *et al.* 2006 ; Brickley et Ives 2008 ; Watts et Valme 2018). Ajoutons que récemment, l'identification de cas de rachitisme à partir de radiographie dentaire a offert des résultats prometteurs (D'Ortenzio *et al.* 2018).

7.1.8. Synthèse générale

Nous résumons ici l'apport des différents marqueurs de l'état sanitaire à la compréhension des transformations liées à la révolution industrielle.

7.1.8.1. Analyse par type de dent ou os

Dans les analyses menées dans le cadre de cette étude, nous avons toujours pris soin de présenter les fréquences des indicateurs étudiés par type d'os ou de dent. Cette étape préalable au calcul des prévalences nous a permis, dans un premier temps, d'envisager différentes manières de pondérer cette prévalence en fonction de la conservation osseuse ou dentaire, mais également en fonction de la localisation préférentielle des atteintes (3.4.2). Dans un second temps, elle nous permet de mettre en évidence une éventuelle distribution spécifique aux périodes moderne et contemporaine ou, au contraire, de démontrer l'homogénéité de ces tendances au cours du temps. Malgré de fortes disparités mentionnées dans la littérature dans les fréquences entre diverses populations archéologiques en fonction du temps ou de l'espace, les résultats témoignent du caractère immuable de l'expression de certaines pathologies, avec des localisations très nettement préférentielles selon le type d'os ou de dent.

7.1.8.2. Caractérisation des populations modernes et contemporaines de La Ciotat et du quartier des Crottes à Marseille

Les populations à l'étude se caractérisent par des pathologies dentaires récurrentes, comme les caries, le tartre ou les pertes *ante mortem*. Il existe pour ces populations un lien évident entre les caries et les pertes *ante mortem* et entre les caries et les abcès. Ces derniers étant clairement perçus comme des conséquences directes des lésions carieuses. Les données s'accordent également sur une usure dentaire limitée, même si elle touche presque tous les individus. À propos de l'usure, il faut noter qu'elle constitue le seul paramètre qui a permis d'établir une différence entre hommes et femmes.

Nos résultats s'accordent sur la rareté relative des stress d'origine carentielle dans nos séries. On compte en effet très peu de marqueurs aspécifiques osseux ou de maladies métaboliques. En revanche, le taux élevé des hypoplasies de l'émail dentaire constitue une réelle caractéristique de nos échantillons, puisqu'elles touchent 67,2 % des individus du cimetière Saint-Jacques et 78,4 % des sujets inhumés au cimetière des Crottes.

La confrontation des deux séries a révélé davantage de similarités. Mis à part l'usure dentaire déjà évoquée, l'ensemble des indicateurs convergent vers une absence de différence selon le sexe, suggérant potentiellement des comportements similaires entre hommes et femmes. Les relations à l'âge montrent souvent des configurations communes aux deux sites. Certaines pathologies telles que les caries, le tartre, les pertes *ante mortem* ou la parodontose augmentent de manière significative avec l'âge. D'autres marqueurs ciblent une partie spécifique de la population : les plus jeunes, pour les *cribra orbitalia*, le scorbut ou encore le rachitisme. De plus, de nombreux marqueurs (caries, hypoplasies, scorbut, rachitisme, *cribra orbitalia* principalement) semblent indiquer une nette césure qui s'opère à partir de 5 ans.

Pourtant cette césure suggère parfois des tendances contradictoires selon les marqueurs ou selon le site considéré. Ainsi, les différences entre nos deux séries semblent, dans un premier temps, s'articuler autour d'un âge charnière, mais également autour d'une période chronologique clef. Dans un second temps, malgré une homogénéité apparente dans les prévalences, l'analyse fine et détaillée des marqueurs sélectionnés montre bien plus de diversités et semble mettre en évidence des changements subtils dans l'état sanitaire. Cela concerne principalement les caries, l'usure, les hypoplasies et le rachitisme.

L'interprétation des marqueurs de stress et maladies métaboliques apparaît compliquée, d'autant que ces derniers ne convergent pas vers une interprétation uniforme.

7.1.8.3. De la pertinence des marqueurs

Les données issues de l'étude des os semblent, à première vue, s'opposer à celles établies à partir des restes dentaires. En effet, nous avons constaté l'omniprésence des hypoplasies de l'émail dentaire et relativement peu de cas de marqueurs de stress osseux ou maladies métaboliques. En s'intéressant à l'âge au décès des individus, il apparaît que l'ensemble de ces résultats indiquent uniquement la récurrence des stress survenus pendant l'enfance. Le décalage dans les prévalences entre marqueurs osseux et dentaires pourrait provenir de plusieurs facteurs.

7.1.8.3.1. Stress et remodelage osseux

Dans un premier temps, il faut considérer le remodelage osseux. Celui-ci se développe tout au long de la vie et est susceptible d'oblitérer complètement les signes osseux de stress, après guérison. Les anémies ainsi que les carences en vitamine C et D laissent alors difficilement des séquelles osseuses durables. À l'inverse, la pertinence de l'étude des hypoplasies de l'émail dentaire réside dans le fait qu'elles ne subissent aucun remodelage. En effet, une fois le défaut formé, celui-ci s'imprime de manière pérenne sur la dent : il laisse alors une trace indélébile à l'âge adulte en cas de survie à l'épisode de stress.

7.1.8.3.2. Le caractère aspécifique des stress enregistrés

Dans un second temps, l'écart observé entre les différents indicateurs de l'état sanitaire pourrait dépendre du caractère aspécifique des stress enregistrés et des nombreuses étiologies répertoriées pour chaque marqueur (3.3). Ces marqueurs osseux et dentaires ne répondent peut-être pas aux mêmes types de stress.

En effet, ils pourraient se spécifier par l'aspect sévère ou grave des stress biologiques vécus au cours de la vie. À ce propos, les *cribra orbitalia*, le rachitisme et le scorbut ont été identifiés quasi exclusivement chez des sujets immatures. La relation à l'âge est alors très forte pour ces indicateurs. Ils pourraient entraîner la mort précoce des sujets qui les développent. Les enfants étant considérés alors comme les « non-survivants » de la classe d'âge à laquelle ils appartiennent (Wood *et al.* 1992 ; DeWitte et Stojanowski 2015). À l'inverse, la différence perçue entre adulte et immature concernant les hypoplasies est bien moindre. La relation est également inversée, avec plus d'atteintes chez les adultes. Ainsi, les épisodes de stress qui s'inscrivent sur les dents conduiraient moins au décès, une fois passé un certain seuil sur le plan de l'âge individuel. Cependant, cette explication ne reflète pas la complexité et la subtilité apparente des relations à l'âge que nous avons observées entre les différents sites et selon les marqueurs.

Les divergences dans les prévalences pourraient également exprimer une distinction entre des stress systémiques chroniques et des stress plus épisodiques. L'ensemble des périodes de stress, même les moins sévères ou les plus courtes sont susceptibles de s'inscrire sur les dents. En revanche, seuls les stress chroniques laissent des signes osseux et s'expriment au travers des *cribra orbitalia*, du scorbut et du rachitisme (3.3).

Enfin, il faut souligner un biais dans la conception même des indicateurs. En effet, les hypoplasies constituent un défaut de minéralisation de l'émail, pour lequel il existe un très large éventail de facteurs. Il s'agit du marqueur aspécifique par excellence. Par contre, les *cribra orbitalia* exprimeraient une anémie, bien qu'elles puissent être causées par de nombreux facteurs de stress. Le scorbut et le rachitisme sont des maladies, dont la cause est identifiée : il s'agit de carences spécifiques en vitamine C et D. Elles sont, d'autre part, diagnostiquées sur la base de divers critères de diagnostic (3.3).

Ainsi au XIXe siècle, l'apparition ou le développement de nouveaux types de stress (par exemple, l'essor du choléra en Europe ou de la syphilis) pourraient s'exprimer sur un même modèle lésionnel. Le caractère aspécifique des marqueurs choisis pourrait alors masquer ces phénomènes.

7.1.8.3.3. Des marqueurs incomparables ?

Au vu des résultats, il apparaît primordial de croiser de manière conjointe divers types de marqueurs. Chacun est susceptible d'exprimer des périodes de stress variées et vécues tout au long de la vie. Toutefois, la réflexion menée jusqu'à présent nous amène à reconsidérer cette confrontation des différents marqueurs de l'état sanitaire mis en regard dans cette étude. En effet, ces derniers peuvent se distinguer par l'expression de périodes de stress sévère ou bénin, chronique ou épisodique. Ils se différencient également par le fait qu'ils s'inscrivent de manière permanente, laissant ou non des séquelles à l'âge adulte. Ce dernier point pourrait alors justifier l'intérêt de considérer uniquement les sujets immatures dans les études épidémiologiques (Ribot et Roberts 1996 ; Lewis 2002a et b ; 2007 ; 2013 ; Newman et Gowland 2017 ; Gowland *et al.* 2018). En effet, les sujets adultes pourraient venir parasiter les résultats et les interprétations qui en découlent. Enfin, d'autres marqueurs, notamment métriques, pourraient à présent être envisagés afin de compléter cette étude : l'asymétrie fluctuante (Mopin 2019) ou encore l'inadéquation entre âge osseux et âge dentaire (Kacki 2016).

7.2. Les transformations de l'état sanitaire à la lumière du contexte historique

La révolution industrielle voit le passage d'une société majoritairement rurale, où les activités agricoles et artisanales dominent, à une société principalement urbaine et industrielle. Cette transition engendre de profondes mutations économiques, politiques et sociales. Sur les bords de la Méditerranée, elle serait plus tardive que dans le nord de l'Europe, mais plus brutale (Bertrand 2012). À Marseille, elle commencerait à partir des années 1830 (Daumalin et Raveux 2001) et les changements qu'elle engendre pourraient se répercuter dans plusieurs domaines autour desquels s'articule la notion de santé des populations : l'alimentation, les maladies infectieuses ou encore l'accès aux soins et l'hygiène.

7.2.1. Alimentation

L'alimentation revêt un grand intérêt dans la connaissance des populations passées. En effet, elle possède une forte influence sur l'état sanitaire, puisque la quantité, la qualité ou la variété des nutriments consommés doivent répondre aux besoins de l'organisme pour fonctionner en parfaite homéostasie.

7.2.1.1. Alimentation riche en glucides

À partir de la période moderne, on constate une immense dépendance des hommes vis-à-vis d'un seul type d'aliment : les céréales. Celles-ci sont consommées principalement sous forme de pain ou encore de bouillie et gruau. Elles peuvent représenter jusqu'à 80 voire 90 % de l'alimentation paysanne (Flandrin 1996b) et entre la moitié et plus des trois quarts de la part calorique de manière générale en France (Lachiver 1991 ; Morineau 1996). L'alimentation se caractérise alors par une abondance, voire une surabondance des glucides : le pain, ou plutôt la farine constitue l'aliment de base, la nourriture la plus commune (Lachiver 1991).

Cette prépondérance des céréales dans le régime alimentaire dépend de nouvelles stratégies de subsistance, liées à l'expansion démographique qui semble se mettre en place à l'échelle de l'Europe dès la période médiévale (Morineau 1996). Toutefois, ce processus est arrêté radicalement, notamment par les épidémies de peste de la fin du Moyen Âge. La croissance démographique est alors ralentie et ne reprend qu'à partir du XVIe puis du XVIIIe siècle et s'accélère drastiquement au XIXe siècle. Afin de supporter cette nouvelle expansion, bien qu'au départ relativement modeste à l'échelle de la France, on assiste au défrichement massif de nouvelles terres, ou même à l'assèchement de marais dans certaines régions pour transformer ces espaces en terre cultivable. La plus grande partie de l'agriculture se tourne alors vers la culture des céréales, stratégie alimentaire avantageuse, car elle fournit bien plus de calories qu'une terre de même superficie allouée à l'élevage, la chasse ou encore la cueillette (Flandrin 1996b). Cette extension des terres vouées aux céréales en France se répercute dans l'alimentation par un accroissement de la part des céréales dans le régime populaire (Flandrin 1996b).

Plus localement, l'arrière-pays ciotaden se place comme un grand producteur de blé, en quantité suffisante pour permettre leur commerce par l'intermédiaire de la Caravane du Levant (Reboul 1934). Au lendemain de la Révolution de 1789, les grains, en général, et le froment en particulier, représentent toujours la ressource principale en Provence (Aguelhon 1970).

Au XIXe siècle, cette tendance est toujours d'actualité : on atteint la consommation de céréale maximale en France dans le dernier quart du siècle, soit entre 1885 et 1894 (Flandrin 1996c). Si la structure de la ration alimentaire subit quelques changements jusqu'à la fin du XIXe siècle, la ration calorique augmente d'abord uniquement par le moyen des céréales ou autres féculents (Flandrin 1996a et c). Ainsi, les traditions alimentaires rurales perdurent jusqu'au XXe siècle, marquées par la frugalité et la monotonie des repas, basés sur les céréales et les pommes de terre et presque exclusivement végétariens (Teuteberg et Flandin 1996 ; Lejeune 2013). Le pain chez les ouvriers au XIXe en Provence est encore très largement consommé : jusqu'à 2,5 kg par jour pour une famille de quatre personnes, autant par goût que par nécessité. Il reste le symbole de la subsistance quotidienne (Gaillard 1981).

Un tel contexte alimentaire, qui privilégie les céréales et donc les glucides, apparaît particulièrement propice au développement des lésions carieuses (Hillson 1996 ; 2001). Cela se traduit clairement dans nos échantillons : à La Ciotat, plus de 70 % des adultes ont développé au moins une carie et plus de 82 % à Marseille. Cette tendance est également constatée dans nos données de comparaison (7.4.2.1).

7.2.1.2. Apparition et consommation de nouveaux aliments : Pomme de terre et sucre raffiné

À partir de la révolution industrielle et avec le développement des transports et du commerce mondial, on assiste à l'introduction et à la diffusion à large échelle de nouveaux aliments, notamment des produits d'outre-mer (Flandrin 1996c). C'est le cas, par exemple, de la pomme de terre, féculent particulièrement riche en amidon (glucide que l'on retrouve fréquemment dans les végétaux). Si sa consommation augmente tout au long du XIXe siècle, elle ne s'impose réellement qu'en Europe centrale et septentrionale (Flandrin 1996c).

En revanche, le sucre connaît un destin différent. Dérivé de la canne à sucre, il arrive en France réellement à partir du XVIIe siècle et son essor est lié au succès que connaissent les nouvelles boissons « coloniales » : thé, chocolat et café, consommés sucrés en Europe (Flandrin 1996a et c ; Huetz de Lemps 1996). Si le sucre est bien implanté en France, il reste une denrée onéreuse et réservée aux élites sociales jusqu'au XVIIIe siècle (Flandrin 1996a).

Le XIXe siècle voit alors un changement d'ampleur dans sa production et sa consommation, permettant sa large diffusion dans l'alimentation populaire (Huetz de Lemps 1996). À Marseille, sa production et sa consommation restent très limitées jusque dans les années 1830 (Daumalin et Raveux 2001). Au milieu du XIXe siècle, le prix du sucre baisse considérablement, notamment grâce à l'arrivée d'une nouvelle matière première : la betterave, qui s'impose dans les raffineries du nord de la France, à partir de 1832. En moins de 10 ans, Marseille devient alors le plus grand entrepôt du sucre colonial et les raffineries prospèrent : le sucre n'est plus une denrée rare, libérant progressivement l'offre et la demande (Daumalin et Raveux 2001). En France, la consommation de sucre est décuplée en 70 ans, passant de 1,2 kg à 12 kg par personne de 1815 à 1894 (Flandrin 1996c)

Si l'amidon favorise le développement des caries en abaissant légèrement le pH de la bouche de manière durable, sa consommation régulière aurait pour conséquence une prévalence modérée des caries, à l'image de ce que nous avons observé à La Ciotat. Le sucre, quant à lui, entraîne une chute considérable du pH, mais pas nécessairement longue. Ainsi, la combinaison de ces deux types d'aliments pourrait expliquer l'augmentation de la prévalence des caries (Hillson 1996), à l'image de ce qui est constaté à Marseille.

L'introduction du sucre de manière régulière dans l'alimentation pourrait alors en partie expliquer la différence perçue entre les deux séries : au cimetière des Crottes, plus de 70 % des individus du cimetière sont atteints de caries et ce, dès l'âge de cinq ans. Enfin, la période de la disponibilité du sucre pourrait concorder avec la progression du nombre de sujets atteints entre 1581 et 1905, principalement marquée entre la phase 1 et 2 du cimetière des Crottes, soit autour des années 1830. Ainsi, l'alimentation plus riche en sucre pourrait logiquement jouer sur l'augmentation des prévalences des caries chez les enfants et sur l'augmentation de la fréquence chez les adultes.

7.2.1.3. Progrès technique et alimentation

Parallèlement à l'introduction de nouveaux aliments, l'industrialisation innove par de nouveaux procédés de fabrication et l'emploi de nouveaux matériaux, qui vont transformer la manière de consommer des aliments déjà présents dans l'alimentation quotidienne.

7.2.1.3.1. Minoteries à vapeur et usure dentaire

Dans les raffineries notamment, ces innovations permettent de produire une farine plus finement moulue, pour laquelle on compte deux effets majeurs. Tout d'abord, la nourriture plus fine et plus collante entre facilement dans les fissures des dents et les espaces interstitiels. Cela favorise l'accumulation de plaque cariogène au niveau de ces localisations difficiles d'accès (Corbett et Moore 1976). Les caries des fissures et des puits sont considérées comme des lésions irréversibles (Piette et Reychler 1991). Ensuite, elle réduit considérablement l'attrition dentaire et de ce fait, les caries ne sont plus « effacées » (Hillson 2001).

Si l'on a souvent mis l'accent sur l'industrie textile ou la sidérurgie pour discuter d'innovations dans le domaine de l'industrie, l'utilisation de la machine à vapeur démarre et se développe dans les minoteries, à une époque où le pain reste la base de l'alimentation (Raveux et Daumalin 2008). Marseille se présente comme une ville pionnière dans ce domaine, avec un premier projet au Pharo, dès 1779, qui malheureusement ne verra pas le jour. Pourtant, avant le creusement du canal de la Durance mis en service en 1848, les moulins hydrauliques s'installent le long des deux seuls cours d'eau de la ville : le Jarret et l'Huveaune. Ces derniers sont souvent asséchés pendant les mois d'été, entraînant une augmentation saisonnière du prix de la farine et donc du pain (Daumalin et Raveux 2004). La première minoterie à vapeur voit le jour en 1817 et son fonctionnement trop coûteux, entraîne sa fermeture pas moins de deux ans plus tard. La modernisation technologique de la mouture du grain se déroule alors de manière plus significative à partir de la monarchie censitaire, soit à la fin de la première moitié du XIXe siècle (1830-1848 ; Daumalin et Raveux 2004).

Cette date semble correspondre avec les changements perçus dans l'usure dentaire et les caries, qui s'accentuent principalement entre les phases 1 et 2 du cimetière des Crottes : baisse significative de l'abrasion dentaire, augmentation de la fréquence des caries, baisse de leur sévérité, augmentation du nombre moyen de caries par dent, changement de la localisation des lésions.

7.2.1.3.2. Révolution agricole et consommation de viande

Le progrès technique se fait également ressentir dans le domaine agricole. Pendant l'Ancien Régime, l'agriculture présente de grandes faiblesses : elle est lente et peu performante en raison du faible rendement de l'outillage, de la pauvreté des engrais et de son fonctionnement à la seule force humaine et animale, utilisée de manière conjointe (Lachiver 1991). Le XIXe siècle voit les débuts de la mécanisation, des engrais artificiels et de nouvelles variétés de plantes cultivées, entraînant une amélioration continue des rendements, qui répond au nouveau défi démographique. Entre 1815 et 1851, la production agricole en France croît de 78 % (Albertini 2012). La part de grains disponible pour l'alimentation augmente alors, mais elle s'accroît également pour l'élevage, et le cheptel français progresse.

Pendant la période moderne, l'augmentation de la part de céréales dans les régimes populaires se fait au détriment de la consommation de protéines (Flandrin 1996a). On mange alors peu de viande (Morineau 1996 ; Lachiver 1991), elle a plutôt une fonction d'assaisonnement, notamment de la soupe (Flandrin 1996b). De plus, cet essor du pain et des plats des céréales, en font des aliments méprisés par les élites sociales, qui favorisent alors les légumes et dans une moindre mesure les viandes et poissons (Flandrin 1996a). Au cimetière Saint-Jacques, la population inhumée est principalement d'origine modeste et les données issues de l'analyse du tartre pourraient indiquer une faible consommation de viande : les dépôts sont fréquents, mais leur ampleur est très restreinte.

L'historiographie considère le XIXe siècle comme témoin d'une amélioration du régime alimentaire, notamment grâce à la consommation de viande de plus en plus courante (Teuteberg et Flandrin 1996 ; Lhuissier 2002). En effet, elle est souvent perçue comme un critère essentiel du niveau de vie (Teuteberg et Flandrin 1996). Dans tous les pays européens, la ration moyenne de viande semble s'accroître de manière continue au cours des XIXe et XXe siècles (Flandrin 1996c).

Pourtant, nos données ne montrent aucun changement qui pourrait être lié à l'augmentation de la part de protéines dans la ration alimentaire. En effet, les protéines engendreraient une plus forte production de tarte et joueraient un rôle protecteur vis-à-vis des caries. Or, le tartre ne montre aucune évolution entre les périodes confrontées et les caries augmentent. Cela s'expliquerait certainement par le fait que la hausse de la consommation de viande débute tardivement et se fait de manière lente : elle s'élève peu à peu, après 1850. De plus, avant cela, elle a eu le plus souvent tendance à diminuer (Flandrin 1996c). À l'échelle de la France, on considère que la part de produit d'origine animale dans la ration alimentaire est encore faible jusqu'à la fin du XVIIIe siècle (entre 15 et 17 %), augmente peu jusqu'en 1900 (20 %) et s'élève réellement (45 %) à partir des années 1960 (Toutain 1971, cité par Teuteberg et Flandrin 1996). Plus localement, la Provence produit peu de viande, à l'exception de mouton et de porc. De plus, les prix restent élevés et certainement peu accessibles aux ouvriers qui arrivent massivement au quartier des Crottes dans le deuxième tiers du XIXe siècle (Gaillard 1981). De même, malgré le littoral à portée de main, le poisson reste cher (Gaillard 1981).

7.2.1.4. Paradoxes des stratégies alimentaires

Une telle stratégie alimentaire, basée principalement sur un seul type d'aliment –les céréales entraînent deux paradoxes de taille.

7.2.1.4.1. Sous-nutrition : Économie de subsistance VS économie de marché, disette et mortalité

Si la part de céréale augmente afin de garantir à tous une alimentation suffisante sur le plan quantitatif, le moindre dérèglement climatique est vécu comme une véritable catastrophe (Lachiver 1991). Quand le grain vient à manquer, la subsistance de tous n'est plus garantie. Pendant l'Ancien Régime, les faiblesses des techniques de l'agronomie en font une agriculture vivrière, basée sur l'autoconsommation, caractéristique d'une économie de subsistance (Lachiver 1991). Celle-ci empêche la constitution de stocks lors de bonnes années et l'insuffisance des moyens de transport rendent difficiles les réapprovisionnements en cas de pénurie. Les crises frumentaires ont des conséquences désastreuses, dont l'ampleur n'a jamais été égalée par le passé (Lachiver 1991 ; Flandrin 1996 a et b). La fin du XVIIe siècle et le début du XVIIIe siècle s'illustrent par de nombreux épisodes de sécheresse, de fortes pluies, de gelées tardives, etc. qui impactent gravement les récoltes, entraînant des périodes de disettes et de famine, elles-mêmes responsables de terribles épidémies. Ces crises ont alors un fort impact sur la morbidité et la mortalité (Lachiver 1991 ; Flandrin 1996 a et b).

Deux épisodes retiennent davantage l'attention par leur envergure : celle de 1693-1694 et celle de 1709. Ces crises vont perturber sur une longue durée la structure même de la société. La première est la conséquence de plusieurs années de récoltes médiocres auxquelles s'ajoutent de fortes pluies pendant l'année 1692. Les récoltes sont alors désastreuses et s'en suit une longue période de famine, puis d'épidémie, qui entraîne plus d'un million et demi de morts. On retrouve alors dans les archives françaises de nombreuses mentions d'épidémies pour cette période (Lachiver 1991). La Provence semble être relativement épargnée par cet épisode, puisque le commerce dans le bassin Méditerranéen a permis un ravitaillement rapide quand le grain commence à manquer (Lachiver 1991). La Caravane du Levant de La Ciotat est spécialisée au XVIIe siècle dans le transport de grains (Reboul 1934 ; Deidier et Susini 1957). Toutefois, à la fin du siècle, son activité a commencé à décliner : la crise aurait pu avoir un impact plus fort sur la population ciotadenne, d'autant que si Marseille a pu faire appel au blé étranger, La Ciotat souffre d'un mauvais accès par la terre. La seconde crise de 1709 est directement mentionnée dans les archives de La Ciotat, mais s'avère moins meurtrière. Elle est due à un hiver particulièrement long et froid : « le grand hiver », qui ruine les récoltes. On rapporte alors que le froid est si intense que l'eau a gelé dans le Vieux-Port de Marseille (Lachiver 1991).

Ces crises alimentaires, suivies de crises épidémiques pourraient alors expliquer la récurrence des épisodes de stress vécus par les habitants de La Ciotat et matérialisés par les hypoplasies de l'émail dentaire. En effet, rappelons que plus de 60 % des individus inhumés au cimetière Saint-Jacques présentent ces séquelles de stress de l'enfance. Les deux étiologies principalement retenues à leur formation résident dans les carences alimentaires et les maladies infectieuses. De plus, notons que les phases 2 et 3 du cimetière (1642-1710 et 1710-1831) sont marquées par des augmentations (pas toujours significatives) des cas de rachitisme et de scorbut chez les enfants qui meurent avant de passer à l'âge adulte.

En revanche, au XIXe siècle, l'économie de subsistance s'efface progressivement au profit d'une économie de marché. La révolution agricole et la révolution des transports vont permettre de meilleurs rendements, la constitution de stocks à plus grande échelle, et offrent la possibilité de réapprovisionner l'ensemble du territoire bien plus facilement. (Flandrin 1996c). De plus, avec l'exode rural, les domaines agricoles s'étendent et la mise en culture de pays « neuf » (les États-Unis par exemple) permettent une plus grande production du blé à l'échelle mondiale. À Marseille, se met alors en place un vaste réseau de commerce international qui draine vers le port des matières brutes à transformer (Daumalin et Raveux 2001). Le transport maritime, qui s'oriente vers la navigation à vapeur devient l'une des succursales principales de la révolution industrielle marseillaise (Daumalin et Raveux 2001 ; Bertrand 2012). La France se dote également d'un important réseau ferroviaire, surtout dans la seconde moitié du XIXe siècle. La célèbre ligne Paris-Lyon-Marseille sera lors inaugurée en 1857. Ainsi, la hausse de la disponibilité des grains et l'amélioration de leur transport entraîneraient la fin des famines périodiques en Europe dès le début du XIXe.

La fin de ces épisodes récurrents de famine pourrait se traduire dans nos données au travers des résultats obtenus sur le rachitisme. En effet, si la prévalence chez les enfants n'augmente guère entre les deux sites confrontés, chez les adultes on remarque une augmentation des cas de rachitisme résiduel. Cela suggère une meilleure survie aux carences en vitamine D pendant la transition industrielle. En revanche, aucun changement n'apparaît pour les cas de scorbut, alors même que la vitamine C est absorbable par l'organisme uniquement par le biais de l'alimentation. De plus, les hypoplasies de l'émail dentaire sont non seulement toujours très récurrentes pour l'échantillon du cimetière des Crottes, mais elles sont plus nombreuses (augmentation de la prévalence chez les adultes, de la fréquence et du nombre d'épisodes de stress par individu). D'autres facteurs doivent alors certainement être pris en compte pour expliquer ces fréquences toujours élevées.

7.2.1.4.2. Malnutrition : Mono alimentation et carences alimentaires

Le régime alimentaire décrit ci-dessus révèle d'énormes faiblesses en termes qualitatifs. Pendant l'Ancien Régime, en dehors de période de crise, la production de céréales est suffisante pour nourrir tout le monde : blé et pain sont accessibles à tous (Lachiver 1991). D'après Morineau (1996), majoritairement grâce aux céréales, la ration calorique, en temps normal est égale, voire supérieure à ce qui est de nos jours reconnu comme adéquat pour un « travailleur accomplissant un effort moyen », voire « un travailleur de force ». Mais si l'alimentation est suffisante en termes de quantité, le régime alimentaire populaire reste très peu diversifié : l'augmentation de la part de céréale se fait au détriment de la variété du régime (Lachiver 1991 ; Flandrin 1996a). Les glucides et protéines végétales sont présents en abondance, voire en surabondance, et la consommation de lipides, de protéines animales, tout comme les sels minéraux et les vitamines pourrait être largement insuffisante (Lachiver 1991 ; Morineau 1996).

Ainsi, nos résultats pour le cimetière Saint-Jacques ont montré chez les enfants des prévalences relativement élevées de scorbut et rachitisme, indiquant peut-être des stress chroniques rencontrés lorsque la proportion entre les divers apports nutritionnels n'est pas assez équilibrée pour assurer la croissance, voire la survie des enfants. De plus, la malnutrition constitue un facteur de développement des hypoplasies (Goodman *et al.* 1991) dont la récurrence est attestée chez les enfants, comme chez les adultes. Cette absence de différence selon la maturation des individus pourrait alors mettre l'accent sur ce phénomène généralisé de malnutrition qui s'inscrit sur les dents de la plupart des individus pendant l'enfance.

La période contemporaine est souvent perçue comme un moteur de l'amélioration du régime alimentaire, avec des produits plus largement disponibles, moins chers et plus diversifiés, notamment accompagnés de la conscience naissante et grandissante de la diététique moderne (Flandrin et Montanari 1996). Cependant, cette amélioration semble lente, elle n'est pas continue tout au long du XIXe siècle et n'apparaît pas homogène entre les différentes régions françaises ou les classes sociales. Les traditions alimentaires héritées de l'Ancien Régime semblent perdurer et pour Flandrin, le début du siècle a certainement vu la détérioration de la qualité de l'alimentation des ouvriers (Flandrin 1996c). Il met toutefois en évidence un certain changement dans la structure de la ration alimentaire qui se fait en deux temps. Tout d'abord, jusqu'à la fin du XIXe siècle, on noterait une augmentation de la ration calorique, uniquement par le biais des céréales et des féculents. Dans un second temps, la proportion de glucides diminuerait au profit d'un régime plus varié, incluant davantage de protéines animales, lipides, fruits et légumes. Ces deux étapes et leur timing dépendraient de traditions locales.

Nos résultats pourraient indiquer que la population du cimetière des Crottes, particulièrement modeste, se situe toujours dans cette première phase, encore marquée par une alimentation peu variée. Ainsi, nous n'avons observé aucune différence entre les deux sites en ce qui concerne le rachitisme, le scorbut chez les enfants, ou encore la *cribra orbitalia*, celle-ci pouvant éventuellement refléter des anémies acquises notamment par l'alimentation. De même, un tel mode d'alimentation pourrait également être responsable de la fréquence des hypoplasies. Cependant, l'augmentation des hypoplasies entre Ancien et révolution industrielle ne trouve toujours pas de réelle explication si la composition de la ration alimentaire évolue peu. Les maladies infectieuses constituent l'un des facteurs clefs dans le développement des hypoplasies (3.3.1.1.1) et il semble nécessaire de se pencher plus spécifiquement sur cet aspect, qui pourrait expliquer le décalage observé entre Ancien Régime et XIXe siècle.

À plusieurs reprises, nous avons évoqué la présence d'infections. Alimentation et maladies sont intimement liées : l'organisme déjà affaibli par la sous ou la malnutrition est plus susceptible aux maladies et les périodes de famines pendant l'Ancien Régime sont régulièrement suivies d'épisodes épidémiques. Cependant, l'environnement infectieux sera discuté de manière indépendante dans les prochaines parties (7.2.2). Enfin, les hypoplasies ont montré des différences entre les deux échantillons dans la structure des prévalences par âge chez les jeunes enfants, mais également dans l'âge auquel se développent ces épisodes de stress. Il apparaît désormais important de voir plus en détail d'éventuels changements dans les pratiques alimentaires des plus jeunes.

7.2.1.5. De nouvelles pratiques alimentaires chez les plus jeunes

De nouvelles pratiques apparaissent au XIXe siècle, notamment avec la progression du travail des femmes hors de la sphère domestique (en usines, manufactures ou bureaux notamment). D'abord réservé aux élites du XVIIe siècle, le recours aux nourrices devient une pratique courante et s'étend peu à peu aux couches sociales les plus modestes (Rollet 1978 ; Gaillard 1981 ; Fildes 1987 ; Cox 1996). Si le recours aux nourrices est clairement avéré dans le sud-est de la France, les nourrissons accueillis pourraient provenir de diverses régions françaises. La proximité géographique de la nourrice entraîne un coût parfois important (Rollet 1978). Les enfants décédés en nourrice sont-ils inhumés sur place, ou rapatriés dans leur région d'origine ? À Marseille, pour les familles les plus aisées, les enfants sont envoyés dans le village alentour, ou dans les Basses Alpes (Gaillard 1981). Dans le cas où les jeunes Marseillais seraient placés en nourrice, la concurrence entre les frères de lait peut alors produire chez les nourrices souffrant parfois elles-mêmes de malnutrition, un lait plus pauvre en nutriments essentiels au nourrisson (Cox 1996 ; Rollet 1978). Cependant, les nourrices « sèches »[9] sont moins coûteuses et certainement privilégiées dans le milieu ouvrier en Provence, quand les femmes gardent leur emploi salarié (Gaillard 1981). Cela entraîne des conséquences sur les pratiques de l'allaitement, ainsi que sur celles du sevrage.

7.2.1.5.1. Pratiques de l'allaitement

L'allaitement au sein pourrait être privilégié par une partie de la société jusqu'à la fin du XIXe siècle : peut-être pour les classes sociales les plus élevées, par le biais de nourrices allaitantes, ou pour les femmes plus modestes et qui abandonnent le travail à l'usine pour se consacrer aux enfants et travaux domestiques. Toutefois, avec la transition industrielle, on constate à l'échelle de l'Europe un déclin majeur de l'allaitement au sein (Riordan et Countryman 1980), soit par effet de mode, soit par nécessité. L'allaitement artificiel se développe et les recettes varient d'une mère/nourrice à l'autre. Elles peuvent être largement inadaptées à l'alimentation des nourrissons : souvent un mélange de gruaux et de lait animal (Rollet 1978 ; Riordan et Countryman 1980 ; Cox 1996). Dans le milieu ouvrier en Provence, on semble privilégier chez les nourrices ou dans les rares crèches, la soupe de pain sucré, qui remplace le lait, souvent frelaté dans cette région où l'on n'en produit pas (Gaillard 1981). À la fin du siècle, arrive sur le marché le lait en poudre, mélange de céréales, de lait et de sels minéraux. De plus, ces pratiques d'allaitement artificiel se multiplient alors même que les principes de stérilisation et de pasteurisation, censés éliminer les agents pathogènes responsables de nombre de décès, ne sont ni maîtrisés ni généralisés et posent de sérieux problèmes hygiéniques (Rollet 1978 ; Riordan et Countryman 1980 ; Cox 1996).

7.2.1.5.2. Le sevrage

La mise en nourrice « sèche » pourrait également nécessiter le sevrage précoce des nourrissons. Les sources historiques sont parfois contradictoires pour le sud de la France : les enfants sont-ils sevrés assez tardivement ou très rapidement (Rollet 1978 ; Gaillard 1981) ? Le sevrage pourrait subsister jusqu'à un âge tardif (Rollet 1978) et l'alimentation ne répond plus aux besoins nutritifs de l'enfant (Sorcinelli 1996). Au cours de XIXe siècle, l'âge au sevrage semble baisser de 18 à 7 mois environ (Rollet 1978). À l'inverse, la croissance du travail des femmes entraînerait un sevrage très précoce (Gaillard 1981), et les enfants sont nourris en alternant biberons et soupes de pain sucrées. Cela illustre certainement la diversité et l'aspect non uniforme des pratiques qui tournent autour du sevrage.

Dans le cas d'un allaitement artificiel, un sevrage tardif ou encore précoce, les besoins nutritionnels de l'enfant ne sont clairement pas comblés, ce qui pourrait constituer l'un des facteurs de stress de l'enfance récurant au XIXe siècle et visible par exemple, au travers des hypoplasies de l'émail dentaire en augmentation. La nourriture de sevrage, tout comme les recettes de « lait » artificiel, très riche en amidon (Cox 1996 ; Sorcinelli 1996) fournissent beaucoup de calories, mais peu d'éléments essentiels à la survie des nourrissons (protéines, vitamines, calcium, minéraux) et par conséquent, causerait des défauts nutritionnels.

L'absence de différence dans l'usure dentaire entre nos deux échantillons pourrait jouer en faveur d'un âge au sevrage qui reste constant du XVIe au XXe siècle. Cependant, au vu du rythme particulièrement lent de l'abrasion dentaire sur l'ensemble des deux populations, l'usure apparaît comme un mauvais marqueur pour pister les pratiques de sevrage.

[9] Le terme de nourrice sèche désigne les femmes qui élevaient un nourrisson sans le nourrir de leur lait.

Dans nos deux échantillons, la présence du scorbut est attestée chez les enfants de moins de 5 ans, dans des proportions égales : près d'un tiers des enfants en sont atteints. Dans les deux cas, cela privilégie l'hypothèse d'un allaitement artificiel peu adapté ou d'un sevrage trop précoce : le lait maternel étant très riche en vitamine C. Le scorbut se développe rarement chez les enfants nourris au sein (et dans les sociétés qui n'ont pas adopté l'allaitement artificiel (Brickley et Ives 2008). Cependant, si la mère présente des carences, le taux de vitamine C chute dans le lait maternel et pourrait favoriser cette maladie. Enfin, l'apparition des hypoplasies a souvent été liée aux stress vécus pendant le sevrage des enfants (Moggi-Cecchi *et al.* 1994). La prépondérance des hypoplasies dans nos échantillons pourrait témoigner d'un stress biologique induit par le sevrage, en particulier pour les habitants du quartier des Crottes. Dans nos séries, un sevrage plus précoce pour cette population ou un allaitement artificiel pourrait en partie expliquer le changement perçu entre les deux sites au niveau de l'âge auquel les stress épisodiques se développent (Lewis 2002b). En effet, les hypoplasies formées entre 6 mois et 3 ans sont plus fréquentes au XIXe siècle (24 %) en comparaison de l'Ancien Régime (18,7 %).

Toutefois, les stress nutritionnels les plus précoces, ceux des premiers mois de la vie, pourraient ne pas être visibles sur les dents permanentes, car survenus lors de la phase d'apposition de la calcification dentaire et donc masqués par les périkimaties plus tardives (Hillson 1996). L'absence d'hypoplasies sur les dents lactéales ne signifie pas forcément une absence de stress carentiel entre 5 mois in utéro et 9 mois, mais pourrait refléter une moindre susceptibilité des dents lactéales, qui se forment sur un laps de temps plus restreint.

Cependant, la distribution des sujets immatures selon l'âge au décès que nous avons choisi et la méthode adoptée pour définir l'âge auquel les hypoplasies se développent aboutissent à des classes relativement larges et peu adaptées pour permettre une analyse fine et précise du sevrage. De plus, les marqueurs sélectionnés peuvent être multifactoriels. Cette analyse, et plus largement, celle de l'alimentation des plus jeunes, pourrait largement bénéficier d'études biochimiques basées sur les isotopes stables de l'azote et du carbone (Hersher 2013). Cela nous permettrait notamment d'explorer la relation entre stress carentiel (hypoplasie, rachitisme ou scorbut) et sevrage (Sandberg *et al.* 2014 ; Waters-Rist et Hoogland 2018)

L'introduction dans l'alimentation de céréales ou de féculent riches en glucides à un âge précoce, explique aisément les fortes prévalences de caries sur les dents lactéales et chez les sujets les plus jeunes du cimetière des Crottes : les caries s'y développent chez certains enfants avant même qu'ils atteignent un an. Enfin, après le sevrage et souvent à partir de 2 ans, le régime alimentaire des enfants repose majoritairement sur les féculents (Gaillard 1981).

Enfin, le recours aux nourrices ou l'allaitement artificiel pourrait priver le nouveau-né de colostrum[10], riche en vitamine A, destiné à offrir une protection immunitaire naturelle, notamment contre les maladies infectieuses (Rollet 1978 ; Cox 1996 ; Sorcinelli 1996). Or, ce sont dans les contextes de malnutrition que se répandent plus facilement les maladies d'origine carentielle ou infectieuse (Sorcinelli 1996).

7.2.2. Environnement infectieux et carentiel, médecine, hygiène et soins

À partir de la révolution industrielle, de nombreux facteurs ont un impact majeur sur l'état de santé des populations européennes. L'urbanisation, les progrès de la médecine, les notions d'hygiène et de soin constituent des thèmes incontournables lorsqu'il s'agit de discuter des maladies infectieuses et carentielles entre le XVIe au XXe siècle.

7.2.2.1. Urbanisation, industrialisation et maladies infectieuses

L'urbanisation sans précédent du XIXe siècle a eu un impact majeur sur les modes de vie et l'état de santé a fortement évolué entre le XVIe et le XXe siècle.

7.2.2.1.1. La période moderne

Les maladies infectieuses sont particulièrement présentes à la période moderne et la grande majorité de la population française meurt à cette époque de maladie infectieuse aiguë (Harrison 2004). Bien que l'épidémie de Peste de 1720 ne soit pas entrée dans la ville de La Ciotat, la Provence reste touchée par de nombreuses épidémies sévères, notamment de dysenterie (1738-1742, 1779), de grippe (1740) de typhus ou de typhoïde (1740-1742 ; Harrison 2004) ou encore de variole (1705 ; Séguy et Signoli 2007). Au-delà de l'aspect épidémique, les infections saisonnières sévissent également : maladies intestinales en été et pulmonaires l'hiver (Lachiver 1991), ou encore les maladies pratiquement endémiques, telles que la tuberculose. Les plus jeunes représentent une partie de la population particulièrement vulnérable au terrain infectieux. Pourtant, bien qu'à partir de la fin du XVIIIe siècle la mortalité infantile devienne une réelle préoccupation, peu de mesures, notamment d'assainissement des espaces domestiques, sont mises en pratiques (Harrison 2004).

Ce terrain infectieux, qui atteint énormément les enfants pourrait en partie s'illustrer par la récurrence des hypoplasies, matérialisant peut-être des épisodes de stress liés à l'omniprésence des maladies infectieuses. De même, les prévalences relativement élevées de scorbut chez les enfants pourraient également provenir de maladies intestinales provoquant une malabsorption de la

[10] Le colostrum désigne le premier lait sécrété immédiatement après l'accouchement. Il s'agit donc du premier type de lait ingéré par les nouveau-nés.

vitamine C par l'organisme (Brickley et Ives 2008). De plus, l'urbanisation pourrait être un facteur aggravant si celle-ci n'est pas maîtrisée. À La Ciotat, le développement urbain apparaît très rapide à partir du début du XVIe siècle, quand la ville entreprend de grands travaux de réaménagement (Reboul 1934 ; Deidier et Susini 1957 ; Deidier 1965). On assiste également à la création de nouveaux quartiers hors des remparts : les Faubourgs de l'Escalet, suggérant peut-être un espace urbain au sein des murailles, déjà saturé au XVIIe siècle (Castrucci 2017). Cependant, les études menées par M. Lewis (2002a et b) tendent à minimiser l'influence de l'urbanisation sur la santé avant la période industrielle en Angleterre. Pendant l'Ancien Régime, en France, l'urbanisation pourrait alors constituer un paramètre mineur, en particulier à La Ciotat où avant même la fin du XVIIIe siècle la ville décline rapidement après son apogée, et la population s'amenuise drastiquement (Reboul 1934 ; Deidier et Susini 1957 ; Deidier 1965). Dans ce contexte, l'urbanisation pourrait alors avoir un effet restreint ou du moins, de courte durée sur la morbidité ou la mortalité.

7.2.2.1.2. Les changements de la période industrielle

En revanche, le développement des villes et leurs transformations pendant la révolution industrielle pourraient jouer énormément sur l'environnement infectieux. L'un des effets immédiats réside dans le fait que pour la première fois en Europe, on assiste à une concentration immense et sans précédent d'individus au sein d'un même espace. La ville de Marseille connaît une importante croissance démographique, liée à l'exode rural et l'immigration : la population a triplé en moins d'un siècle et atteint plus de 375 000 habitants en 1886. Cette concentration entraîne inévitablement une proximité qui favorise la transmission et la diffusion des pathogènes. L'extension démographique s'illustre par l'entassement de familles dans des espaces réduits au sein de vieille ville et la création de nouveaux quartiers en périphérie, bâtis sans aucune considération d'hygiène (Gaillard 1981). En effet, le développement urbain, bien que rapide, est plus lent que le rythme de l'arrivée massive de nouvelles personnes dans les villes industrielles. Les infrastructures peinent alors à supporter une telle expansion, notamment celles concernant l'approvisionnement et l'évacuation de l'eau (Gaillard 1981 ; Mafart et Morillon 1998). Les cours d'eau marseillais sont souvent asséchés en été et peu de mesures sont prises, dans un premier temps, pour permettre l'évacuation des eaux usées. Pour pallier ce problème, les mesures sanitaires voient une mise en application tardive : le canal de la Durance ne sera mis en service qu'en 1848 et le grand collecteur d'égout est inauguré en 1896. C'est également à la fin du siècle que l'alimentation en eau de la ville passe par un réseau contrôlé de canalisations urbaines. En conséquence, il existe de nombreuses poussées épidémiques de typhoïde ou choléra (Mafart et Morillon 1998). Finalement, les politiques d'urbanisme raisonné et hygiéniste, calquées sur celles du Baron Haussman, ne seront appliquées qu'à la fin du XIXe siècle, notamment avec le célèbre percement de la rue Impériale dans les années 1860, actuelle rue de la République.

En outre, l'expansion des empires coloniaux et l'essor des moyens de transport permettent de relier de nombreuses régions du monde avec une ampleur relativement nouvelle et importante. Au moment où s'intensifie le commerce national et international, Marseille, grand port de commerce, se situe au carrefour entre Méditerranée et Europe. Cette circulation plus fluide des marchandises, mais aussi des hommes vecteurs de maladies, favoriserait donc une meilleure propagation des pathogènes. L'Europe doit alors faire face à de nouvelles maladies, telle que la fièvre jaune, qui causera d'importants dégâts en Espagne, mais dont les effets sont limités à Marseille (Mafart et Morillon 1998 ; Harrison 2004). Par contre, le choléra connaît en Europe et à Marseille, en particulier un destin bien différent. Maladie venue d'Asie, le choléra arrive en France en 1831 et la Provence est touchée dès 1832. En 1834, le choléra entre à Marseille. Il connaît de fortes poussées épidémiques (1835, 1841, 1854, 1855, 1865, 1866 et 1885) et devient quasi endémique hors de ces périodes de crise (Mafart et Morillon 1998). Cependant, le choléra n'est pas la seule maladie présente à se manifester par mode épidémique, il faut également compter sur la variole (qui sévit également de manière endémique hors période de crise), le typhus, la typhoïde, la grippe, la diphtérie ou encore la rougeole (Mafart et Morillon 1998).

Jusqu'au milieu du XIXe siècle, Marseille est encore marquée par une forte mortalité infantile et les maladies infectieuses représentaient au moins 30 % des décès de l'ensemble de la population marseillaise (Mafart et Morillon 1998 ; Aubert 1993). De par sa situation et ses activités, la situation épidémique de la ville semble généralement moins bonne que dans le reste de la France.

Ainsi, ces épisodes épidémiques récurrents et divers forment un contexte propice à l'omniprésence du stress carentiel pour la population du cimetière des Crottes, formalisé dans notre étude par une fréquence élevée d'hypoplasies, mais également par leur augmentation par rapport à l'Ancien Régime. De plus, nous avons remarqué un nombre accru de périodes de stress biologique vécues pendant la transition industrielle pour les individus ayant atteint l'âge adulte. Enfin, la virulence de ces maladies épidémiques pourrait également expliquer la moindre survie des enfants de moins de 4 ans aux Crottes, décédés avant la formation des lignes hypoplasiques (Figure 7.2).

En plus de ces vagues épidémiques, il faut également compter sur des maladies « résiduelles », comme la tuberculose, encore responsable au XIXe siècle de 20 % des décès en France et dont la mortalité ne baisse qu'à partir de la fin du siècle (Aubert 1993 ; Bello *et al*. 2000), ou des maladies marquantes telles que la syphilis (Aubert, 1993). Si le « mal de Naples » est déjà présent au moins pendant la période moderne, il devient une maladie emblématique du XIXe siècle. La syphilis, à Marseille, représente un véritable enjeu de santé publique : elles touchent les individus dans la force de l'âge, sans distinction de classes sociales ou socioprofessionnelles (Corbin 1981). À tel point, que dans la seconde moitié du XIXe siècle, se met en place un réseau de proximité pour la gestion de cette maladie particulière. Par exemple, à l'hôpital de la Conception, l'accueil de patient syphilitique double de 1863 à 1866, passant de 47 à 105 (Pouget *et al.* 2019). Au cimetière des Crottes, la présence de la syphilis a été attestée au travers d'une analyse par PCR de l'individu SP332 (Meffray *et al.* 2019a), bien qu'aucun cas patent n'ait été découvert chez les adultes ou les immatures pour cette série (Bouchez 2016 ; Ardagna *et al.* à paraître). Cette maladie est couramment traitée à l'aide du mercure. Son usage sur de très jeunes patients pourrait créer des formes particulières d'hypoplasies (Ioannou et Henneberg 2016 ; Ioannou *et al.* 2016) qui s'apparentent à celles observées de manière ponctuelle, dans nos deux échantillons et identifiées sous le terme hypoplasie des cuspides. Il est également intéressant de constater que leur nombre augmente significativement entre le cimetière des Saint-Jacques et celui des Crottes, incarnant peut-être l'ampleur que prend la maladie au XIXe siècle.

Finalement, la situation à Marseille révèle un fond infectieux très présent au XIXe siècle, très bien documenté dans les archives, mais peu renseigné au niveau ostéologique.

7.2.2.2. Progrès scientifique dans le domaine médical : Des effets visibles ?

Les maladies, dont celles qui sont épidémiques, continuent à progresser alors que le XIXe siècle est marqué par de nombreuses avancées dans le domaine scientifique et médical. Cela illustre certainement le décalage entre invention -le moment de la découverte- et innovation -le moment où cette découverte est adoptée- (Harrison 2004). De nombreux ouvrages traitent de l'histoire de la médecine et des changements qui s'opèrent tout au long de la période moderne et contemporaine (ex. : Faure 1994 ; Frioux *et al.* 2011) et nous avons choisi de traiter de ce sujet au travers de trois exemples. Tout d'abord, deux maladies issues de groupes nosologiques différents ont été isolées : la variole et le rachitisme, afin de mettre en évidence certaines avancées dans le domaine médical. Ensuite, le thème de l'art dentaire sera abordé.

7.2.2.2.1. Inoculation et vaccination de la variole

Avec l'invention du microscope et la mise au point de la théorie des germes, on assiste à un véritable changement de perception de la maladie. On identifie, au cours du XIXe siècle, la plupart des micro-organismes responsables des maladies, mais on identifie également les vecteurs principaux. Toutefois, ces progrès concernent principalement la fin du siècle et en l'absence de réel traitement, cela n'aura que peu d'effet sur la santé des populations avant le XXe siècle.

Le cas de la variole est à ce sujet particulièrement intéressant. Il s'agit d'une infection virale qui entraîne une très forte morbidité et mortalité, aujourd'hui éradiquée (Ortner 2003). Elle crée d'importantes épidémies tout au long de la période moderne et contemporaine. À Marseille, elle se manifeste par exemple plus fortement en 1704-1705, 1759 ou 1770-1771 (Terrisse 1986) ou encore en 1828 (Darmon 1986). Elle touche en particulier les enfants de moins de 10 ans (Frioux *et al.* 2011) et on considère qu'à Marseille, où sa virulence est endémique, près de 70 % des morts de varioles ont moins de 5 ans, pendant l'épidémie de 1628 (Darmon 1986).

Après son relatif succès en Angleterre, l'idée de l'inoculation est abordée en France au début du XVIIIe siècle (Courgeau 2018). Cette nouvelle méthode tente de protéger les individus par un contact direct avec des substances prélevées chez des sujets faiblement atteints (Frioux *et al.* 2011). Elle sera très rarement appliquée en France, où elle reçoit un accueil plus que mitigé. On lui reproche notamment des résultats incertains et déclenche la peur de propager davantage la maladie. Elle est appliquée de manière très ponctuelle et surtout dans les sphères les plus aisées (Courgeau 2018).

La vaccination inventée par Jenner à la fin du XVIIIe siècle s'appuie sur le principe d'immunité croisée entre la vaccine des bovins et la variole. Elle souffre dans un premier temps du même problème que la technique de l'inoculation : elle est particulièrement crainte. Les résultats sont, pour certains, peu probants, elle présente un risque de contagion, on remarque également la non-survie des certains individus vaccinés, on craint des infections secondaires suite au vaccin et enfin, l'Église se montre très récalcitrante à la vaccination, à une époque où la maladie est encore perçue comme une punition divine (Courgeau 2018). L'acceptation de la vaccination n'est pas immédiate ou linéaire et le cas de Marseille en est un parfait exemple. Les premières campagnes sont organisées à Marseille dès 1801, mais se montrent grandement incomplètes et inefficaces (Aubert 1993 ; Mafart et Morillon 1998). La maladie demeure endémo-épidémique, avec des pics très importants enregistrés en 1827-1728, 1874-1875, 1878, 1885-1886. Cela illustre la faible efficacité de la politique vaccinale. Le vaccin contre la variole ne deviendra obligatoire qu'en 1902 en France et il faudra atteindre la fin du XIXe siècle pour voir la mise au point des vaccins contre la plupart des autres maladies infectieuses.

Malgré ses limites, l'apparition de la vaccination contre la variole dès le début du XIXe siècle, pourrait trouver un écho dans nos résultats concernant les hypoplasies de l'émail dentaire. Et plus particulièrement dans la relation qu'elles entretiennent avec l'âge, chez les adultes. À La Ciotat, on constate moins d'hypoplasies chez les individus les plus âgés, alors que les prévalences restent tout à fait stables entre toutes les classes d'âge aux Crottes. La vaccination pourrait induire une certaine immunité tardive aux individus du cimetière des Crottes, une fois passée la barre des 5 ans. À l'inverse, cette immunité ne semble pas garantie à La Ciotat.

7.2.2.2.2. Rachitisme et recherche médicale : Les premières enquêtes épidémiologiques

La littérature médicale ancienne et anthropologique a souvent considéré la période moderne et contemporaine comme témoin de l'explosion du rachitisme en Europe et plus particulièrement en Angleterre (Ortner 2003 ; Mays 2003 ; Brickley et Ives 2008 ; Mays *et al.* 2006 ; Lewis 2007 ; Mays 2018). On estime, en effet, qu'il s'agit d'une maladie rare avant la révolution industrielle (Ortner 2003 ; Mays 2003 ; Mays *et al.* 2006). Les premières descriptions cliniques claires de la maladie sont publiées à partir du milieu du XVIIe siècle notamment par Whistler en 1645 et Glisson en 1650 (Aufderheide et Rodrígez Martín 1998 ; Brickley et Ives 2008 ; Mays 2018). Les cas reconnus se situent principalement en Angleterre, mais également en Irlande et en France. Au XIXe siècle, le rachitisme devient un enjeu sanitaire de taille : sa prévalence augmente et les publications médicales traitant de la « Maladie Anglaise », de sa prévalence et de sa distribution se multiplient (Aufderheide et Rodrígez Martín 1998; Mays 2018). Des cas de rachitisme ou d'ostéomalacie sont également souvent diagnostiqués dans les musées d'histoire de la Médecine, à l'image des collections du Conservatoire d'Anatomie de la Faculté de Médecine de l'Université de Montpellier (Ardagna, communication personnelle). Les sources écrites montrent que les cas de rachitisme sont les plus fréquents dans les centres urbains industriels, surtout ceux où l'on compte d'importantes manufactures, dans lesquelles le travail se déroule majoritairement en intérieur. La pauvreté semble également être un facteur aggravant (Mays 2018). Londres ou Manchester apparaissent comme des villes particulièrement touchées par le rachitisme. En France, le rachitisme est également très courant. En effet, des données chiffrées issues des enquêtes épidémiologiques du XIXe siècle et récoltées par Mays (2018), indiquent une forte prévalence chez les enfants à Paris : entre 17 % et 20 %, contre 5 % de cas seulement à Montpellier. On assiste alors aux premières enquêtes épidémiologiques, cherchant à renseigner la distribution de la maladie, afin d'en comprendre les causes et isoler les symptômes.

Dans nos échantillons, nous n'avons pas mis en évidence d'augmentation drastique des cas de rachitisme, entre la population du cimetière Saint-Jacques dont l'utilisation s'arrête avant l'industrialisation de ville et celle du cimetière des Crottes, dont la chronologie place les habitants du quartier en plein essor industriel. Les prévalences demeurent très faibles dans les deux séries. L'hypothèse d'une alimentation adéquate ne résiste ni aux données historiques récoltées à ce sujet (7.2.1.4) ni aux données obtenues par les hypoplasies de l'émail dentaire, qui démontrent un contexte carentiel très présent.

Bien que l'aspect alimentaire ne soit pas à négliger, la majorité de la vitamine D nécessaire à l'organisme s'acquiert par l'intermédiaire de la peau, sous l'influence des ultraviolets et donc par l'exposition au soleil (Holick 2003 ; Ortner 2003 ; Brickley et Ives 2008 ; Mays 2003 ; Mays *et al.* 2006). En Angleterre, les raisons évoquées pour expliquer l'augmentation des cas de rachitisme dans les séries ostéologiques, reposent principalement sur le faible ensoleillement des centres urbains surpeuplés où le soleil pénètre difficilement les allées étroites. À cela, s'ajoute la pollution de l'air, par la multiplication des usines, qui atténue les ultraviolets du soleil (Mays *et al.* 2006 ; Ives 2019). À La Ciotat et à Marseille, l'ensoleillement pourrait être suffisant afin d'éviter les carences sévères et marquées. La rareté du rachitisme pourrait alors provenir de différences climatiques générales, notamment d'ensoleillement entre le sud de la France et les régions plus au nord.

Si les conditions climatiques varient, il ne faut pas oublier les traditions culturelles ou les activités qui peuvent également différer entre Marseille et Londres par exemple. Le mode d'urbanisation est certainement différent. Les auteurs anglais mettent en avant les bâtiments hauts et les allées étroites. À Marseille, ce type d'habitation peut se retrouver dans le centre historique de la ville, avec des bâtiments à cinq étages, mais en périphérie, où se situe le quartier des Crottes, les maisons ne sont généralement pas plus hautes que deux étages (Gaillard 1981). L'épidémiologie du XIXe siècle montre, à ce propos, une réduction de la prévalence du rachitisme à mesure que l'on s'éloigne des centres-villes (Mays 2018). De plus, la ville de Marseille, comme celle de Montpellier où la prévalence s'approche de celle des Crottes, constitue une zone moins densément urbanisée que l'est Paris ou Londres à la même période. De plus, Mays (2018) décrit le cas de deux villes industrielles anglaises très proches : Manchester et Liverpool. Si les sources historiques indiquent à Manchester, où les manufactures fleurissent, une forte prévalence du rachitisme, Liverpool, grand port de commerce, livre une prévalence bien plus faible. Cette dernière situation n'est pas sans rappeler celle de Marseille.

Néanmoins, les données historiques présentent un certain nombre de biais (Mays 2018) et ne peuvent certainement pas être comparées directement avec les prévalences obtenues sur nos échantillons ostéoarchéologiques. Davantage d'informations pourraient être obtenues en confrontant nos échantillons à des données plus comparables, provenant d'autres séries squelettiques, afin de replacer nos prévalences dans un contexte plus large (7.4).

7.2.2.2.3. Hygiène et soins dentaires

Enfin, un dernier point mérite d'être abordé, celui de l'hygiène et des éventuels soins dentaires. De nos jours, l'hygiène dentaire constitue un rôle essentiel dans la prévention des pathologies bucco-dentaires et particulièrement dans celle des caries. Dès le XVIIIe siècle, les ouvrages traitant spécifiquement de la santé dentaire mettent en avant cette fonction essentielle (Fauchard 1746). Pourtant, la nécessité de l'hygiène et de soins précoces et réguliers dès l'enfance comme outils de prévention, reste longtemps théorique et n'aura guère de prolongement dans la pratique jusqu'au XXe siècle (Pasquini 2002). La brosse à dents est un exemple frappant. Elle apparaît dès le XVIIIe siècle, mais son emploi demeure très limité jusqu'au XXe siècle (Pasquini 2002). Au sein de nos deux échantillons, une hygiène dentaire négligée pourrait être l'un des aspects qui favorisent les fortes fréquences des caries dentaires.

À partir du XVIIIe, siècle, on assiste à de nombreux progrès dans le domaine de l'art dentaire. La France est, en effet, l'un des premiers pays où il est reconnu comme une branche spécifique de la médecine (David 2010). Avec la création de l'Académie Royale de Chirurgie en 1731, à laquelle la dentisterie est rattachée, puis celle des corps d'expert (1743) et des Collèges Royaux (1768), les dentistes jouissent enfin d'un véritable statut et bénéficient d'un enseignement à la fois classique universitaire et clinique par la pratique (David 2010 ; Anthony 2014). Cette impulsion explique la quantité et la qualité des textes publiés par les dentistes à cette époque. Mentionnons le traité le plus célèbre, celui de Pierre Fauchard (1746). Pourtant pour la période moderne, relativement peu de traces de soins dentaires sophistiqués ont été retrouvées au sein des séries archéologiques. L'étude de Valentin et Granat (1997) a mis en évidence de nombreux signes de soins dentaires sur un abbé du XVIIIe siècle, inhumé dans l'église de Saint-Martin-des-Champs à Paris, dont une ligature en fil d'or reliant trois dents de la mandibule. Plus récemment, certains individus inhumés au cimetière protestant de l'Hôtel-Dieu à Lyon, et datés du XVIIIe siècle, montent des amalgames en or et en plomb, mais également des prothèses dentaires (Bouchez *et al.* sous réserve de publication). Mais, au cimetière Saint-Jacques, aucune trace tangible de soin n'a été mise en évidence.

Avec la Révolution française de 1789, l'organisation médicale de l'Ancien Régime est entièrement supprimée. L'art dentaire est exclu des nouvelles structures pédagogiques des écoles de médecines. Cela freine considérablement l'essor de la discipline odontologique en France (Anthony 2014). La profession de dentiste souffre alors d'un manque de législation et de cadre défini, sans réel enseignement médical (Anthony 2014). Cela pourrait alors expliquer qu'aucune réelle preuve de traitement dentaire n'ait été découverte au cimetière des Crottes. Seul un dentier a été retrouvé lors de l'opération de diagnostic, mais ce dernier n'était pas associé à une sépulture (Scherrer 2012). Cela dénote par rapport à d'autres contextes contemporains, pour lesquels il existe de nombreuses preuves tangibles. Entre la fin du XVIIe et le XIXe siècle, à Christ Church (Spitalfields) ou à Saint-Marybone, la présence de plombages a été constatée sur plusieurs squelettes, dont certains réalisés à partir de feuilles d'or (Molleson et Cox 1993 ; Cox 1996 ; Miles *et al.* 2008). De plus, certains individus ont été inhumés avec leur prothèse dentaire, souvent réalisée à partir de matériaux onéreux, tel que l' ivoire.

Pour la période moderne et contemporaine, il faut peut-être se tourner vers la composition sociale des divers échantillons mis en comparaison pour expliquer ces différences. L'abbé découvert à Saint-Martin-des-Champs devait jouir d'un statut social particulier. À Lyon, le cimetière protestant concerne majoritairement des marchands plutôt prospères (Bouchez *et al.* sous réserve de publication). À Christ Church, les inhumés proviennent principalement de la classe moyenne et à St Marylebone, le cimetière accueille au XIXe siècle une population relativement aisée (Cox 1996 ; Miles *et al.* 2008). En revanche, la population inhumée au cimetière Saint-Jacques et aux Crottes, relativement modeste, pourrait avoir peu accès à ce type de soins sophistiqués. Ces derniers pourraient alors constituer un fait rarissime et peut-être réservé à une faible fraction de la population.

Dans nos deux séries, les pertes *ante mortem* constituent l'un des seuls éléments sur lesquels pourrait s'appuyer l'hypothèse de soins dentaires. Les caries tout comme l'usure, sont considérées dans les populations anciennes, comme deux raisons majeures pouvant être à l'origine de la perte d'une dent (Lukacs 1995). Sur nos échantillons, la faible usure et la forte prévalence des caries pourraient mettre en avant la carie comme facteur principal. Parallèlement, les caries les plus sévères (stade 4) sont rares, en dépit de la forte prévalence de dents cariées : les lésions les plus sérieuses auraient pu entraîner de nombreuses pertes de dent et/ou mener à une extraction volontaire, dans un but thérapeutique. Pour étoffer cette seconde hypothèse, il faut souligner que le rôle des caries dans la perte des dents est aujourd'hui rediscuté (Hillson 2018). En effet, il semble peu probable qu'une carie, même sévère ou ayant occasionné la formation d'un abcès, entraîne la chute spontanée d'une dent. Ce type de lésion déstabilisant finalement peu la dent. Selon S. Hillson (2018), s'il existe un lien entre carie et perte *ante mortem*, il est plus vraisemblable que la dent cariée soit arrachée face à la douleur qu'elle provoque, comme c'est le cas aujourd'hui. Cette supposition se trouve renforcée dans nos séries par les nombreuses pertes *ante mortem* observées chez des individus plutôt jeunes. On compte alors autour de 7 % d'adultes âgés entre 30 et 40 ans, qui ont perdu la quasi-totalité de leurs dents et autour de 20 % d'adolescents ayant perdu au moins une dent. L'extraction dentaire pourrait alors être perçue comme le seul moyen efficace et abordable de traitement des pathologies dentaires.

Par ailleurs, la confrontation entre nos deux sites a livré des résultats ambigus concernant les pertes *ante mortem.* Ils semblent indiquer que la prévalence est plus forte au cimetière des Crottes (en tenant compte de la population totale, mais pas en considérant de manière distincte la population adulte et immature). Les extractions dentaires volontaires pourraient donc être plus courantes au XIXe siècle. Cela pourrait aller de pair avec la baisse significative observée dans la sévérité des lésions carieuses. Il semblerait alors que les individus du quartier des Crottes ont moins tendance à laisser dégénérer leurs caries vers des stades 4 (11 % les lésions observées contre le double au cimetière Saint-Jacques). L'extraction pourrait être prise en charge bien plus précocement qu'au cimetière Saint-Jacques, dans le degré des lésions cariées, mais également dans l'âge des sujets traités. Rappelons qu'un enfant inhumé au cimetière des Crottes et âgé entre 5 et 9 ans présente une perte *ante mortem*.

7.2.2.3. Vers une transition épidémiologique ?

La période moderne et contemporaine verrait s'amorcer les prémices d'une transition épidémiologique. Celle-ci se caractérise par le changement radical de la pathocénose[11] (Grmek 1969), modifiant la structure épidémiologique des populations et s'accompagne de la baisse de l'âge au décès (Meslé et Vallin 2000 ; Picheral 1996). Ce processus de transition voit le recul de l'ensemble des maladies infectieuses et carentielles, qui sont dans un premier temps les principales causes de décès, au profit des maladies chroniques et dégénératives. Omran (1983) théorise ce concept à partir de données démographiques et historiques et décrit ce processus en trois phases, calquées sur celles de la transition démographique :

- La première concerne la phase « traditionnelle » de la transition démographique où la mortalité est essentiellement due aux maladies infectieuses, parasitaires et carentielles. Elle se caractérise également par d'importantes fluctuations de la démographie. En France, cette phase prévaudrait jusqu'au milieu du XVIIIe siècle. Si notre travail a mis l'accent sur le contexte infectieux et carentiel, peu de données sont disponibles pour les maladies parasitaires à la période moderne et contemporaine.
- La deuxième phase concerne la transition à proprement parler, qui voit une diminution de la mortalité infantile, l'augmentation de la durée de vie et l'apparition des maladies chroniques (cardio-vasculaires, tumeurs, diabètes…). Celle-ci prend le pas sur les maladies transmissibles. Ainsi, à partir du XVIIIe siècle en Europe, les pandémies tendent à reculer, même si d'autres maladies apparaissent ou prennent une ampleur jamais égalée par le passé, comme la syphilis (Lopes *et al.* 2010), ou le choléra, qui remplace la peste. Cette dernière reste néanmoins moins virulente et plus rapidement contrôlée (Meslé et Valllin 2000).
- Le troisième correspond à la phase « moderne » de la transition démographique, où sans disparaître complètement, les maladies transmissibles deviennent moins mortelles et s'effacent au profit des maladies chroniques et dégénératives.

Ainsi la population de La Ciotat s'inscrirait majoritairement au sein de la première phase, tandis que celle du quartier des Crottes serait plutôt caractéristique, au niveau chronologique, de la phase de transition. Pourtant, nos données ont montré la persistance des épisodes de stress dans l'enfance, voire une augmentation. Cette phase de transition n'est certainement pas linéaire et pourrait varier largement en fonction du temps et de l'espace. Nos résultats pourraient alors trouver un parallèle avec les tendances décrites par Meslé et Vallin (2000) sur le plan démographique. En Europe, la mortalité commence à reculer à la fin du XVIIIe siècle, par l'accroissement des denrées alimentaires et une plus grande maîtrise des épidémies. En revanche, en France, dans la seconde moitié du XIXe siècle, l'accroissement de l'espérance de vie s'interrompt brutalement. En cause, la concentration d'une part croissance de la population dans les zones urbaines, les mauvaises conditions d'hygiène qu'elle implique, mais également les conditions de travail et de vie défavorable, formant un environnement délétère (Meslé et Vallin 2000). Cette situation pourrait s'illustrer dans nos résultats par un état sanitaire qui ne semble guère s'améliorer ou du moins évoluer radicalement. Au contraire, il pourrait empirer par certains aspects, ce que semble refléter l'augmentation des hypoplasies et la moindre survie des enfants de moins de 5 ans.

Il faudra alors attendre les années 1880 pour voir de nouveau une augmentation de l'âge moyen au décès, notamment grâce aux découvertes de Pasteur, leur diffusion par les nouvelles politiques sanitaires, la mise en application concrète des progrès dans la médecine, l'urbanisation et l'alimentation, mais également dans l'instruction rendue obligatoire (Meslé et Vallin 2000).

7.2.2.4. Une révolution ou une transition industrielle ?

Au sein du concept de révolution industrielle, nous avons identifié un certain nombre de facteurs qui pourraient causer des modifications de l'environnement et donc de l'état sanitaire des populations. Progrès technique et industrialisation entraînent une révolution agricole et des transports, mais également de nouveaux procédés de fabrication. La multiplication des usines engendre migrations et exode rural, créant de grands centres urbains. Elle change également certains aspects sociaux, par exemple l'affirmation du travail des femmes et de nouvelles pratiques se met en place autour de la petite enfance.

Si des distinctions apparaissent entre nos deux séries, de manière générale, on constate peu de changements au vu de l'importance des points communs que nous avons mis en évidence. Nos résultats mettent l'accent sur une alimentation peu adéquate aux besoins des populations et la persistance des stress biologiques de l'enfance, très récurrents dans nos données entre le XVIe et le début du XXe siècle. De plus, les transformations observées ne semblent ni brusques ni soudaines.

L'expression « révolution industrielle » est aujourd'hui largement remise en question d'un point de vue historique. Selon Verley (1997), il s'agit de l'aboutissement d'un long processus de « croissance économique, de développement de l'industrie et, plus généralement, de 'modernisation' de la société » (p.18). Ainsi, sans pour autant minimiser les changements qu'elle apporte, le phénomène prend racine à

[11] La pathocénose définit les relations synchroniques des maladies à une période donnée.

une période plus ancienne, marquée par le développement d'une proto-industrie (Mendels 1984), qui se met en place dès l'Ancien Régime. Les régions qui connaissent un essor industriel au XIXe siècle ont déjà connu une « phase préliminaire de proto-industrialisation » (Mendels 1984 p.993). À ce propos, l'ampleur que prennent les chantiers navals à La Ciotat à partir du début du XVIIe siècle et les industries secondaires qui se développent en conséquence pourrait-elle participer à ce phénomène de prémices à l'industrialisation à grande échelle du XIXe siècle ? Ce processus de transition apparaît alors continu, long et déjà ancien. Il pourrait alors se refléter sur la population, la société et son état de santé. Cela pourrait alors expliquer en partie le peu d'évolution constaté entre le cimetière Saint-Jacques et le cimetière des Crottes.

En outre, les réels effets de la « modernisation » de la société en termes d'alimentation, de progrès dans le domaine scientifique, médical et sanitaire pourraient avoir des effets bien plus tardifs sur la morbidité et la mortalité. Ces dernières pourraient être ressenties uniquement à partir de la fin du XIXe ou du XXe siècle à travers l'Europe. Ces changements et leur timing varient certainement d'un pays à l'autre et d'une région à l'autre, en fonction notamment des politiques sanitaires locales ou de l'application des politiques nationales (décalage entre norme et pratique).

Par ailleurs, on a souvent considéré la révolution industrielle comme un phénomène plus tardif à Marseille que dans le reste de la France (Daumalin et Raveaux 2001). Ainsi, les grands changements emblématiques de cette période pourraient s'imposer plus tardivement, à partir des années 1870 (Dell'Umbria 2006 ; Bertrand 2012), grossièrement représentées dans notre étude par la phase 4 de cimetière des Crottes. Rappelons que cette dernière compte un nombre restreint d'individus. De plus, ce « décalage » pourrait être exacerbé au quartier des Crottes, d'abord localisé en périphérie de la ville. La population des Crottes est peut-être trop récemment impactée par ce phénomène débutant pour permettre de percevoir des bouleversements plus significatifs de l'état sanitaire.

Enfin, la santé englobe un ensemble de thèmes fortement imbriqués entre eux, très nombreux et variés (1.2). Il s'agit d'une notion qui repose sur un ensemble de facteurs dont la majorité nous échappe complètement. Ce travail s'est concentré sur certains de ces facteurs, au travers de marqueurs ostéoarchéologiques, utilisés de manière classique en anthropologie biologique pour tenter d'accéder à l'état sanitaire des populations anciennes. Nos données ont pourtant montré peu de différences entre nos deux échantillons, à l'instar des tendances observées par M. Lewis entre milieu rural et urbain (Lewis 2002a). De plus, malgré un travail sur des populations dont les conditions de vie sont largement renseignées par les sources historiques, nous avons été confrontés aux mêmes difficultés d'interprétation qui s'appliquent à toute étude des populations du passé (Woods *et al.* 1992). Notre étude a donc montré que les marqueurs utilisés ne permettent pas de mesurer la totalité des changements environnementaux et culturels qui entraînent des modifications de l'état sanitaire. Les indicateurs sélectionnés sont ceux accessibles par l'anthropologie biologique et donnent accès à une infime partie de la définition de la santé. Il s'agit peut-être de la raison pour laquelle nous n'avons pas mis en évidence de différences fortement marquées entre ces deux échantillons, qui pourtant appartiennent à deux périodes historiques bien distinctes.

À partir de ces constats, il semble dorénavant utile de dresser une image plus complète de l'état sanitaire à l'aide d'autres marqueurs complémentaires, ou d'autres types d'analyses. Alimentation et environnement infectieux constituent les deux grands thèmes sur lesquels nous avons axé notre étude. Ces thèmes ont été abordés de manière indirecte au travers des pathologies dentaires et des marqueurs de stress aspécifiques ou de stress carentiels spécifiques, mais dont l'étiologie varie. Cette étude s'avérait nécessaire afin d'approcher la problématique que nous souhaitions aborder. Ensuite, elle a soulevé de nouvelles questions et permis d'identifier de nouvelles problématiques, permettant d'orienter de futurs aspects.

À l'avenir, il est alors possible d'envisager des analyses basées plus directement sur la recherche d'infections spécifiques (par exemple, évolution de la syphilis ou de la tuberculose) au travers de l'ensemble des séquelles ostéologiques qu'elles soient ou non spécifiques. Ces dernières pourraient être complétées par des analyses des restes osseux par PCR. On peut également envisager l'étude de l'alimentation par le biais d'analyses biochimiques des isotopes stables (Katzenberg et Waters-Rist 2018). Grâce à un contexte maîtrisé par l'étude des marqueurs sélectionnés, il faudra aborder la question de la composition du bol alimentaire. Il pourrait s'agir de confirmer ou non la forte part des céréales dans l'alimentation quotidienne ou l'éventuelle augmentation de la consommation de viande souvent décrite pour la fin du XIXe siècle par les sources historiques (Flandrin et Montanari 1996). De plus, ces analyses pourront permettre d'apporter de nouvelles informations sur la question de l'allaitement artificiel ou du sevrage : l'âge autour duquel il se déroule et le type d'aliments sur lequel il s'appuie (Herrscher 2013). Ces informations confrontées à nos résultats permettraient de mieux identifier les stress biologiques subis par les individus composant nos deux échantillons.

Par ailleurs, d'autres thèmes, inhérents à la santé et possiblement accessibles en archéologie, pourraient également être envisagés, tels que les maladies professionnelles, d'autant que de nombreuses sources historiques documentent ce point (Jarrige et Le Roux 2017a). En effet, le travail en usine pourrait entraîner une hyperspécialisation dans des gestes nouveaux et dont le rythme s'intensifie. Il pourrait également impliquer la manipulation de matériaux dangereux –le plomb par exemple-, à une fréquence accrue. Il peut aussi être synonyme d'un confinement au sein d'une atmosphère souvent saturée et polluée. Les sources historiques parlent alors parfois de maladies respiratoires liées à cela (Gaillard 1981). C'est, en effet, au XIXe siècle qu'apparaît la pollution, dans le sens où on l'entend aujourd'hui (Jarrige et Le Roux 2017b) et le quartier des Crottes est localisé dans une zone où les industries se développent rapidement (Dell'Umbria 2006). Il serait ainsi intéressant de mener une réflexion par rapport à cet important changement environnemental. Cependant, nous manquons encore certainement de recul par rapport à la notion de pollution pour permettre d'en identifier les réelles conséquences biologiques et les éventuels stigmates osseux qu'elle pourrait engendrer. Sur ce point, certaines études bioarchéologiques se sont concentrées sur la qualité de l'air, notamment par l'étude du remodelage osseux des sinus maxillaires, potentiellement indicateurs de sinusites. Ces dernières pourraient être liées à des problèmes de pollution atmosphérique en intérieur ou en extérieur (Roberts 2007 ; Roberts 2010). Roberts (2010) propose également de considérer les remodelages osseux sur les faces viscérales des côtes, évocatrices de problèmes respiratoires. Toutefois, ces deux types de lésions demeurent tout de même hautement aspécifiques.

Finalement, le matériel ostéoarchéologique, s'il nous offre un accès direct aux questions inhérentes à l'état de santé, il ne constitue peut-être pas le matériel le plus adapté et la prochaine partie permet d'aborder plus en détail cette problématique.

7.3. Quelles caractéristiques particulières au cimetière Saint-Jacques et au cimetière du quartier des Crottes pourraient entraîner des modifications de l'état sanitaire ?

Dans la première partie, nous avons tenté d'expliquer les éventuelles modifications des marqueurs de l'état sanitaire à la lumière des données historiques. Si les limites et biais inhérents à l'étude des restes osseux ont depuis longtemps été formalisés (Sellier 1995 ; Woods et *al.* 1992 ; Dutour *et al.* 2003 ; 2007 ; Ardagna et Dutour 2006 ; 2.4.2.1), ce travail a pu mettre en lumière certaines des difficultés rencontrées dans toutes tentatives de reconstitution épidémiologique des populations du passé. Par ailleurs, nous avons considéré chacun des échantillons comme représentatifs de la période moderne puis contemporaine en Provence. Toutefois, les séries analysées ne constituent pas nécessairement des ensembles homogènes (l'hétérogénéité cachée théorisée par Woods *et al.* 1992). Cette étude, basée sur des périodes récentes, offre peut-être un cadre pratique et privilégié, qui permet de mettre en perspective plusieurs éléments intrinsèques à cette limite. En effet, l'omniprésence des sources secondaires : archéologiques et historiques, en particulier, pourrait permettre une meilleure maîtrise des échantillons.

Cette deuxième partie propose un changement d'échelle, en pistant d'éventuelles variations de l'état sanitaire au sein même des sites précédemment confrontés. L'approche adoptée diffère également, puisque nous avons tenté, à partir des sources historiques et archéologiques, d'établir un modèle à tester à l'aide de nos données biologiques (comme le propose Mays en 2018 notamment pour l'étude du rachitisme). Nos deux séries seront considérées de manière indépendante. D'abord afin d'identifier des paramètres propres à chaque échantillon qui pourraient influer sur l'état sanitaire, puis en éprouvant ces paramètres par l'analyse des marqueurs biologiques.

7.3.1. Le cimetière Saint-Jacques à La Ciotat : Du « cimetière des pauvres » au « cimetière communautaire »

Il existe au sein des individus inhumés au cimetière Saint-Jacques des caractéristiques qui peuvent être liées à des modifications de l'état sanitaire. En effet, les modalités de recrutement de ce vaste lieu d'inhumation (1 273 sépultures fouillées et 3 296 estimées, Richier 2011) varient dans le temps en fonction du statut social et de la catégorie socioprofessionnelle des défunts (2.2.2). La Ciotat compte plusieurs lieux d'inhumation et pour les phases 1 et 2, moins de la moitié de la population est inhumée au cimetière (Richier 2011 ; 2017 ; Agémian 1996). Il accueille essentiellement les plus modestes. À l'inverse, la phase 3 voit la naissance du cimetière communautaire, où l'écrasante majorité de la population ciotadenne y est inhumée (Richier 2011 ; 2017 ; Agémian 1996). Ainsi, deux grandes périodes ont été dégagées : une première à partir de sa fondation et jusqu'au début du XVIIIe siècle et une seconde du XVIIIe siècle jusqu'à sa fermeture en 1831 (la phase 3 ; Richier 2011 ; 2017).

7.3.1.1. Les données par phase

L'approche diachronique nous a permis d'analyser l'évolution des paramètres sanitaires tout au long des deux siècles et demi d'utilisation du cimetière. Les résultats indiquent, de manière générale, très peu de différences significatives entre les trois phases d'inhumation. En effet, aucun changement ne survient concernant les marqueurs de l'état sanitaire bucco-dentaire. Notons uniquement une augmentation de la parodontose et de sa sévérité, difficilement interprétable. Elle pourrait simplement traduire l'augmentation des sujets âgés de la phase 1 à 3, perçue à la fois sur la totalité de l'échantillon adulte sélectionné et sur le corpus des adultes pour lesquels la parodontose a pu être cotée. La proportion de sujets âgés évolue graduellement de 8,6 à 33,3 % (Chi^2 d'indépendance : p_t=0,009). L'analyse des indicateurs de stress carentiels a fourni des données plus nuancées (Figure 7.3). Si les tendances observées pour le scorbut restent stationnaires, nous avons mis en évidence une augmentation progressive des cas de rachitisme chez les enfants. Il en est de même concernant les hypoplasies de l'émail dentaire. Bien que les prévalences n'évoluent pas chez les adultes (près des trois quarts ont connu des stress pendant l'enfance), elles augmentent chez les immatures de manière significative de 51 % à 78 %. Cela met en avant l'augmentation du stress chez les enfants au cours du temps et les enfants ayant connu des épisodes de stress en phase 1 ont moins de chance d'atteindre l'âge adulte. De plus, seuls les enfants décédés pendant la phase 1 ont

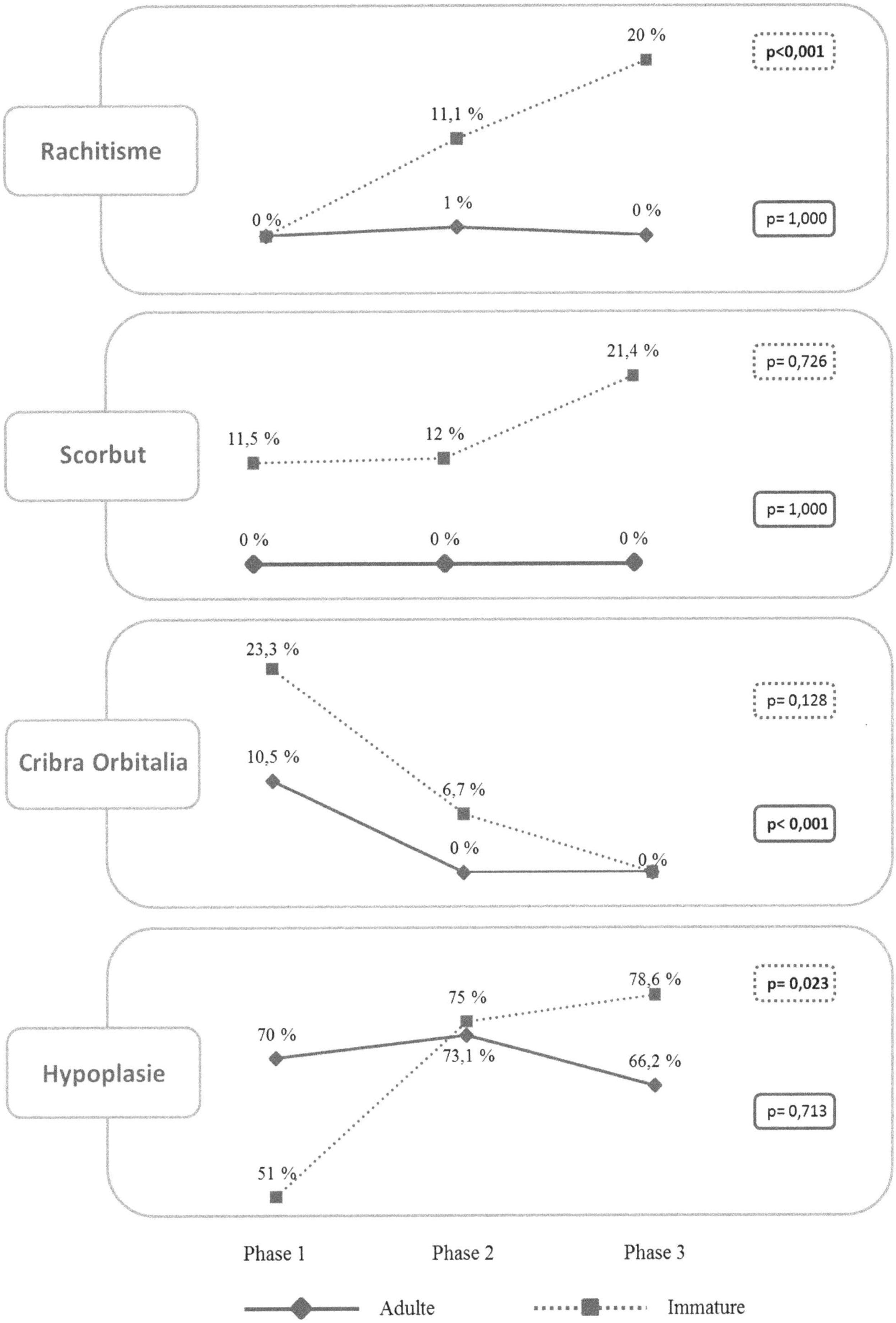

Figure 7.3 : Synthèse de l'évolution diachronique (par phase) des marqueurs de stress au cimetière Saint-Jacques à La Ciotat

connu jusqu'à quatre épisodes de stress. L'étude des ***cribra orbitalia*** offre également des tendances divergentes entre adultes et immatures. Chez les enfants, les fréquences ne montrent pas de différence significative entre les trois phases d'inhumation. Par contre, tous les adultes atteints appartiennent à la première phase.

Dans un premier temps, la prise en compte de l'ensemble des marqueurs de l'état sanitaires montre peu d'évolutions significatives selon les phases (Figure 7.3), ce qui interpelle à la lumière des données archéologiques et historiques concernant le cimetière. Les données concernant l'évolution de la ville pourraient apporter quelques informations sur ces résultats. La phase 1 et une partie de la phase 2 correspondent à l'âge d'or de la ville (Reboul 1934 ; Deidier 1965), pour laquelle on imagine au sein de la population vivante une forte diversité, notamment en termes de statut social. La phase 3 (1710-1831) correspond à une période de déclin général. Celle-ci s'amorce dès la fin du XVIIe siècle et se traduit, notamment, par la disparition progressive de nombreuses activités commerciales et spécialisées. Elle s'accompagne d'un net effondrement démographique : après la Révolution, La Ciotat ne compte plus que 500 habitants, retranchés majoritairement vers des activités de pêche et d'agriculture, considérées comme particulièrement précaires (Ritt 1919 ; Reboul 1934 ; Poitrineau 1992). Ainsi, la population ciotadenne vivant à cette époque est plus modeste qu'elle n'a pu l'être aux XVIe et XVIIe siècles. Cette population générale à partir du XVIIIe siècle semble à l'image de la population inhumée en phase 1 et 2. Cela expliquerait l'absence de disparité marquée entre les différentes phases d'inhumation, et ce malgré une plus forte proportion d'individus inhumés au cimetière lors de la troisième phase.

Dans un second temps, trois indicateurs de stress montent des distinctions selon les phases, mais ces données apparaissent contrastées. Les prévalences des hypoplasies et du rachitisme indiquent une augmentation progressive au fil du temps chez les enfants. Cela pourrait indiquer une moindre survie des enfants pendant la phase initiale du cimetière, qui s'accorde avec ses modalités particulières de recrutement. Cependant, les *cribra orbitalia* montrent une tendance inverse, puisque chez les adultes, les atteintes ciblent exclusivement la première phase. Ces tendances antagonistes incarnent la difficulté à interpréter ces données d'état sanitaire, qui s'expriment, de surcroît, sur deux parties distinctes de la population : les enfants et les adultes. Cela relève-t-il de leur caractère aspécifique (Wapler *et al.* 2004) ou de la représentativité de l'échantillon ? De plus, si ces lésions se forment pendant l'enfance, alors les *cribra orbitalia* observées chez les adultes de la phase 1 pourraient traduire un état sanitaire de la période précédant la mise en place du cimetière St Jacques et les enfants décédés avant 1581 seraient inhumés ailleurs. Enfin, la *cribra orbitalia* soulève également le problème conceptuel du paradoxe ostéologique (Wood *et al.* 1992) et de la chronicité des atteintes :

- son évolution générale pourrait montrer une moindre survie à l'âge adulte des enfants atteints de *cribra orbitalia* au cours du temps (comme pour le rachitisme et les hypoplasies),
- ou au contraire, une amélioration des conditions de santé, avec une diminution du nombre de cas au cours du temps ?

7.3.1.2. Recrutement funéraire et évolution de la ville

Ces résultats conduisent à nous interroger sur la pertinence des caractéristiques archéologiques ou historiques prises en compte et qui pourraient influer sur l'état sanitaire (recrutement général par phase et évolution économique et démographique de la ville). D'autres paramètres doivent certainement être combinés à ceux précédemment évoqués afin d'appréhender de manière plus précise les transformations de l'état sanitaire, la diversité des réponses au stress et l'hétérogénéité cachée. Ainsi, il sera intéressant de prendre en considération les pratiques funéraires, qui pourraient revêtir des aspects sociaux et notamment traduire des statuts socio-économiques variés. Ce thème a été développé dans le cadre du rapport final d'opération et certaines hypothèses posées pourraient à l'avenir s'avérer utiles (Richier 2011). Pour la phase 1, si les inhumations en simple fosse dominent, on compte également quelques sépultures en cercueil en bois, majoritairement regroupées en zone 5 (Richier 2011). Cette surreprésentation localisée des cercueils se retrouve également en phase 2, alors que les inhumations en plein-terre et celles en cercueil se côtoient plus régulièrement. Le cercueil, sous l'Ancien Régime « se paie au demi-pan près », donc la présence d'un tel dispositif funéraire, à un moment ou l'inhumation en simple fosse semble être la règle, pourrait traduire un certain aspect économique (Richer 2017). À l'inverse, en phase 3, si l'emploi du cercueil se généralise, on compte encore quelques individus inhumés dans de simples fosses. Entre le XVIIIe et le XIXe siècle, l'absence de cercueil est perçue comme un « signe d'indigence » (Richier 2011). De plus, l'analyse *in situ* des sépultures a mis en évidence une inadéquation frappante entre la stature du sujet inhumé et les dimensions de son cercueil pour 11 sépultures. Ces dernières sont regroupées majoritairement en zone 1. Cela reflète-t-il un statut modeste, quand on sait que les hospices mettent à disposition des cercueils de tailles variées pour les individus les plus indigents (Richer 2017) ? Ainsi, l'analyse des dispositifs funéraires, mais également de la localisation des sépultures pourrait refléter des dimensions sociales qui peuvent jouer sur l'état sanitaire. Leur considération pourrait être bénéfique à la compréhension de la variabilité dans l'exposition et la réponse aux risques de morbidité et de mortalité. Cet aspect ouvre alors des perspectives futures, qui permettraient une meilleure compréhension de l'étude paléoépidémiologique de cette collection.

7.3.2. Le cimetière des Crottes à Marseille : Quand la ville absorbe sa campagne

Pendant les 121 ans d'utilisation du cimetière (1784-1905), le quartier des Crottes connaît de nombreuses transformations qui peuvent se répercuter sur les conditions de vie et de santé des individus, opérant alors des changements sur les marqueurs de l'état sanitaire sélectionnés. À la veille de la Révolution de 1789, il s'agit d'un hameau localisé dans le vaste terroir rural situé dans la périphérie septentrionale de la ville de Marseille. À partir du milieu du XIXe siècle, le hameau devient « le quartier industriel et populaire des Crottes » (Richier et Weydert 2016). Il est absorbé par le développement urbain, lié au dynamisme industriel qui s'étend aux proches campagnes de Marseille. On assiste donc au passage d'un environnement rural, dominé par un paysage campagnard, à un espace urbain, dans lequel s'installent de nombreuses usines et fabriques. On compte au départ peu d'habitations, qui prennent la forme de maisonnettes et de bastides familiales, entrecoupées de prairies, vignes et oliveraies. Les zones périphériques, récemment conquises par la ville entre les années 1850-1870 s'urbanisent « sous le signe de l'improvisation » (Gaillard 1981). Il s'agit de loger rapidement les ouvriers attirés par le dynamisme industriel, le hameau passant rapidement d'une centaine d'habitants à la fin du XVIIIe siècle, à plus de 3 000 en 1871 (Castrucci 2016). Cette croissance urbaine « anarchique » se caractérise par des maisons basses en matériaux légers, bâties sans souci des moindres conditions d'hygiène, avec peu d'accès à l'eau, sans écoulement des eaux usées ou enlèvement des ordures (Gaillard 1981). Cette transition est-elle perceptible par le biais de l'analyse de l'état sanitaire ?

7.3.2.1. Les données par phases

L'analyse par phases d'inhumation révèle des différences, tout d'abord, dans les indicateurs de l'état sanitaire bucco-dentaire. L'augmentation de la prévalence des caries s'accompagne d'une baisse significative de la sévérité de l'abrasion dentaire.

Ensuite, en ce qui concerne les marqueurs de stress carentiel, une évolution a été perçue par l'étude du rachitisme et des hypoplasies de l'émail dentaire. Chez les enfants, la plus forte proportion d'individus atteints de rachitisme se situe en phase 1 et aucun cas n'a été découvert en phase 4 (Figure 7.4). Cependant, cette ultime phase se distingue par un faible nombre d'individus immatures, d'autant que l'extension finale du cimetière a été échantillonnée lors de la fouille (2.3.2.3.4). Cette tendance chez les immatures s'avère pourtant non significative (peut-être en raison des faibles effectifs), ce qui tendrait à montrer la constance des carences en vitamine D pendant l'enfance, tout au long de la période. En revanche, les cas de rachitisme résiduel chez des individus adultes (n=5) ne concernent que les dernières phases du cimetière des Crottes, soit à partir des années 1850-1860. Cela pourrait traduire une meilleure survie à ces carences avec le temps. Les prévalences des hypoplasies dessinent des tendances similaires, avec une constance des taux d'atteintes chez les enfants, qui s'accompagne d'une augmentation significative de la prévalence chez les adultes (Figure 7.4). Ces résultats pourraient démontrer un niveau de stress équivalent pendant l'enfance tout au long de la période étudiée. Cependant, entre la phase 1 et 4, les enfants auraient tendance à mieux y survivre pour atteindre l'âge adulte. Les individus inhumés au cimetière des Crottes pourraient alors avoir développé une habitude au stress de l'enfance, ou bien connaître des conditions de vie et de santé plus favorables au cours du temps. Cette dernière hypothèse semble aller à l'encontre de ce que l'on supposait à partir des données historiques, à savoir une dégradation des conditions sanitaires imposée par une urbanisation rapide et peu maîtrisée.

7.3.2.2. Évolution de la ville et pratiques funéraires

Cependant, à partir de ce travail, d'autres hypothèses peuvent dorénavant être envisagées. La seconde moitié du XIXe siècle (soit les phases 3 et 4) est caractérisée par une explosion démographique notamment grâce à l'arrivée de migrants. Il s'agit majoritairement d'adultes partis en quête de travail, attirés par le bassin d'emploi que représentent les centres industriels. Ces individus auraient pu subir des périodes de stress intenses au cours de leur enfance passée dans leur région d'origine. Ils pourraient alors venir augmenter la prévalence des hypoplasies et des cas de rachitisme résiduel au sein de la population adulte inhumée au cimetière des Crottes. Cette considération nous amène alors à l'un des thèmes du paradoxe ostéologique : la démographie non stationnaire (Wood *et al.* 1992). En effet, les études anthropologiques basées sur la morbidité ou la mortalité présupposent une démographie stationnaire. Or, les populations humaines présentent rarement ce type de situation. De plus, ce biais apparaît incontournable malgré le temps de composition de l'échantillon relativement court et morcelé par les phases d'inhumation. Par exemple, la phase 3 constitue la phase la plus brève (14 ans, à peine) et contient pourtant le plus d'individus. Sans évoquer de nouveau la représentativité de l'échantillon après le curage du cimetière, cela peut s'expliquer par l'explosion démographique que connaît le quartier notamment à partir des années 1860, ou peut refléter un pic de mortalité. En effet, cette phase (1852-1866), caractérisée par un vaste agrandissement du cimetière, est concomitante avec quatre des épidémies de choléra les plus meurtrières à Marseille (1854, 1855, 1865 et 1866 ; Mafart et Morillon 1998). Pourtant, l'étude paléodémographique de la phase 3, bien que basée uniquement sur les sujets adultes, n'a mis en évidence aucune anomalie et s'apparente à celle attendue pour une population préindustrielle (Sion 2017). Cette phase se distingue par l'apparition de longues tranchées d'inhumation (Figure 7.5), qui se caractérisent possiblement par un recrutement particulier. Elles contiennent une proportion accrue d'enfants et de personnes âgées, individus qui pourraient être les plus vulnérables au choléra (Bouchez et Pamentier 2019). Mais, l'organisation de ces tranchées, marquées par une superposition de dépôts primaires et secondaires, suggère une utilisation qui s'étend sur un temps relativement long (Bouchez et Pamentier 2019). De plus, pour la période de 1884-1885, les données d'archives semblent indiquer que le choléra tue de manière préférentielle les jeunes adultes (Terziano 2019). En effet, cette maladie est pour la première fois reconnue à Marseille en 1934, par le

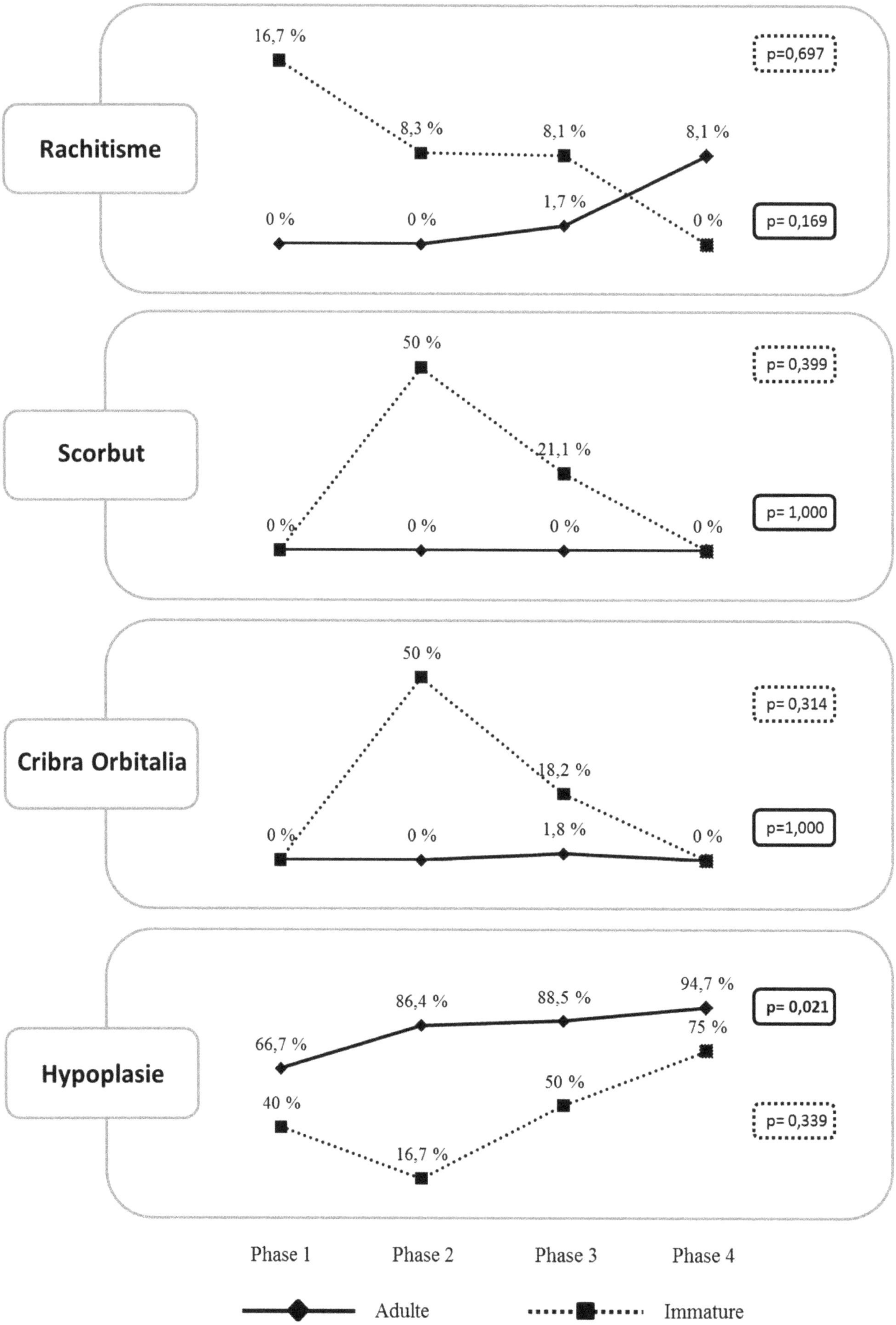

Figure 7.4 : Synthèse de l'évolution diachronique (par phase) des marqueurs de stress au cimetière des Crottes à Marseille

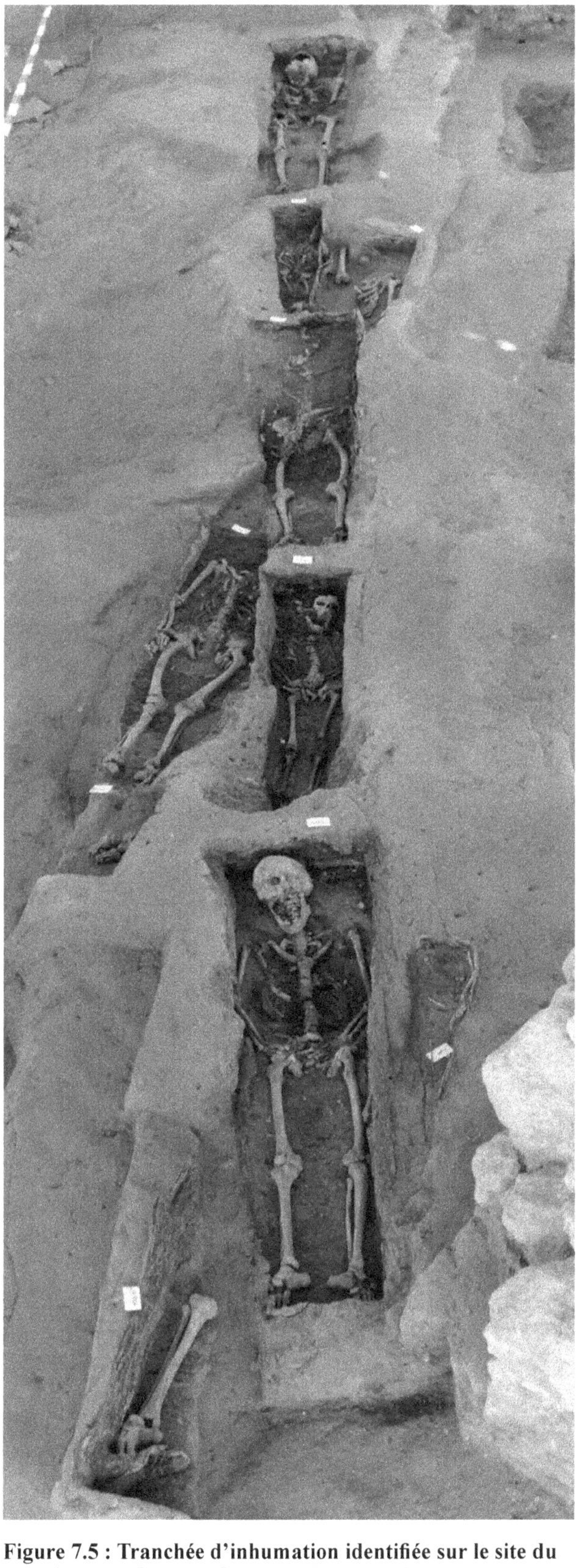

Figure 7.5 : Tranchée d'inhumation identifiée sur le site du cimetière des Crottes (G. Boneu-Pouquet, Inrap)

fait qu'elle constituerait la seule maladie diarrhéique pouvant faucher des individus adultes en masse (Mafart et Morrillon 1998). Néanmoins, il pourrait exister une réponse différente à la maladie selon les périodes. En définitive, même sur une période concise, des incertitudes subsistent quant à l'interprétation de la prévalence des stress carentiels.

Pourtant, on peut également considérer que 121 ans constituent une période trop restreinte pour percevoir réellement des changements liés à l'urbanisation, l'expansion économique et démographique subies de manière parfois brutale par la population. Cela justifie alors pleinement la comparaison que nous avons effectuée avec la population de La Ciotat. Cette confrontation nous donne alors l'occasion de développer une perception plus fine des changements de l'état sanitaire puisqu'elle s'inscrit sur le temps long. Par ailleurs, l'étude de Lewis (2002b) sur des sites anglais médiévaux et « post médiévaux » a mis en évidence que l'industrialisation aurait plus d'impact sur l'état sanitaire que l'urbanisation. Or, pour le quartier des Crottes, l'urbanisation galopante découle du processus d'industrialisation de la ville et il apparaît indispensable de se pencher sur cet aspect plus global.

Pour terminer, certaines caractéristiques du contexte archéologique permettraient de lever une partie du voile posé par l'hétérogénéité cachée. En effet, les pratiques funéraires peuvent revêtir certains aspects sociaux relatifs aux individus inhumés et certaines hypothèses ont été développées dans le RFO (Richier et Weydert 2016). Les pratiques funéraires apparaissent normées : il s'agit presque exclusivement de sépultures individuelles en cercueil en bois. Cinq concessions uniquement ont été découvertes lors de la fouille, matérialisées par la présence de caveaux. On comptait, à l'origine, dix concessions perpétuelles, un nombre assez faible en comparaison des 4 000, achetées pour le cimetière Saint-Charles à Marseille entre 1819 et 1865 (Bertrand 1994). Cela reflète alors la modestie du quartier et de ses habitants. Il pourrait être intéressant de comparer les individus issus des caveaux à ceux inhumés plus simplement. Cependant, les caveaux, partiellement détruits lors de leur transfert en 1926, ou lors du curage du cimetière en 1934, ont livré de rares restes humains, souvent en position secondaire. Trois sujets ont été découverts associés à ces structures funéraires monumentales en position primaire ou connexion résiduelle. Leur représentation osseuse, particulièrement mauvaise, empêche leur analyse complète.

Malgré l'homogénéité des pratiques et leur apparente simplicité, quelques distinctions pourraient indiquer, pour certains, un statut social plus élevé. Par exemple, certains cercueils se démarquent par une facture de meilleure qualité. Pour 12 d'entre eux, la présence possible d'un capitonnage sur le fond a été mise en évidence. Si la majorité des cercueils sont « ordinaires », avec un couvercle plat, 58 sont équipés de crochets de fermeture et s'apparentent à des « cercueils bombés ». Ces derniers sont, de surcroît, regroupés autour de la croix centrale du cimetière (Richier et Weydert 2016). Des pièces d'habillement nous sont parvenues pour un grand nombre de sépultures et certaines se spécifient par des étoffes fines et de qualité, telles que des fils de soie et des soieries (Richier et Weydert 2016).

Enfin, cette étude se concentre uniquement sur les sujets issus des sépultures primaires, amputant l'échantillon d'une partie de la population dont les os ont été découverts dans les nombreuses réductions et les 209 ossuaires. Ces derniers peuvent avoir une connotation sociale très forte. Parallèlement à l'apparition des concessions pour les plus riches, après la Révolution, on assiste à une nouvelle gestion des terres communes consacrées aux individus les plus modestes. Se met alors en place une « rotation quinquennale » des sépultures pour répondre aux soucis de la saturation de l'espace funéraire, qui aboutit la constitution de nombreux ossuaires (Richer 2016). Ils peuvent être perçus comme le support du système inégalitaire qui se développe dans les cimetières du XIXe siècle, où seuls les plus aisés ont accès à une sépulture pérenne (Bertrand 1994). L'étude paléopathologique, entreprise dans le cadre du rapport de fouille, a pu mettre en évidence qu'il existe peu de dissemblances entre les individus issus des sépultures primaires et les 53 individus remontés issus des ossuaires. Il sera alors intéressant de tester notre protocole sur cette même problématique, dans de futurs travaux.

Pour ces contextes très récents, la richesse des sources historiques et la qualité des données archéologiques nous ont permis d'identifier de manière précise et pratique un certain nombre de biais qui s'appliquent à ces échantillons. Il devient également possible de considérer la manière dont ces sources peuvent être intégrées dans un cadre bioculturel, afin de mieux comprendre l'évolution de l'état sanitaire (Mays 2018).

Nous avons pu suivre certaines pistes qui peuvent nous aider à mieux comprendre les variations des différents paramètres de l'état sanitaire dans chacun de nos contextes. Cette mise en perspective, à la lumière des données archéologiques et historiques, nous a également permis d'émettre de nouvelles hypothèses qu'il devient intéressant de tester, sur la base de nos données de l'état sanitaire. Cette approche cible davantage les pratiques funéraires et l'aspect social qu'elles pourraient incarner (Richier 2011 ; Richier et Weydert 2016). Cela offre certainement une meilleure maîtrise de l'hétérogénéité cachée (Wood *et al.* 1992 ; DeWitte et Stojanowski 2015).

Enfin, les analyses développées dans ce travail s'appuient sur une échelle très locale, au mieux régionale. Il apparaît dorénavant nécessaire de prendre un certain recul par rapport à nos contextes afin d'avoir une image plus globale de l'état sanitaire à la période moderne et contemporaine. Les changements perçus dans nos résultats pourraient s'imbriquer au sein de phénomènes qui s'observent à l'échelle nationale, voire européenne. En effet, la révolution industrielle concerne un processus qui touche de manière presque simultanée toute l'Europe et l'Amérique du Nord. Cette problématique requiert alors de considérer d'autres ensembles contemporains du cimetière Saint-Jacques et des Crottes et contraint à de nouvelles analyses.

7.4. L'état sanitaire en France et en Europe à la période moderne et contemporaine

En s'intéressant aux marqueurs de l'état sanitaire sur le territoire français et européen, cette dernière partie propose à nouveau un changement d'échelle. Une cinquantaine de sites ont été sélectionnés afin de replacer nos résultats issus du sud-est de la France, au sein d'un contexte plus large. Nos fréquences ou prévalences ont été confrontées à celles de diverses études anthropologiques menées sur des séries datées principalement du XVIe au XIXe siècle. Le but est d'identifier d'éventuelles tendances générales de l'état sanitaire ou au contraire des particularités locales.

Par ailleurs, jusqu'à présent, les indicateurs de l'état sanitaire ont été principalement exploités à la lumière des sources historiques. Cette nouvelle confrontation sera alors l'occasion de comparer nos données avec d'autres résultats obtenus sur des collections ostéologiques, donc issus d'un matériel similaire. Cependant, au vu des différences dans les méthodes d'enregistrement, nous n'avons entrepris aucune analyse statistique.

7.4.1. Les séries de comparaison

En France, l'étude des ensembles modernes et contemporains est relativement nouvelle, en particulier pour les assemblages du XIXe siècle (Tzortzis et Bizot 2019). Ainsi, peu d'analyses publiées nous ont permis d'établir des comparaisons avec nos données.

7.4.1.1. Des séries cohérentes d'un point de vue chronologique et géographique

Nous avons retenu certains ensembles funéraires paroissiaux modernes, dont l'étude paléopathologique a été menée, notamment, dans le cadre d'un rapport final d'opération préventive (Tableau 7.1). Parallèlement, un certain nombre de sites concernent des contextes particuliers, souvent des morts de masse (épidémie, guerre) qui ont, dans un premier temps, accaparé l'attention des anthropologues concernant les périodes modernes et contemporaines. Six ensembles ont été sélectionnés, dont deux se situent après la Révolution Française (Tableau 7..1). Or, la structure de ces échantillons diffère de celle des contextes d'ensevelissement dit « normaux ». Ils sont constitués sur un laps de temps bien plus court et concernent des individus souvent décédés d'une seule et même cause. De plus, dans le cas des épidémies de peste (Tableau 7.1), ces ensembles sont perçus comme des « clichés » de la population vivante (Dutour *et al.* 2007).

Face au faible nombre de cas français disponibles, nous avons étendu le territoire considéré, à l'échelle de l'Europe occidentale. Dans un premier temps, nous avons privilégié le sud de l'Europe, avec des ensembles en Espagne, au Portugal, en Italie, en Croatie, en Suisse, en Autriche et en Hongrie (Tableau 7.1). Dans un second temps, certains contextes d'Europe du Nord ont été intégrés en Pologne, en Lituanie et aux Pays-Bas (Tableau 7.1). Enfin, en Grande-

Bretagne, la recherche sur ces périodes récentes est déjà bien ancrée dans les problématiques bioarchéologiques. En témoignent les nombreux ensembles funéraires déjà mis au jour datant des XVIIIe et XIXe siècles (Tableau 7.1). De plus, depuis les 20 dernières années, un important travail sur la période « post médiévale » a été effectué dans la région de Londres[12] (Tableau 7.1).

Ponctuellement, trois études hors Europe ont été incluses. Toutefois, « l'origine » majoritairement européenne des individus inhumés est attestée : baleiniers hollandais sur l'archipel de Spitsbergen, des membres de l'expédition de Samuel Champlain en Nouvelle France et la communauté protestante de Québec (Tableau 7.1). En outre, trois contextes médiévaux permettent d'offrir une vision plus large et sur le long terme de l'évolution de l'état sanitaire à travers le temps (Tableau 7.1).

Les sites de comparaisons sélectionnés sont présentés brièvement dans le tableau 7.1 et la Figure 7.6. Les exemples retenus n'ont pas pour but de présenter un inventaire exhaustif pour la période étudiée. Ils présentent une grande cohérence chronologique, bien qu'ils couvrent plus de 300 ans (majoritairement du XVIe au XIXe siècle).

7.4.1.2. Des contextes et des méthodes d'analyses variés

Les sites sélectionnés s'étendent sur un large espace géographique et les conditions environnementales diffèrent certainement. Ces contextes sont très variés : sépultures de masse liées à un évènement particulier, cimetières paroissiaux, populations privilégiées ou au contraire plutôt modestes, univers carcéral ou militaire. De plus, la composition par âge ou par sexe peut également varier énormément. Ainsi, il s'agit d'un ensemble disparate et les distinctions énoncées devront être prises en compte lors des comparaisons.

Nous avons choisi de comparer uniquement les marqueurs qui nous ont apporté les résultats les plus probants : caries, pertes *ante mortem*, hypoplasies de l'émail dentaire, rachitisme et scorbut. Par ailleurs, la littérature anthropologique sur ces périodes nous a permis d'émettre des hypothèses *a priori* pour deux de ces indicateurs de l'état sanitaire : les caries et le rachitisme.

Enfin, bien que les mêmes marqueurs aient été documentés, plusieurs difficultés supplémentaires viennent s'ajouter lorsque l'on souhaite confronter nos observations à celles de la littérature existante. En premier lieu, il faut évoquer la difficulté inhérente au diagnostic et aux critères retenus par les différents auteurs. Nous avons, à ce propos, déjà évoqué le cas du scorbut, notamment chez les adultes (7.1.7.3.2). De surcroît, ces critères retenus ne sont pas toujours expressément présentés. Parallèlement, l'approche concernant la conservation des restes osseux ou dentaires n'est pas systématiquement détaillée. Pourtant, elle joue un rôle important dans la pondération des fréquences ou des prévalences. Ces dernières peuvent alors être exprimées de manière brute (sur la totalité de l'échantillon) ou corrigées en tenant compte du nombre de localisations observables (pondérées). Pour le rachitisme et le scorbut, nous avons opté pour des prévalences brutes, puisque lorsque cette notion est mentionnée, la plupart des contextes anglais utilisent ce mode de calcul. Les observations issues des contextes préventifs et présentées dans les rapports de fouilles répondent à des impératifs particuliers, notamment en ce qui concerne les délais impartis à l'étude biologique des squelettes. Certaines observations concernant l'état sanitaire sont parfois données à titre indicatif.

La taille parfois réduite des échantillons peut être problématique. Nous avons privilégié les grands ensembles, menant à l'exclusion de deux séries françaises modernes et contemporaines. La première est celle de l'ancien cimetière de Canet-en-Roussillon (66), dont les sépultures sont datées entre la fin du XIIe et la fin du XIXe siècle (Gaillard *et al.* 2008). Pour cette série, seulement 16 individus ont pu bénéficier d'un examen de la sphère buccale. La seconde série est celle du cimetière de Saint-Rémi à Reims (21), daté entre 1791 et 1832 (Bonnabel et Paresys 2011). Les caries et les hypoplasies de l'émail dentaire ont pu être analysées pour moins d'une trentaine d'individus.

On note également des disparités dans la manière des présenter les résultats. Certaines études privilégient les fréquences par dent ou type d'os, d'autres les prévalences par individu. D'autres encore indiquent ces deux types d'analyses. Ainsi, un important travail a été mené, non seulement dans le choix des sites retenus, mais également dans le type de données sélectionnées. Afin de confronter les taux de caries, pertes *ante mortem* et hypoplasies, ce sont des fréquences qui ont été retenues, puisqu'elles sont largement majoritaires dans la littérature sélectionnée. De ce fait, la série de l'Hôpital Général de Dijon (1785 et 1841 ; Chopelain et Fossurier 2015), dont l'étude des marqueurs dentaires s'appuie sur des prévalences, sera mentionnée pour les caries, mais n'apparaît pas dans les figures. Par ailleurs, les divers auteurs procèdent ou non à une dichotomie entre les sujets adultes et immatures ou chez les adultes, entre les sujets masculins et féminins. Lorsque la donnée brute est disponible, nous avons recalculé une nouvelle fréquence, ou encore procédé à des moyennes.

Les difficultés présentées tiennent aux disparités qui demeurent dans les méthodes inhérentes à l'établissement des diagnostics, la prise en compte de l'état de conservation, les méthodes de calcul des fréquences et prévalences et la manière de les présenter. Une telle confrontation requiert au préalable d'harmoniser des données qui ne sont pas toujours homogènes et de procéder à la sélection de ces

[12] Ces séries ont fait l'objet d'analyses publiées sous forme de monographies, articles ou rapports de fouilles. Afin de compléter notre corpus relatif aux marqueurs de l'état sanitaire, certaines données ont été récupérées en ligne, sur le site du Musée de Londres (www.museumoflondon.org.uk/collections/other-collection-databases-and-libraries/centre-human-bioarchaeology/osteological-database/post-medieval-cemeteries).

Tableau 7.1 : Sites ou séries de comparaison sélectionnés pour la période médiévale, moderne et contemporaine (les sites médiévaux sont figurés en blanc, les sites modernes en gris et les sites contemporains en noir).

		Nom	Ville/Région	Pays	Date	Contexte	Auteurs
France	[1]	Vilarnau d'Amont	Perpignan	France (66)	XII-XIVe s.	Cimetière paroissial	Esclassan et al. 2008 Esclassan et al. 2010
	[2]	L'Observance	Marseille	France (13)	1722	Grande Peste	Fiscella 2007
	[3]	Délos	Martigues	France (13)	1720-1721	Grande Peste	Fiscella 2007
	[4]	Délos et Capucins de Ferrière	Martigues	France (13)	1720-1721	Grande Peste	Switajski et al. 2006 Switajski et al. 2007
	[5]	Place des Jacobins	Le Mans	France (72)	1793	Victimes de la bataille du Mans	Cabot et Chevet 2015
	[6]	Les Fédons	Lambesc	France (13)	Fin XVIe s.	Pestiférés	Kacki 2016
	[7]	Notre Dame du Bourg	Dignes	France (04)	XVI-XVIIe s.	Cimetière paroissial	Chazel et al. 2005
	[8]	Église de Puy St Pierre	Briançon	France (05)	XVI-XVIIe s.	Église	Salis et al. 2005
	[9]	Cimetière Huguenot de Charenton	Saint-Maurice	France (94)	XVIIe s.	Cimetière protestant	Dufour 2012
	[10]	Parvis de l'Église Saint-Sauveur	Caen	France (14)	XVII-XVIIIe s.	Cimetière	Guillot et Thomann 2013
	[11]	Cimetière des Trois-Maisons	Nancy	France (54)	fin XVIIIe s.	Soldats de l'an II	Tzortzis et al. 2019
"Europe du Sud"	[12]	Nord de l'Espagne : Guardo, Monasterio de Prado et San Miguel de Escalada	Léon, Valladolid, Palencia	Espagne	XV-XVIIIe s.	Cimetières ruraux	Lopez et al. 2012
	[13]	Cathédrale de Pozega	Pozega	Croatie	XVIIIe s.	Aristocratie	Malcic et al. 2011
	[14]	Série de Bacsalmas-Oalmas	Bacsalmas-Oalmas	Hongrie	XVI-XVIIe s.	Cimetière rural	Lovàsz et al. 2013
	[15]	Berne : "Bundergass", cimetière d'Holzwehof et cimetière d'Hintersassen	Berne	Suisse	XVIIIe s.	Cimetières urbains	Ulrich-Bochsler et al. 2016
	[16]	Collection de la Faculté de Médecine de la ville de Madrid	Espagne		1884-1898	Collection "documentée"	Ubelaker et al. 2009
	[17]	Collection du Museum of Anthropology, Université de Coimbra	Coimbra	Portugal	1896-1938	Collection "documentée"	Wasterlain et al. 2009
	[18]	Collection du Museo Nazionale di Antropologia ed Etnologia	Florence	Italie	1829-1870	Collection "documentée"	Moggi-Cecchi et al. 1994
	[19]	Cimetière de "Realta"	Cazis	Suisse	1858-1917	Etablissement pénitentiaire, maison de travail et asile	Cooper et al. 2019
	[20]	Cimetière de St Mary's Church	Zweisimmen	Suisse	XVII-XIXe s.	Cimetière rural (groupe B)	Somers et al. 2017
	[21]	Cimetière St Johann de Burgerspital	Bâle	Suisse	XIXe s.	Cimetière d'hôpital	Krummenacher 2003
	[22]	Grande Armée de Napoléon	Aspern	Autriche	1809	Champ de bataille	Quade et Binder 2018

			Nom	Ville/Région	Pays	Date	Contexte	Auteurs
"Europe du Nord"		[23]	Cimetière de Cedynia	Ceydinia	Pologne	X-XIVe s.	Cimetière urbain	Krenz-Niedbala 2009
								Krenz-Niedbala 2016
		[24]	Cimetière d'Ostrow Lednicki	Ostrow Lednicki	Pologne	XII-XVIIe s.	Cimetière urbain	Krenz-Niedbala 2016
		[25]	Cimetière de Slaboszewo	Slaboszewo	Pologne	XIV-XVIIe s.	Cimetière rural	Krenz-Niedbala 2016
		[26]	Grande armée de Napoléon	Vilnius	Lituanie	1812	Sépulture de masse	Palubeckaite et al. 2006
		[27]	Cimetière de Middenbeemster	Beemster	Pays-Bas	XIXe siècle	Cimetière rural	Veselka et al. 2015
								Veselka et al. 2018
Îles Britanniques	Divers	[28]	Wharram Percy's Churchyard	Wharram Percy	Angleterre	X-XVIe s.	Cimetière rural	Ortner et Mays 1998
		[29]	St John's Church	Redhill	Angleterre	XIXe s.	Cimetière suburbain	Watts et Valme 2018
		[30]	Churchyard of St Martin's Church	Birmingham	Angleterre	XIXe s.	Cimetière urbain	Mays et al. 2006
								Brickley et al. 2006
								Brickley et al. 2007
		[31]	Newcastle Infirmary	Newcastle upon Tynes	Angleterre	XIXe s.	Cimetière d'hôpital	Boulter et al. 1998 (cité par Boston et al. 2008)
		[32]	Kilkenny Union Workhouse	Irlande	Kilkenny	1847-1851	Grande Famine	Geber et Murphy 2012
								Geber 2014
								Geber 2015
	Londres et sa région	[33]	New Bunhill Fields burial ground, Southwark	Londres	Angleterre	1821-1853	Cimetière urbain	Miles et Connell 2012
		[34]	Chelsea old Church	Londres	Angleterre	XVIII-XIXe s.	Cimetière urbain, prospère	Cowie et al. 2008
		[35]	Sheen's burial ground	Londres	Angleterre	XVIII-XIXe s	Cimetière urbain	Henderson et al. 2013 (cité par Miles et Connell 2012)
		[36]	City Bunhill burial ground, Islington	Londres	Angleterre	1833-1583	Cimetière urbain	Connell et Miles 2010
		[37]	St Luke's Church, Islington	Londres	Angleterre	XVIII-XIXe s	Cimetière urbain	Boyle et al. 2005
		[38]	St Marylebone Church and churchyard, Marylebone	Londres	Angleterre	XVIII-XIXe s.	Cimetière semi-rural	Miles et al. 2008
		[39]	Paddington Street, North burial ground, Marylebone	Londres	Angleterre	1772-1853	Cimetière semi-rural prospère	Henderson et al. 2015

			Nom	Ville/Région	Pays	Date	Contexte	Auteurs
Îles Britanniques	Londres et sa région	[40]	Christ Church, Spitalfields	Londres	Angleterre	1700-1850	Cimetière urbain	Molleson et Cox 1993
								Cox 1996
		[41]	St Bride's lower Churchyard	Londres	Angleterre	XVIII-XIXe s.	Cimetière urbain, modeste	Conheeney et Waldron 2002 (cité par Cowie et al. 2008)
		[42]	Cross Bone burial ground	Londres	Angleterre	XVIII-XIXe s.	Cimetière urbain, modeste	Brickley et al. 1999
		[43]	St Bennet Sherehog	Londres	Angleterre	XVI-XIXe s.	Cimetière urbain, prospère	White 2000 (cité par Cowie et al. 2008)
								Snoddy et al. 2016
		[44]	New Churchyard	Londres	Angleterre	XVIII-XIXe s.	Cimetière urbain, prospère	White 1987 (cité par Cowie et al. 2008)
		[45]	Cimetière de Bethnal Green	Londres	Angleterre	XIXe s.	Cimetière urbain, modeste	Ives 2018
		[46]	St George's Church, Bloomsbury	Londres	Angleterre	XIX s.	Cimetière urbain	Boston et al. 2006
		[47]	Royal Hospital, Greenwich	Londres	Angleterre	1749-1856	Cimetière d'hôpital militaire	Boston et al. 2008
Autres		[48]	Spitsbergen	Archipel de Spitsbergen	Norvège	XVII-XVIIIe s.	Inhumations de baleiniers hollandais	Maat 2004
		[49]	Ile de Sainte-Croix	Nouvelle France	USA	1604-1605	Inhumation de colons européens	Crist et Sorg 2014
		[50]	Cimetière de St Matthew	Québec	Canada	1771-1860	Cimetière protestant	Morland 2009

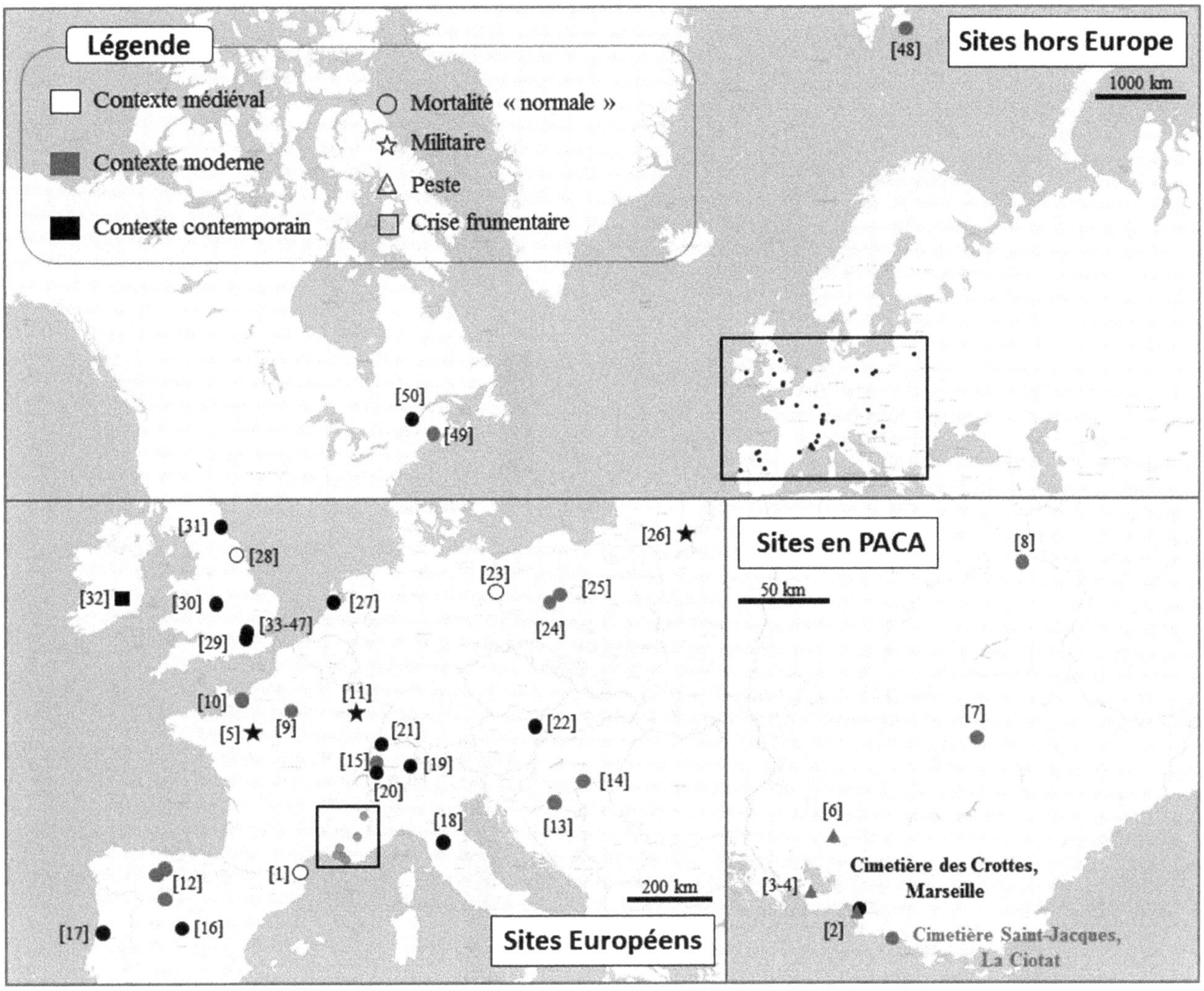

Figure 7.6: Carte de répartition des sites de comparaison sélectionnés pour la période médiévale, moderne et contemporaine.

données dans le but de rendre le corpus le plus cohérent et pertinent possible.

7.4.2. Les paramètres dentaires : Des tendances générales ?

La confrontation des paramètres dentaires dans l'ensemble des sites mis en comparaison semble indiquer des tendances générales observables à l'échelle européenne, voire internationale.

7.4.2.1. Les caries

L'ensemble des sites présentés ci-dessous indique de fortes proportions de dents cariées (Figure 7.7).

7.4.2.1.1. Les données ostéologiques issues de la population totale

En tenant compte de la population totale (sans distinction des individus adultes et immatures), les fréquences sont plutôt élevées : presque toujours supérieures à 10 % (Figure 7.7). Elles sont généralement comprises entre 9,7 % et 27,2 % et l'on compte trois exceptions : les trois sites localisés en Suisse. En effet, les fréquences y sont particulièrement élevées : près ou plus de la moitié des dents présentent des lésions carieuses. Cet écart très important par rapport à nos propres résultats pourrait provenir d'une différence dans le protocole d'enregistrement. En effet, celui adopté par Somers et ses collaborateurs (2017) notamment s'appuie sur la méthode développée par Hillson (2001). Dans celle-ci, les deux premiers stades des lésions carieuses correspondent à des zones opaques ou blanches qui se développent avant la formation d'une cavité. Si notre protocole peut sous-estimer la fréquence réelle (3.2.3.2), la comptabilisation de ces zones de coloration pourrait la surestimer.

À l'aide de ces premiers chiffres, peu de différences semblent émerger entre la période moderne et contemporaine. En moyenne, on compte pour la période moderne 21,6 % de dents cariées et 20,4 % pour la période contemporaine.

7.4.2.1.2. Les données ostéologiques issues de la population adulte

En se basant maintenant sur les chiffres issus de la population adulte, les fréquences apparaissent bien

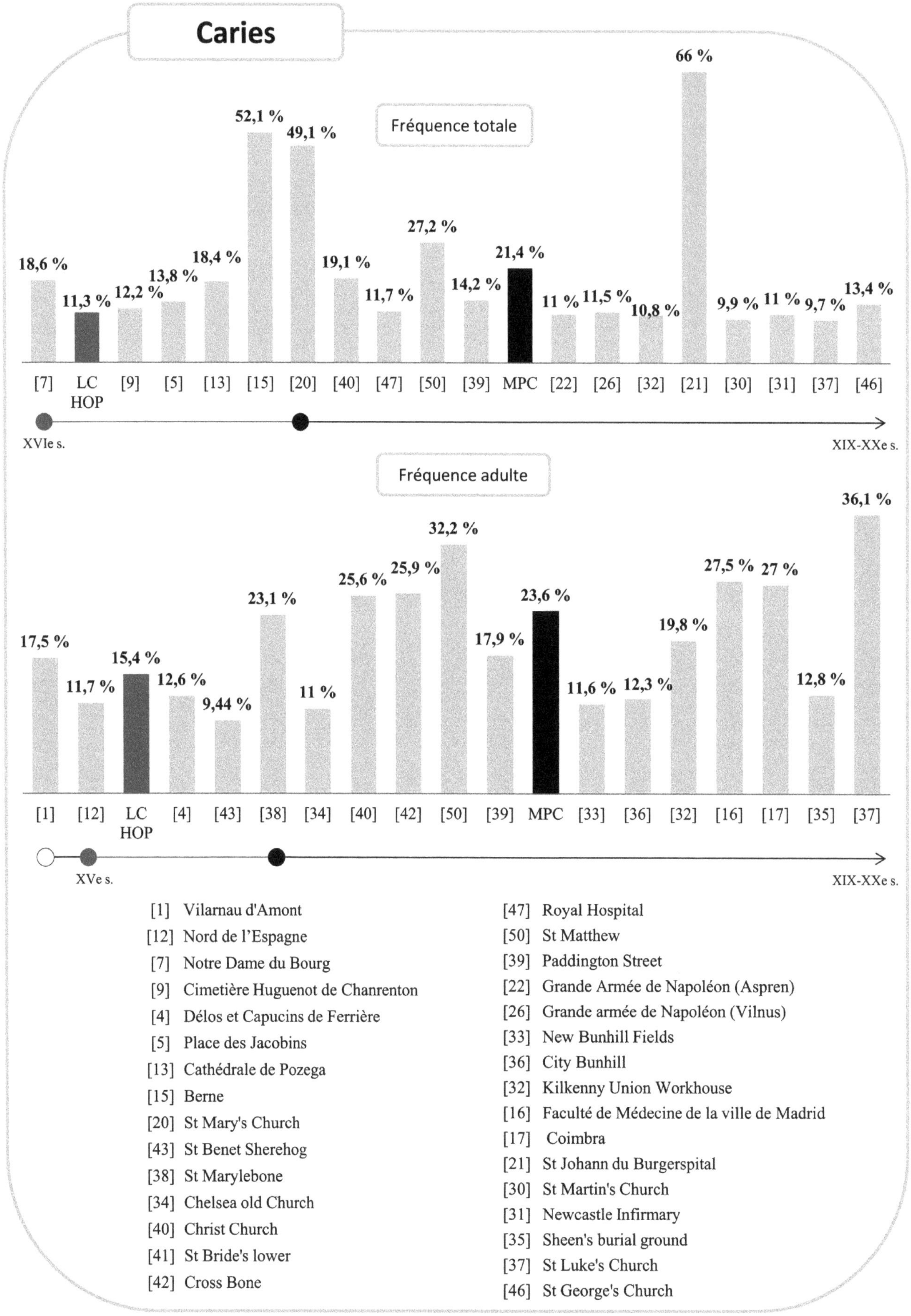

Figure 7.7 : Fréquence des caries dans les populations de comparaison sélectionnées (la fréquence totale se rapporte à celle calculée sur l'ensemble des individus, sans distinction entre adultes et immatures).

plus élevées. Cela s'explique par le fait que les caries sont des lésions qui se développent de manière lente et sont corrélées à l'âge (Hillson 2001). Les fréquences confrontées s'échelonnent entre 9,44 % et 15,6 % de dents cariées pour la période moderne (moyenne : 12,3 %) et le site de La Ciotat s'intègre parfaitement avec ces données (Figure 7.7). En revanche, elles sont nettement supérieures pour la période contemporaine : elles dépassent souvent les 20 % et sont comprises entre 11 % et 36,1 % pour une moyenne de 21,9 %. La fréquence aux Crottes rappelle celle de la collection de Madrid ou de Coimbra, qui constituent les échantillons les plus proches chronologiquement et géographiquement. Elle s'apparente également à celles des sites anglais : Chirst Church, Cross Bone et Saint-Marylebone (Figure 7.7). Par contre, l'étude menée sur la population du cimetière de l'Hôpital Général de Dijon (1785-1841) montre que seulement 23 % des individus sont atteints de caries (Chopelain et Fossurier 2015). Rappelons que les lésions carieuses ont été constatées sur plus de 70 % des individus issus de la série du cimetière des Crottes. Cet écart pourrait provenir de différences dans le calcul des prévalences et notamment de sa pondération par rapport à la conservation dentaire.

On note alors une augmentation progressive du taux de caries entre la période moderne et contemporaine sur l'ensemble des sites confrontés. De plus, dans les contextes suisses, les auteurs ont perçu une augmentation rapide des caries et des pertes *ante mortem* en comparaison des périodes précédentes (Somers *et al.* 2017 ; Ulrich-Bochsler *et al.* 2016 ; Krummenacher 2003). À titre d'exemple, pour la période qui court du XIVe au XVIe siècle, la fréquence des caries s'élève à 28,8 % à Saint-Mary's Church (Zweisimmen), contre 49,1% pour les XVIIe et XIXe siècles (Figure 7.7 ; Somers *et al.* 2017). Ces mêmes changements ont été constatés pour la population britannique (Moore et Corbett 1975 ; Corbett et Moore ; 1976 ; Whittaker et Molleson 1996 ; Cox 1996 ; Mant et Roberts 2015) et sont également confirmés par l'étude de Müller et Hussein (2017) réalisée à l'échelle de l'Europe et qui met en exergue une augmentation de la fréquence des caries à partir du XVIIIe siècle.

Ce constat ne concerne pas uniquement l'Europe. À Saint-Matthew, au Québec, près d'un tiers des dents sont atteintes (Figure 7.7). Dans le contexte militaire du XIXe siècle aux États-Unis, on observe une augmentation des lésions carieuses, qui atteignent jusqu'à 21,7 % des dents dans les années 1861-1865 (Sledzik et Moore-Jansen 1991).

7.4.2.1.3. L'augmentation des caries à la période moderne et contemporaine

Les raisons évoquées à cette augmentation concernent les changements alimentaires, déjà présentés précédemment : disponibilité des aliments riches en glucides (pain), introduction et généralisation de nouveaux aliments cariogènes (pommes de terre, sucre), ainsi que de nouvelles techniques de préparation des aliments (nourriture raffinée et transformée ; Corbett et Moore 1976 ; Sledzik et Moore-Jansen 1991 ; Whittaker et Molleson 1996 ; Cox 1996 ; Boston *et al.* 2008 ; Ubelaker *et al.* 2009 ; Mant et Roberts 2015 ; Müller et Hussein 2017 ; Somers *et al.* 2017).

Des études déjà anciennes pointaient déjà du doigt cette augmentation des lésions carieuses pour les périodes récentes. L'étude pionnière de Mummery en 1870 (citée par Temple 2016) basée sur les îles britanniques notait alors une augmentation par rapport aux populations britanniques préhistoriques. De plus, on observe également une augmentation de ces lésions dans des populations issues de diverses zones géographiques entre sociétés non industrialisées et industrialisées (Mellanby 1934).

Ainsi, cette augmentation qui semble intervenir parallèlement à l'industrialisation pourrait s'exprimer sur une très large échelle géographique et chronologique. Il s'agit d'une tendance généralement observée dans les sociétés modernes et contemporaines. Si des raisons alimentaires sont souvent invoquées, le manque de soins dentaires ne doit pas être négligé. Afin de discuter ce paramètre plus en détail, les pertes *ante mortem* seront alors abordées.

7.4.2.2. Les pertes ante mortem

Les fréquences des pertes *ante mortem* sont très élevées dans presque l'ensemble des sites présentés (Figure 7.8). Elles sont généralement comprises entre 17,3 % et 50 %, pour une moyenne de 32,9 %. Concernant les périodes plus anciennes, la fréquence apparaît bien plus faible sur le site médiéval de Villarnau d'Amont (Esclassan *et al.* 2008 ; 2010). Concernant les périodes récentes, qui nous intéressent ici, on constate une grande homogénéité dans les résultats, malgré deux séries qui font figure d'exceptions, avec des taux d'atteintes extrêmement faibles. En effet, les séries issues de la Grande Armée de Napoléon (Quade et Binder 2018 ; Palubeckaite *et al.* 2006) comptent respectivement 4,6 % et 2,7 % de dents perdues *ante mortem* (Figure 7.8). Ce large écart par rapport aux autres sites, dont nos propres échantillons, pourrait provenir de la structure par âge particulière. En effet, au sein de ces deux contextes militaires, on retrouve majoritairement de jeunes hommes, ce qui pourrait jouer une faveur d'une faible fréquence d'AMTL, ces dernières étant corrélées à l'âge au décès (Hillson 1996 ; 2018). Pourtant, dans les séries américaines du XIXe siècle, également issues de contextes militaires, l'âge moyen au décès reste relativement faible et les taux de pertes *ante mortem* sont bien plus élevés : entre 6,2 et 28 % (Sledzik et Moore-Jansen 1991). À l'inverse, les pertes *ante mortem* sont extrêmement fréquentes pour la population de la bataille du Mans (Cabot et Chevet 2015) ainsi que pour celle inhumée au Royal Hospital de Greenwich (Boston *et al.* 2008), où 50 % et 44,6 % des dents sont perdues *ante mortem* (Figure 7.8). Pour cette dernière série, cela s'explique certainement par le fait que l'échantillon est constitué principalement d'hommes d'âge avancé, majoritairement des retraités de la Royal Navy britannique.

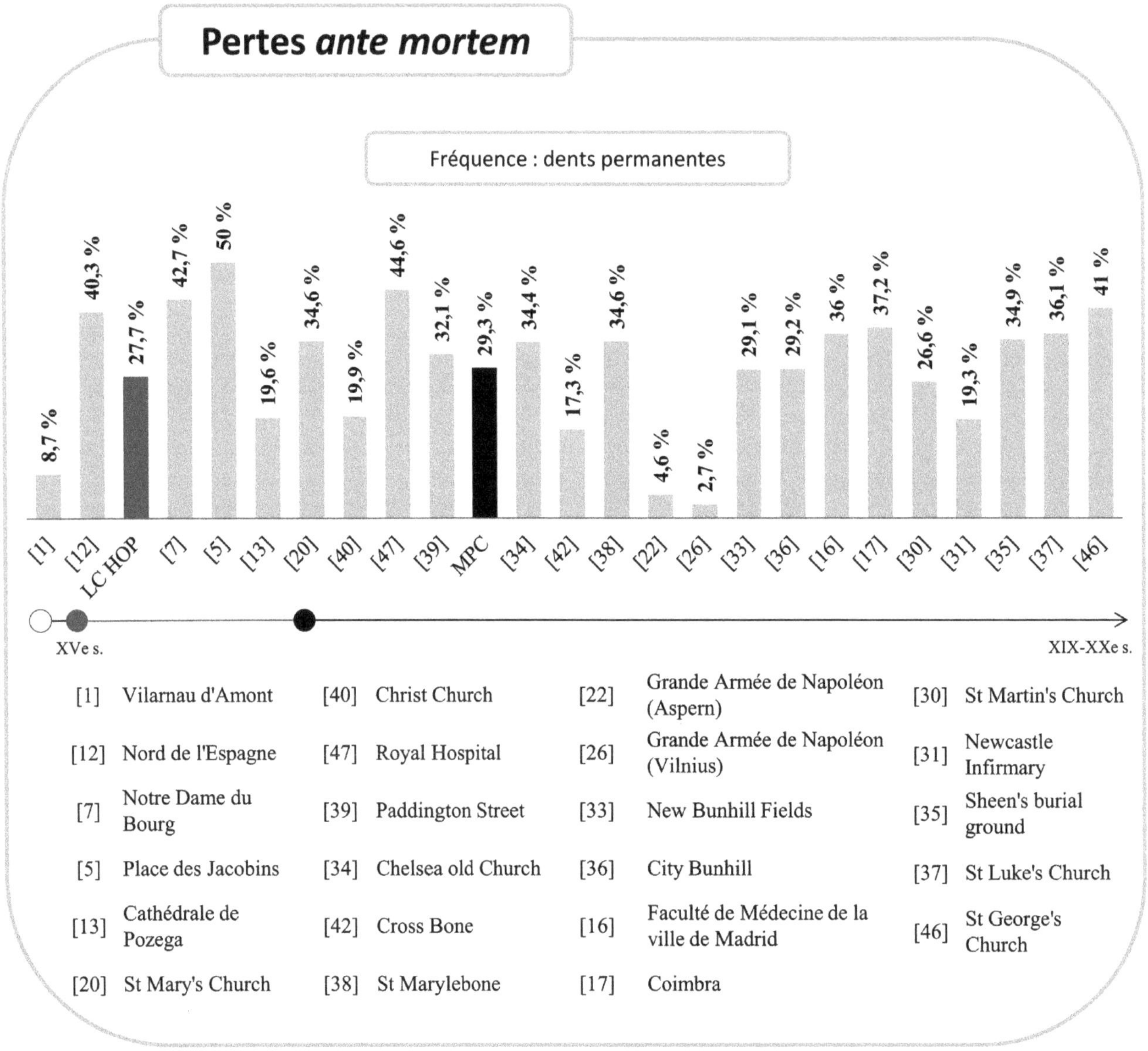

Figure 7.8 : Fréquences des pertes *ante mortem* dans les populations de comparaison sélectionnées.

Ainsi, mis à part ces contextes particuliers, nos résultats se rapprochent fortement de ceux issus des exemples datant de la même période. De plus, nous avons observé au cimetière des Crottes une prévalence assez élevée d'individus édentés ou quasi-édentés (plus de 20 % d'adules). Parmi ces derniers, on retrouve des individus jeunes, à l'image de ce qui a été constaté dans certains contextes anglais, notamment à City Bunhill (Connell et Miles 2010).

Si les caries sont très fréquentes et peuvent aisément expliquer la forte prévalence des *pertes ante mortem*, la question de l'hygiène et l'hypothèse de soins dentaires méritent d'être mentionnées (7.2.2.2). Dans l'armée américaine du XIXe siècle, on note à la fin de la période une baisse des caries, accompagnée d'une augmentation des pertes *ante mortem*. Les auteurs relient ce constat à l'accroissement des techniques de la dentisterie dans l'armée pour traiter les maladies dentaires (Sledzik et Jansen 1991).

Un contexte alimentaire particulièrement cariogène, un manque d'hygiène et un accès aux soins certainement limité (7.2 ; 7.2.2.2.3) pourraient expliquer que les caries, comme les pertes *ante mortem*, s'avèrent relativement fréquentes à la période moderne et contemporaine, dans la majorité des sites sélectionnés. Ces paramètres pourraient constituer de véritables caractéristiques de la période étudiée.

7.4.3. Les marqueurs de stress : Des particularités locales ?

Si les paramètres dentaires tels que les caries ou les pertes *ante mortem* affichent des tendances similaires à l'échelle de l'Europe (voire au-delà), la confrontation des différentes données pour les marqueurs de stress carentiels offre des observations plus contrastées.

7.4.3.1. Les hypoplasies de l'émail dentaire

Les données concernant les hypoplasies de l'émail dentaire affichent une grande diversité dans les fréquences ou dans les prévalences. Les résultats issus de La Ciotat ou du cimetière des Crottes apparaissent souvent dans la fourchette haute des données présentées dans la Figure 7.9, laissant supposer des périodes de stress plus fréquentes pour ces deux sites. De plus, des différences semblent apparaître entre la période moderne et contemporaine.

7.4.3.1.1. La période moderne

La série du cimetière Saint-Jacques s'insère particulièrement bien dans la tendance décrite par l'ensemble des échantillons issus de l'époque moderne (Figure 7.9). À titre d'exemple, les fréquences des hypoplasies sur la population adulte sont comprises dans un intervalle très restreint : entre 26,4 % et 37,3 %. De même, les prévalences chez les adultes affichent des taux élevés, compris entre 64, 1 % et 76 %. En revanche, les prévalences chez la population immature montrent plus de variations. Sur le site de Délos, seulement 5 % des enfants sont atteints, contre plus de 60 % pour le cimetière Saint-Jacques. Ce taux d'atteinte avoisine celui observé à Saint-Matthew, au Québec (Morland 2009). Enfin, il existe une grande similitude entre nos données pour La Ciotat et celles issues du site des Fédons à Lambesc (Kacki 2016), que l'on tienne compte des fréquences ou des prévalences.

Ainsi, les données récoltées pour la période moderne (dans notre étude du XVIe au XVIIIe siècle) apparaissent plutôt homogènes.

7.4.3.1.2. La période contemporaine

Par contre, ce constat ne s'applique pas pour la période contemporaine où l'on repère de plus grandes variations dans les fréquences ou les prévalences (Figure 7.9). En considérant les fréquences, celles issues du cimetière des Crottes sont toujours nettement supérieures à celles présentées dans les autres sites. La fréquence basée sur la population totale rapprocherait notre échantillon de celui de Saint-Martin's Church à Birmingham (Brickley *et al.* 2006). Les fréquences obtenues sur la population adulte isolent complètement le site des Crottes, avec un taux qui s'élève à 41,9 % contre 2,3 % à 20, 1% pour les autres sites en majorité anglais, situés autour de la région de Londres.

Toutefois, sur la base des prévalences, le site des Crottes s'apparente davantage à certains autres échantillons (Figure 7.9). À première vue, la prévalence calculée sur la totalité des séries est aussi importante à Marseille que dans la Grande Armée de Napoléon à Vilnius (Palubeckaite *et al.* 2006). Cependant, il faut garder en mémoire que la composition par âge diffère complètement : cet assemblage se compose majoritairement de jeunes hommes. Concernant les adultes, les prévalences de la série des Crottes font écho à celles de Cross Bone (Brickley *et al.* 1999), de la collection de Florence (Moggi-Cecchi *et al.* 1994) et dans une moindre mesure, à celles de Saint-Benet Sherehog (White 2000, cité par Cowie *et al.* 2008). Ces taux sont particulièrement élevés, en comparaison de ceux relevés dans les îles britanniques à Kilkenny (Geber 2015), Paddington Street (Henderson *et al.* 2015), Saint-Bride's Lower (Conheeney et Waldron 2002, cité par Cowie *et al.* 2008) ou Saint-Marylebone (Miles *et al.* 2008), compris entre 21,4 % et 36,9 %. Enfin, chez les enfants, une tendance similaire émerge. Le site des Crottes affiche la prévalence la plus élevée, proche encore une fois de celle de Cross Bone (Brickley *et al.* 1999) ou de Saint-Benet Sherchog (White 2000, cité par Cowie *et al.* 2008).

Les résultats des hypoplasies de l'émail offrent un large panel de taux d'atteintes pour la période contemporaine. Ces disparités à l'échelle européenne dépendent certainement du contexte historique, socio-économique et/ ou environnemental et de ses particularités locales.

À ce propos, les ressemblances perçues avec la série de Cross Bone pourraient provenir du fait que ce cimetière accueille les habitants pauvres de la paroisse de Saint-Saviour à Southwark (Brickley *et al.* 1999). Ces individus ont évolué dans un environnement socio-économique défavorisé, tout comme la majorité des sujets inhumés au cimetière des Crottes. Cependant, ce point commun ne suffit pas à lui seul à expliquer cette similitude. En effet, la série des Crottes montre également des affinités avec celle de Saint-Benet, où sont inhumées à la fois des populations modestes et privilégiées (White 2000, cité par Cowie *et al.* 2008 ; Snoddy *et al.* 2016).

7.4.3.1.3. Une réelle différence chronologique ?

En distinguant l'ensemble de ces sites selon leur datation, une dichotomie semble apparaître entre les deux périodes. Les observations issues des séries modernes pourraient indiquer une diversité plus faible qu'à la période contemporaine.

Les sites modernes référencés constituent le seul ensemble caractérisé par une véritable cohérence géographique et chronologique. Ces séries proviennent en grande partie de la région PACA. Celles de Martigues (Switajski *et al.* 2007), Lambesc (Kacki 2016) et Marseille (Fiscella 2007) manifestent les plus fortes similitudes avec la population du cimetière Saint-Jacques. Elles se situent dans un rayon d'une soixantaine de kilomètres seulement de La Ciotat. Cette proximité géographique et environnementale pourrait influer sur les ressemblances observées dans les fréquences ou prévalences des hypoplasies. Nous pouvons donc supposer que ces individus, issus d'un environnement plutôt similaire, pourraient être soumis aux mêmes conditions de vie et subir les mêmes stress biologiques, aux mêmes périodes.

Parallèlement, il est intéressant de remarquer que les trois contextes provençaux précédemment cités correspondent à des épisodes de peste. Ces assemblages sont considérés comme un reflet fidèle de la population vivante. Les ressemblances observées dans les données confrontées pourraient jouer en faveur d'un échantillon plutôt représentatif au cimetière Saint-Jacques de La Ciotat.

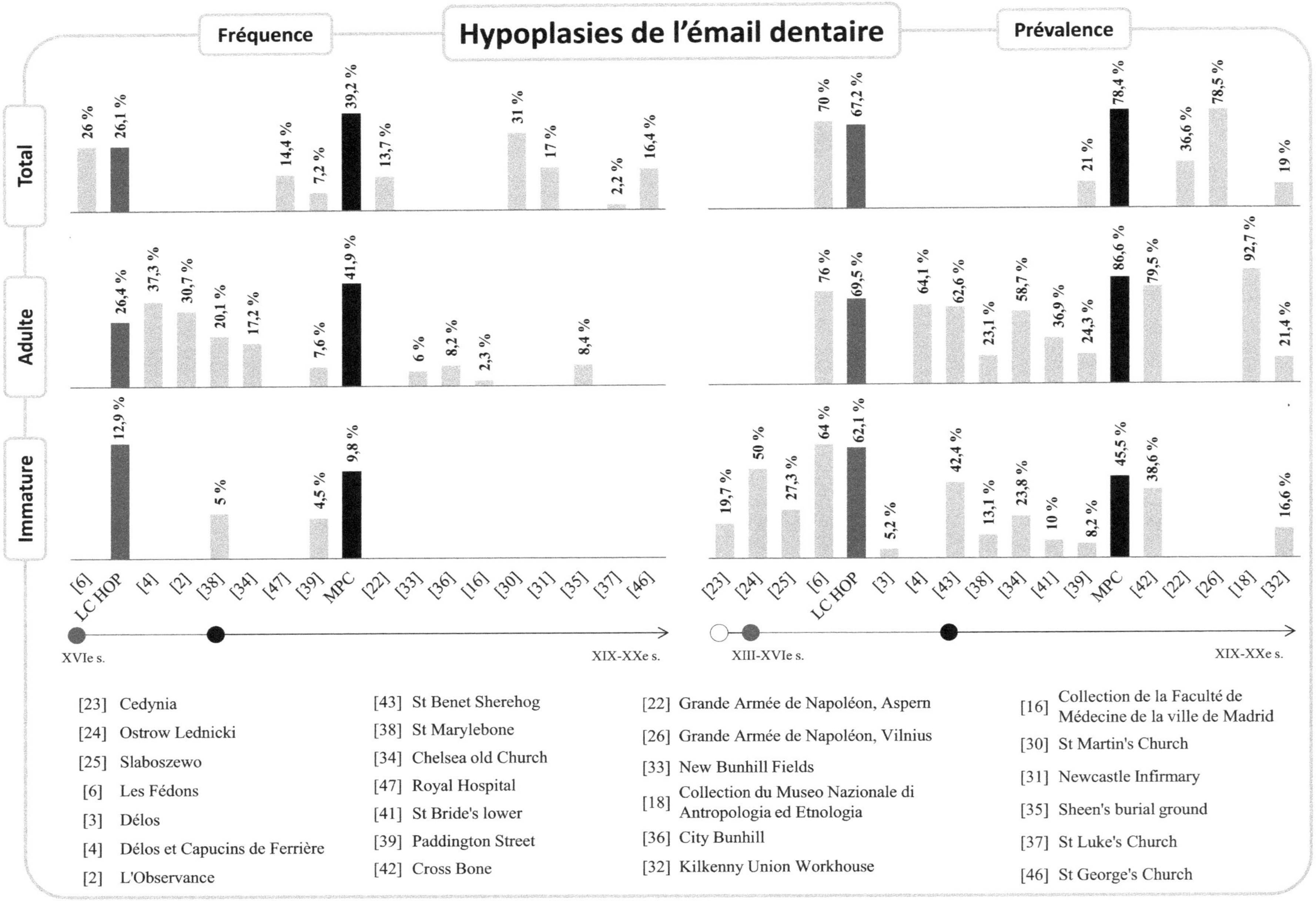

Figure 7.9 : Prévalences et fréquences des hypoplasies de l'émail dentaire dans les populations de comparaison sélectionnées (la fréquence totale se rapporte à celle calculée sur l'ensemble des individus, sans distinction entre adultes et immatures).

À l'inverse, la rareté des contextes funéraires datant du XIXe siècle en France, invite à comparer les résultats des Crottes à ceux de sites issus de l'Europe entière. Il existe alors de nombreuses différences, notamment en termes de chronologie, d'environnement, de conditions de vie, etc. Ces paramètres pourraient expliquer les fortes variations perçues dans les fréquences et prévalences confrontées dans ce travail.

Ainsi, la différence perçue entre période moderne et période contemporaine pourrait uniquement provenir d'un biais dans les échantillons sélectionnés.

7.4.3.2. Industrialisation et explosion du rachitisme ?

Malgré des sources écrites présageant de l'augmentation du rachitisme à la transition industrielle, nos observations ont montré des prévalences très faibles et équivalentes entre nos deux séries. La confrontation avec les données issues de la littérature anthropologique montre généralement peu d'écarts entre les différentes séries sélectionnées (Figure 7.10). Nos échantillons se rapprochent même de certains sites « post médiévaux » anglais. Toutefois, il est nécessaire de rappeler les difficultés de l'établissement du diagnostic du rachitisme (3.3.2.1.1).

7.4.3.2.1. Avant l'industrialisation

En se basant sur la population totale, adulte ou immature, le site de La Ciotat présente presque toujours les prévalences les plus faibles (Figure 7.10). De même, la prévalence pour le site médiéval de Wharram Percy (Ortner et Mays 1998) est inférieure à celle des contextes contemporains. Ces constats pourraient indiquer une faible présence du rachitisme avant l'industrialisation.

À l'inverse, pour la période moderne, le taux de rachitisme est particulièrement élevé à l'Église de Saint-Sauveur de Caen et atteint plus de 20 % (Guillot ct Thomann 2013 ; Figure 7.10). Cela pourrait provenir d'une différence concernant l'ensoleillement, certainement plus faible à Caen qu'à La Ciotat, mais un autre paramètre doit être pris en compte. En effet, la composition par âge de cet échantillon révèle une écrasante majorité d'immatures, dont 80 % sont âgés de moins de 5 ans. En considérant uniquement cette fraction de la population, La Ciotat se rapprocherait davantage du cas de Caen : avec 11,5 % de cas (Figure 7.2) et jusqu'à 31,3 % chez les moins de 1 an (4.11.1.2)

7.4.3.2.2. La transition industrielle

Concernant la période contemporaine, les prévalences obtenues sur le site des Crottes sont toujours comprises dans la fourchette basse du panel des sites proposés, sans différence notable avec les sites anglais (Figure 7.10). Pour la population totale, les prévalences s'échelonnent principalement entre 1,4 % et 6,8 %. En considérant les immatures uniquement, les données issues de Marseille se rapprochent fortement des sites de New Bunhill Fields (Miles et Connell 2012), de Chelsea Old Church (Cowie *et al.* 2008) ou encore de Kilkenny Union Workhouse (Geber 2014 ; 2015) : entre 4 % et 6 %.

Les prévalences sont bien plus élevées dans quelques cas seulement : Middenbeemster, pourtant localisé en zone rurale (Veselka *et al.* 2015 ; 2018), à Saint-Martin-Church (Mays *et al.* 2006), Bethnal Green (Ives 2018) et Saint-Benet Serehog (Snoddy *et al.* 2016). Ces quelques cas pourraient aller dans le sens de l'augmentation du rachitisme pendant la transition industrielle.

Mais, si le rachitisme peut augmenter parallèlement au processus d'industrialisation, les prévalences confrontées peuvent fortement varier et dépendre de facteurs environnementaux, économiques et sociaux à l'échelle locale. De plus, si les cas plus anciens sont bien plus rares (Ortner 2003), les données ostéoarchéologiques ne penchent pas nécessairement vers une « explosion » généralisée du rachitisme pendant la période industrielle (Figure 7.10). La prévalence générale du rachitisme pourrait alors rester plus constante au cours du temps, mais la maladie, mieux documentée à partir de la période moderne et surtout contemporaine accapare l'attention, multipliant les diagnostics (7.2.2.2.2). De plus, notre étude a montré que les individus ont tendance à mieux survivre au rachitisme pendant la transition industrielle. Les cas pourraient alors être plus marqués ou sévères, posant davantage de soucis, handicaps ou problèmes obstétriques (Mays 2018), qui poussent la recherche médicale vers l'identification des causes, par les grandes études épidémiologiques du XIXe siècle (7.2.2). On pourrait alors assister à un changement dans la perception de la maladie et sa prise en charge.

On peut également envisager une moindre survie des enfants atteints de rachitisme avant la transition industrielle. Cela pourrait être corroboré par le nombre plus faible de cas guéris ou de rachitisme résiduel chez les adultes à La Ciotat par rapport au cimetière des Crottes.

Finalement, les quelques cas observés dans nos séries pourraient constituer des cas particuliers : majoritairement des enfants déjà malades, alités et gardés à l'intérieur, à l'abri du soleil. En effet, il existe une forte comorbidité associée au rachitisme et une malabsorption intestinale de la vitamine D ingérée, provoquée par exemple par des maladies infectieuses, pourrait créer des carences (Mays *et al.* 2006 ; Brickley et Ives 2008 ; Snoody *et al.* 2016 ; Ives 2018). Cela expliquerait également l'absence de déformation des os longs dans les cas que nous avons repérés.

7.4.3.3. Le scorbut

Il existe, de manière générale, peu d'informations concernant le scorbut et peu de revues paleoépidémiologiques sur ce sujet (Mays 2014). Soit les études paléopathologiques ne tiennent pas compte de cette maladie carentielle, soit les publications font état d'études spécialisées, traitant

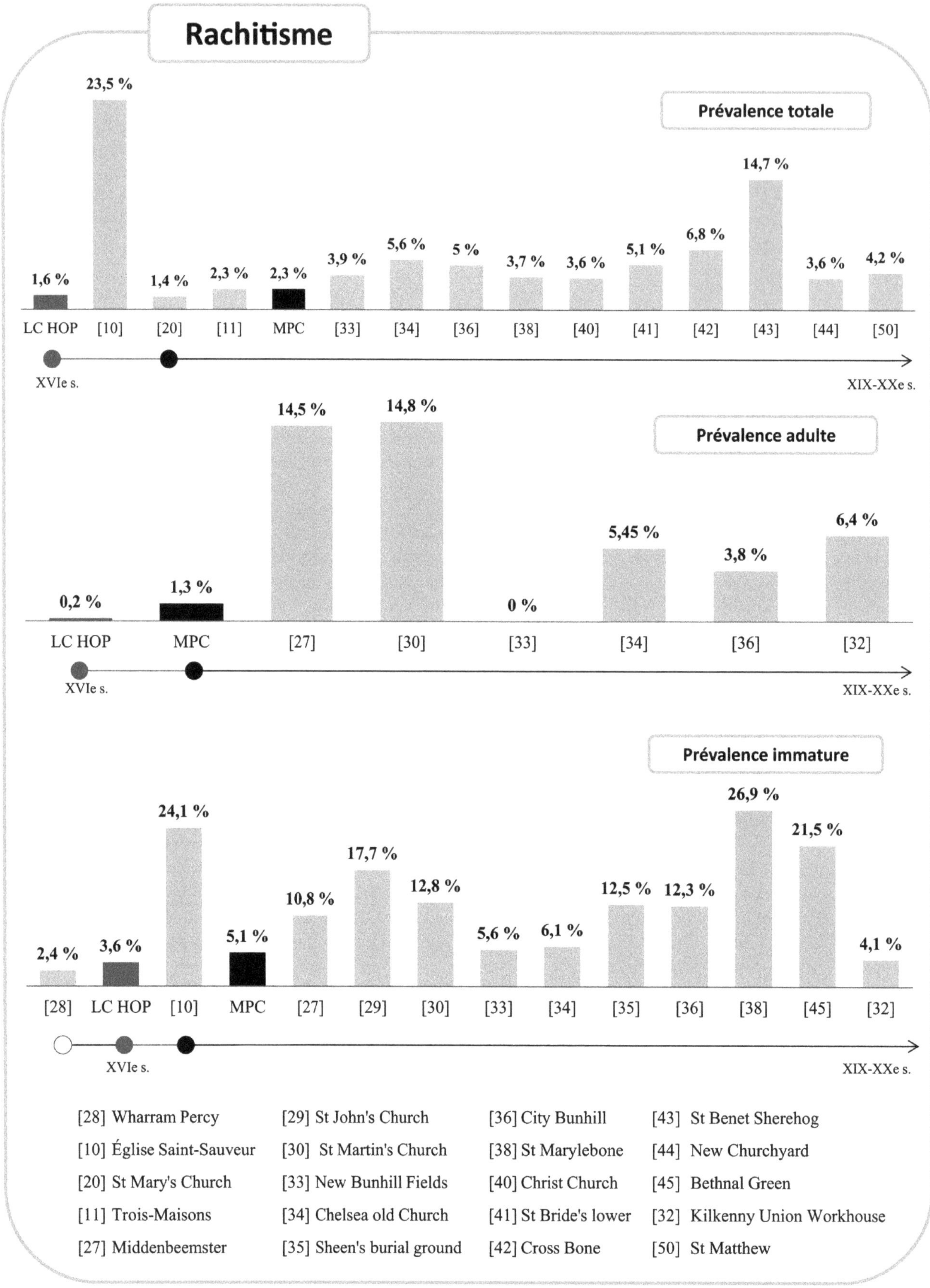

Figure 7.10 : Prévalences du rachitisme dans les populations de comparaison sélectionnées (la prévalence totale se rapporte à celle calculée sur l'ensemble des individus, sans distinction entre adultes et immatures

uniquement de cette atteinte. Pour ces dernières, il s'agit surtout de contextes singuliers, où la problématique du scorbut s'avère particulièrement pertinente (Geber et Murphy 2012 ; Crist et Sorg 2014 ; Maat 2004 ; van der Merwe *et al.* 2009). Il faut également mettre en évidence les difficultés rencontrées face au diagnostic du scorbut. De surcroît, des différences d'expression pourraient exister selon l'âge des individus, notamment entre les adultes et les immatures (7.1.7.3).

De ce fait, peu de données pour la période et la zone géographique considérées ont été récoltées, ce qui complique les interprétations. Le renouveau de la littérature traitant spécifiquement des immatures et en particulier des tout petits (Lewis 2002a et b ; 2007 ; 2013 ; 2017 ; 2018 ; Gowland 2018) pourrait certainement permettre d'obtenir de plus amples informations quant à la paléoépidémiologie du scorbut en Europe. En effet, cette maladie touche particulièrement les jeunes enfants et Mays (2014) met en évidence la nécessité d'appliquer de manière systématique les critères développés par Ortner (1997 ; 1999 ; 2001).

Les prévalences confrontées dans la Figure 7.11 montent une forte diversité. Cependant, à trois exceptions près, elles sont relativement homogènes et assez peu élevées.

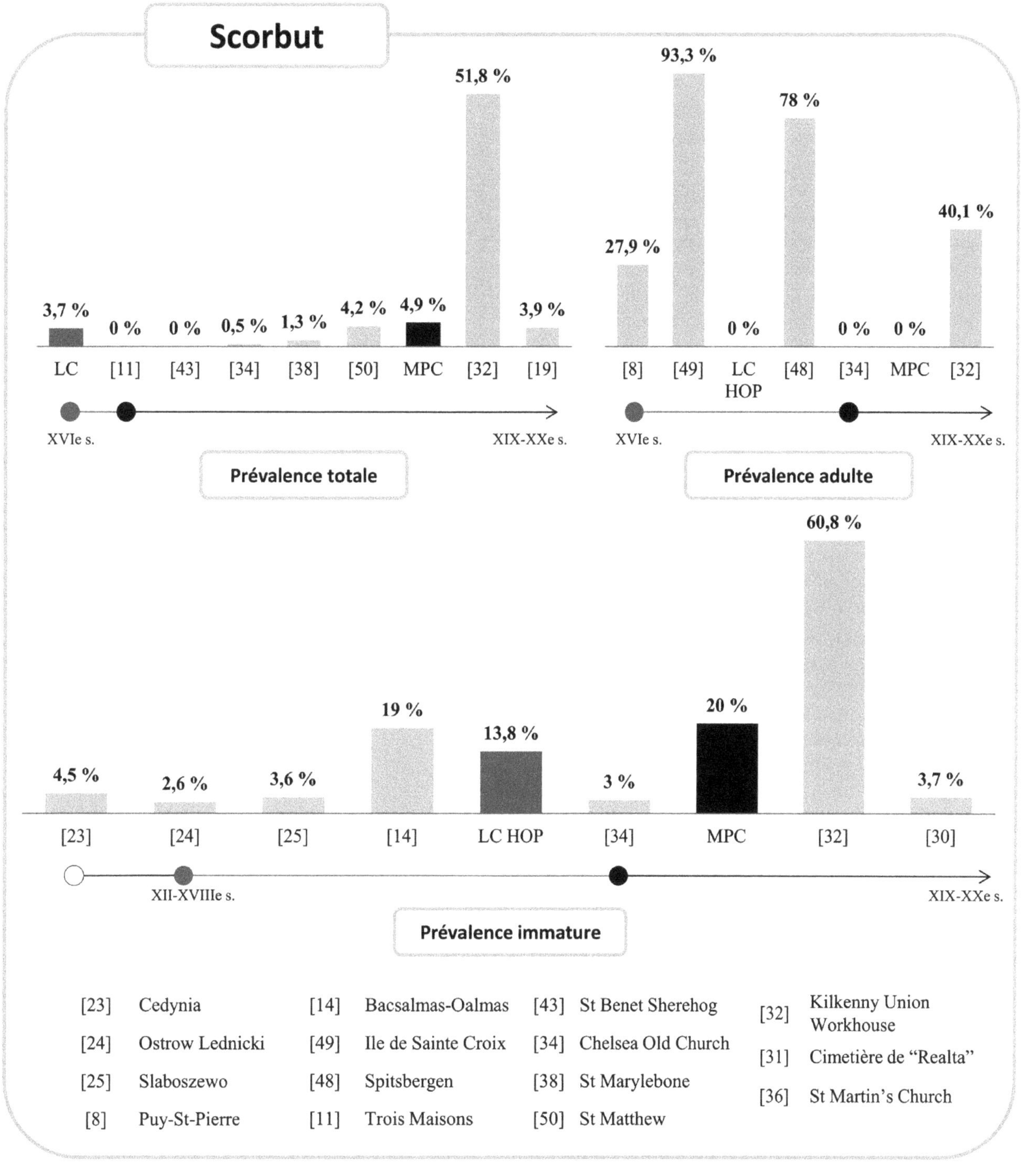

Figure 7.11 : Prévalence du scorbut dans les populations de comparaison sélectionnées.

En considérant celles calculées sur la population totale (sans distinction entre adultes et immatures), les taux sont assez bas : ils sont nuls pour la population adulte et plus élevés pour les enfants (os immature plus réactif et critères diagnostiques plus clairs pour cette partie de la population ; 7.1.7.3).

Quelle que soit la population observée (totale, adulte et immature), les résultats obtenus pour la population du cimetière Saint-Jacques et celle du cimetière des Crottes se rapprochent de la majorité des autres sites confrontés (Figure 7.11).

Sur la totalité des échantillons, les taux se situent majoritairement entre 0 % et 4,9 %. Nos deux séries entrent dans la norme ainsi définie (Figure 7.11). Aucun cas chez les adultes n'a été découvert à l'image de ce qui a été repéré à Chelsea Old Church (Cowie *et al.* 2008). Pour les immatures, on observe plus de diversités avec des prévalences qui s'échelonnent entre 2,6 % et 20 %. La collection de La Ciotat ainsi que celle des Crottes se situent alors dans la fourchette haute de ces prévalences et se rapprochent de la série hongroise de Bacsalmas-Oalmas (Lovàsz *et al.* 2013). À l'inverse, la prévalence basée uniquement sur les individus immatures est particulièrement faible à Chelsea Old Church (Cowie *et al.* 2008), contexte pourtant daté de la même période que celui des Crottes.

Enfin, dans les trois graphiques, nous avons noté des prévalences exceptionnellement fortes (Figure 7.11). Ces dernières concernent les trois mêmes sites : Kilkenny Union Workhouse (Geber et Murphy 2012), l'île de Sainte Croix (Crist et Sorg 2014), l'archipel de Spitsbergen (Maat 2004). Toutefois, ils correspondent à des situations particulières, dont nous avons déjà discuté précédemment : long voyage en mer et famine. La vitamine C s'acquiert uniquement par le biais de l'alimentation et se trouve particulièrement dans les produits frais. Ainsi, il n'est pas surprenant de retrouver pour ces contextes des prévalences si élevées.

La présence du scorbut, sa distribution et sa prévalence semblent alors dépendre de divers facteurs vécus par les populations à un niveau local, et qui ne semblent pas correspondre à un cadre chronologique particulier. Finalement, les prévalences faibles dans les contextes de cimetières paroissiaux pourraient témoigner d'un bon état immunitaire général. En effet, puisque les carences en vitamine sont majoritairement causées par une alimentation pauvre en produit frais ou une malabsorption de la vitamine liée à des maladies intestinales (Ortner 2003). Le scorbut pourrait être considéré comme le signe le plus sévère d'une carence acquise généralisée. De surcroît, cette maladie peut être *per se* une cause de la mort, à l'inverse par exemple du rachitisme. Dans le cas de cette dernière maladie, d'autres facteurs interviennent, environnementaux notamment, tel que l'ensoleillement. De plus, ce sont souvent des signes résiduels qui sont observés. Les *cribra orbitalia* et les hypoplasies pourraient également indiquer des stress métaboliques mineurs et pour ces dernières, des atteintes qui sont clairement guéries (7.1.8.3).

8
Conclusion

Ce travail a tenté de renseigner les éventuels changements de l'état sanitaire qui s'opèrent entre Ancien Régime et révolution industrielle. L'objectif principal était de déterminer si les importantes mutations que connaît la société provençale pendant la transition industrielle ont généré des transformations de l'état sanitaire général des populations. Cette étude comparative s'appuie sur deux échantillons récemment exhumés à La Ciotat et à Marseille (Richier 2011 ; Richier et Weydert 2016) et s'est efforcée d'utiliser l'ensemble des types de sources mis à notre disposition : sources biologiques, archéologiques et historiques.

L'analyse des marqueurs sanitaires bucco-dentaires, des indicateurs de stress et des maladies métaboliques a démontré qu'il existe de nombreuses similarités entre nos deux échantillons, soit entre Ancien Régime et révolution industrielle. Chacune des séries s'illustre par une forte occurrence des caries dentaires et pertes *ante mortem*, mêlée à une faible usure dentaire. À ce propos, les données historiques semblent indiquer pour ces périodes un régime alimentaire hautement cariogène combiné à un manque d'hygiène dentaire et un accès certainement limité aux soins. Nous avons également mis en évidence une prévalence particulièrement élevée d'hypoplasies de l'émail dentaire, dans un contexte où pénuries alimentaires et épidémies sont encore récurrentes (Séguy et Signoli 2007 ; Lachiver 1991 ; Mafart et Morillon 1998). Paradoxalement, les indicateurs de stress osseux et maladies métaboliques se sont avérés bien plus rares. Par ailleurs, la distribution par âge de ces divers marqueurs ou pathologies suit globalement un schéma similaire entre les deux séries, avec certaines atteintes qui augmentent avec l'âge (par exemple, les caries, le tartre ou la parodontose) ou ciblent une certaine partie de la population (par exemple, les enfants de moins de cinq ans pour le rachitisme ou le scorbut). L'ensemble de ces spécificités pourraient alors incarner les caractéristiques de l'état sanitaire des populations provençales à la période moderne et contemporaine.

Des différences existent, certes, mais elles semblent bien plus subtiles que présupposées. Nos résultats illustrent alors pleinement la difficulté à faire correspondre les observations issues de l'étude archéoanthropologique avec les grandes ruptures chronologiques conventionnellement définies par l'historiographie (Tzortzis et Bizot 2019). Les distinctions observées s'illustrent principalement au niveau de deux marqueurs : les lésions carieuses et les hypoplasies de l'émail dentaire. En effet, leurs fréquences et prévalences augmentent significativement entre la population du cimetière Saint-Jacques et celle du cimetière des Crottes.

La recrudescence des caries au cours du XIXe siècle semble annoncer les premiers jalons des changements d'ordre alimentaire qui caractérisent les sociétés industrialisées. C'est notamment l'introduction du sucre raffiné dans l'alimentation quotidienne qui joue un rôle majeur dans l'augmentation des lésions carieuses (Moore et Corbett 1975 ; Corbett et Moore 1976 ; Cox 1996 ; Pezo Lanfranco et Eggers 2012 ; Müller et Hussein 2017). Celle-ci s'intensifie à partir des années 1830, qui marquent l'amorce de la révolution industrielle à Marseille et de la disponibilité du sucre à grande échelle (Flandrin et Montanari 1996 ; Daumalin et Raveux 2001). Elle s'accompagne également de changements dans les procédés de fabrication alimentaire qui, à leur tour, influent sur la fréquence, la prévalence et le type de caries observées.

L'omniprésence des hypoplasies de l'émail dentaire dans la population du cimetière des Crottes pourrait témoigner de l'accentuation des phénomènes de stress de l'enfance. En considérant les étiologies principales de cet indicateur, des changements dans les pratiques alimentaires pourraient, dans un premier temps, être à nouveau évoqués (Goodman et Rose 1990 ; Goodman *et al.* 1991 ; Hillson 1996 ; 2005 ; 2019 ; Lewis 2007 ; 2010). Si la révolution industrielle semble mettre fin aux périodes de famines, caractéristiques de la période moderne, les hypoplasies pourraient indiquer une alimentation générale toujours peu diversifiée (Lachiver 1991 ; Flandrin et Montanari 1996). De plus, nos résultats révèlent que les épisodes de stress précoces (avant 3 ans) sont plus fréquents au cimetière des Crottes, pendant la période contemporaine. Cela pourrait être, entre autres, la conséquence de nouvelles pratiques autour du sevrage et de l'allaitement (Rollet 1978 ; 2006 ; Riordan et Countryman 1980 ; Fildes 1987 ; Gaillard 1981 ; Flandrin et Montanari 1996).

Dans un second temps, les périodes de stress, de plus en plus nombreuses, pourraient suggérer un environnement sanitaire et infectieux délétère. Au cours du XIXe siècle, Marseille connaît une forte croissance démographique et urbaine, aboutissant à des quartiers surpeuplés où les infrastructures sanitaires sont insuffisantes, voire absentes (Gaillard 1981 ; Dell'Umbria 2006). L'importante activité portuaire de la ville pourrait elle aussi favoriser la transmission et l'apparition de maladies épidémiques, malgré les nombreuses découvertes scientifiques et médicales (Mafart et Morillon 1998). Celles-ci, avec les politiques de santé de la fin du XIXe siècle, servent d'instrument de lutte contre les maladies infectieuses, mais n'auront un réel impact qu'à partir du XXe siècle. Toutefois, nous avons aussi constaté un changement dans la distribution des hypoplasies suivant l'âge au décès des enfants les plus jeunes, qu'il s'avère particulièrement difficile à interpréter. Cet exemple, à lui seul, pourrait illustrer toute la difficulté rencontrée lors de la reconstitution de l'état sanitaire des populations du passé (Wood *et al.* 1992 ; DeWitte et Stojanowski 2015). Il s'agit d'une notion complexe, multifactorielle et purement qualitative, que la paléopathologie tente de retracer à l'aide de marqueurs osseux ou dentaires variés, aux étiologies diverses, et considérés sur une même échelle interprétative.

Les échantillons étudiés ont été soigneusement sélectionnés et l'une des raisons de ces choix réside dans le nombre important d'individus issus des dépôts primaires. Si ces larges séries permettent *a priori* une approche solide en terme statistique, elles n'échappent pas à l'ensemble des phénomènes et biais taphonomiques qui tronquent les collections ostéoarchéologiques. Même à partir d'un ensemble de 1 777 squelettes, un nombre bien plus restreint d'individus a été retenu. À titre d'exemple, l'analyse des restes dentaires est basée « uniquement » sur 669 sujets. De plus, les effectifs sont d'autant plus réduits qu'il est nécessaire d'étudier la répartition des indicateurs sélectionnés par classe d'âge et que parfois les méthodes d'estimation de l'âge ne sont pas applicables.

Si l'intérêt d'une vision à large échelle apparaît nécessaire, elle ne peut se passer de la connaissance détaillée des sites et du contexte général dont les individus sont issus. Elle permet alors de valider la pertinence des comparaisons effectuées, mais également de contextualiser de manière fine les résultats obtenus. Cependant, si les contextes sont bien maîtrisés, notamment grâce à l'existence de nombreuses sources historiques, ces dernières ne renseignement pas nécessairement ou précisément les points qui peuvent éclairer ou compléter les données biologiques. En effet, il y a tant de phénomènes et filtres culturels dans les cimetières modernes et contemporains qui entrent en jeu que dénouer l'ensemble s'avère toujours complexe.

Finalement, les difficultés rencontrées dans ce travail en ce qui concerne les effectifs parfois réduits ou l'interprétation des résultats sont les mêmes qui s'appliquent aux séries plus petites et plus anciennes pour lesquelles la vision des paramètres qui influencent l'état sanitaire reste tronquée. Par conséquent, cela n'invalide pas ce type d'approche paléoépidémiologique mené sur des échantillons de moindres tailles et moins richement documentés.

D'un point de vue méthodologique, notre étude a également permis de questionner la pertinence de certains marqueurs utilisés de manière classique. Cela a été le cas, notamment pour le tartre, la parodontose ou l'hyperostose poreuse du crâne, dont les résultats se sont avérés assez peu informatifs. Notre démarche souligne alors l'importance des questionnements posés dès le début des études anthropologiques. Il apparaît dorénavant nécessaire de peut-être revenir sur l'approche de l'état sanitaire en anthropologie biologique, notamment par le recadrage des méthodes utilisées et le choix des marqueurs sélectionnés à la lumière de leurs limites interprétatives.

Forts de l'ensemble de ces constats et de l'ensemble de nos résultats, nous pouvons à présent envisager d'autres types d'analyses. En effet, nous présentons un travail original pour ces populations récemment assimilées aux problématiques archéoanthropologiques et la perspective d'examens supplémentaires pourrait, à la fois compléter certaines de nos données, répondre à certaines hypothèses et développer de nouvelles problématiques.

Cette étude a privilégié l'approche paléopathologique et paléoépidémiologique afin de rendre compte de l'évolution de l'état sanitaire des populations sélectionnées. À l'avenir, d'autres types de marqueurs pourraient alors être examinés, notamment par l'intermédiaire d'une analyse paléodémographique. Ce thème fait l'objet d'une recherche en cours dans le cadre d'un Programme Collectif de Recherche, coordonnée par A. Richier et qui prévoit la publication d'une monographie de ces deux ensembles. Par ailleurs, les profils de croissance squelettiques constituent un outil à prendre en compte dans l'étude de l'état sanitaire (Ribot et Roberts 1996 ; Lewis 2002a ; Kacki 2016 ; Gowland *et al.* 2018).

Les filtres culturels évoqués précédemment pourraient être appréhendés de manière plus approfondie, notamment en intégrant à nos données biologiques l'analyse des pratiques funéraires. Ces dernières pourraient incarner des différences d'origine sociale et fournir des clefs de compréhension afin de mieux cerner l'hétérogénéité cachée (Wood *et al.* 1992) au sein des deux collections étudiées.

Des analyses isotopiques pourraient également être envisagées, afin de confirmer ou infirmer certaines hypothèses quant à l'alimentation des populations étudiées. De plus, ce type d'étude pourrait également répondre à certaines questions que pose notre travail, notamment autour des pratiques alimentaires des tout-petits et du sevrage. Il pourrait alors être intéressant de corréler l'âge du sevrage et l'apparition des certaines atteintes telles que les hypoplasies de l'émail dentaire (Sandberd *et al.* 2014), le rachitisme (Waters-Rist et Hoogland 2018) ou encore avec le scorbut, dans le but d'approfondir le thème de la mortalité sélective au sein de nos deux échantillons. Par ailleurs, l'analyse du strontium pourrait éventuellement permettre de distinguer des individus « non locaux » à une époque marquée par d'importantes vagues migratoires à La Ciotat et à Marseille. D'une part, cela permettrait d'identifier des stress de l'enfance vécus hors de la région provençale et donc possiblement hors de nos deux contextes. D'autre part, il s'agit de disposer de nouvelles données quant à l'hétérogénéité cachée et à la susceptibilité différentielle face au risque de mortalité (*fraility* ; Wood *et al.* 1992).

Enfin, l'ensemble des sources disponibles permettrait une approche plus sociale, basée sur des thèmes spécifiques.

Deux d'entre eux ont retenu notre attention. Tout d'abord, il semble intéressant d'évaluer la place des enfants dans ces sociétés provençales et leur éventuelle évolution entre la période moderne et contemporaine. En effet, beaucoup des changements constatés entre nos deux échantillons concernent les plus jeunes enfants et l'âge de cinq ans semble constituer un cap important d'un point de vue sanitaire (apparition de certaines atteintes, explosion de la prévalence d'autres pathologies ou encore mortalité plus aigüe concernant d'autres maladies). Un thème similaire pourrait également être abordé concernant les femmes, à la lumière de la multiplication des études relatives aux problématiques de genre. Si les références historiques insistent sur leur place marginale dans les sociétés modernes et contemporaines, les résultats de notre étude n'ont montré aucune différence entre hommes et femmes. Les sources historiques ne pouvant être mises en parallèle de nos données biologiques de manière aussi abrupte, il faut alors soulever, encore une fois, la question de la réelle influence des facteurs sociaux sur les paramètres osseux (ou dentaires) et donc de recadrer la définition de l'état sanitaire.

Le dynamisme relativement nouveau qui caractérise la recherche sur la mort récente en France offre des perspectives prometteuses. Si les premières synthèses concernent surtout les pratiques funéraires, il apparaît désormais incontournable de se pencher davantage sur la caractérisation biologique de ces populations. Les séries ostéoarchéologiques modernes et contemporaines réunissent souvent un très large nombre d'individus, à même de créer un référentiel pour ces périodes trop longtemps en marge des problématiques bioarchéologiques françaises.

Bibliographie

Abdellatif H. M. et Burt B. A. (1987). An epidemiological investigation into the relative importance of age and oral hygiene status as determinants of periodontitis. *J Dent Res* 66(1), p.13-18.

Adalian P., Piercecchi-Marti M.-D., Bourliere-Najean B., Panuel M., Leonetti G. et Dutour O. (2002). Nouvelle formule de détermination de l'âge d'un fœtus. *CR Biol*, 325(3), p.261-269.

Agémian A. (1996). *Un cimetière pour La Ciotat : le transfert difficile du cimetière d'Ancien Régime, les cimetières du Saint-Esprit et de Sainte-Croix*. Mémoire de Maîtrise d'Histoire moderne sous la direction de R. BERTRAND, Université de Provence.

Aguelhon M. (1970). *La Vie sociale en Provence intérieure au lendemain de la Révolution*. Paris : Société des Études Robespierristes, 534p.

Aine L., Backström M., Mäki R., Kuusela A., Ikonen R. et Mäki M. (2000). Enamel defects in primary and permanent teeth of children born prematurely. *J Oral Pathol Med,* 29(8), p.403-409.

Albertini P. (2012). *La France au XIXe siècle (1815-1914).* 2e Édition. Paris : Hachette Éducation, 153p.

Ancelle T. (2017). *Statistique, épidémiologie*. Paris : Maloine, 342p.

Angel J. L. (1966). Porotic hyperostosis, anaemias, malarias and marshes in prehistoric eastern Mediterranean. *Science*, 153(3737), p.760-763.

Anthony J. (2014). *La formation en chirurgie buccodentaire, d'hier à aujourd'hui*. Thèse d'exercice de Chirurgie dentaire, Université de Montpellier I, 93p.

de Araùjo Nobre M. et Malo P. (2017). Prevalence of periodontitis, dental caries, and peri-implant pathology and their relation with systemic status and smoking habits : Results of an open-cohort study with 22009 patients in a private rehabilitation center. *J Dent*, 67, p.36-42.

Ardagna Y. et Dutour O. (2006). Paléopathologie et collections anthropologiques : Réflexions sur l'adage « Il n'existe pas de petites séries en paléopathologie ». In : Y. Ardagna, B. Bizot, G. Boëtsch et X. Delestre (Eds.), *Les collections ostéologiques humaines : Gestion, valorisation, perspective.* Aix-en-Provence : Supp BAP n°4, p.163-173.

Ardagna Y., Perrin M., Bouchez I., Sperandio E. et Richier A. (à paraître). *La syphilis et le littoral provençal : Inférences paléopathologiques et paléoépidémiologiques*. Villes, sociétés urbaines et syphilis en Méditerranée et au-delà, Marseille, Université Aix-Marseille (25-27 octobre 2017).

Armelagos G. J., Sirak K., Werkema T. et Turner B. L. (2014). Analysis of nutritional disease in prehistory : The search for scurvy in antiquity and today. *Int J Paleopathol*, 5, p.9-17.

Aubert M. (1993). La médecine à Marseille au XIXe siècle. *Provence Historique*, Fascicule 172, p.185-206.

Aufderheide A. C. et Rodríguez-Martín C. (1998). *The Cambridge encyclopedia of human paleopathology*. Cambridge : Cambridge University Press, 478p.

Baelum V., Fejerskov O. et Manji F. (1988). Periodontal diseases in adult Kenyans. *J Clin Periodontol*, 15, p.445-452.

Bellan G. et Journot F. (2011). *Archéologie de la France moderne et contemporaine*. Paris : Inrap-La découverte, 177p.

Bello S., Signoli M. et Dutour O. (2000). Analyse de l'évolution de la mortalité par tuberculose du XVIIIe au XXe siècle dans quatre grandes villes françaises. *Med Maladies Infect*, 30(5), p.275-283.

Bertrand R. (1994). *Les Provençaux et leurs morts. Recherches sur les pratiques funéraires, les lieux de sépulture et le culte du souvenir des morts dans le Sud-Est de la France depuis la fin du XVIIe siècle*. Thèse de Doctorat d'Histoire, Université Paris I-Sorbonne, 1706p.

Bertrand R. (2012). *Histoire d'une ville : Marseille*. Marseille : CNDP-CRDP, 248p.

Bertrand R. et Buti, G. (2012). Marseille à l'âge baroque et au temps des Lumières. In : R. Bertrand (Ed.), *Histoire d'une ville : Marseille*. Marseille : CNDP-CRDP, p.103-127.

Billard M. (1996). L'abrasion artificielle des dents comme aspect révélateur d'habitudes culturelles : observation comparée de deux sites du Chalcolithique-Bronze ancien (Drôme et Ardèche). In : L. Buchet (Ed.), *L'identité des populations archéologiques*. Sophia Antipolis : APDCA, p.330-343.

Bizot B., Blaizot F., Carré F., Chapelain de Seréville-Niel C., Gaultier M. et Hincker V. (2018). Conclusions. In : F. Carré, V. Hincker et C. Chapelain de Seréville-Niel (Eds.). R*encontre autour des enjeux de la fouille des grands ensembles sépulcraux, médiévaux, modernes et contemporains.* Actes des 7e Rencontres du GAAF, Caen, Université de Caen Basse-Normandie (03-04 avril 2015). Caen : Publication du GAAF n°7, p.221-230.

Bocquentin F. (2003). *Pratiques funéraires, paramètres biologiques et identités culturelles au Natoufien : une analyse archéo-anthropologique.* Thèse de Doctorat d'Anthropologie biologique, Université de Bordeaux 1, 629p.

Bocquentin F., Sellier P. et Murail P. (2005). Abrasion dentaire et travail spécialisé dans la population natoufienne de Mallaha (Israël). *CR Palevol,* 4(4), p.351-357.

Bonita R., Beaglehole R., KjellströM T. et Organisation Mondiale De La Santé. (2010). *Éléments d'épidémiologie.* 2e édition. Genève : Organisation Mondiale de la Santé. 233p.

Bonnabel L. et Paresys, C. (2011). *Reims (Marne), "2 rue Nicolas Roland". Cimetière de création post-révolutionnaire (XVIIIe-XIXe siècles), cave et puits gallo-romains.* Rapport final d'opération préventive. Reims : Inrap Grand Est Nord, SRA Champagne-Ardenne, 137p.

Boston, C., Boyle, A. et Witkin A. (2006). *St George's church, Bloomsbury Way, Camden, London.* Project Report. Oxford : Oxford Archaeology, 489p.

Boston C., Witkin A., Boyle A. et Wilkinson D. (2008). *"Safe moor'd in Greenwich tier" : A study of the skeletons of Royal Navy sailors and marines excavated at the Royal Hospital Greenwich.* Oxford : Oxford Archaeology Monograph 5, 157p.

Bouchez I. (2010). *Évolution des marqueurs non conventionnels âge et sexe dépendants : Apport de la paléopathologie. Étude de l'ostéoarthrose rachidienne.* Thèse de Doctorat d'Anthropologie biologique, Université de la Méditerranée Aix-Marseille II, 676p.

Bouchez I. (2016). L'étude de l'état sanitaire de la population ostéoarchéologique. In : A. Richier et N. Weydert (Eds.), *Bouches-du-Rhône, Marseille, prolongement de la ligne 2 du métro de Bougainville vers Capitaine Gèze - 72 Avenue Félix Zoccola. Ancien cimetière des Crottes.* Rapport final d'opération préventive. Nîmes : Inrap Méditerranée, SRA PACA, p.322-343.

Bouchez I., Chamel B., Dal Col S., Bouvard-Mor E., Hernot J., Stoica O., Tastavin A. et Vanhove C., (sous réserve de publication). *Pratiques médico-chirurgicales modernes en contexte hospitalier à Lyon : témoignes archéoanthropologiques.* Rencontre autour du corps maladie, prise en charge et traitement funéraire des individus souffrants à travers les siècles. 10e Rencontres du GAAF, Bordeaux, Athénée municipal (23-25 mai 2018).

Bouchez I. et Parmentier S. (2019). Existe-t-il un recrutement particulier à l'intérieur des tranchées d'inhumation du cimetière des Crottes (Marseille) ? In : N. Weydert, S. Tzortzis, A. Richier, L. Lantéri et H. Guy (Eds.). *Rencontre autour de nos aïeux : La mort de plus en plus proche.* Actes de la 8e Rencontre du GAAF, Marseille, Aix-Marseille Université (25-27 mai 2016). Marseille : Publication du GAAF n°8, p.131-136.

Boyle A., Boston C. et Witkin A. (2005). *The archaeological experience at St Luke's Church, Old Street, Islington.* Project Report. Oxford : Oxford Archaeology Report, 290p.

Braüer G. (1988). Osteometrie. In : R. Knussman (Ed.), *Handbuch der vergleichenden Biologie des Menschen, 4. Auflage des Lehrbuchs des Anthropologie begründet von R. Martin. Band.Wesen und Methoden der Anthropologie.* Stuttgart : Gustav Fisher Verlag, p.123-160.

Brickley M. B. (2018). Cribra orbitalia and porotic hyperostosis : A biological approach to diagnosis. *Am J Phys Anthropol*, 167(4), p.1-7.

Brickley M. B., Buteux S., Adams J. et Cherrington R. (2006). *St Martin's uncovered investigations in the churchyard of St Martin's-in-the-Bullring, Birmigham, 2001.* Project Report Oxford : Oxbow Books, 288p.

Brickley M. B. et Ives R. (2006). Skeletal manifestations of infantile scurvy. *Am J Phys Anthropol*, 129(2), p.163-172.

Brickley M. B. et Ives R. (2008). *The bioarchaeology of metabolic bone disease.* Amsterdam : Academic Press, 333p.

Brickley M. B., Mays S., George M. et Prowse T. L. (2018). Analysis of patterning in the occurrence of skeletal lesions used as indicators of vitamin D deficiency in subadult and adult skeletal remains. *Int J Paleopathol*, 23, p.43-53.

Brickley M. B., Mays S. et Ives R. (2005). Skeletal manifestations of vitamin D deficiency osteomalacia in documented historical collections. *Int J Osteoarchaeol*, 15(6), p.389-403.

Brickley M. B., Mays S. et Ives R. (2007). An investigation of skeletal indicators of vitamin D deficiency in adults : Effective markers for interpreting past living conditions and pollution levels in 18th and 19th century Birmingham, England. *Am J Phys Anthropol*, 132(1), p.67-79.

Brickley M. B., Mays S. et Ives R. (2010). Evaluation and interpretation of residual rickets deformities in adults. *Int J Osteoarchaeol*, 20(1), p.54-66.

Brickley M., B. Miles A. et Stainer, H. (1999). *The Cross Bones burial ground, Redcross Way, Southwark, London : Archaeological excavations (1991-1998) for the London Underground Limited Jubilee Line Extension Project.* Project Report. Londres : MoLAS monograph 3, 55p.

Brothwell D. R. (1981). *Digging up Bones : The excavation, treatment, and study of human skeletal remains.* New York : Cornell University Press, 208p.

Brüssow H. (2013). What is health? *Microb Biotechnol*, 6(4), p.341-348.

Bruzek J. (2002). A method for visual determination of sex, using the human hip bone. *Am J Phys Anthropol*, 117(2), p.157-168.

Bruzek J., Schmitt A. et Murail P. (2005). Identification biologique individuelle en paléoanthropologie. Détermination du sexe et de l'âge au décès à partir du squelette. In : O. Dutour, J.-J. Hublin et B. vandermeersch (Eds.), *Objets et méthodes en paléoanthropologie*. Paris : CTHS, p.217-245

Buckley H. R., Kinaston R. L., Halcrow S. E., Foster A., Spriggs M. et Bedford S. (2014). Scurvy in a tropical paradise ? Evaluating the possibility of infant and adult vitamin C deficiency in the Lapitaskeletal sample of Teouma, Vanuatu, Pacific islands. *Int. J. Paleopathol*, 5, p.72-85.

Buikstra J. E. (1997). Biocultural dimensions of archaeological study : A regional perspective. In : R. L. Blackely (Ed.), *Biocultural adaptation in prehistoric America*. Athens : University of Georgia Press, p.67-84.

Buikstra J. E. et Beck L. E. (2006). *Bioarchaeology : The contextual study of human remains*. Amsterdam : Academic Press, 606 p.

Burnouf J. et Journot F. (2004). L'archéologie moderne : une archéologie opportuniste et dérobée ? *Les Nouvelles de l'archéologie*, 96, p.5-6.

Cabot E. ET Chevet P. (2015). *Pays de la Loire, Sarthe, Le Mans (72 181). Espace culturel des Jacobins. Campagne de fouille 2010. La bataille du Mans des 12-14 décembre 1793 : la mémoire du sol.* Rapport final d'opération préventive. Cesson Sévigné : Inrap Grand Ouest, SRA Pays de la Loire, 347p.

Carré F., Hincker V. et Chapelain de Sereville-Niel C. (2018). *Rencontre autour des enjeux de la fouille des grands ensembles sépulcraux, médiévaux, modernes et contemporains*. Actes des 7e Rencontres du GAAF, Caen, Université de Caen Basse-Normandie (3-4 avril 2015). Caen : Publication du GAAF n°7, 237p.

Castrucci C. (2016). Les sources historiques. In : A. Richier et N. Weydert (Eds.), *Bouches-du-Rhône, Marseille, prolongement de la ligne 2 du métro de Bougainville vers Capitaine Gèze - 72 avenue Félix Zoccola. Ancien cimetière des Crottes.* Rapport final d'opération préventive. Nîmes : Inrap Méditerranée, SRA PACA, p.71-101

Castrucci C. (2017). Les habitats du faubourg et les maisons à double affectation. In : B. Vasselin (Ed.), *La Ciotat, de Citharista aux chantiers navals. Histoire et archéologie.* Valensole : Aurorae Libri, p.111-115.

Castrucci C. et Richier A. (2011). Le contexte historique et archéologique. In : A. Richier (Ed.), *L'îlot Saint-Jacques : du vignoble champêtre au cimetière paroissial, Bouches-du-Rhône, La Ciotat, Carré Saint-Jacques*. Rapport final d'opération préventive. Nîmes : Inrap Méditerranée, SRA PACA, p.82-86

Castrucci C. et Richier A. (2019). Le cimetière des Crottes à Marseille (Bouches-du-Rhône) : Dialogue entre histoire et archéologie. In : N. Weydert, S. Tzortzis, A. Richier, L. Lantéri et H. Guy (Eds.), *Rencontre autour de nos aïeux : La mort de plus en plus proche.* Actes de la 8e Rencontre du GAAF, Marseille, Aix-Marseille Université (25-27 mai 2016). Marseille : Publication du GAAF n°8, p.121-129.

Chamel B. (2014). *Bioanthropologie et pratiques funéraires des populations néolithiques du Proche-Orient : l'impact de la Néolithisation (Étude de sept sites syriens - 9820-6000 cal. BC)*. Thèse de Doctorat d'Archéologie des mondes anciens, Université de Lumière-Lyon 2, 784p.

Chazel J. C., Valcarcel J., Tramini P., Pelissier B. et Mafart B. (2005). Coronal and apical lesions, environmental factors : Study in a modern and an archeological population. *Clin Oral Invest*, 9(3), p.197-202.

Chopelain P. et Fossurier C. (2015). *Bourgogne, Côte-d'Or, Dijon Quartier du pont des Tanneries. Le cimetière de l'Hôpital Général de Dijon (1785-1841).* Rapport final d'opération préventive. Dijon : Inrap Grand Est sud, SRA Bourgogne, p.324

Cohen M. N. et Armelagos G. J. (1984). *Paleopathology at the origins of agriculture*. New York : Academic Press, 615p.

Connell B. et Miles A. (2010). *The city Bunhill burial ground, Golden Lane, London : excavations at South Islington schools, 2006.* Project Report. London : MoLA Archaeological Studies Serie 21, 62p.

Cooper C., Heinzle B. et Reitmaier T. (2019). Evidence of infectious disease, trauma, disability and deficiency in skeletons from the 19th/20th century correctional facility and asylum «Realta» in Cazis, Switzerland. *PLoS One*, *14*(5) : e0216483.

https ://doi.org/10.1371/journal.pone.0216483.

Corbett M. E. et Moore W. J. (1976). Distribution of dental caries in ancient British populations. IV- The 19th century. *Caries Res*, 10(6), p.401-414.

Corbin A. (1981). L'hérédosyphilis ou l'impossible rédemption. Contribution à l'histoire de l'hérédité morbide. *Romantisme*, 11(31), p.131-150.

Courgeau D. (2018). Inoculation, vaccination and public hygiene against smallpox. In : I. Séguy, M. Ginnaio et L. Buchet (Eds.), *Les conditions sanitaires des populations du passé. Environnements, maladies, prophylaxies et politiques publiques*, p.211-235.

Cowie R., Bekvalac J. et Kausmally T. (2008). *Late 17th to 19th century burial and earlier occupation at All Saints, Chelsea Old Church, Royal Borough of Kensington and*

Chelsea. Project Report. Londres : MoLA Archaeology Studies Series 18, 69p.

Cox M. (1996). *Life and death at Spitalfields, 1700-1850*. York : Council for British Archaeology, 142p.

Crist T. A. et Sorg M. H. (2014). Adult scurvy in New France : Samuel de Champlain's "Mal de la terre" at Saint Croix Island, 1604-1605. *Int J Paleopathol*, 5, p.95-105.

Crubézy, É. (1988). Interactions entre facteurs bio-culturels, pathologies et caractères discrets. Exemple d'une population médiévale : Canac (Aveyron). Thèse de Médecine, Université de Montpellier 1, 444p.

Darmon P. (1985). *La longue traque de la variole*. Paris : Librairie Académique Perrin, 503p.

Daumalin X. (2016). Industrie marseillaise et immigration italienne en Méditerranée : Nouveaux regards (XIXe siècle-années 1930). *Cahiers d'histoire*, 132, p.1-17.

Daumalin X. et Guillon J.-M. (2012). La grande mutation 1815-1870. In : R. Bertrand (Ed.), *Histoire d'une ville : Marseille*. Marseille : CNDP-CRDP, p.155-181.

Daumalin X. et Raveux O. (2001). Marseille (1831-1865). Une révolution industrielle entre Europe du Nord et Méditerranée. *Annales. Histoire, Sciences Sociales*, 56(1), p.153-176.

Daumalin X. et Raveux O. (2004). Les difficiles débuts de la minoterie à vapeur à Marseille (1779-1835) : Blocage technologique ou problème de marché ? In : *Autour de l'industrie. Histoire et patrimoine. Mélanges offerts à Denis Woronoff*. Paris : Comité pour l'histoire économique et financière de la France, p.473-488

David C. (2010). *Hygiène bucco-dentaire du XVIIe au XIXe siècle en France*. Paris : L'Harmattan, 150p.

Deidier M. (1965). *Histoire de La Ciotat : Des origines à nos jours*. La Ciotat : Imprimerie du Vieux Moulin, 176p.

Deidier M. et Susini L. (1957). *Le terroir de La Ciotat. Sa géographie et son histoire*. Aubagne : Imprimerie Nouvelle Aubagne, 107p.

Delanghe J. R., Langlois, M. R., De Buyzere M. L. et Torck M. A. (2007). Vitamin C deficiency and scurvy are not only a dietary problem but are codetermined by the haptoglobin polymorphism. *Clin Chem*, 53(8), p.1397-1400.

Dell'Umbria A. (2006). *Histoire universelle de Marseille : De l'an mil à l'an deux mille*. Marseille : Agone, 792p.

Desfossés Y., Jacques A. et Prilaux G. (2008). *L'archéologie de la Grande Guerre*. Rennes : Ouest-France - Inrap, 128p.

Dewitte S. N. (2012). Sex differences in periodontal disease in catastrophic and attritional assemblages from medieval London. *Am J Phys Anthropol*, 149(3), p.405-416.

Dewitte S. N. (2014). Health in post-Black Death London (1350-1538) : Age patterns of periosteal new bone formation in a post-epidemic population. *Am J Phys Anthropol*, 155(2), p.260-267.

Dewitte S. N. et Bekvalac J. (2011). The association between periodontal disease and periosteal lesions in the St. Mary Graces cemetery, London, England A.D. 1350-1538. *Am J Phys Anthropol*, 146(4), p.609-618.

Dewitte S. N. et Stojanowski C. M. (2015). The Osteological Paradox 20 years later : Past perspectives, future directions. J *Archaeol Res*, 23(4), p.397-450.

Dias G. et Tayles N. (1997). 'Abscess cavity'-a misnomer. *Int J Osteoarchaeol*, 7(5), p.548-554.

D'Ortenzio L., Ribot I., Kahlon B., Bertrand B., Bocaege E., Raguin E. et Brickley M. B. (2018). The rachitic tooth : The use of radiographs as a screening technique. *Int J Paleopathol*, 23, p.32-42.

Dufour J.-Y. (2012). *Île-de-France, Val-de-Marne, Saint-Maurice, 57 rue du Maréchal Leclerc. Saint-Maurice. Temple et cimetière huguenot de Charenton*. Rapport final d'opération préventive. Pantin : Inrap Centre Île-de-France, SRA Île-de-France, 267p.

Dutour O. (2011). *La paléopathologie*. Paris : Éditions du CTHS, 170p.

Dutour O., Ardagna Y., Maczel M. et Signoli M. (2003). Epidemiology of infectious diseases in the past : Yersin, Koch and the skeletons. In : C. Greenblatt et M. Spigelman (Eds.), *Emerging pathogens*. Oxford, New York : Oxford University Press, p.151-165.

Dutour O., Maczel M. et Ardagna Y. (2007). Intérêt du modèle peste en paléoépidémiologie. In : M. Signoli, D. Chevé, P. Adalian, G. Boëtsch et O. Dutour (Eds.), *Peste : Entre épidémies et sociétés*. Firenze : Firenze University Press, p.89-96.

Duyar I. et Erdal Y. S. (2003). A new approach for calibrating dental caries frequency of skeletal remains. *Homo*, 54(1), p.57-70.

El-Najjar M. Y., Ryan D. J., Turner C. G. et Lozoff B. (1976). The etiology of porotic hyperostosis among the prehistoric and historic Anasazi Indians of Southwestern United States. *Am J Phys Anthropol*, 44, p.477-487.

El-Najjar M. Y., Sedanti M. V. et Ozebek L. (1978). Prevalence and possible etiology of dental enamel hypoplasia. *Am J Phys Anthropol*, 48, p.185-192.

Erdal Y. S. et Duyar I. (1999). Brief communication : A new correction procedure for calibrating dental caries frequency. *Am J Phys Anthropol*, 108(2), p.237-240.

Esclassan R., Astie F., Sevin A., Donat R., Lucas S. et Grimoud A. M. (2008). Étude de la prévalence et de la distribution carieuse dans une population médiévale du Sud-Ouest de la France. *Rev Stomatol Chir Maxillofac*, 109, p.28-35.

Esclassan R., Grimoud A. M., Ruas M. P., Donat R., Sevin A., Astie F. et Crubézy É. (2010). Caries, usure et alimentation au sein de la population médiévale de Vilarnau d'Amont. *Société Française d'histoire de l'art Dentaire*, 15, p.16-21.

Estrade S., Majorel C., Tahhan N., Dulac Y., Baunin C., Gennero I., Chaix Y., Salles J.-P. et Edouard, T. (2017). Rachitisme carentiel sévère du nourrisson : De nouveau d'actualité. *Archives de Pediatrie*, 24(8), p.737-742.

Fain O. (2005). Musculoskeletal manifestations of scurvy. *Joint Bone Spine*, 72, p.124-128.

Fauchard P. (1746). *Le chirurgien-dentiste ou Traité des dents*. 2e Édition. Paris : Pierre-Jean Mariette, 494p.

https ://gallica.bnf.fr/ark :/12148/bpt6k6578223h/f552.image.texteImage.

Faure O. (1994). *Histoire sociale de la médecine (XVIIIe-XXe siècles)*. Paris : Antropos, 272p.

Ferraro M. et Vieira A. R. (2010). Explaining gender differences in caries : A multifactorial approach to a multifactorial disease. *Int J Dent*, 2010, *5p*.

http ://dx.doi.org/10.1155/2010/649643

Fildes V. (1987). *Breasts, bottles and babies : A history of infant feeding*. Edinburgh : Edinburgh University Press, 462p.

Fiscella G. N. (2007). *Bioarchéologie appliquée aux séries anthropologiques de peste*. Thèse de Doctorat d'Anthropologie biologique, Université de la Méditerranée Aix-Marseille II, 164p.

Flandrin J.-L. (1996a). Les temps modernes. In : Flandrin J.-L. et Montanari M. (Eds.), *Histoire de l'alimentation*. Paris : Fayard, p.549-575.

Flandrin J.-L. (1996b). L'alimentation paysanne en économie de subsistance. In : Flandrin J.-L. et Montanari M. (Eds.), *Histoire de l'alimentation*. Paris : Fayard, p.597-627.

Flandrin J.-L. (1996c). Les XIXe et XXe siècles. In : Flandrin J.-L. et Montanari M. (Eds.), *Histoire de l'alimentation*. Paris : Fayard, p.717-723.

Flandrin J.-L. et Montanari M. (1996). *Histoire de l'alimentation*. Paris : Fayard, 915p.

Follis B. H., Park E. A. et Jackson D. (1950). The prevalence of scurvy at autopsy during the first two years of age. *Bulletin of the John Hopkins Hospital*, 87, p.569-591.

Frioux S., Fournier P. et Chauveau S. (2011). *Hygiène et santé en Europe de la fin du XVIIIe siècle aux lendemains de la Première Guerre mondiale*. Paris : SEDES, 279p.

Froment A. et Guy H. (2019). *Archéologie de la santé, anthropologie du soin. Acte du colloque Musée de l'Homme Paris (octobre 2016)*. Paris : La Découverte-Inrap, 325p.

Gaillard L. (1981). *La Vie quotidienne des ouvriers provençaux au XIXe siècle*. Paris : Hachette, 284p.

Gaillard A., Mayer A., Benezet J. et Crozier J. (2008). *Canet-en-Roussillon (Pyrénées-Orientales). Place Cassanyes*. Rapport de fouilles. Saint-Estève : ACTER-SRA Languedoc-Roussillon, 266p.

Garralda M., Herrerin J. et Vandermeersch B. (2002). Child pathology in the mendicants' necropolis of El Burgo de Osma Cathedral (Soria, Spain). *BMSAP*, 14, p.311-325.

Geber J. (2014). Skeletal manifestations of stress in child victims of the Great Irish Famine (1845-1852) : Prevalence of enamel hypoplasia, Harris lines, and growth retardation. *Am J Phys Anthropol*, 155(1), p.149-161.

Geber J. (2015). *Victims of Ireland's Great Famine : The bioarchaeology of mass burials at Kilkenny Union Workhouse*. Gainesville : University Press of Florida, 282p.

Geber J. et Murphy E. (2012). Scurvy in the Great Irish Famine : Evidence of vitamin C deficiency from a mid-19th century skeletal population. *Am J Phys Anthropol*, 148(4), p.512-524.

Goodman A. H. et Armelagos G. J. (1985). Factors affecting the distribution of enamel hypoplasias within the human permanent dentition. *Am J Phys Anthropol*, 68(4), p.479-493

Goodman A. H. et Armelagos G. J. (1989). Infant and childhood morbidity and mortality risks in archaeological populations. *World Archaeology*, 21, p.225-243.

Goodman A. H., Armelagos G. J. et Rose J. C. (1984). The chronological distribution of enamel hypoplasias from prehistoric Dickson Mounds populations. *Am J Phys Anthropol*, 65(3), p.259-266.

Goodman A. H., Armelagos G. J. et Rose J. C. (1980). Enamel hypoplasias as indicators of stress in three prehistoric populations from Illinois. *Hum Biol*, 52, p.515-528.

Goodman A. H., Brooke-Thomas R., Swedlund A. C. et Armelagos G. J. (1988). Biocultural perspectives on stress in prehistoric, historical, and contemporary population research. *Am J Phys Anthropol*, 31(9), p.169-202.

Goodman A. H. et Leatherman T. (1998). *Building a new biocultural synthesis : political-economic perspectives on human biology*. Ann Arbor : University of Michigan Press, 486p.

Goodman A. H., Martinez C. et Chavez A. (1991). Nutritional supplementation and the development of linear enamel hypoplasias in children from Tezonteopan, Mexico. *Am J Clin Nutr*, 53, p.773-781.

Goodman A. H. et Rose J. C. (1990). Assessment of systemic physiological perturbations from dental enamel hypoplasias and associated histological structures. *Am J Phys Anthropol*, 33(11), p.59-110.

Gowland R., Caffell A., Newman S., Levine A. et Holst M. (2018). Broken childhoods : Rural and urban non-adult health during the Industrial Revolution in Northern England (18th-19th centuries). *Bioarchaeology International*, 2(1), p.44-62.

Gowland R. et Knüsel C. (2006). *Social archaeology of human remains*. Oxford : Oxbow Books, 252p.

Grmek M. D. (1969). Préliminaire d'une étude historique des maladies. *Annales, Histoire biologique et société*, 24(6), p.1473-1483.

Guillot B. et Thomann A. (2013). *Caen, Calvados, place Saint-Sauveur. Place du Marché et cimetière Saint-Sauveur XIIe-XVIIIe siècle*. Rapport final d'opération préventive. Cesson Sévigné : Inrap Grand Ouest, SRA Basse Normandie, 273p.

Harrison M. (2004). *Disease and the Modern World : 1500 to the Present Day*. Cambridge : Polity Press, 270p.

Henderson M., Miles A. et Walker D. (2015). *St Marylebone's Paddington Street north burial ground : excavations at Paddington Street*. Project Report. Londres : MoLA Archaeology Studies Series 34, 135p.

Henderson M. et Walker D. (2012). Smoking may seriously harm your skeleton. *The Lancet*, *379*(9818), p.796-797.

Herrscher E. (2013). Détection isotopique des modalités d'allaitement et de sevrage à partir des ossements archéologiques. *Cahiers de Nutrition et de Diététique*, 48, p.75-85.

Hervieu P., Panuel M., Ardagna Y., Dutour O., Colardelle R. et Herrscher E. (2007). *Severe dry-bone manifestations of Rickets in childhood : a reported case from a Medieval burial vault*. Communication affichée. 34th Annual Meeting of the Paleopathology Association (27-28 mars 2007), Philadelphia, USA.

Hillson S. (1979). Diet and dental disease. *World Archaeology*, 11(2), p.147-162.

Hillson S. (1996). *Dental Anthropology*. Cambridge : University Press of Cambridge, 373p.

Hillson S. (2000). Dental pathology. In : M. A. Katzenberg et S. R. Saunders (Eds.), *Biological anthropology of the human skeleton*. 1e Édition. New York : Wiley-Liss, p.249-286.

Hillson S. (2001). Recording dental caries in archaeological human remains. *Int J Osteoarchaeol*, 11(4), p.249-289.

Hillson S. (2005). *Teeth*. 2e Édition. Cambridge : Cambridge University Press, 373p.

Hillson S. (2018). Dental Pathology. In : M. A. Katzenberg et A. L. Grauer (Eds.), *Biological anthropology of the human skeleton*. 3e Édition. Hoboken : Wiley Blackwell, p.295-333.

Hillson S., Grigson C. et Bond S. (1998). Dental defects of congenital syphilis. *Am J Phys Anthropol*, 107(1), p.25-40.

Hirsch M., Mogle P. et Barkli Y. (1976). Neonatal scurvy : Report of a case. *Pediatr Radiol*, 4, p.251-253.

Holick M. F. (2003). Vitamin D : A millenium perspective. *J Cell Biochem*, 88, p.296-307.

Huetz De Lemps A. (1996). Boissons coloniales et essor du sucre. In : Flandrin J.-L. et Montanari M. (Eds.), *Histoire de l'alimentation*. Paris : Fayard, p.629-641.

Hurard S., Rougemoux Y. et Chaoui-Derieux D. (2014). L'archéologie à l'épreuve de la modernité. *Les Nouvelles de l'archéologie*, 137, p.3-9.

Ioannou S. et Henneberg M. (2016). A rare case of congenital syphilis and a supernumerary fourth molar in an early 20th century African American woman. *Dental Anthropology*, 29, p.41-47.

Ioannou S., Sassani S., Henneberg M. et Henneberg R. J. (2016). Diagnosing congenital syphilis using Hutchinson's method : Differentiating between syphilitic, mercurial, and syphilitic-mercurial dental defects. *Am J Phys Anthropol*, 159(4), p.617-629.

Irfan U. M., Dawson D. V et Bissada N. F. (2001). Epidemiology of periodontal disease : A review and clinical perspectives. *J Int Acad Periodontol*, 3(1), p.14-21.

Irish J. D. et Scott G. R. (2016). *A Companion to dental anthropology*. Chichester : Wiley Blackwell, 540p.

Ives R. (2018). Rare paleopathological insights into vitamin D deficiency rickets, co-occurring illnesses, and documented cause of death in mid-19th century London, UK. *Int J Paleopathol*, 23, p.76-87.

Ives R. et Brickley M. B. (2014). New findings in the identification of adult vitamin D deficiency osteomalacia : Results from a large-scale study. *Int J Paleopathol*, 7, p.45-56.

Jaafar N., Razak I. A. et Nor G. M. (1989). Trends in tooth loss due to caries and periodontal disease by tooth type. *Singapore Dent J*, 14(1), p.39-41.

Jackson D. et Park E. A. (1935). Congenital scurvy : A case report. *J Pediatr*, 7(6), p.741-753.

Jacob R. A. et Sotoudeh G. (2002). Vitamin C function and status in chronic disease. *Nut Clin Care*, 5(2), p.66-74.

Jaffe H. L. (1972). *Metabolic degenerative and inflammatory diseases of bones and joints*. Philadelphia : Lea & Febiger, 1077p.

Jarrige F. et Le Roux T. (2017a). Corps, geste et santé au travail à l'âge industriel (XVIIIe-XXe siècles). *Historiens et Géographes, Association des professeurs d'Histoire et de Géographie*, 438(33), p.81-90.

Jarrige F. et Le Roux T. (2017b). *La contamination du monde. Une histoire des pollutions à l'âge industriel.* Paris : Seuil, 480p.

Jennings E., Buckberry J. et Brickley M. B. (2018). Radiographically recognizable ? An investigation into the appearance of osteomalacic pseudofractures. *Int J Paleopathol*, 23, p.26-31.

Kacki S. (2016). Influence de l'état sanitaire des populations anciennes sur la mortalité en temps de peste. Contribution à la paléoépidémiologie. Thèse de Doctorat d'Anthropologie biologique, Université de Bordeaux 1, 749p.

Kacki S. (2017). Influence de l'état sanitaire des populations du passé sur la mortalité en temps de peste : Contribution à la paléoépidémiologie. *BMSAP*, 29(3-4), p.202-212.

Kaidonis J. A. (2008). Tooth wear : The view of the anthropologist. *Clin Oral Invest*, 12 (1), p.21-26.

Kaidonis J. A., Townsend G. C. et Richards L. C. (1992). Abrasion : An evolutionary and clinical view. *Aust Prosthodont J*, 6, p.9-16.

Katzenberg M. A. et Waters-Rist A. L. (2018). Stable isotope analysis a tool for studying past diet, demography, and life history. In : M. A. Katzenberg et A. L. Grauer (Eds.), *Biological Anthropology of the Human Skeleton.* 3e Édition. Hoboken : John Wiley and Sons, p.469-504.

Kelley M. A., Levesque D. R. et Weidl E. (1991). Contrasting patterns of dental disease in five early northern Chilean groups. In : M. A. Kelley et C. S. Larsen (Eds.), *Advances in dental anthropology*. New York : Wiley-Liss, p.179-202.

Kerr N. W. (1988). A method of assessing periodontal status in archaeologically derived skeletal material. *J Paleopathol*, 2, p.67-78.

Kerr N. W. (1991). Prevalence and natural history of periodontal disease in Scotland - The mediaeval period (900-1600 A. D.). *J Periodontal Res*, 26, p.346-354.

King T., Humphrey L. T. et Hillson S. (2005). Linear enamel hypoplasias as indicators of systemic physiological stress : Evidence from two known age-at-death and sex populations from postmedieval London. *Am J Phys Anthropol*, 128(3), p.547-559.

Klaus H. D. (2008). Out of light came darkness : Bioarchaeology of mortuary ritual, health, and ethnogenesis in the Lambayeque Valley complex, North coast Peru (AD 900-1750). Philosophy PhD Thesis, Ohio State University, 826p.

Klaus H. D. (2014). Subadult scurvy in Andean South America : Evidence of vitamin C deficiency in the late pre-Hispanic and Colonial Lambayeque Valley, Peru. *Int J Paleopathol*, 5, p.34-45.

Klaus H. D. et Tam M. E. (2009). Contact in the Andes : bioarchaeology of systemic stress in colonial Morrope, Peru. *Am J Phys Anthropol*, 138(3), p.356-368.

Klaus H. D. et Tam M. E. (2010). Oral health and the postcontact adaptive transition : A contextual reconstruction of diet in Morrope, Peru. *Am J Phys Anthropol*, 141(4), p.594-609.

Knick S. G. (1982). Linear enamel hypoplasia and tuberculosis in pre-Columbian North America. *OSSA*, *8*, p.131-138.

Knüsel C. J. (2010). Bioarchaeology : A synthetic approach. *BMSAP*, 22(1-2), p.62-73.

Krenz-Niedbała M. (2009). Skeletal health and growth indicators in medieval children from Ostrów Lednicki, western-central Poland. *Anthropologie*, 47(3), p.226-255.

Krenz-Niedbała M. (2016). Did children in Medieval and Post-medieval Poland suffer from scurvy ? Examination of the skeletal evidence. *Int J Osteoarchaeol*, 26(4), p.633-647.

Kreshover S. J. (1960). Metabolic disturbances in tooth formation. *Ann N Y Acad Sci*, 85*(1)*, p.161-167.

Kronfield R. et Schour I. (1939). Neonatal dental hypoplasia. *J Am Dent Assoc*, 26, p.18-32.

Krummenacher R. (2003). Karies-und Zahnsteinbefall zu Beginn des 19. Jahrhunderts. Untersuchungen anhand von 250 Schädeln aus dem ehemaligen Friedhof St. Johann des Bürgerspitals Basel. *Bul. Soc Suisse d'Anthrop*, 9(1), p.23-58.

Kvaal S. I. et Derry T. K. (1996). Tell-tale teeth : Abrasion from the traditional clay pipe. *Endeavour*, 20(1), p.28-30.

Lachiver M. (1991). *Les années de misère : La famine au temps du Grand Roi*. Paris : Fayard, 576p.

Lampl M. et Johnston F. E. (1996). Problems in the aging of skeletal juveniles : Perspectives from maturation assessments of living children. *Am J Phys Anthropol*, 101(3), p.345-355.

Larsen C. S. (1995). Biological changes in human populations with agriculture. *Annu Rev Anthropol*, 24, p.185-213.

Larsen C. S. (1997). *Bioarchaeology : Interpreting behavior from the human skeleton.* Cambridge : Cambridge University Press, 639p.

Larsen C. S. (2008). *Our origins : Discovering physical anthropology*. New York : WW Norton and Company, 506p.

Lease L. R. (2016). Anatomy of inidividual teeth and tooth classes. In : J. D. Irish et G. R. Scott (Eds.), *A companion to dental anthropology*. Chichester : Wiley Blackwell, p.99-107.

Lejeune D. (2013). *Boire et manger en France de 1870 au début des années 1990*. Mémoire de DEUG, Khâgne du Lycée Louis-le-Grand, 28p.

Lewis M. E. (2002a). *Urbanisation and child health in medieval and post-medieval England an assessment of the morbidity and mortality of non-adult skeletons from the cemeteries of two urban and two rural sites in England (AD 850-1859)*. BAR British Series 339. Oxford : BAR Publishing, 86p.

Lewis, M. E. (2002b). Impact of industrialization : Comparative study of child health in four sites from Medieval and Postmedieval England (A.D. 850-1859). *Am J Phys Anthropol*, 119(3), p.211-223.

Lewis M. E. (2007). *The Bioarchaeology of children : Perspectives from biological and forensic anthropology*. Cambridge, New York : Cambridge University Press, 255p.

Lewis M. E. (2010). Life and death in a civitas capital : Metabolic disease and trauma in the children from late Roman Dorchester. *Am. J. Phys. Anthropol*, 142(3), p.405-416.

Lewis M. E. (2013). Children of the Golden Minster : St. Oswald's priory and the impact of industrialisation on child health. *Journal of Anthropology*, 2013, p.1-11.

Lewis M. E. (2017). *Paleopathology of children*. Londres : Academic Press, 300p.

Lewis M. E. (2018). Fetal paleopathology, an impossible discipline ? In : S. Han, T. K. Betsinger et A. B. Scott (Eds.), *The anthropology of the fetus, biology, culture, and society*. New York : Berghahn Books. p.113-131.

Lewis M. E. et Roberts, C. (1997). Growing pains : The interpretation of stress indicators. *Int J Osteoarchaeol*, 7(6), p.581-586.

Lhuissier A. (2002). Réforme sociale et alimentation populaire (1850-1914). Pour une sociologie des pratiques alimentaires. *Revue d'histoire Du XIXe siècle*, 24(1), p.245-50.

Lieverse A. R. (1999). Diet and the aetiology of dental calculus. *Int J Osteoarchaeol*, 9(4), p.219-232.

Lockau L. et Atkinson S. A. (2018). Vitamin D's role in health and disease : How does the present inform our understanding of the past ? *Int J Paleopathol*, 23, p.6-14.

Löe H., Anerud A. et Boysen H. (1992). The natural history of periodontal disease in man : Prevalence, severity, and extent of gingival recession. *J Periodontol*, 63(6), p.489-495.

Lopes C., Powell M. L. et Santos A. L. (2010). Syphilis and cirrhosis : A lethal combination in a XIXth century individual identified from the medical schools collection at the University of Coimbra (Portugal). *Mem Inst Oswaldo Cruz*, 105(8), p.1050-1053.

Lopez B., Pardinas A. F., Garcia-Vazquez E. et DOPICO E. (2012). Socio-cultural factors in dental diseases in the Medieval and early Modern Age of Northern Spain. *Homo*, 63(1), p.21-42.

Lovász G., Schultz M., Gödde J., Bereczki Z., Pálfi G., Marcsik, A. et Molnár E. (2013). Skeletal manifestations of infantile scurvy in a Late Medieval anthropological series from Hungary. *Anthropol Sci*, 121(3), p.173-185.

Lovejoy C. O., Meindl R. S., Pryzbeck T. R. et Mensforth R. P. (1985). Chronological metamorphosis of the auricular surface of the ilium : A new method for the determination of adult skeletal age at death. *Am J Phys Anthropol*, 68(1), p.15-28.

Lukacs J. R. (1995). The 'caries correction factor' : A new method of calibrating dental caries rates to compensate for antemortem loss of teeth. *Int J Osteoarchaeol*, 5(2), p.151-156.

Lukacs J. R. (2008). Fertility and Agriculture Accentuate Sex Differences in Dental Caries Rates. *Curr Anthropol*, 45(5), p.901–914.

Lukacs J. R. (2011). Sex differences in dental caries experience : Clinical evidence, complex etiology. *Clin Oral Invest*, 15(5), p.649-656.

Lukacs J. R. et Largaespada L. L. (2006). Explaining sex differences in dental caries prevalence : Saliva, hormones, and "life-history" etiologies. *Am J Hum Biol*, 18(4), p.540-555.

Lukacs J. R. et Pastor R. F. (1988). Activity-induced patterns of dental abrasion in Prehistoric Pakistan : Evidence from Mehrgarh and Harappa. *Am J Phys Anthropol*, 76(3), p.377-398.

Maat G. J. R. (2004). Scurvy in adults and youngsters : The Dutch experience. A review of the history and pathology of a disregarded disease. *Int J Osteoarchaeol*, 14(2), p.77-81.

Mafart B. et Morillon M. (1998). Les épidémies à Marseille au XIXe siècle. *BMSAP*, 10(1), p.81-98.

Malčić A. I., Vodanović M., Matijević J., Mihelić D., Mehičić G. P. et Krmek S. J. (2011). Caries prevalence and periodontal status in 18th century population of Pozega-Croatia. *Arch Oral Biol*, 56(12), p.1592-1603.

Malville N. J. (1997). Enamel Hypoplasia in ancestral Puebloan Populations from southwestern Colorado : I.Permanent Dentition. *Am J Phys Anthropol*, 102(3), p.351-367.

Mant M. et Roberts C. (2015). Diet and dental caries in Post-Medieval London. *Int J HistorArchaeol*, 19(1), p.188-207.

Maresh M. M. (1970). Measurements from roentgenograms, heart size, long bone lengths, bone, muscles and fat widths, skeletal maturation. In : R. McCammon (Ed.), *Human growth and development*. Springfield : Charles C. Thomas Publisher, p.155-200.

Mays S. (2002). The relationship between molar wear and age in an early 19th century AD archaeological human skeletal series of documented age at death. *J Archaeol Sci*, 29(8), p.861-871.

Mays S. (2003). The rise and fall of rickets in England. In : P. Murphy et P. E. J. Wiltshire (Eds.), *The environmental archaeology of industry*. Oxford : Oxbow, p.144-153.

Mays S. (2014). The palaeopathology of scurvy in Europe. *Int J Paleopathol*, 5, p.55-62.

Mays S. (2018). The epidemiology of rickets in the 17th-19th centuries : Some contributions from documentary sources and their value to palaeopathologists. *Int J Paleopathol*, 23, p.88-95.

Mays S. et Brickley M. B. (2018). Vitamin D deficiency in bioarchaeology and beyond : The study of rickets and osteomalacia in the past. *Int J Paleopathol*, 23, p.1-5.

Mays S., Brickley M. et Ives R. (2006). Skeletal manifestations of rickets in infants and young children in a historic population from England. *Am J Phys Anthropol*, 129(3), p.362-374.

Meffray A., Perrin M., Richier A., Schmitt A., Ardagna Y. et Biagini P. (2019a). Molecular detection of Treponema pallidum subspecies pallidum in 150-year-old foetal remains, southeastern France. *J Med Microbiol*, 68(5), p.761-769.

Meffray A., Biagini P., Pouget B., Tzortzis S., Dohr M., Signoli M. et Ardagna Y. (2019b). *Paléopathologie et interdisciplinarité : approche épistémologique et application à l'étude des soldats de l'an II du cimetière des Trois Maisons, Nancy.* Communication orale. Colloque du GPLF (5-6 avril 2019), Bruxelles, Institut Royal des Sciences Naturelles de Belgique.

Mellanby M. (1934). *Diet and the teeth : An experimental study, Part III : The effect of diet on the dental structure and disease in man. London : Medical Research Council Special Report Series* 191.

Mendels F. (1984). Des industries rurales à la protoindustrialisation : Historique d'un changement de perspective. *Anales, 39(5)*, p.977-1008.

Meslé F. et Vallin J. (2000). Transition sanitaire : Tendances et perspectives. *Médecine Science*, 16(11), p.1161-1171.

Meyer C., Nicklisch N., Held P., Fritsch B. et Alt K. W. (2011). Tracing patterns of activity in the human skeleton : An overview of methods, problems, and limits of interpretation. *Homo*, 62(3), p.202-217.

Miles A. et Connell B. (2012). *New Bunhill Fields burial ground, Southwark : Excavations at Globe Academy, 2008*. Londres : MoLA Archaeology Studies Series 24, 115p.

Miles A., Powers N., Wroe-Brown R., Walker D. et Roberts C. (2008). *St Marylebone Church and Burial Ground in the 18th to 19th centuries : Excavations at St Marylebone School 1992 and 2004-6*. Londres : MoLAS Monograph 46, 172p.

Minetti L. (1979). *La Ciotat : autrefois et naguère*. Millau : Imprimerie Maury, 315p.

Mittler D. E. et Van Gerven D. P. (1994). Developmental, diachronic, and demographic analysis of cribra orbitalia in the Medieval Christian populations of Kulubnarti. *Am J Phys Anthropol*, 93(3), p.287-297.

Moggi-Cecchi J., Pacciani E. et Pinto-Cisternas J. (1994). Enamel hypoplasia and age at weaning in 19th century Florence, Italy. *Am J Phys Anthropol*, 93(3), p.299-306.

Molleson T. et Cox M. (1993). *The Spitalfields Project. Volume 2, The anthropology. The middling sort.* Londres : CBA, 231p.

Molnar S. (1971). Human tooth wear, tooth function and cultural variability. *Am J Phys Anthropol*, 34(2), p.175-189.

Moore J. et Koon H. E. C. (2017). Basilar portion porosity : A pathological lesion possibly associated with infantile scurvy. *Int J Paleopathol*, 18, p.92-97.

Moore W. J. et Corbett M. E. (1975). Distribution of dental caries in ancient British populations. III. The 17th century. *Caries Res*, 9(2), p.163-175.

Moorrees C. F. A., Fanning E. A. et Hunt E. E. (1963a). Formation and resorption of three deciduous teeth in children. *Am J Phys Anthropol*, 21(2), p.205-213.

Moorrees C. F. A., Fanning E. A. et Hunt E. E. (1963b). Age variation of formation stages for ten permanent teeth. *J Dent Res*, 42(6), p.1490-1502.

Mopin C. (2019). Stabilité du développement et stress environnemental : Analyse morphométrique du fémur de l'Homme. Thèse de Doctorat d'Anthropologie biologique, Université Aix-Marseille, 312p.

Morineau M. (1996). Croître sans savoir pourquoi : structures de production, démographie et rations alimentaires. In : Flandrin J.-L. et Montanari M. (Eds.), *Histoire de l'alimentation.* Paris : Fayard, p.577-595.

Morland F. (2009). *Nutrition et état de santé : Etudes paléochimique et paléopathologique de la population exhumée du cimetière protestant Saint-Matthew, ville de Québec, Canada (1771-1860).* Mémoire de Maîtrise sous la direction d'I. RIBOT, Université de Montréal, 210p.

Mourlane S. et Régnard C. (2013). *Empreintes italiennes. Marseille et sa région.* Lyon : Lieux Dits Éditions, 133p.

Müller A. et Hussein K. (2017). Meta-analysis of teeth from European populations before and after the 18th century reveals a shift towards increased prevalence of caries and tooth loss. *Arch Oral Biol*, 73, p.7-15.

Murail P., Bruzek J. et Braga J. (1999). A new approach to sexual diagnosis in past populations. Practical adjustments from Van Vark's procedure. *Int J Osteoarchaeol*, 9(1), p.39-53.

Murail P., Bruzek J., Houët F. et Cunha E. (2005). DSP : A tool for probabilistic sex diagnosis using worldwide variability in hip-bone measurements. *BMSAP*, 17(3-4), p.167-176.

Nelson G. (2016). A host of other dental diseases and disorders. In : J. D. Irish et G. R. Scott (Eds.), *A companion to dental anthropology*. Chichester : Wiley Blackwell, p.465-484.

Newman S. L. et Gowland R. L. (2017). Dedicated Followers of Fashion ? Bioarchaeological perspectives on socio-economic status, inequality, and health in urban children from the Industrial Revolution (18th-19th C), England. *Int J Osteoarchaeol*, 27(2), p.217–229.

Nourrisson D. (1988). Tabagisme et antitabagisme en France au XIXe siècle. *Histoire, Économie et Société*, 7(4), p.535-547.

Nourrisson D. (2010). *Cigarette : histoire d'une allumeuse*. Paris : Payot, 328p.

Ogden A. R. (2008). Advances in the paleopathology of teeth and jaws. In : R. Pinhasi et S. Mays (Eds.), *Advances in human paleopathology*. Chichester : John Wiley et Sons, p.283-307.

Ogden A. R., Pinhasi R. et White W. J. (2007). Gross enamel hypoplasia in molars from subadults in a 16th-18th century London graveyard. *Am J Phys Anthropol*, 133(3), p.957-966.

Omran A. R. (1983). The epidemiologic transition theory : a preliminary update. *J Trop Pediatr*, 29(6), p.305-316.

Ong G. (1998). Periodontal disease and tooth loss. *Int Dent J*, 43(3-1), p.233-238.

Ortner D. J. (2003). *Identification of pathological conditions in human skeletal remains.* 2e Édition. Londres : London Academic Press, 645p.

Ortner D. J., Butler W., Cafarella J. et Milligan L. (2001). Evidence of probable scurvy in subadults from archeological sites in North America. *Am J Phys Anthropol*, 114(4), p.343-351.

Ortner D. J. et Ericksen M. F. (1997). Bone changes in the human skull probably resulting from scurvy in infancy and childhood. *Int J Osteoarchaeol*, 7(3), p.212-220.

Ortner D. J., Kimmerle E. H. et Diez M. (1999). Probable evidence of scurvy in subadults from archeological sites in Peru. *Am J Phys Anthropol*, 108(3), p.321-331.

Ortner D. J. et Mays S. (1998). Dry-bone manifestations of rickets in infancy and early childhood. *Int J Osteoarchaeol*, 8(1), p.45-55.

Osterholtz A., Bethard J. D., Gonciar A. et Nyaradi Z. (2014). *Possible prenatal and perinatal scurvy at Telekfalva, Romania.* Communication affichée. 83rd Annual Meeting of the American Association of Physical Anthropologists (8-12 avril 2014), Calgary, Canada.

Oxenham M. F. et Cavill I. (2010). Porotic hyperostosis and cribra orbitalia : The erythropoietic response to iron-deficiency anaemia. *Anthropol Sci*, 118(3), p.199-200.

Oztunc H., Yoldas O. et Nalbantoglu E. (2006). The periodontal disease status of the historical population of Assos. *Int J Osteoarchaeol*, 16(1), p.76-81.

Palubeckaitė Ž., Jankauskas R., Ardagna, Y., Macia, Y., Rigeade, C., Signoli, M. et Dutour, O. (2006). Dental status of Napoleon's Great Army's (1812) mass burial of soldiers in Vilnius : Childhood peculiarities and adult dietary habits. *Int J Osteoarchaeol*, 16(4), p.355-365.

Papapanou P. N. (1996). Periodontal diseases : Epidemiology. *Ann Periodontol*, 1(1), p.1-36.

Pasquini A. (2002). *Évolution de l'hygiène bucco-dentaire au fil des siècles et des civilisations*. Thèse d'exercice de Chirurgie dentaire, Université Henri Poincare-Nancy 1, 291p.

Paterson C. R. et Ayoub D. (2015). Congenital rickets due to vitamin D deficiency in the mothers. *Clin Nutr*, 34(5), p.793-798.

Pezo Lanfranco L. et Eggers S. (2012). Caries through time : An anthropological overview. In : M.-Y. Li (Ed.), *Contemporary Approach to Dental Caries.* Rijeka : InTech, p.3-34.

Picheral H. (1996). La transition sanitaire dans le monde (World health transition). *Bulletin de l'Association de Géographes Français*, 73(2), p.75-85.

Piette E. et Reychler H. (1991). *Traité de pathologies buccale et maxillo-faciale.* Bruxelles : De Boeck-Wesmael, 1977p.

Pihlstrom B. L., Michalowicz B. S. et Johnson N. W. (2005). Periodontal diseases. *The Lancet*, *366*(9499), p.1809-1820.

Pimentel L. (2003). Scurvy : Historical review and current diagnostic approach. *Am J Emerg Med*, 21(4), p.328-332.

Poitrineau A. (1992). *Ils travaillaient la France, métiers et mentalités du XVIe eu XIXe siècle.* Paris : Armand Collin, 279p.

Pouget B., Bau E., Berbis P., Bouchez I. et Ardagna Y. (2019). La syphilis à Marseille au XIXe siècle : Prise en charge des vivants et des morts. Une étude princeps. In : N. Weydert, S. Tzortzis, A. Richier, L. Lantéri et H. Guy (Eds.). *Rencontre autour de nos aïeux : La mort de plus en plus proche.* Actes de la 8e Rencontre du GAAF, Marseille, Aix-Marseille Université (25-27 mai 2016). Marseille : Publication du GAAF n°8, p.97-101.

Powell M. L. (1985). The analysis of dental wear and caries for dietary reconstruction. In : R. I. Gilbert et J. H. Mielke (Eds.), *The analysis of prehistoric diet.* Orlando : Academic Press, p.307-338.

Quade L. et Binder M. (2018). Life on a Napoleonic battlefield : A bioarchaeological analysis of soldiers from the Battle of Aspern, Austria. *Int J Paleopathol*, 22, p.23-38.

Raveux O. et Daumalin X. (2008). Se battre pour des moulins : Mouture des blés et énergie vapeur à Marseille à la fin de l'Ancien Régime. In : A. Durand (Ed.), *Jeux d'eau. Moulins, meuniers et machines hydrauliques, XIIe-XXe siècle : Études offertes à Georges Comet.* Aix-en-Provence : Publications de l'Université de Provence, p.107-121.

Reboul C. (1934). *La Ciotat : Essai de géographie urbaine.* Mémoire de diplôme d'étude supérieure d'Histoire et Géographie. Université d'Aix-en-Provence, 159p.

Reich E., Lussi A. et Newbrun E. (1999). Caries–risk assessment. *Int Dent J*, 49(1), p.15-26.

Reid D. J. et Dean M. C. (2000). Brief communication : The timing of linear hypoplasias on human anterior teeth. *Am J Phys Anthropol*, 113(1), p.135-139.

Reid D. J. et Dean M. C. (2006). Variation in modern human enamel formation times. *J Hum Evol*, 50(3), p.329-346.

Reitsema L. J. et Mcilvaine B. K. (2014). Reconciling "stress" and "health" in physical anthropology : What can bioarchaeologists learn from the other subdisciplines ? *Am J Phys Anthropol*, 155(2), p.181-185.

Resnick D. et Niwayama G. (1988). *Diagnosis of bone and joint disorder.* 2e Édition. Philadelphia : Saunders, 4294p.

Ribot I. et Roberts C. (1996). A study of non-specific stress indicators and skeletal growth in two Mediaeval subadult populations. *J Archaeol Sci*, 23(1), p.67-79.

Richier A. (2011). Bouches-du-Rhône, *La Ciotat. Carré Saint-Jacques : L'îlot Saint-Jacques, du vignoble champêtre au cimetière paroissial.* Rapport final d'opération préventive. Nîmes : Inrap Méditerranée, SRA PACA, 469p.

Richier A. (2016). Au-delà de la sépulture : Les ossuaires dans les cimetières modernes et contemporains (XVIe-XIXe siècle). In : M. Lauwers et A. Zemour (Eds.), *Qu'est-ce qu'une sépulture ? Humanités et systèmes funéraires de la Préhistoire à nos jours.* Actes des 36e Rencontres internationales d'archéologie et d'histoire d'Antibes (13-15 octobre 2015). Antibes : Éditions APDCA, p. 261-278.

Richier A. (2017). Le cimetière moderne du quartier Saint-Jacques à La Ciotat : pratiques funéraires et aspect social. In : B. Vasselin (Ed.), *La Ciotat, de Citharista aux chantiers navals. Histoire et archéologie.* Valensole : Aurorae Libri, p.95-98.

Richier A. (2019). Pourquoi fouiller les cimetières du XIXe siècle ? L'exemple du site des Crottes à Marseille. *Revue d'histoire du XIXe siècle*, 58, p.103-124.

Richier A. et Bizot B. (2017). L'opération archéologique du cimetière de La Ciotat (Bouches-du-Rhône) : Réussites et écueils. In : F. Carré, V. Hincker et C. Chapelain de Seréville-Niel (Eds.). *Rencontre autour des enjeux de la fouille des grands ensembles sépulcraux médiévaux, modernes et contemporains.* Actes des 7e Rencontres du GAAF, Caen, Université de Caen Basse-Normandie (3-4 avril 2015). Caen : Publication du GAAF n°7, p.145-156.

Richier A. et Weydert N. (2016). *Bouches-du-Rhône, Marseille, prolongement de la ligne 2 du métro de Bougainville vers Capitaine Gèze - 72 avenue Félix Zoccola. Ancien cimetière des Crottes.* Rapport final d'opération préventive. Nîmes : Inrap Méditerranée, SRA PACA, 493p.

Richier A. et Weydert N. (2017). La présence italienne en Provence à partir de la fouille archéologique de cimetières (XVIe-XXe s.). *Diasporas*, 30, p.19-33.

Rigeade C. (2009). *Les sépultures de catastrophe : Approche anthropologique des sites d'inhumations en relation avec des épidémies de peste, des massacres de population et des charniers militaires.* BAR International Series 1695. Oxford : BAR Publishing, 129p.

Riordan J. et Countryman B. A. (1980). Basics of breastfeeding. Part I : Infant feeding patterns past and present. *JOGN Nurs*, 9(4), p.207-210.

Ritt A. (1919). *Journal de deux notaires ciotadens au XVIIe siècle.* Marseille : Tacussel et Lombard, 206p.

Rivera F. et Lahr M. M. (2017). New evidence suggesting a dissociated etiology for cribra orbitalia and porotic hyperostosis. *Am J Phys Anthropol*, 164(1), p.76-96.

Robbins Schug G. et Blevins K. E. (2016). The center cannot hold : A bioarchaeological perspective on environmental crisis in the second millennium. In : G. Robbins Schug et S. R. Walimbe (Eds.), *A companion to south Asia in the past.* Chichester : Wiley-Blackwell, p.255-273.

Roberts C. (2007). A bioarcheological study of maxillary sinusitis. *Am J Phys Anthropol*, 133(2), p.792-807.

Roberts C. (2010). Adaptation of populations to changing environments : Bioarchaeological perspectives on health for the past, present and future. *BMSAP*, 22(1-2), p.38-46.

Roberts C. et Manchester K. (2005). *The Archaeology of Disease.* 3e Édition. Ithaca : Cornell University Press, 338p.

Rollet C. (1978). Allaitement, mise en nourrice et mortalité infantile en France à la fin du XIXe siècle. *Population, 33(6)*, p.1186-1203.

Rose J. C., Armelagos G. J. et Lallo J. W. (1978). Histological enamel indicators of childhood stress in prehistoric skeletal samples. *Am J Phys Anthropol*, 49(4), p.511-516.

Rothschild B. M. (2000). Porotic hyperostosis as a manisfestation of iron deficiency ? *Chungará, Revista de Antropologia Chilena*, 32, p.85-87.

Rothschild B. M. (2012). Extrapolation of the mythology that porotic hyperostosis is caused by iron deficiency secondary to dietary shift to maize. *Advances in Anthropology*, 2, p.157-160.

Salis N., Massa Dettoni E., Fulcheri E. et Rabino Massa E. (2005). Pathological lesions attributable to vitamin deficiency in skeletal remains from Puy St. Pierre (Briançon, France). *International Journal of Anthropology*, 20(3), p.325-329.

Sandberg P. A., Sponheimer M., Lee-Thorp J. et Van Gerven D. (2014). Intra-tooth stable isotope analysis of dentine : A step toward addressing selective mortality in the reconstruction of life history in the archaeological record. *Am J Phys Anthropol*, 155(2), p.281-293.

Saunders S. R. (2000). Subadult skeletons and growth related studies. In : M. A. Katzenberg et S. R. Saunders (Eds.), *Biological anthropology of the human skeleton*. 2e Édition. New York : Wiley, p.135-161.

Schamall D., Teschler-Nicola M., Kainberger F., Tangl S., Brandstätter F., Patzak B., Muhsil J. et Plenk, H. J. (2003). Changes in trabecular bone structure in rickets and osteomalacia : The potential of a medico-historical collection. *Int J Osteoarchaeol*, 13(5), p.283-288.

Schattmann A. (2014). *The co-occurrence of scurvy and rickets in 16th to 18t^h century skeletal material from Douai, France.* Master of Arts Thesis sous la direction de M. B. Brickley, McMaster University, 212p.

Scherrer N. (2012). *Bouches-du-Rhône, Marseille, prolongement de la ligne de métro 2 de Bougainville vers Capitaine Gèze.* Rapport final de diagnostic préventif. Nîmes : Inrap Méditerranée, SRA PACA, 50p.

Scheuer L. et Black S. (2000). *Developmental juvenile osteology*. New York : Academic Press, 587p.

Schmitt A. (2001). Variabilité de la sénescence du squelette humain. Réflexions sur les indicateurs de l'âge au décès : A la recherche d'un outil performant. Thèse de Doctorat d'Anthropologie biologique, Université de Bordeaux 1, 347p.

Schmitt A. (2005). Une nouvelle méthode pour estimer l'âge au décès des adultes à partir de la surface sacro-pelvienne iliaque. *BMSAP*, 17(1-2), p.89-101.

Schmitt A. (2008). Une nouvelle méthode pour discriminer les individus décédés avant ou après 40 ans à partir de la symphyse pubienne. *Journal de La Médecine Légale, Droit Médical*, 51(1), p.15-24.

Séguy, I. et Buchet, L. (2006). Age biologique, âge démographique, âge sociologique. Estimation de l'âge des enfants inhumés et analyse paléodémographique. In : *Enfants d'aujourd'hui. Diversité des contextes. Pluralité des parcours.* Actes du colloque de l'Association Internationale des Démographes de Langue Française, Dakar, 2002. Paris : Presses Universitaires de France-AIDELF, p.76-86.

Séguy, I. et Signoli, M. (2007). Caractérisation des crises démographiques en Basse-Provence (1650-1725). In : M. Signoli, D. Chevé, P. Adalian, G. Boëtsch et O. Dutour (Eds.), *Peste : Entre épidémies et sociétés*. Firenze : Firenze University Press, p.197-204.

Sellier P. (1995). Paléodémographie et archéologie funéraire : les cimetières de Mehrgarh, Pakistan. *Paléorient*, 21(2), p.123-143.

Sellier P. (1996). La mise en évidence d'anomalies démographiques et leur interprétation : Population, recrutement et pratiques funéraires du tumulus de Courtesoult. In : J.-F. Piningre (Ed.), *Nécropoles et sociétés au premier âge du Fer : le tumulus de Courtesoult (Haute-Saône).* Paris : Maison des sciences de l'homme, p.188-202.

Sellier P. (2011). Tous les morts ? Regroupement et sélection des inhumés : Les deux pôles du « recrutement funéraire ». In : D. Castex, P. Courtaud, H. Duday, F. Le Mort, & A.-M. Tillier (Eds.), *Le regroupement des morts : Genèse et diversité archéologique.* Thanat'Os 1. Bordeaux : Ausonius, p.83-94.

Selye H. (1973). The evolution of the stress concept. *Am Sci*, 61(6), p.692-699.

Seow K. W. (1992). Dental enamel defects in low birthweight children. *J Pathol, 2*, p.321-330.

Shaffer J. R., Leslie E. J., Feingold E., Govil M., McNeil D. W., Crout R. J., Weyant R. J. et Marazita, M. L. (2015). Caries experience differs between females and males across age groups in Northern Appalachia. *Int J Dent*, 2015(938213), doi :10.1155/2015/938213.

Shaw J. H. (1962). The relation of nutrition to periodontal disease. *J Dent Res, 41*, p.264-278.

Signoli M., Chevé D., Adalian P., Boëtsch G. et Dutour O. (2007). *Peste : entre épidémies et sociétés*. Firenze : Firenze University Press, 411p.

Sion C., (2017). Archives biologiques et état-civil : Approche croisée du recrutement du cimetière des Petites Crottes de Marseille Phase 3 (1852-1866). Mémoire de Master 2 Pathologie humaine mention Anthropologie biologique sous la direction de S. Tzortzis, L. Lantéri et A. Richier, Aix-Marseille Université, 49p.

Skinner M. et Goodman A. H. (1992). Anthropological uses of developmental defects of enamel. In : S. R. Saunders et M. A. Katzenberg (Eds.), *Skeletal biology of past peoples : Research methods*. New-York : Wiley-Liss, p.153-174.

Sledzik P. S. et Moore-Jansen P. H. (1991). Dental disease in nineteenth century military skeletal samples. In : M. A. Kelley et C. S. Larsen (Eds.), *Advances in Dental Anthropology*. New York : Wiley-Liss, p.215-224.

Smith B. H. (1984). Patterns of molar wear in hunger-gatherers and agriculturalists. *Am J Phys Anthropol*, 63(1), p.39-56.

Snoddy A. M. E., Buckley H. R., Elliott G. E., Standen V. G., Arriaza B. T. et Halcrow S. E. (2018). Macroscopic features of scurvy in human skeletal remains : A literature synthesis and diagnostic guide. *Am J Phys Anthropol*, 167(4), p.876-895.

Snoddy A. M., Buckley H. R. et Halcrow S. E. (2016). More than metabolic : Considering the broader paleoepidemiological impact of vitamin D deficiency in bioarchaeology. *Am J Phys Anthropol*, *160*(2), p.183-196.

Snoddy A. M. E., Halcrow S. E., Buckley H. R., Standen V. G. et Arriaza B. T. (2017). Scurvy at the agricultural transition in the Atacama desert (ca 3600-3200 BP) : Nutritional stress at the maternal-foetal interface ? *Int J Paleopathol*, *18*, p.108-120.

Soames J. V. et Southam J. C. (2005). *Oral pathology.* 4e Édition. New York : Oxford University Press, 278p.

Somers J., Cooper C., Alterauge A. et Lösch S. (2017). A Medieval/Early Modern Alpine population from Zweisimmen, Switzerland : A comparative study of anthropology and palaeopathology. *Int J Osteoarchaeol*, 27(6), p.958-972.

Sorcinelli P. (1996). L'alimentation et la santé. In : Flandrin J.-L. et Montanari M. (Eds.), *Histoire de l'alimentation.* Paris : Fayard, p.809-822.

Souquet-Leroy I., Reveillas H. et Castex D. (2015). The impact of epidemics on funerary practices in Modern France (16th-18t[h] centuries). In : S. Tarlow (Ed.), *The archaeology of death in Post-medieval Europe,* Berlin, Boston : De Gruyter, p.61-87.

Stojanowski C. M., Jonhnson K. M., Paul K. S. et Carver C. L. (2016). Indicators of idiosyncratic behaviour in the dentition. In : J. D. Irish et G. R. Scott (Eds.), *A companion to dental anthropology*. Chichester : Wiley Blackwell, p.377-395.

Stuart-Macadam P. (1985). Porotic hyperostosis : Representative of a childhood condition. *Am J Phys Anthropol*, 66(4), p.391-398.

Stuart-Macadam P. (1987a). A radiographic study of porotic hyperostosis. *Am J Phys Anthropol*, 74(4), p.511-520.

Stuart-Macadam P. (1987b). Porotic hyperostosis : New evidence to support the anemia theory. *Am J Phys Anthropol*, 74(4), p.521-526.

Stuart-Macadam P. (1989). Porotic hyperostosis : Relationship between vault and orbital lesions. *Am J Phys Anthropol*, 80(2), p.187-193.

Stuart-Macadam P. (1992). Porotic hyperostosis : A new perspective. *Am J Phys Anthropol*, 87(1), p.39-47.

Sweeney E. A., Saffir A. J. et Leon R. (de). (1971). Linear hypoplasia of deciduous incisor teeth in malnourished children. *Am J Clin Nutr*, 24(1), p.29-31.

Switajski-Chautard M., Tzortzis S., Signoli M. et Foti B. (2007). Paléoépidémiologie bucco-dentaire : à propos des séries de peste du XVIIIe siècle des Capucins de Ferrières et du Délos (Martigues, Bouches-du-Rhône). *OST-TDJ*, 30(4), p.29-39.

Tanner S. et TAPS Bolivia Study Team (2014). Health and disease : Exploring the relation between parasitic infections, child nutrition status, and markets. *Am J Phys Anthropol*, 155(2), p.221-228.

Tarlow S. (2015). *The archaeology of death in Post-medieval Europe.* Berlin, Boston : De Gruyter, 237p.

Temime E. (1999). *Histoire de Marseille révolution à nos jours*. Paris : Perrin, 432p.

Temple D. H. (2016). Caries : The ancient scourge. In : J. D. Irish et G. R. Scott (Eds.), *A companion to dental anthropology*. Chichester : Wiley Blackwell, p.433-449.

Temple D. H. et Goodman A. H. (2014). Bioarcheology has a "health" problem : Conceptualizing "stress" and "health" in bioarcheological research. *Am J Phys Anthropol*, 155(2), p.186-191.

Terrisse M. (1986). La population de Marseille vers 1750 : Évidences et problèmes de la démographie des métropoles de type ancien. *Annales Du Midi*, 98(173), p.23-54.

Terziano F. (2019). *Gérer les vivants et les morts : Le choléra à Marseille en 1884.* Mémoire de Master 2 Humanités médicales sous la direction de B. Pouget et M. Signoli, Aix-Marseille Université, 62 p.

Teuteberg H. J. et Flandrin J.-L. (1996). Transformations de la consommation alimentaire. In : Flandrin J.-L. et Montanari M. (Eds.), *Histoire de l'alimentation.* Paris : Fayard, p.725-746.

Thomas A. (2011). *Identités funéraires, variants biologiques et facteurs chronologiques : une nouvelle perception du contexte culturel et social du Cerny (Bassin parisien, 4700-4300 avant J.-C.).* Thèse de Doctorat d'Anthropologie biologique, Université de Bordeaux 1, 787p.

Trombetta P.-J. (2004). Archéologie du plus récent que l'ancien (XVIe-XXIe siècles). *Les Nouvelles de l'archéologie*, 96, p.7-13.

Tzortzis S. (2009). Archives biologiques et archives historiques : Une approche anthropologique de l'épidémie de peste de 1720-1721 à Martigues (Bouches-du-Rhône, France). Thèse de Doctorat d'Anthropologie biologique, Université de la Méditerranée Aix-Marseille II, 280p.

Tzortzis S. et Bizot B. (2019). L'archéologie des sépultures et ensembles funéraires d'époques récentes : Un état sommaire de la question en France. In : N. Weydert, S. Tzortzis, A. Richier, L. Lantéri et H. Guy (Eds.). *Rencontre autour de nos aïeux : La mort de plus en plus proche.* Actes de la 8e Rencontre du GAAF, Marseille, Aix-Marseille Université (25-27 mai 2016). Marseille : Publication du GAAF n°8, p.35-44.

Tzortzis S., Lantéri L., Ardagna Y., Saliba-Serre B., Dohr M., Parmentier, S., Bouchez I., Rodriguez L. et Signoli M. (2019). Des sépultures multiples de soldats de l'an II dans le cimetière des Trois-Maisons à Nancy (Meurthe-et-Moselle). Approches paléodémographique et paléopathologique In : N. Weydert, S. Tzortzis, A. Richier, L. Lantéri et H. Guy (Eds.). *Rencontre autour de nos aïeux : La mort de plus en plus proche.* Actes de la 8e Rencontre du GAAF, Marseille, Aix-Marseille Université (25-27 mai 2016). Marseille : Publication du GAAF n°8, p.195-200.

Ubelaker D. H. (1987). Estimating age at death from immature human skeletons : An overview. *J Forensic Sci*, 32(5), p.1254-1263.

Ubelaker D. H., Ross A. H. et Zarenko K. M. (2009). Dental diseases in 19th century Spain. *Anthropologie*, 47(3), p.273-282.

Ulrich-Bochsler S., Cooper C. et Baeriswyl A. (2016). Karies, Knochenbrüche, Infektionen. Zwei Stadtberner Friedhöfe des 18. Jahrhunderts als anthropologische Quelle. Bernisches Historisches Museum. p.3-39.

Valentin F. et Granat J. (1997). Anthropologie, pathologie et soins dentaires au XVIIIe siècle : Découverte exceptionnelle à Saint-Martin-des-Champs de Paris. *BMSAP,* 9(3), p.305-318.

van der Merwe A. E., Steyn M. et Maat G. J. R. (2009). Adult scurvy in skeletal remains of late 19th century mineworkers in Kimberley, South Africa. *Int J Osteoarchaeol*, 20(3), p.307-316.

van der Merwe A. E., Veselka B., Van Veen H. A., Van Rijn R. R., Colman K. L. et De Boer H. H. (2018). Four possible cases of osteomalacia : The value of a multidisciplinary diagnostic approach. *Int J Paleopathol*, 23, p.15-25.

Verley P. (1997). *La révolution industrielle.* Paris : Gallimard, 543p.

Veschi S. et Facchini F. (2002). Recherches sur la collection d'enfants et d'adolescents d'âge et de sexe connus de Bologne (Italie) : Diagnose de l'âge sur la base du degré de maturation osseuse. *BMSAP*, 14(3-4), p.263-294.

Veselka B., Hoogland M. L. P. et Waters-Rist A. L. (2015). Rural rickets : Vitamin D deficiency in a Post-medieval farming community from the Netherlands. *Int J Osteoarchaeol*, 25(5), p.665-675.

Veselka B., van der Merwe A. E., Hoogland M. L. P. et Waters-Rist A. L. (2018). Gender-related vitamin D deficiency in a Dutch 19th century farming community. *Int J Paleopathol*, 23, p.69-75.

Vovelle M. (2012). Marseille sous la Révolution et l'Empire. In : R. Bertrand (Ed.), *Histoire d'une ville : Marseille.* Marseille : CNDP-CRDP, p.129-155.

Waldron T. (1994). *Counting the dead, the epidemiology of skeletal populations*. Chichester : Jon Wiley & Sons, 109p.

Waldron T. (2001). *Shadows in the soil. Human bones and archaeology*. Tempus : Stroud-Charleston, 158p.

Waldron T. (2007). *Palaeoepidemiology : The measure of disease in the human past.* Walnut Creek : Left Coast Press, 148p.

Waldron T. (2009). *Palaeopathology*. Cambridge : Cambridge University Press, 279p.

Walker D. (2012). *Disease in London, 1st-19th centuries. An illustrated guide to diagnosis*. Londres : MOLA Monograph series n°56, 287p.

Walker P L. (1985). Anemia among prehistoric Indians of the American Southwest. In C.F. Merbs et R.J. Miller (Eds.), *Health and disease in the prehistoric Southwest.* Tempe : Arizona State University, p.139-164.

Walker P. L. (1986). Porotic hyperostosis in a marine-dependent California Indian population. *Am J Phys Anthropol*, 69(3), p.345-354.

Walker P. L., Bathurst R. R., Richman R., Gjerdrum T. et Andrushko V. A. (2009). The causes of porotic hyperostosis and cribra orbitalia : a reappraisal of the iron-deficiency-anemia hypothesis. *Am J Phys Anthropol*, 139(2), p.109-125.

Wapler U., Crubézy É. et Schultz M. (2004). Is cribra orbitalia synonymous with anemia ? Analysis and interpretation of cranial pathology in Sudan. *Am J Phys Anthropol*, 123(4), p.333-339.

Wasterlain S. N., Cunha E. et Hillson S. (2011). Periodontal disease in a Portuguese identified skeletal sample from the late nineteenth and early twentieth centuries. *Am J Phys Anthropol*, 145(1), p.30-42.

Wasterlain S. N., Hillson S. et Cunha E. (2009). Dental caries in a Portuguese identified skeletal sample from the late 19th and early 20th centuries. *Am J Phys Anthropol*, 140(1), p.64-79.

Waters-Rist A. L. et Hoogland M. L. P. (2018). The Role of infant feeding and childhood diet in vitamin D deficiency in a nineteenth-century rural Dutch community. *Bioarchaeology International*, 2(2), p.95-116.

Watts R. et Valme S. R. (2018). Osteological evidence for juvenile vitamin D deficiency in a 19th century suburban population from Surrey, England. *Int J Paleopathol*, 23, p.60-68.

Weydert N., Tzortzis S., Richier A., Lantéri L. et Guy H. (2019). *Rencontre autour de nos aïeux : La mort de plus en plus proche*. Actes de la 8e Rencontre du GAAF, Marseille, Aix-Marseille Université (25-27 mai 2016). Marseille : Publication du GAAF n°8, 268p.

White D. J. (1997). Dental calculus : Recent insights into occurrence, formation, prevention, removal and oral health effects of supragingival and subgingival deposits. *Eur J Oral Sci*, *105*(5pt2), p.508-522.

Whittaker D. K. et Molleson T. (1996). Caries prevalence in the dentition of a late eighteenth century population. *Arch Oral Biol*, 41, p.55-61.

Wilkins K. E. (1986). Bowlegs. *Pediatr Clin N Am*, 33, p.1429-1438.

Wood J. W., Milner G. R., Harpending H. C., Weiss K. M., Cohen M. N., Eisenberg L. E., Hutchinson D. L., Jankauskas R.,Cesnys G., Katzenbergm. A., Lukacs J. R., McGrath J.W., Roth E. A., Ubelaker D.H. et Wilkinson, R. G. (1992). The Osteological Paradox : Problems of inferring Prehistoric health from skeletal samples. *Curr Anthropol*, 33(4), p.343-370.

www.ingramcontent.com/pod-product-compliance
Lightning Source LLC
LaVergne TN
LVHW072249300926
849160LV00018B/1625